Medical Risk Management, Medical Law & Medical Tour Law

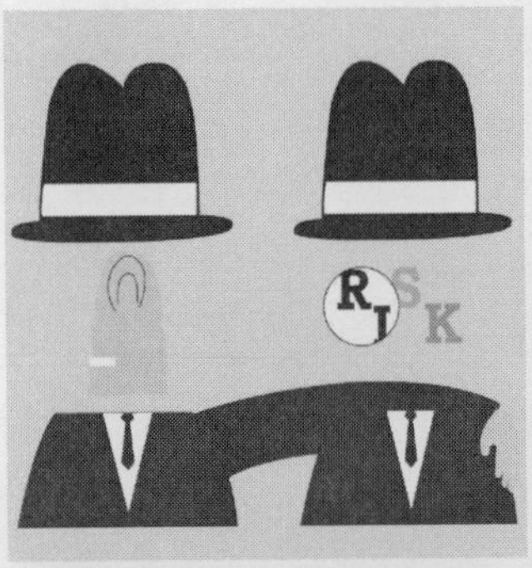

의료 리스크 관리 및 의료 · 관광법규

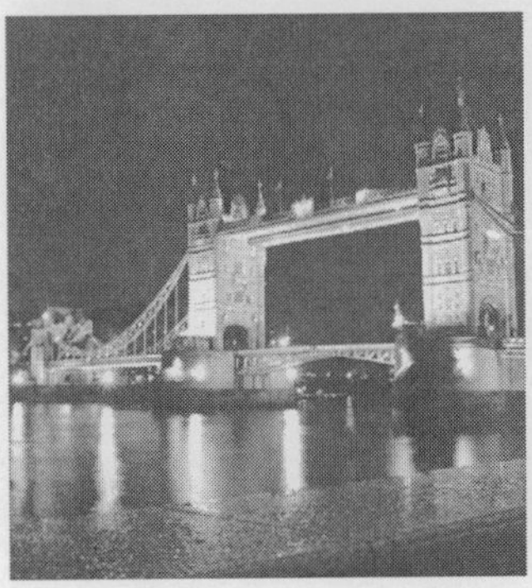

공학박사 나 승 권 저

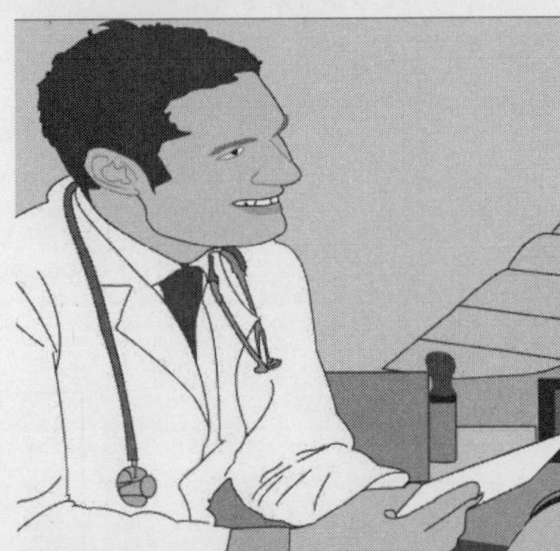

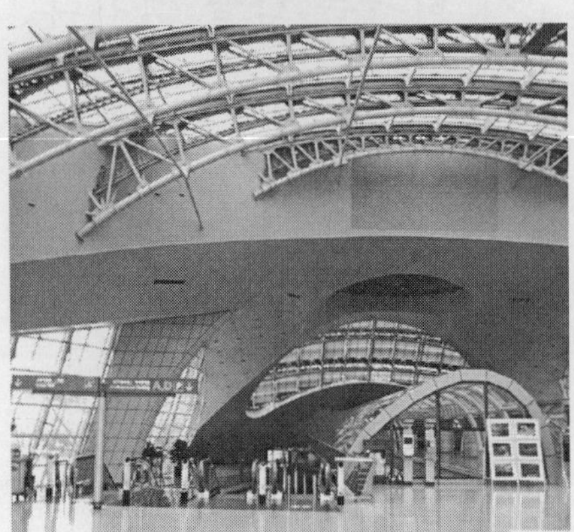

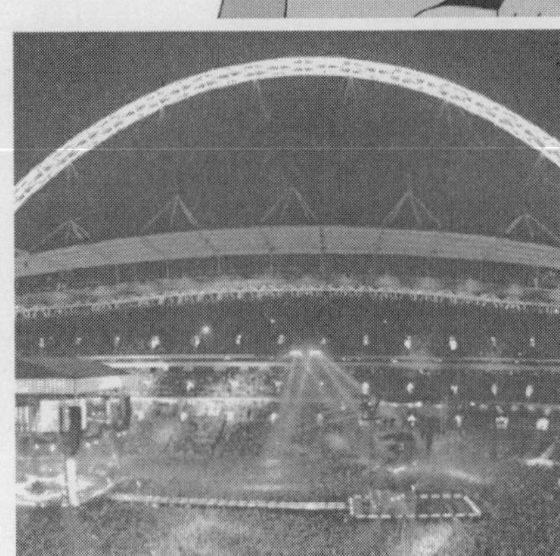

도서출판 상 학 당

欲爲大者 當爲人役

크고자 하거든 남을 섬기라

머리말

우리나라에서는 2009년 1월 의료법 개정 및 시행을 통해 외국인 환자 유치를 허용하고, 비자 발급요건을 완화하는 등 외국인 환자 유치를 위한 법적 측면에서의 노력을 하고 있으나, 언제 발생할지 모르는 외국인 환자의 의료분쟁에 대한 대비는 아직 미흡한 실정이다. 의료분쟁의 양적 증가와 내용의 복합성으로 분쟁의 실체를 정확히 파악하고 원만히 해결할 수 있는 제도의 개선과 대비책이 필요하다. 의료분쟁이 발생하게 되면 외국인 환자들에게 한국의 의료기관에 대한 부정적인 입소문으로 환자가 감소할 뿐만 아니라 미국 등 선진국 환자에 대한 손해배상액은 의료기관에 큰 부담이 될 수 있다.

외국인 환자를 유치하고자 하는 의료기관이나 유치업체 그리고 프리랜서 등의 입장에서 의료사고를 미연에 방지하고 예방책을 마련하기 위해 의료분쟁의 발생원인을 분석하는 것이 시급하다고 판단되어, 실무현장에서의 실사례를 통해 분석한 뒤 도출한 결과를 종합하여 외국인 환자의 의료사고 예방대책을 정립한다.

환자들의 소득향상과 의료장비의 최첨단 발전으로 인해 21세기 들어온 의료관광(글로벌 헬스케어)이 많은 사람들에게 주목받는 사업이 되었다. 의료법이 개정된 이후에 의료관광 분야에서 리스크 관리 및 의료법규, 관광 관련 분야의 인력에 대한 수요가 증가하였고, 코로나-19 이후에 관광역할의 중요성도 높아짐에 따라 우리나라의 의료관광산업이 나날이 발전할 것으로 예상되고 있다.

의료분야 외에도 호텔 및 관광분야는 한국을 찾아오는 해외 환자들에게 수준높은 서비스를 제공하고 각각의 니즈를 충족시켜야 하기 때문에 이 교재에서 리스크 관리 후 사후관리까지 범위를 확대하여 자세하게 설명하였다.

제1장 의료 리스크 관리의 개념, 제2장 의료 리스크 관리의 체계, 제3장 의료 리스크 관리하기, 제4장 의료 리스크 사후관리, 제5장 의료 관련 법규, 제6장 의료 관련 법규 해설, 제7장 관광 관련 법규, 제8장 관광 관련 법규 해설로 이루어져 있으며, 마지막 부록으로 관광용어를 알기 쉽게 구성하였다.

학과공부와 병행하며 교재를 위해 늦은 밤까지 고생하고 주말도 할애하여 자료의 수집과 정리 및 그래픽작업을 함께 한 학생들에게 고마움을 표하며, 특히 자료수집과 문서작업, 일러스트 작업을 위해 수고한 학생들에게 감사를 전한다. 집필 중 많은 고심에도 불구하고 손길이 미치지 못한 곳은 앞으로 계속 보완할 것이다.

끝으로 출판과정에 도움을 주신 도서출판 상학당의 남승우 사장님과 이 책에 관심과 애정을 주신 모든 분들께 감사의 말씀을 전한다.

공학박사 나 승 권 씀

차 례

제1장 의료 리스크 관리의 개념

제2장 의료 리스크 관리의 체계

제3장

의료 리스크 관리하기

제4장
의료 리스크 사후관리

제5장
의료 관련 법규

제6장
의료 관련 법규 해설

제7장
관광 관련 법규

제8장
관광 관련 법규 해설

부 록

제1장
의료 리스크 관리의 개념

01 의료 리스크의 정의

02 의료 리스크 관리의 의미

병원이나 의원은 환자의 질병을 치료하고 예방하는 데 목적이 있다. 하지만 모든 치료에는 불확실성이 있으므로 병원이나 의원의 과제는 환자를 치료함에 있어 수용할 수 있는 불확실성의 정도를 결정하는 것이다.

- 불확실성 : 잠재적으로 환자가 완치할 수 있는 기회와 부작용의 리스크를 동시에 제공한다.
- 리스크 관리 : 병원이나 의원의 불확실성으로 리스크를 효과적으로 다루는 가치향상에 기여한다.
- 일반적으로 리스크를 '위험'이라 번역하고 회피해야 할 부정적 대상으로 인식한다.
- 경영과학에서의 리스크 : '불확실한 변수의 변동성'이고, 우리에게 부정적 영향과 긍정적 영향을 줄 수도 있는 가치 중립적인 개념이다.
- 리스크 : '회피의 대상'이 아니라 '관리의 대상'이다.
- 리스크 관리가 의사결정 · 정책결정 및 조직관리의 기본이 된다.

합리적인 리스크 관리를 위해서는 각 변수가 취할 값들을 특정값으로 추정하여 결과를 도출하는 기존 방식으로는 매우 부족하며, 변수들 하나하나가 취할 값들을 범위로 정하고(통계의 분포함수 활용) 수백, 수천 번 또는 그 이상의 시뮬레이션을 통해 확인하는 것이 필요하다.

01 의료 리스크의 정의

리스크(Risk)는 우연한 사고발생의 불확실성이다. 경제적인 면에서 손실은 바람직하지 않은 사건이나 사건의 발생에 관한 불확실성을 포함한다.

① 현대사회는 사회가 복잡화 · 국제화되면서 다양한 가치관이나 생활스타일로 모든 분야에 존재하는 위험요소가 있다.

② 환경 리스크나 자연재해 리스크, 사회 경제활동에 따른 리스크 등이 있다. 또한 의료분야에서도 리스크가 존재하고, 현대의학의 발전에 따라 의료분야에서의 리스크도 다양하면서도 복잡한 형태로 존재하게 된다.

③ 의료관광은 환자진료 리스크와 재정적 리스크에 주의를 기울여야 한다.

④ 외국인 환자를 진료나 치료할 때에 언어가 다르고 관습과 믿음이 달라 잘못된 의사전달

의 위험이 있어 의사소통상의 문제는 바로 의료사고로 이어질 수 있다.

⑤ 의료관광시장에서는 환자진료 리스크 수위가 높다.

⑥ 외국인 환자가 치료비 지급을 거부하거나 에이전시로부터 비용을 받지 못해서 미수금이 발생할 수 있다.

⑦ 과거 의학분야가 의료인만의 영역으로 리스크에 대한 인식이나 전·후 관계를 알기 어려웠으나, 현재는 환자의 권리보호를 위한 제 규정 등의 강화로 의학이 전문화되어 직무수행에 따른 리스크가 증가한다.

⑧ 외국인 환자에 대한 진료서비스는 서비스 제공자나 환자에게 익숙하지 않으므로, 사고나 계약상의 문제와 같은 리스크에 노출될 가능성이 있어 리스크 관리가 보다 철저히 되어야 한다.

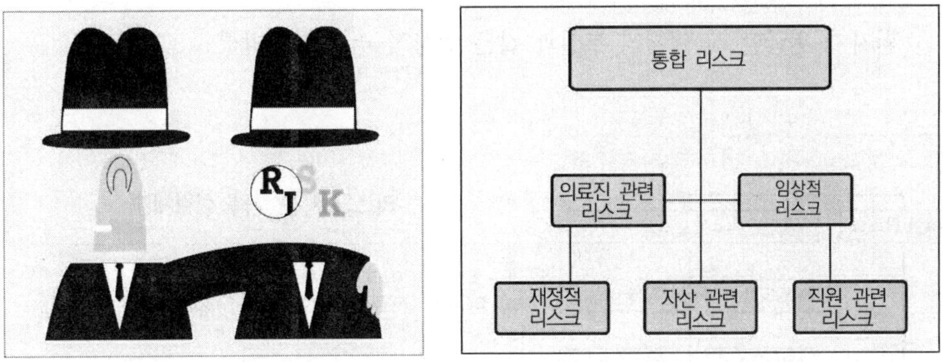

(a) 리스크 관리의 중요성　　(b) 의료 리스크 유형

[그림 1-1] 의료 리스크

⑨ 리스크 관리는 [그림 1-1]과 같이 금전적 피해의 최소화를 목적으로 하는 협의의 관리를 넘어 조직을 둘러싼 모든 위기상황을 위한 사전 대응방안을 마련하고, 보다 더 종합적·효율적인 안전대책을 구축하는 광의의 관리이다(한국보건산업진흥원).

⑩ 보건의료 조직체에서 리스크 관리는 환자, 방문객, 직원, 조직의 자산에 대한 위험을 확인·평가하고 줄이기 위한 체계적인 노력이며, 재정적인 손실을 최소화하기 위해 예방가능한 사고와 손상의 발생을 줄이기 위해 고안된 프로그램이다(Kavaler & Allen).

1. 의료 리스크 유형

의료기관에서 발생할 수 있는 리스크의 유형은 [그림 1-2]와 같이 임상적 리스크와 비즈니스 리스크로 나눈다. 〈표 1-1〉은 리스크의 유형과 내용이다.

1) 임상적 리스크

환자진료와 관련하여 발생할 수 있는 의료 리스크는 다음과 같다.

① 환자의 임상정보 비밀누출
② 다른 환자, 보호자, 직원으로부터의 학대나 폭력
③ 종교, 국적 등에 관한 차별
④ 환자 개인물건의 도난이나 손실
⑤ 환자가 위급할 시 대처의 부실과 같은 임상적 리스크가 발생

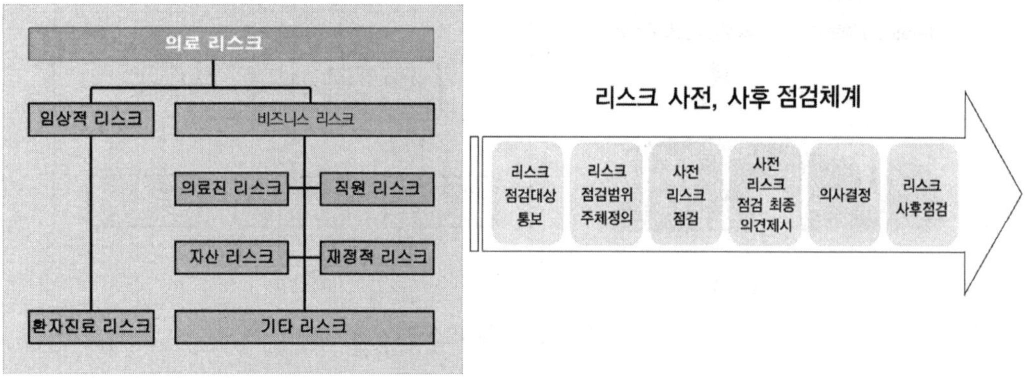

[그림 1-2] 의료 관련 리스크

2) 의료진 관련 리스크

인적 원인의 미스(착수=실수)나 기기고장은 의료사고에 대한 소송으로 리스크가 발생한다.

3) 직원 관련 리스크

병원의 직원과 관련하여 발생할 수 없는 리스크는 다음과 같다.

① 직업병이나 작업 관련 재해시 효력이 발생할 수 없다.
② 직원에 대한 차별(인종, 성차별 등) 시 효력이 발생할 수 없다.

③ 성희롱 시 효력이 발생할 수 없다.

④ 해고 관련 소송 등은 효력이 발생할 수 없다.

〈표 1-1〉 의료 리스크 유형과 내용

의료 리스크 유형		내 용	
임상적 리스크	환자 진료 리스크	• 환자의 임상정보 비밀누출 • 종교, 국적 등에 관한 차별 • 환자 위급시 대처부실 등	• 다른 환자, 직원으로부터의 학대나 폭력 • 환자 개인물건의 도난이나 손실
비즈니스 리스크	의료진 리스크	• 의료진과 병원 간 소송 등	
	직원 리스크	• 직업병이나 직업 관련 재해 • 성희롱	• 직원에 대한 차별(인종, 성차별 등) • 해고 관련 소송 등
	자산 리스크	• 화재	• 자연재해 등으로 인한 자산손실
	재정적 리스크	• 투자손실 • 구매 관련 손실 등	• 치료비 미수
	기타 리스크	• 테러	• 폐기물 관련 오염

4) 자산 관련 리스크

도난이나 작동미숙으로 인한 기기고장과 같은 인적 원인의 리스크, [그림 1-3]과 같이 지진이나 홍수 같은 천재지변으로 인한 여러가지 원인의 리스크가 있다.

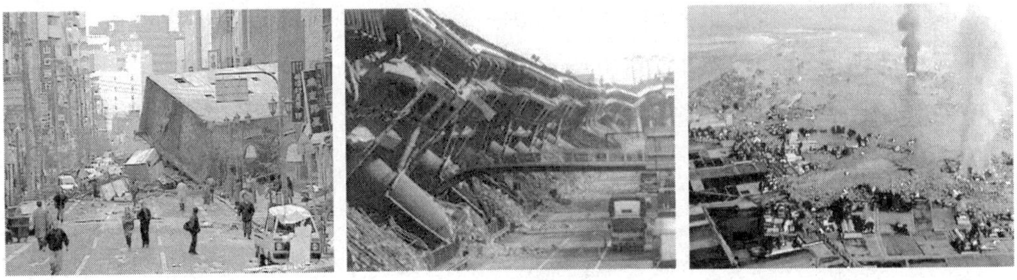

(a) 일본의 지진　(b) 지진　(c) 쓰나미

[그림 1-3] 자연재해

5) 재정적 리스크

투자손실, 치료비 미수, 구매 관련 손실 등이 있다.

2. 의료 리스크 결과

리스크가 발생하면 조직 내에 긴장감이 증폭되고 언론, 정부기관, 환자 보호자 등의 주목과 문의가 쇄도하고, 언론에 대한 일원적인 대응이 어렵게 되며, 정상적인 업무의 장애 및 마비가 발생한다.

① 당황하여 우왕좌왕하게 되어 사태가 더욱 악화되기 쉬우므로 즉각적이고 체계적인 대응이 필요하다.

② 리스크 상황을 방치하면 다음과 같은 문제가 나타난다.

㉠ 지속적인 언론보도로 조직내부 문제가 사회문제로 된다.

㉡ 조직의 명예, 이미지, 신뢰가 추락하게 된다.

㉢ 언론접촉 창구가 일원화되지 않아 통제가 불가능하고, 사태 파악 및 해결의 어려움을 겪게 된다.

㉣ 재정적 손실이 발생한다.

㉤ 최고경영자에 대해 불신임을 갖게 된다.

㉥ 조직이 존폐위기에 놓이게 된다.

3. 의료 리스크와 유사한 개념들

리스크와 비슷하지만 약간의 차이가 있는 용어로는 위태(Hazard), 손인(Peril), 손해(Loss), 위험(Danger), 불확실성(Uncertainty), 오류(Error) 등이 있다.

일반적으로 위험, 위태, 손인은 유사한 용어로 사용되고 있다.

1) 위태(Hazard)

손실의 발생을 초래하거나 발생확률을 증가시키는 조건의 개념으로 위험이 어느 정도의 수준을 넘은 상태 또는 구조적 실패가 확연하여 문제의 발생이 임박한 상황이다(A condition which effects the both the frequency and size of a loss).

㉮ 물리적 위태(Physical Hazard), 도덕적 해이, 위해요소 중점 관리 등이다.

① 물리적 위태 : 손실의 원인을 증대시키는 자연적 또는 물리적 조건이다.

㉮ 고속도로 상에 안개가 심하고 갑자기 폭우가 오고, 겨울철에 눈이 많이 내려 도로가 빙판길이 되어 자동차 사고가 발생할 가능성이 증가하고, 재정적 손실의 가능성이 증가하는 상황을 들 수 있다.

② 도덕적 해이(Moral Hazard) : 고의적이지는 않지만 어떤 일에 전혀 관심이 없거나 주

의를 살피지 않아 발생할 수 있는 손실(Loss)을 방관하는 태도로 비윤리적이거나 도덕적으로 비난받을 가능성이 있는 심리적 · 정신적 상황이다.

㉮ 병원시설 중 건물과 건물 사이에 연결복도가 있을 때 평소에는 외기와 차단되어 있어 문제가 없었으나, 비가 와서 일부 천정에 누수가 발생하고 바닥에 물이 고이기 시작할 때 시설물 관리자가 아닌 다른 직원이 이를 보고도 조치하지 않아 환자와 방문자가 미끄러지는 경우이다.

㉮ 1993년 12월 우리나라의 대외신인도 하락과 단기외채의 급등으로 IMF[1]에 구제금융을 신청했던 금융위기 당시, IMF와 [그림 1-4]와 같이 정부의 구제금융[2]을 부실한 병원들은 많은 지원을 받았다. 지원금을 받은 부실병원 중 일부가 지원금의 일부를 자사 임직원들에게 거액의 보너스를 지급하는 등의 경우가 있어 병원의 도덕적 해이를 지적하는 일이 있었다. 의료기관에서는 이러한 종업원의 도덕적인 문제로 인하여 리스크가 현실화 되는 경우가 종종 발생된다.

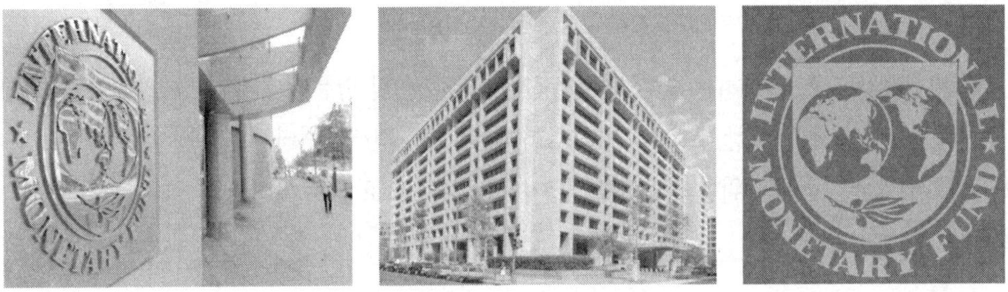

(a) IMF 내부 (b) 워싱턴 IMF 건물 (c) IMF 로고

[그림 1-4] 국제통화기금

③ 위해요소 중점 관리기준(Hazard Analysis and Critical Control Point : HACCP) : '위해(Hazard)'는 식품의 원재료 생산에서부터 제조 · 가공 · 보존 · 조리 및 유통단계를 거쳐 최종사용자가 섭취하기 전까지 각 단계에서 위해 물질이 해당 식품에 혼합(混合)되거나 오염되는 것을 사전에 방지하기 위하여 발생할 우려가 있는 위해요소를 규명해야 한다. 또한 이들 위해요소 중에서 최종제품에 결정적으로 위해를 줄 수 있는 공정, 지점에서 해당 위해요소를 중심적으로 관리하는 위생관리 시스템에 사용하고, 위해는 인체에 나쁜 영향을 미치는 위험한 물질이다.

2) 손인(Peril)

손해를 발생하게 하는 우연한 사고(위험)로 주로 보험에서 담보하고 있는 위험, 즉 화재, 낙뢰, 폭발, 풍수해, 홍수 등이다.

---

1) IMF : 세계무역 안정을 목적으로 설립한 국제금융기구이다.
2) 구제금융 : 병원, 은행, 국가, 개인 등이 도산 또는 지급불능 등의 위기에 처해 있을 때 이들을 구제하기 위해 민간 및 공공자금이 지원되는 것이다.

3) 손해(Loss)

물리적 · 정신적 손실을 포함한 총괄적의 손실(손해와 결과)이다. 위태한 상황은 손인(損因)의 요인이 되고, 그 결과로 손해를 발생시키며, 이러한 상황을 통제하거나 관리하지 못하면 발생하는 손해를 가중시키고 더욱 대형화시키게 된다.

02 의료 리스크 관리의 의미

병원에서의 리스크 관리는 환자, 병원 직원, 의료진 및 방문객에게 손상을 줄 수 있는 영역을 발견하고 이러한 손상의 발생을 최소화하며, 재정적 및 기타 측면에서 손상으로 인하여 발생할 수 있는 병원의 위험과 손실을 줄이려는 노력으로 의료서비스의 질 향상을 위한 활동의 한 분야이다.

① 위험관리의 범위는 의료사고 및 의료과실[3], 의료분쟁조정, 배상청구관리, 병원의 자산파괴 또는 안전관리 부분 등이다.

② 리스크 관리를 수행하는 데는 의사, 간호사, 진료지원부서와 행정실의 4가지 주체가 관여하게 된다.

③ 의사는 치료(Cure)라는 의료전달체계를 확립하는 주체가 되고, 간호사는 돌봄(Care)이라는 환자관리체계 확립의 주체가 된다.

④ 진료지원부서는 진료지원체계 구축의 주체이고, 행정실은 행정지원체계 구축의 주체가 되며, 아무리 잘 규정된 제도라 하더라도 실행되지 않으면 무용지물이다.

⑤ 실행가능한 제도를 만드는 것도 중요하지만 실행에 옮기는 것도 중요하다.

⑥ 리스크 관리자는 리스크 관리 프로그램을 잘 실행시키기 위하여 조직 내의 정보를 선순환하도록 의사전달 채널을 확보하고, 열려 있는 소통채널을 상시 구축하는 방법을 교육해야 한다.

⑦ 의료기관의 각 계층별로 리스크 관리 프로그램 및 리스크 발생 · 보고 · 처리방법에 대한 교육을 수시로 하고, 신규직원에 대해서는 필수적으로 실시해야 한다.

---

3) 의료과실 : 의사가 의료를 행할 때, 업무상 주의의무를 소홀히 함으로써 환자에 대한 권리(신체권, 생명권)를 침해하고 손해(상해, 사망)를 주는 것이다. 이와 같은 과실은 형법상의 책임(업무상과실치사상죄), 민사상의 책임(불법행위, 채무불이행에 따른 손해배상책임), 행정상의 책임(의사법에 의한 의사면허취소 등)의 대상이 된다.

⑧ 기존 직원과의 인식의 편차가 조직의 질을 좌우하는데, 이는 편차의 상·하단에 있는 신규직원이 리스크 발생확률을 증대시키기 때문이다.
⑨ 공식적인 보고시스템의 경우 해당 분야의 관리자가 성과에 집착한 나머지 문제가 예상되는 자료를 왜곡하거나 축소하여 보고하는 경우가 발생할 수 있다.
⑩ 리스크 관리자에게는 비공식적인 의사전달 통로가 더 중요한 정보의 원천이 될 수 있으나, 비공식 경로를 통한 정보는 매우 적시에 전달되지만 종종 부분적인 정보만 전달되는 경향이 있다.
⑪ 일반적으로 의료기관은 다른 조직보다 세분화된 전문가집단으로 구성되어 있어 각 진료과별은 물론이고 스스로 판단하는 형태를 띠고 있으므로 적합하다.
⑫ 최근에는 의료사고를 줄이기 위하여 각 전문 진료과들이 모여서 다학제적(多學際的) 진료를 수행하고 있어 기존의 패러다임이 바뀌고 있다.
⑬ 각 통제방법이 잘 수행될 수 있도록 철저히 관리하면 사전에 좋은 결과를 도출할 수가 있고, 그 개선된 결과를 토대로 의료기관은 다시 새로운 공유가치를 창조할 수 있다.
⑭ 문제가 해결된 이후의 조직의 가치는 한 단계 진보된 가치를 가지고 새로운 미션과 비젼을 가질 수 있게 되므로 리스크 관리 프로그램을 새로이 구성해야 한다.
⑮ 조직의 취약점을 보완하고 장점을 살려서 격변하는 내·외부 정치, 경제, 사회, 문화적 환경 안에서 나름대로의 대응논리를 가지고 운영해 나간다면 경영이론의 요체인 의료기관의 지속경영을 달성할 수가 있다.

1. 의료 리스크 관리의 범위

리스크 관리는 금전적 피해의 최소화를 목적으로 하는 기본적 관리를 넘어 조직을 둘러싼 모든 위기상황에 대한 사전 대응방안을 마련함으로써 보다 더 종합적이고 효율적인 안전대책을 구축하는 광의의 관리이다.

① 우리나라에서도 2009년 1월 의료법 개정 및 시행을 통해 외국인 환자 유치를 허용하고, 비자 발급요건을 완화하는 등 외국인 환자 유치를 위한 법적측면에서의 노력을 하고 있으나, 언제 발생할지 모르는 외국인 환자의 의료분쟁에 대한 대비는 아직 미흡한 실정이다.
② 의료분쟁의 양적 증가와 내용의 복합성으로 분쟁의 실체를 정확히 파악하고 원만히 해결할 수 있는 제도의 개선과 대비책이 필요하다.

③ 의료분쟁이 발생하게 되면 외국인 환자들에게 한국의 의료기관에 대한 부정적인 입소문으로 환자가 감소할 우려뿐 아니라 미국 등 선진국 환자에 대한 손해배상액은 의료기관에 큰 부담이 될 수 있다.

④ 외국인 환자를 유치하고자 하는 의료기관이나 유치업체 그리고 프리랜서 등의 입장에서 의료사고를 미연에 방지하고 예방책을 마련하기 위해 의료분쟁의 발생원인을 분석하는 것이 시급하다고 판단되어 실무현장에서의 실사례를 통해 분석한 뒤 도출한 결과를 종합하여 외국인 환자의 의료사고 예방대책을 정립한다.

2. 의료 리스크 관리의 발생

미국의 9.11테러 사건을 전후로 국제사회는 금융권만이 아니라 조직 내 리스크 관리에 대한 관심이 높아지고 있으며, 위기상황에 대한 체계적인 대응을 위해 사전 리스크 관리에 대한 시스템을 도입하고 있다.

① 선진국일수록 병원, 학교 등과 같은 비영리법인에 있어 고객의 리스크 관리 측면을 매우 중요하게 인식하고 있다. 또한 전문화되고 체계화된 과학적 리스크 관리의 구축만이 국가 신뢰도는 물론 개별기관의 경영활동과 인지도 확보를 위한 최선의 방안으로 떠오르고 있다.

② 모든 일에는 크든 작든 실수와 과실이 있을 수 있으며, 또한 전혀 예상치 못했던 사고와 천재지변 등 바람직하지 않은 일들이 발생한다.

③ 내부적인 문제는 쉽고 조용하게 처리하기도 하지만, 어떤 문제의 경우 예상과는 다르게 크게 확대되기도 한다.

④ 인터넷과 온라인이 발전되어 있는 현실에서는 실시간 큰 파장이 일어나기도 한다.

⑤ 언론에 대대적으로 보도되면서 각종 법적시비와 논란의 한 가운데에서 물질적 손해와 기관의 신뢰도에 치명적인 손해를 끼치기도 한다.

⑥ 외국인 환자를 진료할 때에는 내국인 환자를 진료할 때와는 다르게 예상치 못한 상황이 일어날 수밖에 없으며, 평소 쉽게 접하지 못했던 외국인에 대한 분쟁은 내국인과는 다르게 그 처리에 어려움을 겪게 된다.

⑦ 외국인 환자의 사전 리스크에 대한 중요성과 필요성을 인식하고, 사전에 예상할 수 있는 모든 점을 확인해야 한다. 또한 미리 대처할 수 있는 체계를 갖추고 훈련되어 있으면 사고나 분쟁발생시 신속히 조치할 수 있고, 이를 통해 사건이 확대되지 않고 원만히 해결할 수 있다.

3. 의료 리스크 관리의 요소

구성원들의 위협인지 및 대응방식에 영향을 주는 조직내의 분위기 및 제도 등이 있다. 또한 ERM (Enterprise Risk Management)의 원리와 구조를 제공하여 다른 구성요소들의 근간이 되며 구체적인 내용은 〈표 1-2〉와 같다.

〈표 1-2〉 ERM의 원리와 구조

구 분	내 용
의료 리스크 관리 철학	병원이 리스크를 보는 시각과 위험을 관리하기 위해 어떻게 행동할 것인가에 대한 실천적인 믿음이며, 대내 · 대외적인 의사소통(Communication)의 기반으로 사용되어 모든 이해관계자들과 공유된다.
의료 리스크 취향	병원이 가치 제고를 추구함에 있어 부담할 수 있는 리스크의 규모 및 수준이며, 경영전략 수립 및 의사결정의 기준이 된다.
의료 리스크 문화	리스크 관리에 대하여 조직내에서 공유되는 태도, 가치, 관행 등이다. 대부분의 병원에 있어 리스크 문화는 리스크 철학과 리스크 취향으로부터 형성된다.
이사회	최고경영자와 함께 전사적인 리스크 관리를 이끌어가는 핵심주체이며 다른 모든 요소들에 영향을 준다. 이사회의 독립성, 개개인의 경험과 역량, 사외이사의 비중, 경영전략에의 참여, 감사활동 등은 ERM의 성공적인 추진에 있어 매우 중요한 역할을 수행한다.
윤리적인 가치와 무결성	병원 내부의 부정 및 비리를 사전에 예방한다는 측면에서 매우 중요하며, ERM이 효과적으로 운영될 수 있는 기반을 제공한다.
조직구조	모든 경영활동들을 계획, 수행, 통제, 모니터링하기 위한 기본구조, 조직구조에 따라 리스크 관리의 권한과 책임배분, 감사 및 보고체계 등이 수립된다.

1) 의료 리스크 파악

리스크 상황을 파악하기 위해 중요 사고를 보고한다.

① 보고를 요하는 사고 : 기관의 정책과 조치에 위배 되는 사항, 예상치 못한 나쁜 결과의 사고, 합병증 등의 임상적 결과, 심각한 결과의 사건이나 예측되지 않은 사망 등의 적신호 사건, 약물부작용 등의 위해사건, 의학적 오류, 시설물과 관련된 안전사고 및 환자의 극심한 불만제기 등이다.

2) 의료 리스크 조정

만약에 발생할 수 있는 의료사고를 관리하는 부서의 조직화 · 체계화를 통해 문제가 발생할 경우 상황을 효과적으로 통제하고 개선한다.

3) 의료 리스크 예방

평상시에도 사고가 발생할 수 있는 문제를 꾸준히 점검하여 발견된 문제를 개선하고, 사고 예방을 위해 교육 및 시스템과 프로세스를 체계화한다.

4. 의료 리스크 관리 방법론

경영환경의 불확실성 증가, 전통적 리스크, 내부통제 및 리스크, 리스크 구조개발이 강하게 요청되고 있다.

① 경영환경의 불확실성 증가요인 : 환율, 금리, 주가 등 국제금융시장의 변동성 급증과 IMF 이후 국내 환율 변동성 증대, 언론사태, 이라크전쟁, 코로나-19 사건, 러시아와 우크라이나의 전쟁, SARS 등 복합적인 리스크 요인의 증대이다.
② 내부 리스크 : 개별적이고 부분적인 리스크 관리와 비체계적인 리스크 관리 그리고 리스크의 예방적 관리활동 부족이다.
③ 정부 및 규제기관 들의 리스크 관리에 대한 기준 강화 : 미국, 캐나다, 영국 등의 증권거래소에서는 사업보고서에 리스크 관리의 활동내용을 공시하도록 유도한다.

1) 일반 리스크 관리론

일반적인 리스크 관리절차 대상과 범위를 먼저 설정하고 해당 리스크를 분석하고 리스크가 어느 정도인지를 평가한다.

① 평가에 근거하여 리스크를 처리하는 절차를 수립한다.
② 리스크 처리절차가 제대로 수행되는지를 점검하고 모니터링(Monitoring)한다.
③ 리스크 관리 프로그램은 안전하고 비용이 효과적이어야 하며, 상호의존적이고 전 분야에 걸쳐 복합적이고 치밀해야 한다.
④ 리스크 관리 프로그램은 전반적인 위기를 감당해야 하지만 전체적으로는 해당 의료기관의 전략, 마케팅, 브랜드전략, 가치전략 등과도 일치해야 한다.
⑤ 지속적으로 관리가 가능하고 문서화 되어서 모든 조직원에게 공유되어야 한다.
⑥ 의료기관의 진료행위는 '의료서비스'라는 표현으로 바뀌고 있다. 앞으로 가치기준이 바뀌고 있다.
⑦ 경쟁이 심화되고 의료제공방법, 장비 및 기술이 발전함으로써 점차 균질화되고 근거중

심의학(Evidence Based Medicine : EBD)의 적용을 받는 질환이 증가함으로써 환자의 입장에서 접근이 용이하고, 환자보호자가 안심할 수 있는 의료기관으로서 치료 후에도 지속적인 관심을 가지고 관리해주는 의료기관을 요구하고 있다.

⑧ 궁극적으로는 의료기관이 환자와 동행함으로써 환자를 가족같이 여기고, 환자의 안전을 나의 안전과 동일시 하는 문화를 조성함으로써 의료 리스크를 예방할 수 있고 처리 비용을 절감할 수 있어 의료기관 역시 그 전략적 서비스 비전이 필요한 것이다.

⑨ 전략적 서비스 비전 아래 설정된 공유가치에 따라 전 조직원이 행동함으로써 의료 리스크는 관리될 수 있는 것이다.

⑩ 리스크 관리 프로그램은 다양한 영역에 걸쳐서 리스크가 많고 심각한 영역에 초점을 맞추어서 구성해야 하며, 각 조직의 일상적인 형태 및 각 부분간의 관계도 파악하여 상호작용을 고려해야 한다.

⑪ 조직 전체의 입장에서 의료기관의 운영, 진료, 영업, 마케팅, 홍보 등을 파악하고 잘 나타나지 않는 잠재적인 부분까지도 포함하여 그 리스크가 무엇인지를 규명한다.

2) 의료 리스크 규명(Risk Identification)

같은 시대의 예상되는 정치적인 변화, 사회적인 변화, 경제적인 변화, 기술적인 변화를 정확하게 파악하고 분석하여 변화속에서 발생가능한 리스크 유형을 규명하여야 한다.

① 리스크는 설문조사, 사건보고서, 의료소송 내용, 기존의 손실발생 이력, 즉 병원에서의 비용손실을 경험했던 내용, 보도자료 등을 참고하여 규명할 수 있다.

② 병원에서 발생하는 문제를 발생 즉시 발견하고 손해 또는 손상에 대하여 적절한 조치를 시작할 수 있도록 하기 위해서는 문제를 보고하는 체계를 갖추어야 한다.

③ 의료기관에서 리스크를 발견하기 위한 체계에는 사건보고(Incident Reports) 및 문제사례선별(Occurrence Screens), 환자의 불평(Complain), 불만(Dissatisfation), 사망률, 재입원율(Indicator Monitoring) 자료 등이며, 외부기관의 심사결과(병원신임평가 및 의료기관평가 결과 또는 병원 인증획득 결과) 등을 활용할 수도 있다.

④ 의료기관 재무제표의 분석, 제반 임상 및 지원자료를 파악한다. 또한 각 분야별 업무의 흐름을 파악하고, 사안에 따라서 개인적인 조사를 병행하여야 하며, 부족한 부분에 대해서는 전문가의 조언을 구하여 노출된 리스크가 채무 · 책임 · 인사 · 손익에 미치는지를 판단한다.

⑤ 병원 곳곳에서 발생하는 문제를 파악하기 위해서는 전 직원의 적극적이고 능동적인 참여가 필수적이지만 문제가 발생할 경우 문책에 대한 두려움, 보고가치가 있는 사건이 무엇인지에 대한 혼란, 보고서 작성시간의 부족, 다른 사람이 관련된 보고에 대한 거부감 등으로 보고되지 않는 경우가 많다.

⑥ 문제발생 보고율이 낮기 때문에 직원들이 보고를 하지 않아도 문제발견이 용이할 수 있도록 병원 내 정보화가 이루어져야 한다.

3) 의료 리스크 분석(Risk Analysis)

조직의 목표와 일치하도록 손익극대화, 지속성장, 의료 고유의 박애정신 그리고 법적인 조건을 구비하는 데 초점을 맞추어 제반활동을 분석한다. 또한 해당 리스크의 중요도를 파악하고, 중요도는 발생의 빈도와 발생사건의 심각도를 고려하여 정한다.

4) 의료 리스크 측정(Risk Measurement)

분석이 끝나면 해당 리스크가 조직에 감내 가능한 수준인지와 현재 조직의 여력을 파악하고 자원의 가용성 여부를 측정하여 향후 리스크 통제절차를 구성하기 위하여 준비한다. 이때 그 중요도는 발생의 빈도와 발생사건의 심각도를 고려하여 정한다.

① 목적 적합성(Finess For Purpose : FFP) : 효과성 척도로서 관련자의 관심과 요구 및 욕구충족 정도를 측정하고 기록한다.

② 표준 부합성(Conformance To Standard : CTS) : 질적 척도로서 규제, 기준, 요구사항 및 사양부합도를 측정하고 기록한다.

③ 경과시간(Cycle Times : CT) : 효율성 척도로서 수행과정의 반응속도를 측정하고 기록한다.

④ 과정비용(Process Cost : PC) : 간접비용의 척도로서 과정과 관련한 고정비용 및 투자비용을 측정하고 기록한다.

⑤ 전통적인 리스크 관리 : 오래된 자료이거나 수년간 일정지역에서 추출된 자료를 기준으로 할 수는 있으나, 문제의 직시 해결을 위해서는 타기관의 자료를 비교해서 과정 개선에 적용하면 유효한 결과를 얻을 수가 있다.

⑥ 효과적인 성과측정의 효용을 정리하면 다음과 같다.

㉠ 고객의 입장에서 중요한 점을 파악할 수 있다.

㉡ 요구하는 성과를 나타내는 척도를 만들 수 있다.
㉢ 매우 중요한 사안에 대하여 공개적으로 토의할 수 있는 환경을 조성한다.
㉣ 보다 좋은 의사결정을 하게 하고, 객관적으로 쉽게 측정할 수 있게 한다.
㉤ 활동을 수반하며 시간의 흐름에 따라 예측이 가능하지만 단순한 반응은 나타나지 않는다.
㉥ 다중의 관련자가 쉽게 이해할 수 있다.
㉦ 효율, 효과, 고객만족, 상호존중의 환경에서 종업원 만족을 추구할 수 있다.
㉧ 경영진 및 종업원에 의하여 규칙적으로 조사할 수 있다.

5) 의료 리스크 통제(Risk Control)

리스크의 처리와 보상을 위하여 자체적으로 해결할 것인가 또는 외부자금을 활용할 것인가를 결정한다.

① 자체 자금을 유보하고 내부적으로 차입여부를 결정하여 동일 계열 내 자가보험을 가입하여 준비하는 것과 계약을 통하여 리스크를 이전하거나 상업보험에 가입하여 리스크 발생시 보전하거나 헤징[4](Hedging)을 통하여 손실과 비용을 상쇄해야 한다.
② 리스크가 발생하였을 경우 이미 손실과 비용이 추가될 것이므로 예방하는 것이 무엇보다도 중요하며, 예방이 어려울 경우 축소하거나 리스크를 분산시킨다.
③ 리스크를 이중화하기 위하여 일부 계약이전과 헤징의 방법을 병용할 수가 있다.

6) 의료 리스크 관리(Risk Management)

아무리 잘 규정된 제도라 하더라도 실행되지 않으면 무용지물이다.

① 실행가능한 제도를 만드는 것도 중요하지만 실행에 옮기는 것도 중요하다.
② 리스크 관리자는 이러한 리스크 관리 프로그램을 잘 실행시키기 위하여 조직 내 정보를 선순환하도록 의사전달 채널을 확보하고, 열려있는 소통채널을 상시 구축하여야 한다. 그 한가지 방법이 교육이다.
③ 의료기관의 각 계층별로 리스크 관리 프로그램 및 리스크 발생, 보고, 처리방법에 대한 교육을 수시로 해야 한다.
④ 신규직원에 대해서는 필수적으로 실시해야 한다.

---

4) 헤징 : 통상적으로 외환거래에서 사용하는 용어로서 장래에 발생한 리스크를 현재 시점에서 확정하고자 하는 방법이다.

⑤ 기존 직원과의 인식의 편차가 조직의 질을 좌우하고 편차의 상·하단에 있는 신규직원이 리스크 발생확률을 증대시키기 때문이다.
⑥ 공식적인 보고시스템의 경우 해당 분야의 관리자가 성과에 집착한 나머지 문제가 예상되는 자료를 왜곡하거나 축소하여 보고하는 경우가 발생할 수 있다.
⑦ 리스크 관리자에게는 비공식적인 의사전달 통로가 더 중요한 정보원천이 될 수 있다.
⑧ 비공식 경로를 통한 정보는 빠르게 전달되지만 가끔 부분적인 정보만 전달되는 경향이 있다.
⑨ 일반적으로 의료기관은 다른 조직보다 세분화된 전문가집단으로 구성되어 있어 각 진료과별은 물론이고 스스로 판단하는 형태를 띠고 있으므로 적합하다.
⑩ 최근에는 의료사고를 줄이기 위하여 각 전문진료과들이 모여서 다학제적 진료를 수행하고 있어 기존의 패러다임이 바뀌고 있다.
⑪ 각 통제방법이 잘 수행될 수 있도록 철저히 관리한다면 사전에 좋은 결과를 도출할 수가 있고, 그 개선된 결과를 토대로 의료기관은 다시 새로운 공유가치를 창조할 수 있다.
  ㉠ 문제가 해결된 이후의 조직의 가치는 한단계 진보된 가치를 가지고 새로운 미션과 비전을 가질 수 있게 되며, 이에 따른 새로운 리스크 관리 프로그램을 구성해야 한다.
  ㉡ 조직이 취약점을 보완하고 장점을 살려서 격변하는 내·외부 정치, 경제, 사회, 문화적 환경안에서 적절한 대응논리를 가지고 운영해 나간다면 경영이론의 요체인 의료기관의 지속경영을 달성할 수가 있는 것이다.

5. 문서화의 기술과 리스크 관리

리스크 관리전략은 정확한 의사소통으로 의무기록의 핵심목표를 달성하기 위한 기술과 사고의 과정에도 개입되어야 한다.

1) 의무기록의 오류교정

기록한 것에 선을 긋고 상단에 서명, 날짜, 올바른 정보를 기재하는 방법이 오류교정에 있어서 용인된 방법이다.

① 공간이 충분치 않거나 교정된 정보의 양이 많아서 오류를 교정할 수 없을 경우, 경과기록지나 간호기록지에 기록해야 하고 일시, 교정이유, 서명이 있어야 한다.
② 화학적 수정액을 사용하여 교정하는 방법은 적절하지 않다.
③ 환자치료와 동시에 기재하지 않거나 계속 입원중일 때는 기록 전에 주의깊게 검토되어야 한다.

④ 환자가 부작용을 경험하거나 불평하거나 고소인이 변호사로부터 의무기록을 제출하라는 요구가 있을 경우에 더욱 유의해야 한다.

2) 풍문(Hearsay)

리스크 관리 전문가는 풍문이나 기입한 사람 외 다른 사람으로부터의 이야기를 진실인 것처럼 기록해서는 안된다는 것을 직원에게 교육하여야 한다.

3) 의료진의 전화에 의한 자문

모든 병원에서 의사의 자문은 문서화 되어야 하고, 환자의 전화를 자주 받는 외래 · 의사사무실 · 가정간호 · 응급실과 같은 부서는 유의하여야 한다. 이 경우 최소한의 일시 · 토론내용 · 전화 통화내용은 문서화 되어야 한다.

4) 의사에게 보고(Physician Notification)

의사에게 한 모든 전화 내용의 일시는 잘 기록되어야 하고, 대화 내용 · 확실한 증상 · 임상검사결과 · 의사에게 전달된 기타 세부내용과 반응 · 의사에게 요청하는 정보를 기록해야 한다.

① 상황이 위중한데 의사가 시간을 맞추지 못하면 간호사는 명령계통에 따라 자신의 상급자나 적절한 관계자에게 이야기해야 하고, 의사 관리자에게도 보고한다.
② 의무기록에는 의사에게 전화한 시간 · 회신 시간 · 수신자 · 전화번호들을 기록해야 한다.

5) 공동성명(Countersignatures)

의료제공자가 단순히 읽고 서명했다는 것 이상으로 치료자가 기록된 환자의 치료에 동의했다는 것을 의미한다. 서명은 책임을 지는 행위로 종종 병력, 신체기록, 수술기록, 입원기록, 퇴원요약 등을 받아서 기록하게 된다.

6) 약어(Abbreviation)

기록시간을 절약할 수는 있지만 종종 오해를 일으켜 의료사고의 첫번째 요인으로 작용한다.

① 약어와 머릿글 조합, 상징과 용량규정이 임상치료에서 안전하게 사용될 수 있도록 문서화 정책과 절차를 마련하여야 한다.
② 사용하지 않아야 하는 내용은 모든 의료진에게 회람하고, 그 준수 여부를 점검해야 한다.

③ 미국의 경우 국제의료기관 평가위원회와 안전약물사용기구(the Institute for Safe Medication Practices : ISMP)에서는 [그림 1-5]와 같이 사용하지 말아야 하는 목록을 공표하고 있다.

④ 병원 내에서 사용 가능한 약어는 표준화하여 사용해야 하고, 여러 병원에서 공통적으로 알 수 있게 하는 교육이 절대적으로 필요하다.

⑤ 리스크 관리 전문가의 역할이 필요한 대목이다.

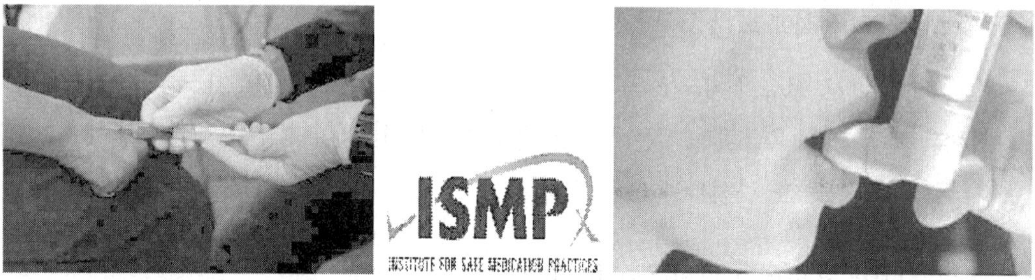

(a) 약물을 사용하는 환자 (b) 약물사용기구(ISMP) (c) 약물 흡입

[그림 1-5] 약물 사용

7) 인증(Authentication)

미국의 국제의료기관 평가위원회는 의무기록에 기입되는 내용은 병원의 정책과 절차 내규에 근거하여 자격이 있는 인원만이 기록할 수 있도록 요구하고, 기록시에는 완전한 호칭과 직책이 기재된 서명이 반드시 필요하다.

8) 치료종결의 문서화

리스크 관리 전문가는 식사, 투약지시, 안전장치의 사용요구에 불응하거나 의료기기를 의료진의 승낙없이 접촉하는 환자 및 비협조적인 환자와 그의 가족에 대해서는 이러한 내용을 객관적으로 충실하게 기록해야 한다고 교육시켜야 하며, 학습제공을 공개적으로 하여야 한다.

① 강제 퇴원이나 치료중단이 필요할 때 환자와 가족에게 미리 통지하고 대략 30일 정도의 기간을 부여한 문서를 내용증명으로 보내야 한다.

② 치료를 계속하기 위해서는 다른 병원의 이름과 동일한 전공의 의사소개 및 전화번호도 필요하다.

③ 환자와 주고받은 편지의 사본 역시 사무실 의무기록철에 같이 있어야 하고, 리스크 관리

전문가는 치료의 종결과정이 제반 법규와 일치하는지의 확인을 변호사를 통하여야 한다.

9) 의료 리스크 관리의 최근 경향

전통적인 관점과 최근의 경향은 다음과 같다.

① 전통적인 관점 : 리스크는 부정적인 것으로 통제되어야 하고, 리스크는 특정부서가 관리하는 것이다.
  ㉠ 리스크 측정은 주관적이고 정성(精誠)적이여야 한다.
  ㉡ 리스크 관리의 기능은 분리되어 있고, 내부통제 및 감사위원회 차원에서 리스크를 통제하고 감시하여야 한다.

② 최근의 경향 : 리스크는 기회이고, 적극적으로 관리할 필요가 있다.
  ㉠ 리스크는 전사적이고 통합적인 관점에서 관리되어야 한다.
  ㉡ 양적인 리스크 측정과 리스크 관리활동은 경영시스템에 통합되어 있다.
  ㉢ 리스크 관리 위원회는 리스크 관리전략, 구조 및 프로세스(Process)를 가능하게 한다.
  ㉣ 규모화 전략은 어느 특정 시점에서 기술과 규모를 결합하여 경쟁상대가 추종할 수 없을 정도로까지 규모를 강화하는 전략으로 탄력성 기술을 경쟁의 무기로 하며, 이를 위해서는 평가기술 및 유연성 기술 등 내부역량의 확보도 필요하다.
  ㉤ 해외시장의 토착화를 위해 일본 내의 수익으로 해외 인재를 고용하여 해외시장에서의 지위를 확립하고 적극적인 가격을 설정하고, 일본의 기관투자가와의 밀접한 관계 유지로 자금의 보급추진계통[5]을 확보하여야 한다.
  ㉥ 일본에서 상대적으로 낮은 비용으로 자금조달을 가능케 해야 한다.

6. 문서화의 개선방법

리스크 관리 전문가는 병원의 문서화 정책을 준수하고 객관화하는 방법을 지속적으로 강구하고, 추측으로 기재되는 일이 없도록 관리하여야 한다.

1) 용어(Verbiage)

사건발생 시 환자측 변호사는 의무기록에서 신뢰성을 의심할 수 있는 어휘를 찾고자 한다.

5) 보급추진계통(Pipe-line) : 보급품을 생산자로부터 사용자에게 공급하기 위한 계통으로서 생산자 → 군수사 및 보급청 → 야전시설부대 → 편성부대 → 사용자에게 이르는 일련의 보급계통이다.

① 고의가 아니라(Unintentionally), 부주의하게(Inadvertently), 예상외로(Unexpectedly), 그런 것 같다(Appeared, Apparently) 등은 판단에 무엇인가 원하지 않는 결과가 일어나기 때문에 사용하는 데 주의가 필요하다.
② 부득이하게 불명료한 단어를 쓸 때면 충분히 보충할 수 있는 자료를 준비해야 한다.
③ 다른 사람에 의해 고소될 수 있는 리스크 신호를 취하는 방법은 다음과 같다.
　㉠ 만족하지 못한 결과가 나왔을 때 비난하는 말은 사용하지 않는다.
　㉡ 공감하되 확인되지 않는 한(오해를 불식시키기 위해) 사죄하지는 않는다.
　㉢ 모든 사실을 알기 전에는 먼저 이야기하지 않는다.
　㉣ 누군가가 태만해서 문제가 발생했다는 것이 명확하지 않으면 내용을 의무기록에 기재하지 않는다.
　㉤ 수정할 가능성이 있는 행동계획은 미리 문서화하지 않는다.
　㉥ 개인적인 상황에서 의견의 차이는 환자가 떨어져 있는 상태에서 해야 오해가 생기지 않는다.

2) 가독성(Legibility)

문서화의 가장 큰 문제는 가독성이다.

① 전자의무기록으로 전환되면 문제는 해결되겠지만 그렇지 않은 경우는 판독할 수 있는 기록을 해야 한다.
② 법적인 절차진행시 판사는 보이는 증거대로 해석에 근거하여 결정문을 내린다.
③ 연구결과에 있어서도 읽을 수 없는 기록은 전문가들 사이에서도 의사소통에 장애를 가져온다.
④ 모든 기록은 읽을 수 있고 완전해야 하며, 처방과 서비스를 평가하기 위하여 책임이 있는 인원에 의해 즉시 확인하고 서명되어야 한다.
⑤ 리스크 관리 전문가는 관련된 규제와 인가 등의 요구조건에 대하여 병원에서 문제없이 수용할 수 있도록 조치해야 한다.
⑥ 가독이 불가능한 수기기록의 경우 지속적으로 교육과 개선을 해야만 한다.
⑦ 가독성 개선방법은 다음과 같다.
　㉠ 의료진에게 글자 쓰는 법을 교육시킴으로써 필체를 좋게 하고 오류를 줄이도록 해야 한다.
　㉡ 필사서비스(Transcription Service)를 사용하는 것은 쓰는 것보다 빠르고 생산성

과 만족도를 높여 준다.

ⓒ 컴퓨터의 사용으로 해결한다. 특히 컴퓨터의 사용은 약물의 상호작용, 민감한 반응, 부작용, 적정용량을 알려줄 수 있고 자주 사용되는 약은 데이터베이스로부터 세부적인 치료권고도 받을 수 있어 권장된다.

7. 의료 리스크 관리의 주체

리스크 관리의 주체로는 크게 의사, 간호사, 진료지원부서, 행정실로 나뉘는데 그 관리내용은 〈표 1-3〉과 같다.

〈표 1-3〉 리스크 관리의 주체와 관리내용

리스크 관리주체	관리내용
의사	의료전달체계 확립 • 환자진료시스템(예 OCS), 서면양식의 준비 • 응급상황에 대비한 전달체계 확립(예 : 환자 특이사항 간호사 / 진료지원 / 행정실과 사진공유)
간호사	환자관리체계 확립 • 환자 사고예방을 위한 환자관리 체크리스트의 준비, 점검 • 업무내용을 간호차트에 상세히 기록 • 응급상황 발생에 대비한 간호부 내 보고체계 확립
진료지원부서	진료지원체계 확립 • 응급상황에 대비한 진료지원부 비상연락망 구축 • 의사의 오더에 따른 신속한 검진 및 결과의 피드백
행정실	행정지원체계 확립 • 응급상황 접수 후 보호자에게 연락, 환자 이송, 보호자에게 대응 • 경찰, 보건소, 언론사 등 조사요구시 행정실 대응 후 의사, 간호사 등 관련자와 인터뷰 연결 • 원무, 행정, 보험심사 등 각 팀별 업무혼란이 발생하지 않도록 책임범위와 역할 분담

8. 의료 리스크 관리의 대처방안

병원들은 위기상황일 경우 효율적인 대처방법을 지속적으로 모색해 왔고, 이를 위해 개인이나 조직에 위기를 가져다 줄 수 있는 경우가 발생할 때 적절하고 효율적인 대처로 바람직하지 못한 결과나 피해를 최소화시키기 위해 신속한 조치를 하는 활동의 전사적 리스크 관리 시스템이라는 대처방안을 도출해 낸다.

① 병원들이 위기관리를 하나의 경영의 일부로 인식하며, 일련의 활동에서 리스크 관리는 〈표 1-4〉와 같다.

〈표 1-4〉 리스크 식별방법과 대처방안

리스크 식별방법	주요 내용
Risk Inventory	산업별로 빈번하게 발생하는 리스크 목록을 활용한다.
Internal Analysis	사업계획 수립과 관련하여 시장, 경쟁사, 자사의 현상을 분석한다.
Workshop or Interview	경영자, 실무자 등 다양한 이해관계자들의 경험과 의견을 종합한다.
Leading Event Indicators	리스크 발생을 예측하는 사전지표 등을 통한 인식을 한다(유동비율, 부채비율).
Process Analysis	개별 Process에 대한 투입, 업무 과정, 산출 등을 단계적으로 분석한다.

② 리스크 대응(Risk Response) ERM의 가장 핵심적인 활동은 크게 감수, 회피, 감소, 공유의 〈표 1-5〉와 같이 4가지 방식으로 이루어진다.

③ 구체적인 대응활동은 조직적인 대응과 재무적인 대응을 통해 실행되며, 위험의 성격이 복잡·다양해짐에 따라 새로운 대응방법을 만들어 내는 병원 스스로의 노력이 더욱 중시되고 있다.

〈표 1-5〉 의료 리스크 대응의 구분과 내용

구 분	내 용
리스크 감수 (Risk Acceptance)	리스크에 대해 아무런 대응도 하지 않고 리스크의 영향을 그대로 수용하는 것이다.
리스크 회피 (Risk Avoidance)	리스크에 노출된 사업영역에서 철수하거나 리스크 자산을 처분하는 등 전략적인 의사결정을 하는 것이다.
리스크 감소 (Risk Reduction)	대부분 조직적인 대응을 통해 수행되며, 이는 경영 및 관리방식을 개선하여 리스크 관리 역량을 강화하는 것으로 전략, 사람, 프로세스, 시스템 차원에서 개선을 추구하게 한다.
리스크 공유 (Risk Sharing)	재무적인 대응을 통해 수행되며, 파생금융상품 및 보험상품 등을 이용하여 리스크를 재무적으로 방지 또는 이전하는 방식이다.

9. 의료과실

의료과실로는 형사상 과실, 민사상 과실, 과실자증의 원칙(The Thing Speaks for Itself)으로 나뉘는데 다음과 같다.

1) 형사상 과실

부주의로 인해 대상자에게 심각한 손상이나 사망에 이르게 한 경우이다.

2) 민사상 과실

법적 의무 위반으로 손해가 발생한 경우로 불법행위(Tort)이며, 과실은 합리적이고 신중한 태도로 행동하지 않는 결과로 같은 상황에서 정상적으로 신중한 사람이 행하는 범위에서 행동하지 않은 잘못으로 정한다. 과오(Malpractice)는 과실의 특수한 형태로서 합리적이고 신중하게 교육받고 훈련된 전문가의 잘못이다.

3) 과실자증의 원칙

일반적인 상식과 경험에서 과실이 입증되는 명백한 근거자료가 있을 때이다.

10. 국제의료 리스크 관리의 필요성

국제의료가 활성화되면서 일정부분 리스크를 피할 수는 없지만, 원만한 해결과 발전을 위해서는 국내 의료기관의 철저한 대비가 요청된다. [그림 1-6]은 필요성에 관한 내용이다.

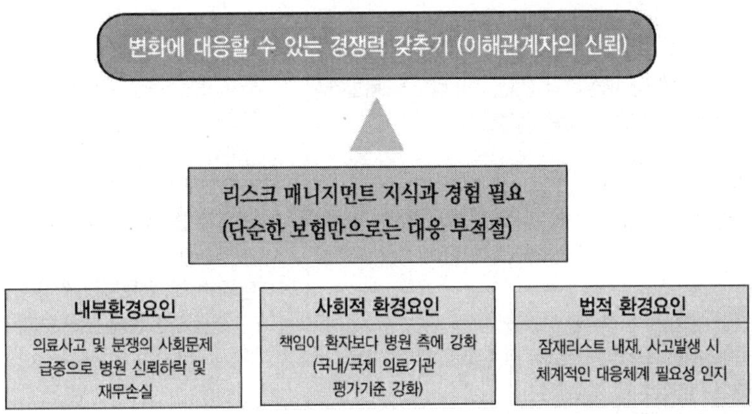

[그림 1-6] 외국인 환자 리스크 관리의 필요성

① 국내 환자에 비해 외국인 환자는 입국절차부터 진료 후 사후관리까지 세심한 점검 및 관리가 필요하다(환자의 국적별 관리가 필요한 사항은 사전체크가 필요하다).

② 외국인 환자와 의료분쟁 발생시, 국가간 신뢰문제와 직결되므로 진료과정에서 발생할 수 있는 분쟁요소를 사전에 예방할 수 있는 방안이 필요하다.

③ 글로벌 시대 국제병원으로서 경쟁력 확보를 위한 필수 관리사항으로 사전예방 및 사후대책 리스크 관리(매뉴얼)를 통해 국내신뢰도 및 국가경쟁력을 함께 확보한다.

④ 의무기록 리스크 예방에 있어서의 리스크 관리 전문가의 역할

㉠ 각종 규제기관의 징계규정을 잘 숙지하여야 한다.

㉡ 의무기록이 변경되었거나 의심될 경우 상시 통보받아야 하고 조사자에게 협조한다.

〈표 1-6〉 문서화 과정에서 해야 할 사항과 하지 말아야 할 사항

해야 할 사항	하지 말아야 할 사항
1. 의무기록은 가능한 한 빨리 완성한다. 2. 볼펜을 사용하고 연필이나 사인펜은 사용하지 않는다. 3. 깔끔하고 읽기 쉽게 쓴다. 4. 날짜와 시간을 기록하고, 각각 기록할 때마다 이름과 직책을 기재하고 서명한다. 5. 사실과 관찰기록, 환자의 상태, 합병증을 기록한다. 6. 사고과정을 표시하여 의도했던 바를 표현한다. 7. 명백하고 간결한 용어를 사용하여 추후에 활용할 수 있도록 명확하게 기재한다. 8. 긍정적이거나 부정적인 내용을 모두 기재한다. 9. 기록오류를 정정할 때는 기존 기록 위에 한 줄을 긋고 정정자가 서명을 한 후 교정된 내용을 기재한다. 10. 약의 이름, 용량, 강도, 주입경로, 시간 등 모든 정보를 제공한다. 11. 일상적이지 않은 것이나 예상하지 못한 것이라도 기록한다. 12. 기술방법이 확립되고 용인된 것을 사용한다. 13. 표준화된 약어만을 사용한다. 14. 전체 페이지의 상단에 환자 이름을 기재한다. 15. 명확하고 간결한 용어를 사용하고 불분명한 단어와 구절은 피한다. 16. 의사의 구두지시는 기록하고, 병원의 정책에 따라 정확하게 옮겨 적는다. 17. 문제와 관련된 임상병리 결과를 기록한다. 18. 투약과 치료에 대한 환자의 반응을 기록한다. 19. 부적절한 수정, 말소를 하지 않는다. 20. 비난하는 단어는 피한다. 21. 지연기재는 기준을 따른다. 22. 환자와 그 가족에게 교육을 한 내용이 있으면 기록한다.	1. 애매하고 모호하거나 주관적인 용어 사용은 금지한다. 2. 동료에 반하는 진술은 하지 않는다. 3. 기록을 변경하거나 기재일자를 늦추어 적거나 거짓정보를 기록하지 않는다. 4. 수정액을 사용하거나 기재사항을 지우지 않는다. 5. 기록시 글자사이에 공백을 남기지 않는다. 6. 공인되지 않거나 감정을 자극하거나 오해되는 약어는 사용하지 않는다. 7. 다른 치료자의 판단이나 권고를 비판하지 않는다. 8. 사고에 대한 기록, 오류, 리스크 관리에 대한 사항 또는 품질관리 프로그램 그리고 동료들이 제조사 한 활동이나 관련 모임에 대하여 언급하지 않는다. 9. 의무기록의 원본은 유출하지 않는다. 10. 의무기록을 변경시키거나 파기하거나 함부로 바꾸지 않는다. 11. 환자나 거주자로부터 직접 인용한 말 이외 다른 주관적인 진술은 포함하지 않는다.

㉢ 기록을 〈표 1-6〉과 같이 보관하거나 변경시키는 행위를 하지 않도록 주지(周知)시켜야 한다.

㉣ 중요한 사고가 생긴 직후 의무기록을 회수하는 내부 정책은 의무기록을 변조하는 가능성을 차단할 수 있다.

㉤ 현재의 의무기록을 보존하기 위하여 변호사와 의무기록 전문가가 수립한 절차와 정책에 따라야 한다.

㉥ 의무기록을 변경하지 못하게 하는 효과적인 방법은 원본을 법적관리하에 두고 사본

을 보관함으로써 원본에 자유롭게 접근하지 못하게 하여 잠재적인 사고와 변경 가능성을 예방하는 것이다.

11. 의료관광 리스크 관리의 목적

국내 환자와는 달리 의료관광을 통해 자국을 떠나 다른 나라에서 치료할 목적으로 입국한 외국인 환자의 경우는 의료서비스 제공 중에 발생할 수 있는 리스크 상황이나 사고의 형태가 내국인 환자와 다른 경우가 많다.

① 자국의 의료환경 및 보건의료 시스템의 차이뿐만 아니라 여행중 전염성질환으로 인한 감염위험, 내국인 환자로의 전염확산 등의 또 다른 리스크가 존재할 수 있다.

㉓ 2002년 이후 전 세계적으로 발생한 중증급성호흡기증후군(Severe Acute Respiratory Syndrome : SARS)이나 2009년 호흡기를 통해 사람에게 감염을 일으키는 인플루엔자 A(Novel Swing-origin Influenza A : H1N1) 등이 유행하였거나 유행하고 있는 질병의 감염에 따른 리스크, 비행기나 자동차 이동에 따른 교통사고 등의 안전사고 등의 리스크가 존재한다(그림 1-7).

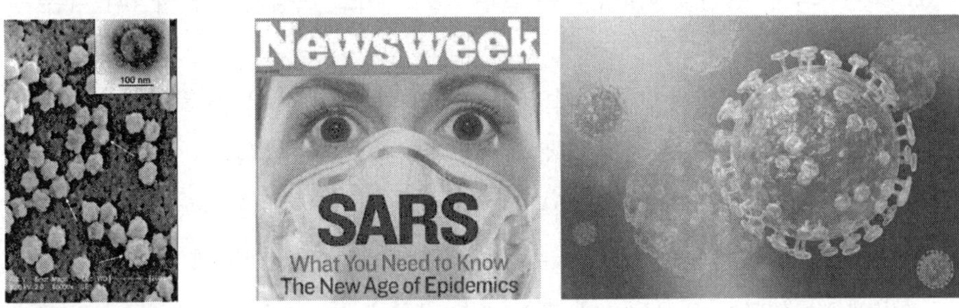

(a) 코로나바이러스 호흡기증후군 (b) 사스바이러스 (c) 메르스(중동호흡기증후군)

[그림 1-7] 호흡기증후군

② 외국인 환자에 대한 의료서비스 제공시 발생할 가능성이 있는 리스크 상황이나 불의의 사고결과로 이어지는 제정적 손실로부터 의료기관을 보호하기 위한 준비가 필요하다.

③ 의료관광 리스크 관리의 목적을 정리하면 다음과 같다.

㉠ 안전한 의료환경을 조성하고 유지함으로써 의료의 질을 향상(Quality Improvement : QI)시키고, 그 성과를 향상(Performance Improvement : PI)시킴으로써 국제적 신뢰도를 크게 향상시키는 데 있다.

㉡ 외국인 치료시 발생될 가능성이 있는 의료상 원내사고 또는 구간 간 이동이나 구내 여행시 발생될 가능성이 있는 비행기, 자동차 사고 등 비의료상의 원외 사고로 인

한 재정적 손실을 최소화한다.

㉢ 국제간 의료분쟁 발생요소를 사전에 예방할 수 있는 사전적 리스크 관리 프로그램을 마련함은 물론 사후관리까지도 포함하는 리스크 관리 매뉴얼을 완성한다.

㉣ 의료관광 리스크 관리를 통해 외국인 환자에 대한 사전 의료분쟁 예방을 통해 의료기관 및 국가이미지 손상에 따른 재정적 손실을 막을 수 있다.

12. 의료관광 리스크 관리의 필요성

경제학에서는 일반 완전경쟁시장은 물건이나 서비스를 제공하는 공급자와 이를 구입하고자 하는 수요자가 다수이고, 자원의 이동이 일반시장을 통해 언제든지 자유롭게 교환・매매되어 구입이 가능하다.

① 수요자와 공급자 사이에서 시작에 대한 완전한 정보를 가족이나 이웃, 친구, 신문이나 방송, 인터넷 등 다양한 경로를 통해 언제든지 쉽게 획득할 수 있다.

② 자본주의의 '완전경쟁시작'과는 달리 의료서비스 시장은 일반시장과 다른 특별한 특징을 갖고 있다.

③ 리스크 관리와 관련한 의료서비스 시장의 가장 큰 특징 중 하나는 의료서비스를 제공받는 환자나 보호자의 입장에서는 의료서비스 상품의 내용과 그 질을 평가하는 데 한계가 있으며, 완전한 정보를 획득하기가 매우 어렵거나 불가능하다.

④ 과거 의료서비스 시장의 가장 큰 특성 중 하나로 의료정보에 대한 환자와 의료인 상호간에 발생 되는 의료정보에 대한 비대칭성을 들 수 있다.

⑤ 의료서비스의 사용자인 환자 및 보호자와 의료서비스의 공급자인 의료인이나 의료기관과의 의료정보에 대한 불균형으로 인해 의료과실이나 의료사고 발생시 환자들이 잘못을 입증할 정보를 얻는 것이 불가능하여 환자들의 권리가 매우 열악한 편이었다.

⑥ 오늘날과 같은 지식과 정보화시대[6]에는 인터넷이나 방송매체 등을 통한 의료정보의 획득이 용이하여 환자들의 권리의식이 크게 증대되었다.

⑦ 의료과실에 대한 책임과 보상요구가 점차 증가하고 의료사고는 매년 급격히 증가하고 있으며, 보상비용의 지출도 지속적으로 증가하고 있다.

⑧ 의료행위는 그 자체가 리스크 요인(Risk Factors)을 항상 내포하고 있고, 시술 및 처치

---

6) 정보(情報) : 실제 문제에 도움이 될 수 있는 형태로 정리한 지식과 자료이고 정보화는 정보가 사회의 가장 중요한 자원이 되고, 정보를 중심으로 사회나 경제가 운영되고 발전되어 가는 것이다.

의 효과가 개인의 체질이나 특성에 따라 다양하게 나타나는 등 사고가 발생할 개연성이 높은 편이다.

⑨ 현대의학의 발달로 위험성이 큰 침습적(侵襲的) 시술이 증가하고 의료서비스 제공 과정이 보다 전문화, 세분화되고 복잡해지게 되어 여러 부서의 다양한 직종이 함께 근무를 하는 경우가 많아졌다. 또한 의료서비스와 관련된 문제의 통합 · 관리가 필요해져 국내에서도 위험관리활동의 필요성과 중요성이 점차 커지고 있다.

⑩ 외국인을 진료 및 치료를 하는 의료기관에서는 외국인 환자 유치에서 진료에 이르기까지 각 단계별로 잠재하고 있는 리스크가 매우 많다.

⑪ 리스크를 잘 관리하지 않으면 치료 후 나쁜 결과에 따른 외국인 환자와의 의료분쟁의 가능성이 항상 존재한다.

⑫ 의료분쟁이 발생하지 않도록 사전예방을 위한 충분한 준비가 필요하다.

㉮ 외국인 환자를 위한 리스크 관리 체크리스트 및 외국인 환자 진료 매뉴얼과 같은 관리 프로그램을 마련하는 것이다.

13. 의료분쟁의 의미

1) 의료사고(Medical Accident)

통상적으로 병원, 즉 의료와 관계되는 장소에서 의료행위중 생기는 사고이다.

① 의료행위 중에서 수술이나 치료 등과 관계없이 생기는 사고도 넓은 의료사고에 해당한다.

② 의료행위 중에 의료진의 과실이나 환자 측의 소인(특이체질)으로 인해 환자에게 예상치 못한 나쁜 경과가 발생한 경우이다(그림 1-8).

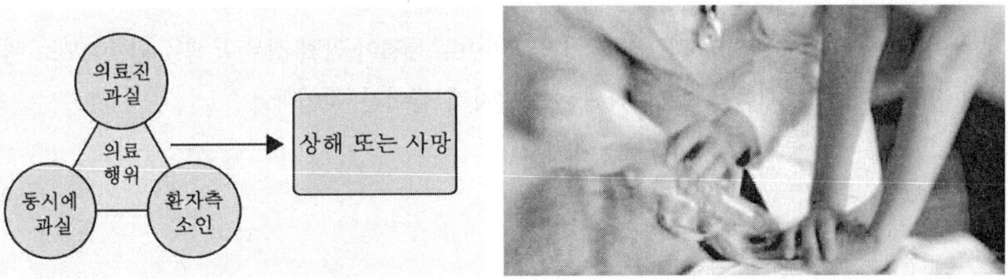

(a) 환자에게 예상치 못한 나쁜 경과 (b) 응급환자

[그림 1-8] 환자에게 예상치 못한 나쁜 경과가 발생한 경우

③ 의료기관에서 의료행위가 진행되어 종료될 때까지의 전체 과정중에 의료사용자와 관련

하여 발생하는 모든 불미스러운 사고이다(그림 1-9).

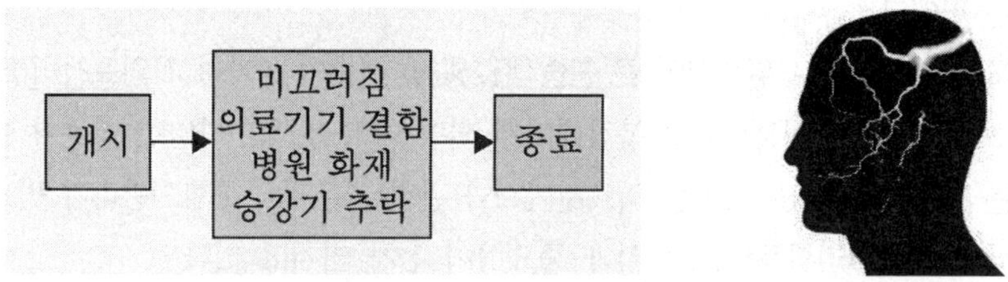

(a) 의료진료 중 불미스러운일 (b) 의료인의 혼돈

[그림 1-9] 의료사용자와 관련하여 발생하는 모든 불미스러운 일

2) 의료과오(Medical Malpractice)

의료인이 의료행위를 행할 때 의학지식 또는 의료기술의 원칙에 준하는 업무상 필요로 하는 주의의무를 게을리하여 환자에게 적절치 못한 결과가 초래한 것이다.

3) 의료과실(Medical Negligence)

의료행위상의 실수로 비난할 수 있는 특정 요소로써 사법상으로는 일정한 사실을 인식할 수 있음에도 부주의로 인식하지 못하여, 형법상으로는 정상의 주의를 태만함으로 인하여 죄의 성립 요소인 사실을 인식하지 못한 것이다(형법 제14조).

일반적으로 의료과실은 의료과오가 있었다는 것이 객관적으로 입증되었을 때 적용되는 용어로 의료과오의 객관적 평가라는 견해이다.

4) 의료소송(Medical Treatment)

의료분쟁 중에서 환자와 의료진 간의 입장차이로 해결이 안될 경우 분쟁을 법률적으로 해결·조정하기 위하여 재판을 받기 위해 소송절차에 들어간 것이다.

제2장
의료 리스크 관리의 체계

01 의료 리스크 관리정책 수립
02 의료 리스크 관리시스템 구축
03 병원의 리스크 관리시스템 체계

경영상 발생할 수 있는 각종 의료 리스크를 체계적으로 모니터링해서 종합 분석하고, 각 의료 리스크 단계를 구분하며 조기경보체계를 구축함으로써 최선의 대응방안을 수립 · 시행한다.

01 의료 리스크 관리정책 수립

보험회사는 보험상품의 특성 및 불확실한 외부 금융환경에 의하여 경영활동 중 발생할 수 있는 각종 리스크를 사전에 예방하고 체계적으로 관리할 수 있도록 전사적 리스크 관리시스템을 구축하여 운영하고 있다.

의료업체는 리스크 관리규정을 제정하고 내부지침을 마련하여 각 조직에 책임과 권한을 명확히 부여하였으며, 효율적인 의사전달을 위한 내부 통제체계를 확립하고 있다.

1. 의료 리스크의 정책 수립

용어정의 및 관리범위를 수립하였다면 어떻게 실행할 것인지 단계별 전략을 수립해야 한다. 또한 리스크 예방을 위해서는 우리 병원에서 관리해야 할 리스크 관리정책, 각 프로세스별 체크리스트(필요양식 구축 포함), 각 부서별 원활한 협조체계(교육 및 훈련 포함)를 구축하는 것이 가장 중요하다.

위기대응시스템(RMS)은 병원의 경영활동에 바람직하지 못한 결과를 가져올 수 있는 사건 또는 상황을 체계적 · 전문적으로 관리하여 신속히 해결함으로써 경영성과를 내기위한 리스크 관리시스템이다(그림 2-1).

2. 의료 리스크 관리의 단계

1) 의료 리스크 확인 및 분석

리스크 확인은 의료기관에 손실을 이야기할 의료환경의 리스크를 밝히는 것이다. 리스크 분석은 리스크와 연관된 손실의 심각성과 그러한 손실이 발생할 가능성을 판단하는 과정이다.

(1) 의료 리스크 확인

의료기관에 손실을 발생할 수 있는 의료환경의 리스크를 밝히는 것이다.

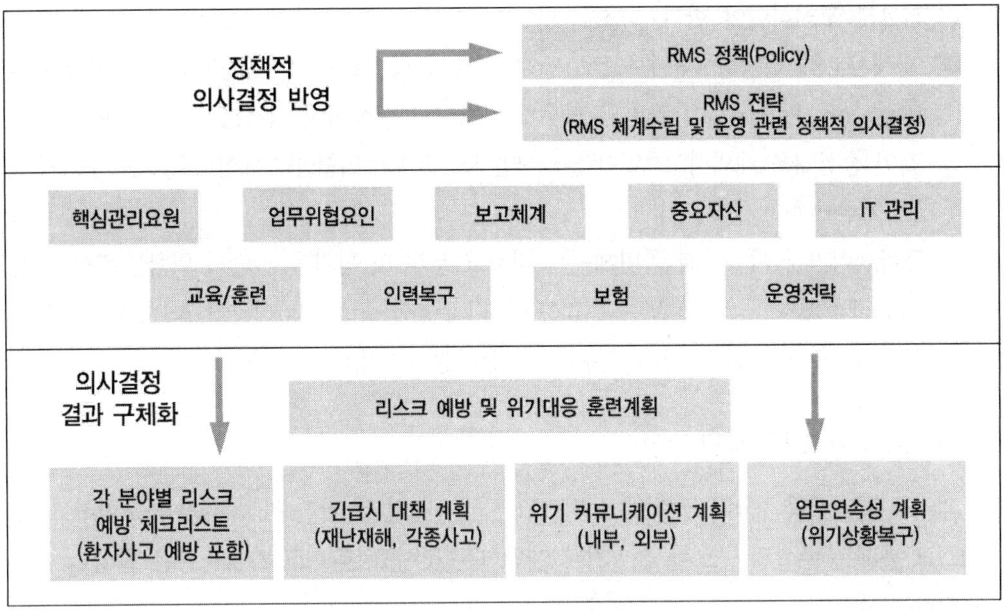

[그림 2-1] N국제병원 위기대응체계

① 리스크 확인은 조직에 법정소송이나 법정외의 화해를 통한 손실, 자산손실, 사고나 사망이나 기관의 이미지 손실 등의 손실을 가져온 현재 또는 과거에 발생한 사건들을 수집하는 것이다.

② 환자 불만조사, 만족도 서베이 조사, 과거의 의료사고 분석, 비공식적 면담 등의 방법이 동원된다.

(2) 의료 리스크 분석

리스크와 연관된 손실의 심각성과 손실이 발생할 가능성을 판단하는 과정이다. 분석을 통해서 발생확률은 낮을지라도 재정적 손실이 클 수 있는 부분에 초점을 맞추게 되고, 적절한 리스크 관리전략의 선택이 가능해진다.

① 리스크 분석 및 평가(Risk Assessment)[7]는 제품안전(Product Safety) 업무 중 핵심부분이다. 목적은 제품의 전 수명주기를 통해서 위험상태를 적시에 파악하고, 위험성이 정해진 수준 이하에 있는가의 여부를 확인하여 필요한 대책을 세우기 위한 것이다.

② 리스크는 사고로 인한 경제적 손실의 추정액이며, 사고의 발생빈도와 피해정도를 종합

7) Risk Assessment : 의미는 약간 다르지만 통상 리스크 분석 및 평가는 간단히 리스크 분석(Risk Analysis)이라고 한다.

적으로 고려하여야 한다.

③ 재해사고의 특성상 재해사고로 인한 피해정도는 확률적인 요인 또는 우연적인 요인(Random Factors)이 관련된 경우가 많으므로 현실적인 리스크 분석 및 평가는 경제적인 손실액을 제외하고, 일단 물리적인 사고발생의 위험성을 대상으로 하는 분석의 형태로 이루어진다.

④ 공학적이거나 기술적인 측면에서는 리스크 분석 및 평가를 간단히 위험성 분석 및 평가(Hazard Assessment) 또는 위험성 분석(hazard analysis)이라고 하며, 여러 가지 분석기법들도 대부분의 경우 단순히 위험성 분석이라고도 한다.

2) 의료 리스크 관리대안 분석

리스크 관리전략은 리스크 통제와 리스크 자금조달의 두 가지 하위 차원을 포함하고 있다. 리스크 통제는 손실의 규모를 줄이거나 예방하는 것이고, 리스크 자금조달은 발생한 손실을 보전하는 것이다.

(1) 의료 리스크 통제

리스크 통제는 다음의 5가지를 포함한다.

① 위기노출 회피 : 손실의 가능성을 제로로 만드는 것으로 어떤 리스크의 위협이 큰데 효과적으로 통제되기 힘들다면 해당 리스크를 제거하는 것이다.

㉮ 병원이 산부인과에서 의료사고 위험을 높게 평가해서 해당과를 없애는 것이다.

② 손실예방 : 스텝 교육, 정책변화, 절차 리뷰와 개선 등을 통해서 리스크로 인한 손실을 예방하는 것이다.

③ 손실감소 : 의료사고 환자나 가족에 대한 위로 및 사후관리를 통해서 사고의 파장을 최소화 하거나, 즉각적인 제고조사를 통해서 후속조치를 취하여 손실을 최소화해야 한다. 진료과정에 대한 프로토콜을 체계화 하여 손실규모를 줄일 수 있게 된다.

④ 손실의 격리 : 조직의 업무와 자원을 적절히 배정함으로써 손실발생 시 조직 전체가 충격을 받지 않도록 하기 위해선 2가지의 전략이 있다.

㉠ 분리전략 : 업무나 자원을 여러 장소에 분산시켜 한 곳에서의 손실이 전체에 파급되는 것을 차단한다.

㉡ 중복 : 여분의 자원을 비축하거나 대체 물품을 확보하여 원재료나 주요 물품에 이상이 발생할 때 피해를 줄일 수 있다.

⑤ 비보험적 전가 : 구매 대신에 리스크를 통해서 장비를 이용하거나 계약서상의 손실에 대한 책임면제 조항을 포함해 두면 사고발생시의 손실을 줄일 수 있다.

(2) 의료 리스크 자금조달

리스크 자금조달로는 리스크 보존, 리스크 전가, 리스크 관리방안 설정, 리스크 관리방안의 실행, 리스크 관리방안 선정, 리스크 관리방안 모니터 및 개선이 있다.

① 리스크 보존 : 리스크로 인한 손실을 인정하고 복구할 계획을 세우는 행위이다.
㉠ 예비비를 전환하거나, 외부 펀드를 빌려서 손실을 보전하는 것이다.
㉡ 리스크를 피하거나 줄이기 힘든 상황, 손실의 가능성이나 크기가 적은 상황, 손실이 예측 가능한 상황 혹은 보험료보다 예상되는 손실이 적은 경우 적절한 전략이 된다.
② 리스크 전가 : 손실에 대한 재정적 책임을 보험계약으로 제3자, 즉 보험자에게 이전하는 것이다. 병원이 배상책임보험에 가입하는 것이 이에 해당한다.
③ 리스크 관리방안 선정 : 리스크 관리대안 중에서 어떤 것이 최선인지를 선정하는 단계이다.
㉠ 각각의 대안이 조직의 목적을 달성하는데 얼마나 효과적 인지를 평가하는 기준을 마련하고, 이에 준하여 대안을 평가하여 최선의 방안을 선정한다.
㉡ 일반적으로 리스크 통제와 리스크 자금조달을 동시에 선정한다.
④ 리스크 관리방안의 실행 : 리스크 관리담당자[8]가 조직 내의 여러 책임자들과 상호교류로 적극적인 동참을 이끌어 내야 한다.
⑤ 리스크 관리방안 모니터 및 개선 : 리스크 관리의 마지막 단계는 실행되고 있는 리스크 관리방안을 모니터링하고 평가하여 다양한 부서의 책임자가 공동으로 참여한다.

3. 의료분쟁 방지를 위한 기본사항

환자와의 원만한 관계유지, 설명의 충실 및 기록의 중요성, 의료분쟁에 대한 교육강화, 의료본질에 대한 국민의 이해 4가지로 나뉜다.

1) 환자와의 원만한 관계 유지

의료분쟁은 일반적으로 환자측에서 의료인의 진료상 과실을 주장하면서 손해배상, 처벌

8) 리스크 관리담당자 : 매년 리스크 관리보고서를 작성하여 의료사고나 불만접수 건수의 변화, 새로운 프로그램 개발, 보험계약상의 변화 등을 조직원들에게 공지할 필요가 있다.

및 사과 등을 요구하는 형태이다.

① 의료사고시 일부 배상금을 목적으로 한 것으로 분쟁의 양상이 경제적인 논리로 흐르기도 하나, 일반적으로는 환자측에서도 의료사고의 발생이 의료인의 고의가 아닌 것을 알기 때문에 무조건 의료분쟁을 제기하는 것은 아니며, 진료행위 도중의 사소한 감정적 대립이 계기가 되어 확대되는 경우가 다반사이다.
② 의료인의 환자에 대한 평소 태도나 의료행위 등으로 유사시 의료분쟁의 사전적 예방이 가능하다.

2) 설명의 충실 및 기록의 중요성

의료행위 과정에서 의료인은 환자에게 진료에 대한 충분한 설명을 해주고 수술과 특수 검사 등 중요한 의료행위에 대해서는 그 과정이나 결과 및 예후에 대해서 사전에 설명한다. 또한 그 행위에 대한 서면상의 동의를 받아두어야 하고, 환자를 단순히 의료행위의 대상으로 여길 것이 아니라 성의있는 설명을 하도록 항상 노력해야 한다.

3) 의료분쟁에 대한 교육강화

의료기술의 증진 차원에서 계속 보수교육을 실시하고 있으나, 분쟁발생시 능동적으로 대처할 수 있는 방안 및 의료법 등의 교육에 대해서는 소홀하면 안된다.

4) 의료본질에 대한 국민의 이해

의료계약의 중심적 내용은 의사가 환자에 대한 진찰, 처치, 주사, 투약, 마취, 수술 등 진료행위를 해야 할 의무에 속한다.

① 의료인은 병을 치료하기 위하여 충분한 조치를 할 의무를 다할 뿐 병을 완치시켜야 할 의무까지 있는 것은 아니다.
② 의료인이 필요한 주의의무를 준수하며 최선의 의료행위를 했다면 비록 나쁜 결과가 발생했어도 모두 책임을 져야 하는 것은 아니다.
③ 의료분쟁으로 의료인들은 의료사고의 발생을 사전에 방지하기 위한 방어적 진료를 하고 있다.
④ 위험한 수술은 기피하거나 다른 의료기관으로의 이송으로 유사시 즉각적인 치료가 필요한 환자들에게 치명적 상황을 야기할 수 있는 상황이 발생할 수 있다.

⑤ 의료인과 환자 간에 새로운 관계정립 및 신뢰 속에서 의료행위를 지속할 수 있는 방안들이 모색되어야 한다.

4. 임상적 리스크 사전예방 방안

의사와 간호사 간에 업무분담을 행하고 있는 경우, 각 분담자의 행위를 어떻게 평가할 것인가, 즉 분담자의 행위를 일체로 평가할 것인가, 아니면 별개로 평가할 것인가의 여부가 문제가 된다.

① 분업적 협력은 본질적으로 분업을 담당하는 각자가 서로 상대편을 신뢰하면 가능하다.
② 상호간의 신뢰가 결여되었거나 어느 일방이 상대편의 신뢰에 어긋나는 행위를 하였을 때에는 공동의 목표를 달성하기 어렵게 된다.

1) 의료적인 측면

의료분쟁이 발생하였을 때 손해에 대한 배상책임이 있는지를 묻기 위해서는 의사의 과실 유무를 먼저 따져보아야 한다. 의사의 손해배상책임은 원칙적으로 과실책임을 져야하기 때문이다.

(1) 의료인의 설명의무 강화

의사의 과실 유무를 판단하는 첫 번째 판단기준이 바로 의사의 주의의무와 설명의무이며 외국인 환자를 진료할 때에도 이 기준이 적용되는데, 주의할 점은 외국인 환자에 대한 설명의무가 영어를 비롯한 외국어를 통하여 이루어지고 의료인의 주의의무와 설명의무는 외국인 환자의 진료시에도 주의사항은 다음과 같다.

① 주의의무 : 결과예견의무와 결과회피의무 그리고 주의의무의 판단기준이 있다.
㉠ 결과예견의무와 결과회피의무 : 의료인이 주의의무는 행위자가 사전에 주의력을 집중하여 구체적인 의료행위로부터 발생할 수 있는 보호법익에 대한 위험을 인식하고, 결과발생을 방지하기 위하여 적절한 방어조치를 취할 의무이다.
- 대법원은 "의사의 과실은 결과발생을 예견할 수 있었음에 불구하고 그 결과발생을 예견하지 못하였고, 그 결과발생을 회피할 수 있었음에도 그 결과발생을 회피하지 못한 과실이 검토되어야 한다"고 판시하여 의료행위에서도 결과예견의무와 결과회피의무의 준수를 요구하고 있다.

ⓒ 주의의무의 판단기준 : 주의의무는 행위당시의 위험상황을 관찰했을 때 구체적인 상황과 행위자가 사회에서 차지하는 역할을 고려하여 사려 깊고 양심적인 사람이라면 이행해야 할 요구로부터 나온다.

- 의료행위에서도 이와 마찬가지로 통상의 사려가 깊은 의사라면 나쁜 결과를 예견하고 회피할 수 있었느냐가 주의의무의 판단기준이 된다.
- 의료행위의 특성상 이러한 일반적인 기준만으로 의사의 주의의무 위반이 있었는지 여부를 판단하는 것이 곤란한 경우가 많다.
- 의료행위에 있어서 필요한 의사의 주의의무를 결정하는 기준으로 작용하는 표준적인 의사는 어떤 추상적, 절대적 기준에 의하여 미리 결정되지 아니한다.
- 의료행위가 가지고 있는 전문성 · 밀실성 · 폐쇄성 · 재량성의 등의 특수성을 고려하여 과실의 판단기준을 구체화하여야 하고, 각 사례의 구체적 사정을 참작하여 검토해야 한다.

ⓒ 일반적 · 객관적 기준 : 의학수준의 측면에서 의사는 진료당의 의학수준에 적합한 행위를 할 주의의무가 있다.

- 주의의무의 객관적 기준으로 요구되는 의학수준은 최첨단의 의학이 아니므로 일부의 대학, 연구소, 병원 등에만 알려져 있는 의학수준을 따를 필요는 없다.
- 의학수준은 병리보다는 임상의학 중에 정착한 단계, 즉 치료의 유효성, 합병증, 부작용 등이 파악된 단계의 것으로 보아야 한다.
- 의료과오는 의학이 환자에게 응용되는 과정에서 발생하므로 주의의무위반의 판정은 그 당시의 임상의학의 수준을 기준으로 삼는 것이 타당하다.
- 의료행위의 재량성 측면에서 구체적인 경우 일반적으로 인정된 치료방법이 여러 가지가 있는 경우에 방법선택은 의사의 재량사항이다.
- 전문의는 독자적인 판단에 따라 그 중에서 적절하다고 생각되는 치료방법을 선택할 수 있다. 그러나 구체적인 사정에 따라 가장 위험이 적은 방법을 선택해야 한다.

ⓔ 개별적 구체적 기준으로 하는 지역차이다 : 지방 벽지에 근무하는 의사에게 대도시의 의사와 같은 수준의 의료를 요구할 수 없고, 양자 간에 주의의무의 기준이 다르게 적용되어야 한다.

- 첫째 : 지역성의 원칙이다.

  20세기에 이르러 교통 및 통신수단의 발달은 모든 의사로 하여금 우수한 의학정보를 습득하여 이용하는 것이 가능하고, 환자를 의료설비가 좋은 타병원에 이송하는 것이 용이하므로 이 원칙이 상실된다. 의사는 환자의 병상이 허용하면 환자를 상급병원 전문의에게 이송할 의무를 갖게 되나 이송이 현실적으로 불가능하여 전문의 진료를 기대할 수 없을 경우 전문 외의 진료에 대해서는 주의의무가 경감될 수밖에 없다.

- 둘째 : 전문성이다.

  전문의의 경우에는 일반의에 비하여 보다 고도의 전문지식과 기술이 요구되므로 전문의와 일반의의 주의의무의 정도가 동일할 수 없다. 일반의는 통상의 일반의로서의 능력과 주의를 갖추면 되지만, 전문의의 경우에는 동일분야의 전문의가 갖추고 있는 능력과 주의를 기준으로 하여 과실 유무를 판단해야 한다.

- 셋째 : 긴급성이다.

  응급의료의 긴급성은 정상적인 상황 하에서 의료행위를 할 때와 동일한 주의를 요구할 수 없고, 응급의료의 특성을 감안하여 행정상 특별법을 제정하여 응급의료에 대한 형을 감면하고 있다. 또한 의료인과 응급구조사가 응급환자에게 발생된 생명의 위험, 심신상의 중대한 위해 또는 증상의 현저한 악화를 방지하기 위해 긴급히 제공하는 응급의료로 인하여 응급환자가 사상에 이른 경우, 그 응급행위가 불가피하고 응급 의료행위자에게 중대한 과실이 없는 때에는 정상을 참작하여 형법·제268조의 업무상 과실치사상죄의 형을 경감하거나 면제하고 있다.

② 설명의무 : 외국인 환자에 대한 설명의무는 우리나라 언어가 아닌 외국어로 이루어진다는 특징이 있다.

㉠ 의사와 환자사이에 외국어로 대화가 이루어질 수 없는 상황에서는 의료진과 환자 모두에게 진료에 대한 불안함과 상호신뢰감이 떨어질 우려가 있다.

㉡ 의료기관은 외국어가 유창한 간호사나 의료코디네이터 및 통역사를 활용해야 하며, 국내 환자 진료시 적용되는 일반적인 설명의무의 기준보다 더 강화된 설명의무가 적용되어야 한다.

㉢ 기존의 의사와 환자라는 양자 간의 진료 및 대화의 틀은 주체가 2명인데, 외국인 환자의 진료에서는 의사와 환자 사이에 언어를 매개하는 제3자가 있어야 하므로 진료 및 대화의 틀이 양자 간이 아닌 3자 간의 형태로 되어야 한다.

㉣ 제3자가 의학이나 간호학을 전공하지 않은 의료인이 아닌 경우가 있으므로, 이렇게 복잡한 진료의 과정속에 설명의무를 보완하기 위한 방안은 다음 2가지로 제시할 수 있겠다.

- 첫째 : 환자 본인의 상태에 대한 정확한 이해와 시술행위에 대한 충분한 설명을 의학용어로 설명할 수 있는 의학이나 간호학을 전공한 자들이 의료코디네이터나 통역사로 참가하여 외국인 진료에 함께 참여하는 방안이다.
- 둘째 : 가능하다면 진료시에 환자 본인의 동의를 구하고, 의료인이 진료 및 시술 등과 관련한 설명을 할 때에 과정을 음성녹음으로 남겨두는 방안도 있다.

(2) 신뢰형성

의사와 간호사 간에 업무분담을 하는 경우, 각 분담자의 행위를 어떻게 평가할 것인가, 즉 분담자의 행위를 일체로 평가할 것인가, 아니면 별개로 평가할 것인가의 여부가 문제된다.

분업적 협력은 본질적으로 분업을 담당하는 각자가 서로 상대편을 신뢰함으로써 비로소 가능하다.

상호간의 신뢰가 결여되었거나 어느 일방이 상대편의 신뢰에 어긋나는 행위를 하였을 때에는 공동의 목표를 달성하기 어렵게 된다.

다른 공동작업자가 주의 깊게 행동하리라고 신뢰한 자에 대하여 과실 책임을 물을 것인가가 문제가 되는 바로 신뢰의 원칙적용 문제이다.

① 신뢰의 원칙 : 교통사고와 관련하여 교통규칙을 준수한 운전자는 다른 교통관여 행위자가 교통규칙을 준수할 것이라고 신뢰하는 것으로, 상대방이 교통규칙에 위반하여 비이성적으로 행동할 것까지 예견하고 방어조치를 취할 의무는 없다.

㉠ 의료분업과 같은 공동작업의 경우에도 행위자 본인에게 다른 관여 행위자의 부주의가 개입될 가능성을 예견하고 대비하여야 할 의무를 부과할 것인가 아니면 의무를 면제하여 다른 관련 행위자를 신뢰하고 행위가 좋다고 할 것인가에 관한 고려가 있어야 한다.

㉡ 의료행위에서 신뢰의 원칙을 적용한다면 각각의 의료인은 자신이 맡은 분야에서 주의의무를 이행하면서 다른 의료인들도 주의의무를 다할 것이라고 신뢰해도 좋으며, 그 결과 자기분야의 주의의무를 다한 의료인은 더 이상의 주의의무를 부담할 필요가 없다.

② 수평적 의료분업과 신뢰의 원칙 : 하나의 의료행위에 참여한 다수인이 대등한 관계에 있을 때 인정된다.

㉠ 각자가 동일 정도의 교육수준을 가지고 상호 독립적인 영역에서 대등한 정도의 분야별 권한을 가지고 지시로 부터 자유로운 상태에 있을 때이다.

ⓛ 종합병원에서 독립된 각 진료과의 의사들 사이에는 선임, 지휘, 감독의 관계가 존재하지 않으므로 상호간에 신뢰의 원칙이 적용된다.

ⓒ 일정한 과에서 의사가 의료행위에서 객관적인 주의의무를 다하였다면 더 이상의 주의의무를 부담할 필요가 없다.

③ 수직적 의료분업과 신뢰의 원칙 : 주치의와 수련의와의 관계, 의사와 미숙련 보조자와의 관계가 있는데 다음과 같다.

㉠ 주치의와 수련의와의 관계 : 동일한 임상과 내에서 의사들은 동일한 직급이 아닌 한 수직적인 상하관계에 있고, 각 진료과의 과장은 해당 임상과의 소속의사들에 대하여 지휘감독의 입장에 설 때에는 주의의무의 내용에 객관적 감독의무가 포함되어 신뢰의 원칙이 적용되지 않으며, 소속의사가 상급의사의 처치와 처방을 신뢰하였을 경우에는 신뢰의 원칙을 적용하여 주의의무의 범위를 좁게 인정할 수 있다.

ⓛ 의사와 간호사와의 관계 : 의사와 간호사의 업무분담의 형태 또는 수직적 분업의 형태로 나눌 수 있다.

- 의사가 간호사를 감독을 하지 않는 업무의 경우는 수평적 분업의 업무분담은 신뢰의 원칙으로 의사의 형사책임이 배제되거나 축소될 수 없다.
- 수직적 의료분업의 업무분담은 의사와 간호사 사이에 지시 감독관계일 때에는 원칙적으로 신뢰의 원칙이 적용될 수 없다.
- 의사는 간호사에 대하여 지휘 감독할 의무가 있으므로 간호사의 주의의무 위반은 신뢰의 원칙을 들어 자신의 주의의무 위반을 부정하거나 책임회피의 근거로 삼을 수는 없다.

ⓒ 의사와 미숙련 보조자와의 관계 : 의사가 환자가족이나 간병인 등 이른바 미숙련 보조자로 하여금 의료행위를 보조하게 할 경우, 이들 보조자의 선택 · 지도 · 감독이 어느 정도의 범위까지 의사의 주의의무에 속하는가가 문제로 된다.

- 환자의 치료를 위해 의사와 미숙련 보조자 간에 공동 협조하는 경우에는 의사는 항상 결과 발생의 위험을 예견하고 결과회피를 위한 안전수단을 사전에 준비하고 교육시켜야 하므로 양자 사이에 신뢰의 원칙은 기본적으로 인정할 수 없다.

㉣ 의료인간의 협조의무 : 의료행위는 전문적인 의학지식과 임상경험을 전제로 하고 있고, 진료에 필요한 인원과 도구는 전적으로 의사측의 독점적 지배하에 있는 실정이다.

- 의사는 환자의 보호자적 지위에 있을 뿐만 아니라 법적으로 요양 지도할 의무가 있으며, 환자는 치료조치의 합목적성과 위험성을 판단할 수 있는 위치에 있지 않

기 때문에 의사의 지시와 처방에 협조해야 할 의무가 있다.

- 의사와 환자사이에 신뢰의 원칙을 적용하여 의사의 책임을 경감할 수 없다.
- 의사는 전문적 지식이 없는 환자의 대답이나 협조를 전적으로 신뢰해서는 안 된다.

④ 신뢰의 원칙의 적용제한 : 사회적 상당성의 관점에서 개별적으로 판단하여야 한다.

㉠ 신뢰의 원칙을 적용하기 위해서는 모든 관점 여자가 다른 관점 여자의 주의 깊음 행위에 대한 신뢰가 있어야 하며, 신뢰는 사회적으로 상당해야 한다.

㉡ 대형화 · 전문화되어 있는 의료기관에서 원칙을 광범위하게 적용할 경우, 강자에 의한 약자로의 책임전가의 위험이 있다.

㉢ 의료영역에서 신뢰원칙의 적용범위 확대는 의사의 책임범위를 축소하여 형사책임을 회피하려는 의도로 해석할 수 있다.

㉣ 신뢰원칙의 적용에 엄격한 기준과 한계는 의료인에게 정당한 과실책임을 묻고, 환자의 생명과 신체의 보호, 즉 건강보호에 충실할 수 있을 것이다.

2) 병원 측면

의료사고예방은 의료진과 병원 간의 역할분담을 정확히 나누어서 할 수 있는 부분보다는 중첩적으로 혼재되어 있는 부분이 더 많이 있다. 시스템 구축의 내용은 다음과 같다.

(1) 시스템 구축

① 제 양식 준비 : 양식 준비에 들어가는 것은 동의서, 진료계약서이다.

㉠ 동의서 : 의료인의 충분한 설명 이후에는 각종 동의서를 현재의 것보다 훨씬 더 자세히 구체적으로 해당국가 언어로 마련하여 두어야 한다.

- 모든 질환에 대하여 준비할 수는 없겠지만, 외국인 환자가 많이 찾는 질병에 있어서는 필수적으로 준비해야 한다.
- 충분한 설명 후에 환자로부터 직접 서명받은 동의서는 의사의 의무기록과 함께 앞으로 발생할지도 모를 의료분쟁에 대비하여 해당 의료기관과 의료인이 어떻게 외국인 환자를 돌보았는지를 전적으로 보여주는 매우 중요한 자료가 된다.

㉡ 진료계약서 : 진료계약서에 분쟁발생시에 어떠한 절차로 어떠한 법에 의하여 어떻게 해결할 것인지에 대하여 명확하게 기록해 놓아야 한다.

- 규정이 없다면 분쟁시에 서로에게 유리한 쪽으로 해결하기 위하여 자신들이 유익한 쪽의 절차를 요구할 것이기에 또 다른 갈등상황이 발생할 수 있다.

- 의료계약을 체결하기 전에 환자에게 분쟁해결에 대한 명확한 방법을 제시하고 규정을 따르겠다는 동의를 받은 후에 진료계약을 체결해야 할 것이다.

② 유치업자 체크리스트 : 유치업자에 대한 체크리스트는 〈표 2-1〉과 같다.

〈표 2-1〉 유치업자의 체크리스트

내 용	YES	NO	비고
환자의 국적, 성별, 나이, 병력, 재정상황(지불능력 확인서-재직증명서, 은행잔고확인서, 기타 재산증명원 등) 체크			
입국비자 필요시 비자유형 및 잔여기간 확인			
현재 진료현황 자료의 확인(환자 국적 병원의 진단서 및 처방전 등)			
CKMP(Council for Korea Medicine Overseas Promotion)의 의료기관처럼 외국인 환자를 치료할 수 있는 준비(해당 언어별 통역이나 코디네이터 여부)가 되어 있는지 확인			
환자진료 설계범위의 확정(진료요청기간, 진료범위, 지병 여부에 따른 추가 진료사항, 진료기간 재조정 등) 및 예약			
환자의 특이사항(알레르기 유무, 종교 및 식사에 관한 주의사항, 과거병력, 현재 복용중인 약물, 습관, 국적별 주의사항 등)에 관하여 의료기관에 고지			
감염병이 있는 경우 예방접종 및 관련 서류준비			
환자가 가입한 보험범위의 확인 및 가입(안전사고발생시 책임범위 확인)			
입국에 필요한 준비사항의 충분한 설명 및 서류준비(대사관 요구서류 등)			
병원이용 승인서(및 동의서 등) 항목을 미리 설명하고, 상호 요청사항을 반영			
환자 입국 · 출국시 교통편의 제공의 주체 및 안전사고 대처방안			
예상치 못한 추가 병력발견시 진료기간 연장 및 상호 조정사항 확인			
예약된 담당 주치의가 진료할 수 없는 상황이 발생한 경우에 대비한 대책 여부 확인			
의료사고 외의 사고발생시 상호 책임범위 및 분쟁해결 방안에 대한 협의 및 계약서 반영			
의료사고 발생시 분쟁해결 방안 및 대책에 대한 설명			
응급상황 발생시 대응방안 및 절차에 대한 설명			
최초 진료설계와 달리 추가시술 및 수술을 한 경우 그 내용에 대한 충분한 설명과 환자의 동의가 있었는지의 여부 및 변동된 진료내용의 문서화			

③ 의료 리스크 요인별 체크리스트 : 리스크 요인별 체크리스트는 〈표 2-2〉와 같다.

〈표 2-2〉 리스크 요인별 체크리스트

분 야	체크사항	체크
수술실	마취시행 중 투약오류는 있는가?	
	수술부위 감염여부는 있는가?	
	수술기구 중 불확실한 기구는 없는가?	
	수술중 사용하는 장비에 의한 환자화상 염려는 없는가?	
간호사의 욕창 발생 방지 의무	간호의 고유영역, 의식이 없을 시는 의사에게도 책임이 발생한다.	
	수혈은 적합한가?	
	수술 전 환자상태, 차트, 수술부위는 올바른가?	
응급실	응급환자 조치에 맞는 기구점검은 되어 있는가?	
	응급환자 도착시 초기 진료행위는 올바른가?	
	투약, 낙상사고 염려는 없는가?	
	전원의무 기준에 따라 점검하였는가?	
	폐기물처리는 기준에 따라 올바르게 하고 있는가?	
신생아가 바뀐 경우	신생아가 바뀌어 인도된 것에 대한 책임을 다루는 경우이다.	
	폐기물 미처리로 인해 환자감염 우려는 없는가?	
	어린이의 정신치료가 손해배상액 산정시 중요한 요소가 된다. (친자관계가 자식의 인격형성에 미치는 영향)	
문진시 설명의무	질문의도에 대해 충분히 설명하고 환자가 잘 이해하고 답변하였는가?	
	의사와 간호사는 문진시 철저히 확인 점검해야 할 것이다.	
	문진내용이 의료에서 의사의 결정에 중요한 것인지에 기초하여 판단해야 한다.	
정신과 환자	환자관철, 보호 및 감독의무 가중	
	환자의 자살, 자해, 타해 염려는 없는가?	
부인과 검사시 설명의무	특히 치료방법에 따른 위험성 등을 충분히 설명하였고 환자는 충분히 이해되었다는 의사표현을 하였는가?	
	환자상태를 잘못 파악하여 처치 부작용 염려는 없는가?	
	폐쇄병동 환자는 집중적으로 감시하고 있는가(환자동태 관찰업무)?	
	환자에게 위해가 될만한 시설물은 없는가?	
	환자상태에 따라 신속히 보고하고 기록하였는가?	
진단상의 과실	환자의 상태와 검사결과를 종합하여 적절한 설명과 진단을 하였는가?	

분 야	체크사항	체크
치료 중 환자가 다른 사람을 해한 경우	자해의 염려가 있는 정신장애인의 의료나 보호를 인수하면서 일반 제3자와 관계에서 환자감독의무가 있다.	
	환자의 급격한 증상악화시, 적절한 검사와 대처, 치료를 하지 않는 것은 의사의 주의의무 위반이 된다.	
	책임의 법적 근거(국가배상법 제1조) : 의사나 간호사의 대리감독자 책임, 의사나 간호인 등의 과실에 대한 의료기관의 사용자 책임	
오진 염려	의료 관련 진단을 위하여 이용되는 모든 분야에서 오진 문제가 발생할 수 있다.	

* 외국인 환자 진료 프로세스별 리스크 예방 체크리스트

④ 내원에서부터 퇴원까지의 체크리스트 : 외국인 환자를 처음 예약할 때부터 퇴원 후 사후관리까지의 모든 프로세스를 차트화시킨 후 각각의 단계에서 어떠한 사항들을 주의하며 돌보아야 하는지를 세밀하게 체크해야 한다.

㉠ 업무의 효율성과 정확성을 향상시켜주며, 어떠한 환자가 오더라도 또 의료진이 교체되었다 하더라도 높은 수준의 의료서비스를 일관되게 제공할 수 있는 장점이 있다.

㉡ 후에 발생할지도 모를 분쟁시에 좋은 증거자료로 활용될 수도 있다.

⑤ 24시간 콜센터 : 입원하지 않은 환자에게 문제가 생겼을 때에 어느 때나 의료진과 직접 연결할 수 있는 콜센터가 마련되어 있어야 한다.

㉠ 비영어권 국가의 환자는 보다 주의를 기울일 필요가 있다.

㉡ 환자본인도 언어문제로 위축되어서 심리적으로 불안해질 수도 있기 때문이다.

⑥ 미추홀 콜센터 : 언제부터인가 인터넷 보급이 일반화 되면서 사람들은 해결사로 인터넷 포털사이트 하나를 선택하기 시작했다(그림 2-2).

㉠ 길 찾기나 맛집정보, 학교숙제 등 궁금사항은 'kakao에게 물어봐'라고 하며 달라졌다.

㉡ 서울을 시작으로 인천지역에서도 kakao처럼 365일 24시간 무엇이나 물어보면 친절하게 답해주는 민원창구가 인기이며, 이는 국번없이 '120 미추홀콜센터'이다.

㉢ 인천지역은 kakao보다 더 친절하고 서비스 인지도가 높다는 서울다산콜센터 기능과 같은 '120 미추홀콜센터'을 열고 있다.

㉣ 인천에서 전화 120을 누르면 친절하고 전문상담훈련을 받은 33명의 상담사가 부드러운 목소리로 전화응대하고 있다.

⑦ 인천 미추홀콜센터의 특징은 서울콜센터와 크게 다르지 않다. 대신 인천의 크고 작은 민원과 궁금증을 친절하고 정확하게 소개하고 안내한다.

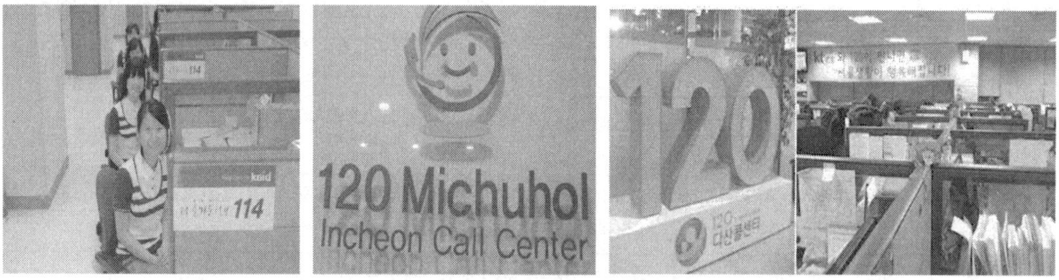

(a) 114 전화번호콜센터 (b) 120 미추홀콜센터 (c) 120 다산콜센터

[그림 2-2] 콜센터들

(2) 예상 리스크 사례별 대응요령

국내 환자보다 외국인 환자는 고객서비스를 최우선 하므로 환자가 문의할 수 있도록 동시 통역 등 입구에서부터 출국할 때까지 세심한 배려가 필요하다.

① 진료행위에 대해 환자와 보호자가 충분히 이해할 수 있도록 예상되는 위험상황에 대해 올바른 통역과 사전동의를 얻어야 하며, 환자의 해당 국가 보험사, 에이전시, 영사관에서 진료행위에 대한 의문사항 발생시 증명을 요구할 경우에는 서면으로 증명이 가능하도록 진료기록을 철저하게 체계적으로 정비해야 한다.

② 국내에서는 외국인 환자의 분쟁(소송) 사례는 별로 없지만, 향후 외국인 환자가 증가하게 될 경우를 대비하여 예상 리스크 사례 대응요령을 철저하게 관리할 필요가 있다.

③ 〈표 2-3〉의 가상사례는 외국인 환자 리스크 관리에 대한 대비를 어떻게 할 것인가에 대한 지침이 될 것으로, 이에 대한 예로 자살로 영사관 고발 및 언론보도 상황(리스크 등급 : High)은 〈표 2-3〉과 같다.

〈표 2-3〉 환자 자살로 영사관 고발 및 언론보도 상황시 대책

구 분	주요 내용	비 고
의료 리스크 상황	• 평소 우울증을 앓고 있던 외국인 환자 앙고라씨는 환경변화로 증상 호전을 예상하고, 한국폴리텍병원에 입원하여 병원코디네이터, 영사관, 보험사, 에이전시와 충분히 사전 주의사항을 체크한 후 입원치료를 한다. • 간호사가 잠시 자리를 비운 사이 환자가 자살하는 상황이 발생하여 보호자가 병원진료에 대해 영사관 및 언론에 고발한 상황이다.	
주요 위협내용	• 환자별 일 대 일 간호사 배정은 어렵다. • 짧은 시간별 정기적인 집중관리에도 불구하고 환자의 돌발적인 행동까지 예측하기는 어렵다. • 과격한 환자의 경우 돌발행동에 대한 대응이 어렵다.	

구 분	주요 내용	비 고
발생확률	정신병 환자는 자살사고의 발생가능성이 높다.	
예측가능성	우울증 환자의 돌발행동은 예측 불가능하다.	
발생시 영향기간	사고발생 후 수습까지 최소 1주일 이상 예상된다.	사안별 장기간
발생시 주요 영향	• 고발성 언론보도로 인한 병원 신뢰도가 하락(특히 해당 국가 국민과 영사관)한다. • 언론, 정부기관, 환자 보호자에 대한 주목과 문의가 쇄도한다. • 분쟁시 대응조치로 인한 대응인력의 정상적인 업무장애 및 마비가 된다. • 분쟁해소를 위한 재무적 손실이 발생한다.	신뢰하락은 병원/국가경쟁력과 직결됨
의료 리스크 예방 측면 중점 조치사항	• 우울증 증세가 심한 경우 입원 전 보호자에게 환자의 현재 상황, 진료내용 및 예상 위험요인, 주의사항에 대해 올바르게 숙지시키고, 진료차트에 기록, 보호자와의 대화를 녹음한다. • 만일 보호자가 함께 입국하지 않은 경우, 이메일(서면) 및 유선통화를 통해 설명하고 통화내용은 녹음한다. • 의사의 오더에 따라 실시한 간호사의 관리내용은 간호차트에 점검시간, 내용, 요일별 특이사항 및 조치사항을 상세히 기록한다.	
상황발생시 보고단계	• 최초 발견자(간호사의 경우) : 병동 팀장과 담당주치의 • 병동팀장 : 간호부장 • 간호부장 : 병원장, 행정실장 • 병원장 : 긴급 대책위원회 소집, 조치사항을 결정한다. • 응급조치 의사 : 보호자에게 상황을 설명한다. • 담당주치의 : 보호자에게 진료결과를 설명한다.	
의료 리스크 발생시 중점 조치사항	• 긴급보고 및 응급조치 - 환자상황 발견 즉시 응급조치를 한다. - 응급상황 보고체계에 따라 보고한다. - 담당 주치의 도착 후, 환자의 상황을 파악한다. - 환자진료차트에 응급조치사항을 기록한다. - 보호자에게 연락, 담당주치의가 상황을 설명한다. • 영사관에서 직접 조사가 나옴 - 영사관 직원 도착시 병원 안내원은 행정실장에게 신속히 보고한다. - 행정실장은 병원장에게 보고한다. - 영사관 요청서류 확인 후 제출한다. - 리스크 조사상황이 해소된 후 영사관측의 추가요청시 내부확인 후 대응한다. - 분쟁상황이 발생될 경우, 의료분쟁 법률전문가에게 의뢰하여 체계적인 대응이 될 수 있도록 한다. • 언론대응 - 사고 수습을 최우선으로 두어야 한다. 유족들에게 유감표명이 바람직하다. - 사고수습 후 명확한 사실에 대한 보도자료를 준비하여 해당 국가의 언론사 및 영사관에 제출한다.	

구 분	주요 내용	비 고
사후관리 조치사항	• 환자 장례 관련 - 최초 환자와 진료계약시 사망 관련 조치사항을 반영한 경우 그에 따라 진행한다. - 반영되지 않은 경우는 환자 및 보호자와 협의하여 조치한다. • 리스크 조치결과 평가의견 공유 - 의사, 간호부는 환자 관리체계를 재점검하여 개선사항을 반영, 지침사항으로 교육한다. - 행정실 안내요원의 경우 외부인 안내멘트 및 보고체계를 재점검한다. - 통역사의 주의사항을 재교육 시킨다. - 병실 위험요인을 재점검 한다.	

④ 통역오류로 인한 응급상황(리스크 등급 : High)은 〈표 2-4〉와 같다.

〈표 2-4〉 추가 시술이 필요한 환자의 전원상황시 대책

구 분	주요 내용
의료 리스크 상황	• 평소 한국관광을 원했던 중국인 자오자민씨는 지병으로 앓고 있던 당뇨치료도 병행하기 위해 부인과 함께 서울삼육병원에 입원하였다. • 서울삼육병원에 도착 후 진료설계에 따라 검사결과 확인 후 합병증이 발견 되었다. • 담당 주치의는 상담시 합병증이 심각하여 추가 시술이 필요하며, 복용약 및 음식물 주의사항을 특히 강조하였으나 통역오류로 인해 자오자민씨는 합병증은 심각하지만 복용약 및 음식물에 대한 주의사항을 충분히 숙지하지 못하였다. • 짜장면 음식물 섭취가 금지되어 있으나, 병실에서 부인 권유로 섭취 후 급발작 증세를 일으켰다.
주요 위협내용	• 진료시 코디네이터의 통역오류 가능성이 있다. • 환자와의 모든 통역내용을 녹음하기는 어렵다.
발생확률	외국인 환자와 통역오류로 인한 리스크 상황은 발생가능성이 높다.
예측가능성	중국인의 경우 통역사에게만 의존하기 때문에 통역오류에 대해 예측이 불가능하다.
발생시 영향기간	응급상황 발생 즉시 조치, 최소 3일 이상 위기상황 상존(尙存)가능이 있다.
발생시 주요 영향	• 진료시 설명의무를 위한 여부는 조사가 가능하고 병원측은 통역오류에 대한 과실을 입증해야 한다. • 보호자의 영사관 고발 가능성 및 언론문의가 쇄도할 수 있다. • 분쟁(소송)으로 발전될 경우 인력투입, 업무중단, 재무손실, 병원 국내외 신뢰도 하락한다.
의료 리스크 예방측면 중점 조치사항	• 통역 코디네이터의 사전 교육훈련(진료 및 투약상황에 있어서 용어선택에 주의)을 한다. • 추가시술, 수술, 주의사항 등 중요한 진료설명시 의사는 미리 간호사에게 통역시 녹음하게 한다. • 통역사는 평소 통역시 의문사항에 대해 반드시 의사 및 간호사를 통하여 해당 뜻을 정확하게 이해한 후 통역하고, 코디네이터가 최초 상담시 안내할 멘트를 사전에 준비한다.
상황발생시 보고단계	• 최초 발견자(간호사의 경우) : 병동팀장, 동료 간호사, 담당 주치의 • 병동팀장 : 간호부장 • 간호부장 : 병원장, 행정실장

구 분	주요 내용
의료 리스크 발생시 중점 조치사항	• 긴급보고 • 담당 주치의 : 응급조치를 실시하고 상황종료 후에 환자의 보호자에게 조치내용을 설명하고 통역한다. • 담당 간호사 : 응급조치 상황을 차트에 기록, 통역사에게 기록내용을 설명한다. • 행정실장 : 영사관, 언론, 경찰조사 대응 및 조사상황에 따라 의사, 간호사 인터뷰를 연결한다.
사후관리 조치사항	재발방지를 위해 '환자의 주의사항'은 해당 환자의 언어로 올바르게 번역하여 안내문으로 전달한다.

5. 의료 리스크 사후관리 방안 소개

리스크 사후관리 방안에는 의료사고 발생시 대처 프로세스, 담당자별 대처요령이 있는 데 다음과 같다.

1) 의료사고 발생시 대처 프로세스

의료사고 발생시 → 진료경위 확인 · 보고 → 진료경위서 작성 → 전문가 자문 → 리스크 감소 계획실행 → 결과보고 사후관리 → 추가적 문제점 발생시 → 진료경위서 작성에서부터 동일한 프로세스를 적용한다.

2) 담당자별 대처요령

의료 리스크는 언제 어디서 의료사고가 날지 모르므로 그 대처요령은 다음과 같다.

(1) 담당 의료진

의료사고 발견 당사자는 담당 주치의에게 신속히 보고하여 조치하게 하고, 행정실장에게 보고한다(환자측 보호자에게 신속히 연락한다).

(2) 담당 의료진, 행정실장

담당 주치의, 행정실장은 전체적인 진료경위를 들은 다음 진료기록이나 진료행위에 법률적, 의학적으로 과실의 여지가 없는지를 확인한다.

① 다른 의료진이나 보조자가 있을 경우, 면담을 통해 경위에 대한 상황을 정확하게 확인한다.

② 담당 의료진은 진료기록부를 바탕으로 사건경위, 진료행위 내용과 담당자 소견 및 환자측과 접촉사항 등을 기록하여 병원장에게 보고한다.

③ 담당 의료진과 행정실은 사건처리과정 증빙자료를 정비한다.

(3) 전문가, 행정실장

전문가 자문을 통해 법률적으로 문제점이 없는지를 검토하게 하고, 과실이 밝혀질 경우 합의를 추진한다.

(4) 업무분장 담당자

전문가 자문에 따라 리스크 감소계획을 수립, 실행한다.

02 의료 리스크 관리시스템 구축

리스크 허용한도의 설정 · 관리로는 특정업종에 대한 여신편중을 예방하기 위해 업종별 경기 동향 및 전망, 최근 3년간 연체비율 · 수익률 · 예상부실률 등을 반영한 산업별 목표 포트폴리오를 설정하여 관리한다.

① 동일인 및 동일 차주계열 : 여신편중 예방을 위해 신용공여 한도를 설정하여 관리하고, 여신의 동일인 집중을 방지하기 위해 거액여신 상위 60개 거래처의 점유비 한도를 설정하여 관리한다.

② 월별 리스크 허용수준의 점검 : 주기적 신용조사, 신용검토, 여신실명제 심사 · 신용조사기법의 고도화 등을 통하여 부실여신을 사전에 예방하고, 신용 리스크 위기단계별 대처방안을 수립하여 시행한다.

③ 시장 리스크 관리시스템 구축상황 : 유가증권 관리시스템(Travis)인 유가증권 투자관리 투자 및 손실한도를 효율적으로 관리하기 위해 시가평가 및 손절매 한도관리 등을 시행하고 있다

④ 시장 리스크 관리시스템(Market Risk Management : MRM) : 유가증권 파생상품 외환(Foreign Exchange) 등에 대해 VaR(Value at Risk)에 의한 다양한 위험분석 한도관리 및 성과평가 등을 수행하기 위해 시스템 구축을 완료하였다.

1. 리스크 관리체제의 범주 및 특징

최근에는 리스크 관리 프로세스를 좀 더 세분화한 리스크 관리체제가 선진국 및 병원 등 타 의료기관을 중심으로 수립되어가고 있다.

① 리스크 관리의 책임과 범위를 명확하게 하고, 리스크 관리의 투명성을 제고하기 위해서이며, 주요 특징은 다음과 같다.

㉠ 리스크 관리체제 : 전사적인 통합 리스크 관리규정하에 전략 및 리스크 관리목표가 먼저 수립되는 형태로 이루어지고 있다.

㉡ 전략 및 리스크 관리목표 수립 : 일반적으로 전반적 리스크의 기술, 리스크 관리조직구조 및 기능, 리스크 관리절차, 정보기술(시스템), 내부감사의 범위설정 등과 관련된 내용이 포함되어 있다.

② 의료 리스크 관리절차는 리스크 관리체제에서는 매우 중요한데 리스크 측정, 리스크 통제, 한도관리, 보고, 자원배분과 성과측정순으로 〈표 2-5〉와 같이 구성되어 있다.

㉠ 계획(Plan)단계 : 각 의료기관이 직면하는 경영환경이나 경영전략 등을 종합적으로 판단하고 리스크 관리의 내용을 검토하게 되는데, 리스크 관리방침 및 규정의 설정 단계가 해당된다.

㉡ 실행(Do)단계 : 리스크 규정에 기초하여 각종 리스크를 구체적으로 파악 · 계측하고, 이를 종합하여 병원 전체적인 리스크를 파악 · 계측하고, 리스크 관리규정의 준수상황을 체크하며, 제반결과를 경영층에 보고하며 모니터링 수단으로 활용한다.

㉢ 검증(See)단계 : 검사부문의 리스크 관리부문에 대한 내부감시를 실시하고 상호견제를 하게 된다.

- 내부적으로 리스크 관리가 잘 이루어지고 있는가를 검증하기 위해 외부감사를 도입하게 된다.
- 리스크 관리는 그 자체가 목적이 아니기 때문에 경영관리를 위한 룰(Rule)이 존재하고, 목적을 명확하게 하지 않으면 안 된다.

〈표 2-5〉 리스크 관리의 Plan-Do-See

계획 (Plan)	리스크 관리의 방침과 기법결정	• 경영방침, 경영계획 • 리스크 관리방침	• 전략기획 • 리스크 관리규정
실행 (Do)	리스크 파악, 계측	• 리스크 파악, 계측 • 규정준수상황 체크(모니터링)	• 종합적인 파악, 계측 • 경영진 등에 보고
검증 (See, Check)	상호견제와 감시	• 외부감사 도입 내부 관리상태 검증 • 조직, 책임의 독립성 리스크 관리부분, 검사부분	

③ 의료 리스크 관리의 기법이나 기본방침 등 '리스크 관리의 정의'를 명확하게 할 필요가 있기 때문에 리스크 관리규정으로 명문화하는 것이 요구된다. 이는 구체적으로 다음과 같다.

㉠ 리스크 관리의 목적이 명시되어야 한다.

- 리스크 관리 : 경영 또는 수익 등과 어떻게 연결되는가를 명확히 함으로써 중요성의 인식 및 활용의 방향성을 결정하게 되는데, 그 전제는 경영목표로서의 수익수준 등이 해당된다.
- 리스크 관리규정의 제정 : 경영계획 책정은 리스크 관리규정과 경영 · 수익목표 양측면에서 검토되어야 할 것이다.

㉡ 리스크에 관한 기본방침 · 정의 등이 명문화되어야 한다.

- 리스크 관리 수행 : 기본방침과 그것에 관련하여 실행하는 리스크 관리의 정의, 기능 · 프로세스, 조직, 기법 등을 명기할 필요가 있다.
- 실제로 각종 업무기준 : 반영되고 있는 경우도 있으나 책임 및 권한의 명확화 관점에서 리스크 관리규정에 포함시킬 필요가 있다.

㉢ 리스크 관리의 프로세스가 명시되어야 한다.

- 리스크 관리의 프로세스 : 리스크 관리의 근간이며, 리스크 관리의 투명성 차원에서 매우 중요시 된다.
- 리스크 관리체제 구축 : 전사차원의 리스크 관리규정이 제정될 필요성이 있는데, 최근 우리나라는 리스크 관리규정에 해당하는 리스크 관리 모범규준을 제정, 시행하고 있다.
- 일본 : 의료기관에서 자체적인 리스크 관리규정을 만들어 실무에 적용하고 있다.

2. 리스크 관리조직의 형태

리스크 관리조직의 형태로는 종래형, 리스크 종류별 통합관리를 위한 조직설치, 전사적인 리스크를 통합하는 독립조직의 설치, 운용 리스크를 통합하는 조직설치, 전사적인 리스크를 통합하는 독립조직의 설치로 나뉜다.

1) 종래형

리스크 관리 조직형태 측면에서 종래에는 일정규모 이상의 보험사는 분권화된 조직을 통해 각 영역별로 특화하여 의사결정의 신속화를 도모하는 경우가 많았다. 그 결과 자산운용부문이 자산종류별로 분화된 경우가 많았다.

① 유형의 조직에서는 각 자산담당 분야별로 운용부서(Front Office)와 운용지원부서(Back

Office)를 설치하며, 각 자산이나 각 리스크를 수평적으로 평가하거나 통합하지 않는다.

② 운용부서와 운용지원부서뿐만 아니라 리스크 관리를 수행하는 리스크 관리부서(Middle Office)도 분권형이 되어 운용부서나 운용지원부서에 대한 견제기능이 작동하지 않게 된다.

③ 자산별로 전혀 다른 리스크 관리기법이 적용될 가능성도 배제할 수 없으며, 기획부문에 대한 견제도 작동하지 않는다. 이런 유형은 과거에 많이 존재하였던 형태로 최근에는 이런 조직을 유지하고 있는 의료기관은 거의 없는 것으로 알려졌다.

㉠ 유형 ⓐ : 리스크 종류별 통합관리를 위한 조직설치

종합적인 리스크 관리를 위한 초보적인 단계로 각종 리스크를 수평적으로 통합하는 조직을 설치한다. 중요한 리스크가 명확하게 소수 몇 개에 집중되어 있는 경우 적용 가능한 유형으로 알려져 있다. 각 리스크 관리담당이 모니터링 결과를 직접 경영진에 보고하게 된다.

유형 ⓐ역시 종래형과 마찬가지로 각 리스크를 수평적으로 평가하거나 통합하지는 않고, 기획부문에 대한 1차 견제가 약하고 자산부채 종합관리 시스템(Application Lifecycle Management : ALM)에 대한 대응이 불충분하다.

㉡ 유형 ⓑ : 운용 리스크를 통합하는 조직설치

유형 ⓐ보다 발전된 조직형태로써 신용 리스크와 시장 리스크를 총괄하여 운용 리스크를 전사적으로 통합하는 부문이다. 보험사는 내부적으로는 보험인수 부문과 자산운용 부문으로 분류되는 경우가 많은데, 자산 측면의 리스크를 통합하는 단계로 간주할 수 있다. 부채 측면의 리스크를 총괄하는 부문과 연계가 밀접하다면 ALM에 대응하는 것도 가능하다.

유형 ⓑ 역시 종래형과 유형 ⓐ와 같이 기획부문에 대한 1차견제가 약하고, ALM에 대한 대응이 불충분하다.

㉢ 유형 ⓒ : 전사적인 리스크를 통합하는 독립조직의 설치

모니터링 관점에서 기획부문에 대해 신용 리스크, 시장 리스크, 부채 리스크 등 각종 리스크를 통합하는 독립조직을 설치하는 것이다. 자산 리스크뿐만 아니라 부채 리스크까지 고려하여 ALM을 기초로 한 리스크 통제가 가능하다. 리스크 총괄담당이 모니터링 결과를 직접 경영층에 보고하며, 리스크 총괄부서 내에 리스크 종류별 리스크 담당자를 배치하게 된다.

㉣ 종래형 및 유형 ⓐ, 유형 ⓑ에서는 존재하지 않았던 각종 리스크를 수평적으로 평가하여 자원을 배분하고, 기획부문을 포함한 전사적인 견제기능을 확보할 수 있다. 본격적인 ALM 전략의 실현이 가능하다. 그러나 부서 간 독립적인 색채를 강조하는 경우 자칫 리스크 관리가 느슨해지고 효율성이 저하될 수 있는 가능성이 있다.

3. 정보기술 및 내부감사의 범위설정

정보기술은 주로 시스템과 관련된 사항으로 리스크 관리시스템, 정보기술구조 및 내부시스템 결합, Back-up의 편리성, 접근통제 등과 관련된 사항이다.

① 리스크 관리를 위한 전산시스템의 구축은 각 리스크별 명확한 업무정의와 관리항목 도출 등의 작업을 선행한 후, 부문별 관리 데이터를 통합관리할 수 있는 종합적 관리 시스템으로 구축하는 체제로 되어 있다.

㉠ 데이터 부문 : 거래, 가격, 고객, 상품, 한도, 위험치 등에 관한 자료로 구성되어 있다.

㉡ 응용 부문 : 시장 · 신용 등의 위험치 계산, 자본배분, 성과평가, 시나리오 분석, 보고 등의 응용 프로그램으로 구성되고 있다.

② 국내 보험사의 리스크 관리시스템 : 시장 · 신용 ALM 시스템으로 개발되고 있는데, 신용 VaR 시스템은 국내 금융업체 공히 데이터의 부족 및 산출방법의 차이로 과거 데이터의 정비, 채점시스템(Scoring System) 개발 등 사전적인 작업이 이루어지고 있는 실정이다.

③ 내부감사 : 리스크 관리를 담당하고 있는 부서(Front, Middle, Back Office) 간 견제기능을 담당하도록 한다.

④ 내부감사의 범위설정 : 리스크 관리팀과의 기능적 분리, 내부감사의 범위, 평가와 벌칙 등과 관련된 사항으로 이루어져 있다.

4. 리스크 관리의 문제점

최근 전사적 리스크 관리시스템 구축에 대한 논의가 활발하게 진행되는 이유는 의료기관의 리스크가 얼마인지를 파악해서 의료기관이 감당할 수 있는 수준(Risk Tolerence)인지를 판단하고, 허용한도 내에서 관리하므로 의료기관을 리스크로부터 보호한다.

① 파악된 리스크 액을 자기자본, 이익 등 각종 지표와 연결하여 경영의 효율성을 판단할

수 있는 성과관리 지표를 만들기 위해서이다.

② 국내 의료기관들은 대내 · 대외적으로 리스크 관리의 중요성이 부각되었던 적은 없다. 그러나 대부분의 의료기관들은 전사적 리스크 관리시스템을 구축하겠다고 결정하지 못하고 있는 이유는 공통적으로 다음의 4가지이다.

㉠ 비용대비 효과에 대한 확신이 없다. 운용자산의 규모가 선진병원에 비해 그다지 크지 않은 국내 의료기관들의 경우 수십억 내지 수백억원의 비용을 들여 병원시스템을 구축해서 얼마를 더 벌 수 있을까 하는 의문을 갖고 있다.

㉡ 리스크 관리시스템의 역할에 대한 회의이다. 현재 대부분의 의료기관들이 자산부채종합관리(Application Lifecycle Management : ALM) 시스템을 갖추고 있지만 이를 적시적인 의사결정에 활용하고 있는 의료기관도 없는 것이 현실이다. ALM 시스템이 매월 ALCO용 보고서를 만들기 위한 도구로만 사용되고 있는 상황에서 리스크 관리시스템을 구축해도 이와 비슷하지 않을까 하는 것이다.

㉢ 제대로 된 시스템을 구축할 수 있을까 하는 걱정 때문이다. 외국 의료기관의 유명한 리스크 관리시스템을 데이터도 부족하고 전산시스템상으로도 복잡한 문제가 산재한 국내 의료기관 환경에서 제대로 적용하는 데는 어려움이 많다.

㉣ 리스크 관리의 필요성에 대해 머리로는 이해하고 있지만 몸으로 느끼고 있지 않다. 감독당국의 요구와 최근 의료기관의 위기를 리스크 관리의 부재로 보는 각종 외부시각으로 인해 리스크 관리의 필요성을 이해하고는 있으나 정말 필요하다고 느끼는 사람은 많지 않다.

③ 리스크 관리를 담당하고 있는 담당자들조차도 리스크 관리는 뜬구름 잡는 일, 해봐야 티도 안나는, 마치 주부의 가사일과 같은 부류의 업무라고 할 수 있다. 국내 의료기관들은 현행 리스크 관리의 문제점과 개선방안에 대해서는 컨설팅회사(Consulting Firm)보다도 잘알고 있지만 이를 실행에 옮기지 못하고 있다.

5. 리스크 관리 프로그램

리스크 관리시스템 공급업체(Risk Management System Vendor), 시장에서 통용되는 ERM의 정의는 지역 중앙 오피스 시스템(Local Middle Office System)이다.

① 전사적 의미는 은행의 원화, 외화 트레이딩 상품, 단기차익을 목적으로 거래되는 주식 · 채권 · 파생상품 및 단기 시장성 금융상품의 시장 · 신용 · 유동성 리스크 등을 통합관리

하고, 거래의 가격책정(Pricing) 및 리스크 헤지를 위한 정보를 제공하는 기술적인 리스크 관리시스템(Tactical Risk Management System)으로 자금증권부와 국제금융부에서 운용하는 자산의 리스크를 통합관리하는 시스템이다.

② 은행이 요구하는 것은 중앙 중간 오피스 시스템(Central Middle Office System)이다.

③ 미국의 투자은행들을 상대로 개발된 지역 ERM(Local ERM)은 트레이딩 상품이 은행 전체 자산에서 차지하는 비중이 비교적 적은 국내 은행에게는 더 이상 전사적인 리스크 관리시스템일 수 없다.

④ 중앙 ERM(central ERM)은 은행 전체적인 관점에서 트레이딩 상품뿐만 아니라 대출·지급보증 등 은행의 주요 상품에 대해 전부서의 리스크를 일관된 지표로 통합 관리할 수 있어야 하며, 원가분석이나 내부금리제도를 포함한 수익성 관리시스템(Profitability Management System)과 연계되어야 한다. 왜냐하면 리스크 계측치 만으로는 의사결정에 별 도움이 되지 않기 때문이다.

⑤ 리스크 관리시스템과 수익성 관리시스템이 제대로 연계 구축되어야만 위험조정 후 성과평가(Risk-Adjusted Performance Measure : RAPM)를 실행할 수 있고, RAPM에 따라 자본 혹은 리스크 한도를 부서별·상품별로 효율적으로 배분함으로써 은행 주주가치를 극대화시킬 수 있다.

⑥ 중앙 ERM은 전략적 리스크 관리시스템(Strategic Risk Management System)으로서 궁극적으로 전체적인 리스크를 은행의 체력내로 통제하고, 수익 - 위험을 고려한 최적자본배분을 구현하기 위한 것이다.

⑦ 전사적 리스크 관리시스템과 관리회계와의 연계는 다음과 같다.

㉠ 전사적 리스크 관리시스템 : 현재 대부분의 국내 의료기관들은 리스크를 실행부서별로 분산 관리하고 있으며, 리스크 관리부서는 단지 이를 통합해 경영층에게 보고하고 있는 수준이다.

ⓐ 리스크 관리지표 : 각각 상이하기 때문에 리스크는 얼마이며 우리가 감당할 수 있는 수준인가에 대해 아무도 자신있게 대답할 수 없다.

ⓑ 최고경영자 : 리스크 현황을 "우리나라의 금리 GAP은 얼마이고 순자산 Duration은 얼마이며, 유가증권의 VaR(Value at Risk : 위기에 처한 값)은 얼마이고, 옵션의 Delta는 얼마이며, Total Exposure는 얼마다."라고 보고한다면 아마 대부분의 경영자는 당황하며 "그렇다면 어떻다는 것인가"라고 반문할 것이다.

ⓒ 리스크 관리의 중간목표 : 최고경영자로 하여금 리스크 현황을 파악하여 합리적

인 의사결정을 내리도록 도와주는 것인데 상이한 관리지표는 최고경영자의 의사결정에 큰 도움이 되지 못한다.

ⓓ 단일 리스크 측정지표가 필요 : "우리의 리스크는 전적으로 얼마인데, 리스크 충격흡수장치(Risk Buffer)인 자기자본과 비교해 볼 때 리스크를 줄이기 위해서는 어느 상품의 운용한도를 줄여야 하며, 은행 전체 목표조정 위험수익률은 얼마가 된다."라는 식의 의사결정지표를 제공하기 위해서는 동일한 리스크 측정지표의 개발이 가장 기본적인 전제가 된다.

㉡ 관리회계와의 연계 : 조직에서 가장 신속하고 효과적으로 리스크를 관리할 수 있는 수단은 위험조정성과 평가(Risk-Adjusted Performance Measure : RAPM)이다.

㉲ 내부금리를 일부 조정한다든지 목표위험조정자본수익률(Risk-Adjusted Return On Risk-Adjusted Capital : Target RARORAC)을 조정함으로써 자산 운용규모를 확대하거나 축소할 수 있기 때문이다. 리스크를 동일한 지표로 측정한 다음 관리회계(내부금리 및 업무원가분석 등을 포함한 수익성 분석시스템)와 연계시킴으로써 리스크를 효율적으로 관리해 나갈 수 있다.

6. 리스크 관리 프로그램의 목적

책임청구는 예방가능한 발생의 빈도를 최소화시키고, 사건발생 후 제기된 청구건수를 줄인다. 또한 청구비용을 통제하는 것을 돕는다.

7. 리스크 관리 위원회 / 조정자의 책임

① 리스크 관리 위원회는 독립적인 리스크 관리기능을 수행하기 위해서 사외의사를 위원장으로 하여 의사 4명의 이사와 1명의 상임이사로 구성된다.

- 매월 1회 1의 정기위원회와 수시위원회를 통하여 각종 리스크 관리정책 및 리스크 허용수준을 설정하고, 그 관리결과를 심의하는 활동을 한다.

② 리스크 관리 협의회의 구성 : 기획조정 책임자를 위원장으로 하여 관련 부서장 14명으로 구성된다.

- 매월 1회 1의 정기협의회와 수시협의회를 통하여 리스크 관리 위원회에서 결정한 각종 리스크 관리정책을 집행하고 리스크 허용수준을 관리한다.

③ 리스크 관리 실무협의회의 구성 : 리스크 관리팀장을 의장으로 하여 관련 부서 업무담당 책임자 14명으로 구성된다.

㉠ 매주 1회 1의 정기협의회를 통하여 리스크 관리 위원회 및 협의회 심의사항의 실무

적 검토 및 원활한 시행을 위하여 자금수급상황, 여신·수신금리 및 수수료결정, 신상품 사전심의 협의회에서 위임된 사항 등을 처리한다.

㉡ 프로그램의 목적에 따라 리스크 관리활동을 조정하고 실행한다.

㉢ 리스크 관리 프로그램을 위해 이사회, 행정부, 의료진들의 지원을 확인하는 진술서를 보관한다.

8. 보고체계

정책수립 후 실행하는 것이 가장 관건이다. 아무리 전략을 잘 수립했더라도 문제는 발생하게 마련이다.

① 문제 상황이 발생할 경우 어떻게 대처할 것인지, 보고는 어떻게 하고 어떤 부서에서 어떻게 대처할 것인지 사례별 대책요령에 대한 체계정비가 필요하다.

② 위기상황별 특성을 조사하여 관리 레벨을 정한다.

㉄ High, Middle, Low로 구분하여 High 레벨은 병원 내 최우선 관리요인으로 병원장에게 직속보고를 원칙으로 하고, Middle 및 Low 레벨은 각 부서 내 조치가 가능한 사안으로 구분한다. 〈표 2-6〉은 리스크 관리 레벨표의 사례이다.

〈표 2-6〉 리스크 관리 레벨표 사례

구 분	표 시	내 용	비 고
발생확률	1	희 박	• 주요 영향분야에 따라 인명손실, 재무손실, 중요 자원손상, 업무기능 중단, 시스템 사용불가, 사업장 접근불가, 언론영향으로 분류하고, 발생확률을 표기한다.
	2	가능성 낮음	
	3	중 간	
	4	가능성 높음	
	5	매우 높음	
예측가능성	Y	예측가능	• 조금이라도 예측이 가능한 경우
	N	예측불가	• 전혀 예상하지 못할 경우
영향기간	1D	1일	• 리스크 상황이 발생하여 종료될 때까지 우리 회사에 미치는 영향기간이다. • 이외 '잠시', '지연'은 별도 표기할 수도 있다.
	1W	1주	
	1M	1개월	
	1M 이상	1개월 이상	
위기등급 (보고단계)	H	위기	• 위기단계별 어느 선까지 보고해야 하는지를 표기한다.
	M	비상	
	L	경고	

9. 신용 리스크 관리

대출 유가증권 자금거래 및 파생상품 등의 거래시 거래상대방의 채무 또는 계약불이행에 따른 손실위험을 효율적으로 관리하기 위한 제반활동을 신용 리스크 관리라 한다.

① 리스크 관리 위원회 등 리스크 관리 전담조직은 신용공여 집중으로 인한 사업처의 잠재적 리스크를 줄이기 위해 각종 신용공여분산에 대한 목표를 설정하고, 이를 매월 점검 및 관리한다.

② 심사역협의회, 부서장여신협의회, 여신협의회 운영으로는 여신합의제를 시행하여 여신결정의 합리성과 투명성을 확보, 전문가집단에 의한 여신결정을 한다.

③ 신용검토(Credit Review)팀 운영 : 여신에 대한 주기적 신용상태 점검 등 영업부문에 대한 견제기능을 수행하기 위해 신용검토팀을 운영한다.

④ 여신관리팀 운영 : 부실여신으로 인한 사업처의 손실의 최소화를 위해 문제여신을 전담하는 여신관리팀을 운영한다.

⑤ 여신조직부문 : 지역별로 10개 기업 금융센터를 설치하여 전문화된 심사역관계 관리자(Relationship Manager : RM) 및 기업금융을 전담하는 수석관계 관리자(Senior Relationship Manager : SRM)에 의한 체계적인 여신심사와 사후관리를 통해 신용리스크 관리기능을 강화한다.

⑥ 신용 리스크 관리시스템 구축상황 : 개인신용평가 시스템(Credit Scoring System : CSS)으로 가계여신에 대한 합리적 의사결정을 통한 리스크 관리 및 효율적인 마케팅을 시행하고 있다.

⑦ 기업여신 지원시스템(Credit Risk Management System : CRMS) : 기업여신의 실행 및 사후관리에 필요한 데이터베이스 구축, 기업여신에 대한 합리적 의사결정을 통한 리스크 관리 및 효율적인 마케팅을 위하여 시행하고 있다.

10. 시장 리스크 관리

시장환경, 금리, 주가, 환율 등의 변동으로 인하여 이자수익 또는 투자자산 가치의 감소를 초래하는 리스크를 효율적으로 관리하기 위한 제반활동을 시장 리스크 관리라 한다.

① 관리대상 및 측정 · 평가 · 관리방법 : 시장 리스크 관리시스템을 구축하여 트레이딩 목적 자산의 시장위험을 일일 기준으로 측정 · 평가하고 있으며, 트레이딩 목적 자산의

파라메트릭 VaR(Parametric VaR), 역사적 VaR(Historical VaR), 몬테카를로 VaR(Monte Carlo VaR), 측정 스트레스 테스트(Stress Test), 다시 테스트(Back Test) 등을 수행하고 있다.

② 관리방법 : 트레이딩 목적 자산에 대하여 VaR(Value at Risk : 위기에 처한 값)한도, 투자한도, 손실한도 등을 설정 · 운용하고 있으며, 각각의 한도는 우리은행 자기자본 등을 고려하여 설정하고 있다.

③ 금리 리스크 : 자산부채의 금리만기 불일치 및 시장금리의 변동성으로 인해 발생하게 될 순이자 이익의 변동가능한도(Earning at Risk : EaR), 자산과 부채의 금리 만기차이인 금리갭 한도 및 조달과 운용부문에 대한 일정수준의 금리 스프레드 목표를 설정하여 그 결과를 매월 관리한다.

④ 가격변동 리스크 : 상품채권 상품주식 및 주식 관련 파생금융상품 등에 대해 VaR에 의한 리스크 허용한도 및 투자한도, 손실한도, 손절매(Loss-cut) 한도 등을 설정하여 매월 관리하고, 환리스크[9]로는 투기거래 목적의 외환포지션, 외화상품채권, 외환 관련 파생상품 등에 대해 VaR에 의한 리스크 허용한도 및 투자한도, 손실한도, 은행 전체 및 딜러별 포지션 보유한도 등을 설정하여 매월 관리한다.

⑤ 시장 리스크 위기단계별 대처방안(Contingency Plan)을 수립하여 시행한다.

11. 유동성 리스크 관리

자금상황의 변화로 발생하게 될 지급불능 리스크 비정상적인 보유자산의 처분이나 자금차입을 하게 될 리스크 투자기회의 상실 리스크 등을 효율적으로 관리하기 위한 제반활동을 유동성 리스크 관리라고 한다.

---

9) 환리스크 : ㉠ 가격은 고정되어 있는 것이 아니고 변하는 것이 일반적이다.
㉡ 가격이 고정되어 있으면 언제나 일정한 가격으로 매매할 수 있으므로 리스크는 존재하지 않으며, 가격은 고정되어 있는 것이 아니고 자주 변하므로 리스크가 존재한다.
㉢ 가격이 변동함으로써 입게 될지도 모르는 손실의 가능성을 가격 리스크(Price Risk)라고 하고, 가격은 상품시장에만 존재하는 것이 아니며 주식시장, 채권시장, 외환시장과 금융시장에 존재한다.
㉣ 상품시장의 가격을 물가, 주식시장의 가격을 주가, 채권시장의 가격을 수익률, 외환시장의 가격을 환율 그리고 금융시장의 가격을 금리라고 한다.
㉤ 가격변동은 매도자이냐 매입자이냐에 따라서 이해관계를 달리한다.
㉥ 매도하려는 자는 가격이 하락하면 가격리스크를 부담하게 되고, 매입하려는 자는 가격이 상승하면 가격리스크를 부담한다.
㉦ 매도하려는 자는 가격이 상승할수록 이익을 얻게 되지만 반대로 가격이 하락하면 하락하는 만큼 손실을 보게 되며, 매입하려는 자는 가격이 하락할수록 이익을 얻게 되지만 가격이 상승하면 상승하는 만큼 손실을 입게 된다.
㉧ 가격 리스크는 가격이 변동하는 경우에 발생하는 것이지 가격이 변동하지 않는 고정가격 하에서는 발생하지 않는다. 따라서 가격 리스크를 커버한다던가, 회피한다던가, 헤지(hedge)한다는 것은 가격을 고정시킨다.

① 리스크 허용한도의 설정 · 관리로는 감독기관의 유동성 비율 그리고 자산과 부채의 만기 차이인 기간별 갭한도를 설정하고, 관리결과를 매월 리스크 관리 위원회 및 협의회에 보고한다.

② 조달기간을 고려한 투자를 원칙으로 하여 유동성 리스크 사전예방하고, 유동성 부족에 대비하기 위한 충분한 유동성 자산보유 및 유동성 위기단계별 대처방안(Contingency Plan)을 수립하여 시행한다.

③ 유동성 리스크 관리시스템 구축상황은 자산부채 종합관리(Application Lifecycle Management : ALM) 시스템을 구축하여 금리 및 유동성 리스크 관리를 수행하여 왔으며, 최근 급격한 금융위험의 증가와 데이터처리 및 결과의 신속성을 위해 시스템을 재구축하였다.

03 병원의 리스크 관리시스템 체계

1. 부서별 시스템

일반적으로 부서별 리스크 관리시스템은 [그림 2-3]과 같다.

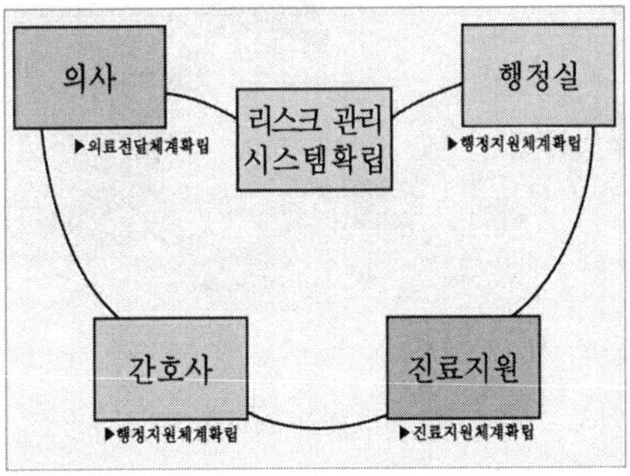

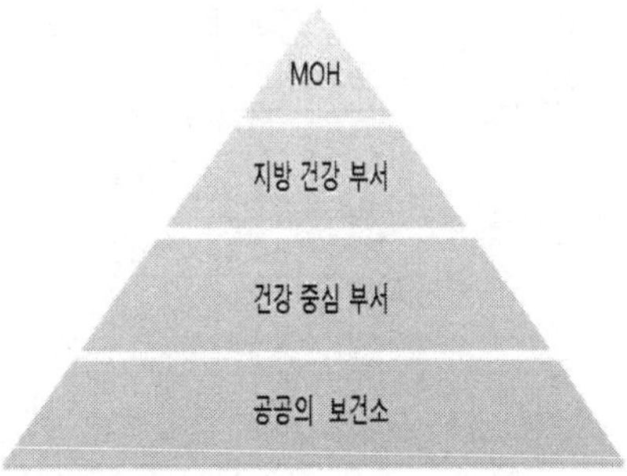

보건의료사무소(Medical Officer of Health : MOH)

[그림 2-3] 리스크 관리시스템 체계

1) 의 사

가장 기본적으로 의료법상 및 사법상 의무이행 내용을 증명할 수 있도록 환자 진료시스템

(예 OCS) · 서면 증명자료(양식)를 정비하고, 응급상황시 전달체계를 확립한다(예 환자 특이사항에 대해 간호사, 진료지원, 행정실과 사전 공유). 오래전부터 면허를 가진 사람만 의료행위를 할 수 있도록 규제하였다.

의학지식이 불충분한 사람이 부적절한 의료행위를 할 경우, 약물의 오남용이나 의료사고 발생 등과 같은 피해가 너무 크기 때문이다. 의료분쟁 예방을 위해서 필요한 사항들은 〈표 2-7〉과 같다.

〈표 2-7〉 의료분쟁 예방사항

의료과실을 줄이기 위한 노력	법률적 의무이해, 정확한 판단, 처치, 최신 지식습득 등 의학적 자질함양 – 의료 전달체계, 환자관리체계 정비, 의료장비정비(행정실 협조)
평상시 환자와 신뢰관계 형성	환자에게 충분한 설명, 동의에 대한 법률적 의무이해 서비스 정신함양 (병원, 임직원 모두)
의무기록의 정확한 기재와 보존	기재되지 않은 것은 시행하지 아니한 것이다.
행정실과의 원만한 커뮤니케이션	신속한 현황공유 및 원만한 협조체계를 위한 노력

① 중세 유럽은 의과대학을 졸업한 내과계 의사와 이발사 등이 겸직한 외과계 의사, 그리고 치과의사, 약제사가 따로 발전하였다. 그래서 현재까지 의사는 [그림 2-4]와 같이 거의 모든 나라에서 독립한 의과대학을 졸업한 사람에게 따로 자격을 준다.

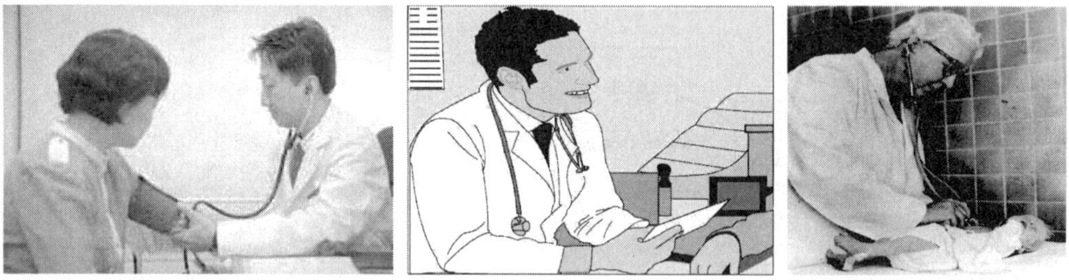

[그림 2-4] 의 사

㉠ 현재는 많은 국가에서 무분별한 의료행위를 막기 위해 대부분의 의료행위에 대해 의사면허를 가진 사람만이 할 수 있도록 규제하고 있다.

㉡ 대한민국은 법률적으로 자격 외의 의료행위를 금하며, 원칙적으로는 의사가 아닌 자는 진료행위를 할 수 없다.

② 의사라는 직업이 발생한 것은 마법의술이 성행했던 때 병마를 쫓기 위해 주술을 했던 마술사에서 유래되었으며, 7000년 전 바빌로니아나 이집트에 이미 직업으로서 의사가

존재하였다.

③ 옛 중국에서 덕(德)이라 하면 의료를 행하는 사람이다.

㉠ 정자(正字)인 의(醫)의 성립은 아래 부분인 酉는 酒로서 약물요법이고, 酉를 제외한 윗부분은 용기에 들어 있는 날카로운 칼날을 손으로 잡으려는 상태이며, 외과적 수술을 하거나 약물로 질병을 치료하는 사람이다.

㉡ 醫란 외과적인 수술을 하거나 약물로 질병을 치료하는 사람이다.

④ 고대 바빌로니아나 이집트에서 의사는 마술사를 겸하였으므로 일반인에게는 두려운 존재였다.

㉠ 그리스에서 의업은 자유업이었으며, 일정한 환경이나 경험이 있는 선배로부터 수업을 받았다. 전문분야(전문의)는 없었고, 의사 1명이 모든 것을 겸하고 있었으며, 인격이 높고 학식이 뛰어났으나 자유업으로 매약 상인이나 사이비 의사가 늘어나므로 폐해도 일어났다.

㉡ 중세에는 승의(僧醫)의 활약이 눈에 띄게 되고 승원의학(僧院醫學)이 발달하였다.

㉢ 10세기경 아랍에서 개업의는 조합을 결성하여 서로의 권리를 유지하기는 했으나 의료의 내용은 과학적인 것은 아니었다.

⑤ 르네상스 이후 종교적인 의료가 쇠퇴하고 과학적 의료가 급속도로 발달했으나, 의료비가 비싸서 서민은 비용이 싼 비 의사(非醫師)의 진료를 받는 것이 보통이었으나 13세기에 들어와 의사를 양성하는 대학이 설치되었다.

㉔ 1252년 파리대학이 설치되고 의사를 양성하기 시작했다.

⑥ 18세기는 '의사의 사회적 지위의 황금시대'라 하는데, 이상주의적 시대사상으로 인하여 의사들이 의업을 단순한 영리수단보다는 천직으로 숭고한 이상을 가지고 환자를 치료했다. 가정의가 생긴 것도 이 시대로 의사법이 제정되고 사회적 지위가 법적으로 확립된 것도 이 시대였으나, 이발사 역할도 함께 했던 외과도 의사의 정식과목에 추가되고 내과의와 외과의는 동등한 지위를 가지게 되었다.

⑦ 한국은 조선 말기인 1885년(고종 22년) 2월 29일 서울 재동에 최초의 서양식 근대 병원인 광혜원이 설립되었고, 1899년 지금의 서울대학교 의과대학 자리에 대한제국 관립의 학교가 설립되어 의사를 양성하기 시작하였다.

㉠ 고전적 의사 : 의료를 업으로 하는 자로, 의사는 의료법상의 의료인의 일종이다.

㉡ 현행 의료법 : 의료인을 의사 · 치과의사 · 한의사 · 조산사 · 간호사의 5종으로 구분하고 있으며, 의사의 임무를 의료와 보건지도로 규정하고 있다(제2조제2항).

㉢ 의사가 되고자 하는 자 : 일정한 자격을 갖추어야 하며, 국가시험에 합격한 뒤 보건복지부장관으로부터 면허를 받아야 한다.

- 일정한 자격 : 의학을 전공하는 대학을 졸업하고 의학사학위를 받은 자, 의학전문대학원을 졸업하고 석사학위 또는 박사학위를 받은 자, 보건복지부장관이 인정하는 외국의 의과대학 또는 의학전문대학원을 졸업하고 외국의 의사면허를 받은 자로서 국가시험에 합격한 자, 의학전공 대학 또는 전문대학원을 6개월 이내에 졸업하고 해당 학위를 받을 것으로 예정된 자 등으로 규정하고 있다(제5조).
- 2005년 첫 신입생을 모집한 의학전문대학원(의전원) : 기존의 의과대학 6년제 과정을 4년제 대학원 과정으로 만든 것으로, 의학 · 치의학교육 입문검사(MEET)를 응시한 학사 이상의 학력자가 지원할 수 있다.
- 의사면허를 받을 수 없는 결격사유 : 전문의가 의료인으로서 적합하다고 인정한 경우를 제외한 정신질환자, 마약 · 대마 · 향정신성의약품 중독자, 금치산자 · 한정치산자, 관련 법령을 위반하여 금고 이상의 형을 선고받고 형의 집행이 종료되지 않았거나 집행을 받지 않기로 확정되지 않은 자 등으로 규정하고 있다(제8조).
- 의사면허를 취득하는 시험 : 보건복지부장관이 매년 1회 이상 1차(필기) · 2차(실기)의 예비시험과 국가시험으로 구분하여 시행한다.
- 국가시험 : 필기와 실기시험을 함께 치르고(치과의사는 필기시험만), 필기시험의 합격자는 전과목 총점의 60[%] 이상, 매 과목 40[%] 이상을 득점한 자로 한다. 실기시험의 합격자는 의과대학 교수로 구성된 합격선 심의위원회에서 결정된 합격점수 이상을 득점한 자로 한다.
- 한국에는 몇몇 선진국에서 채택하고 있는 전문의 제도가 있다.
  - 전문의 : 일정한 수련병원 또는 수련기관에서 법령에서 정한 기간의 수련을 마치고(인턴 1년, 레지던트 4년, 가정의학과는 인턴과정 없이 레지던트 3년, 의무장교나 공중보건의사의 경우 인턴 10개월, 레지던트 3년 10개월, 가정의학과는 인턴 과정 없이 레지던트 2년 10개월) 보건복지부장관이 실시하는 전문의 자격시험에 합격하여야 한다.
  - 전문의 종류 : 내과, 신경과, 정신과, 외과, 정형외과, 신경외과, 흉부외과, 성형외과, 마취통증의학과, 산부인과, 소아청소년과, 안과, 이비인후과, 피부과, 비뇨기과, 영상의학과, 방사선종양학과, 병리과, 진단검사의학과, 결핵과, 재활의학과, 예방의학과, 가정의학과, 응급의학과, 핵의학과, 산업의학과 등 26개가 있다.

- 의료행위 : 의료인만이 행할 수 있으며, 의사는 의료행위에 대하여 간섭을 받지 않는 권리를 가진다. 반면에 진료거부의 금지, 적출물의 처리, 의료행위를 통하여 알게 된 다른 사람의 비밀누설금지, 태아의 성감별 행위금지, 진료기록부 작성의 의무, 전자의무기록 작성의 의무, 부당한 경제적 이익 등의 취득금지, 요양방법의 지도, 정기신고의 의무, 변사체신고의 의무 등도 부과되어 있다.
- 의료인 : 의료법에 따른 의료기관을 개설하지 않고서는 의료업을 영위할 수 없다는 규정(제33조제1항)에 따라 의사는 의료수요자에게 의료를 제공하는 장소를 마련해야 한다.
- 의원을 개설할 때는 신고 : 종합병원이나 병원을 개설할 때는 시장(특별시 및 광역시) 또는 도지사의 허가를 받아야 한다.

2) 간호사

환자관리체계 확립은 환자의 사고예방을 위해 환자관리 체크리스트를 마련하여 항상 점검하고 업무내용을 간호사 차트에 상세히 기록해 두며(분쟁발생시 서면증명으로 용이), 응급상황발생시 간호부 내 보고체계를 둔다.

① 1907년 대한의원에 간호부양성소가 설치된 이래 간호부라고 하였고, 8 · 15광복 이후 간호원이라 하다가 1987년 의료법이 개정되면서 간호사[10]라고 하게 되었다.

㉠ 법적 : 「의료법」 제2장 제1절, 의료인 자격과 면허, 간호사 면허의 규정에 따라서 간호사 국가시험에 합격을 하고 보건복지부장관의 면허를 받은 자이다(그림 2-5).

㉡ 의사 · 치과의사 · 한의사 · 조산사와 더불어 의료인으로 분류 : 의사의 진료를 돕고 상병자(傷病者)나 해산부를 돌보는 업무를 수행한다.

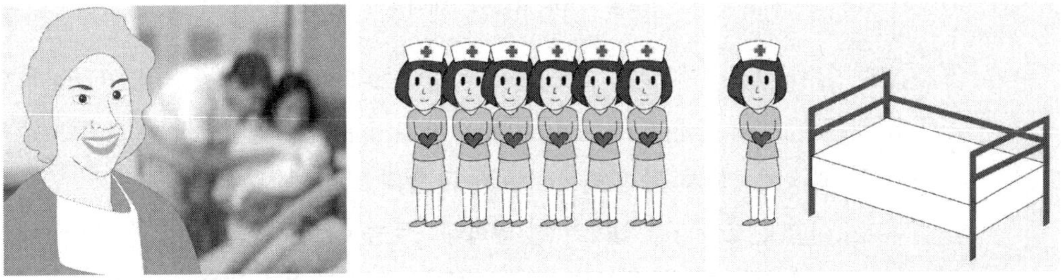

[그림 2-5] 간호사

10) 간호사 : 의료법에서 정하는 전문교육을 받고 국가시험에 합격한 후 보건복지부 장관의 면허를 받은 자로서 의사의 진료를 돕는다. 전문간호사는 간호의 특정영역에 있어서 지식, 기술에 정통하고 실천능력 및 지도능력이 높은 간호사이다.

② 국가시험의 응시자격 : 간호학을 전공하는 4년제 대학이나 3년제 전문대학을 졸업한 자, 보건복지부장관이 인정하는 외국의 대학이나 전문학교에서 간호학을 전공하고 면허를 받은 자로 제한한다.

③ 선진국을 포함하여 약 30개국이 간호사 교육과정을 고등학교 또는 그에 해당하는 학교의 졸업과 3년 이상의 전문교육으로 규정하고 있어서 국제적인 기준이 되어 있는데, 한국도 이 기준에 따르고 있다.

④ 양질의 의료서비스를 받고 싶어 하는 의료사용자들의 요구와 독자적이고 자율적인 간호서비스를 제공하려는 간호사들의 의지가 맞물려서 전문간호사 제도가 도입되었다.

⑤ 전문간호사 : 3년 이상의 간호사 실무경력이 있는 자로서 대학원 과정을 둔 간호학과가 있는 대학이나 간호학 전공이 있는 특수대학원이나 전문대학원에서 소정의 교육을 마치고 자격시험에 합격한 뒤 보건복지부장관으로부터 자격증을 발급받아야 한다.

⑥ 가정 · 노인 · 보건 · 응급 · 종양 · 호스피스 · 임상 · 감염관리 · 마취 · 산업 · 정신 · 중환자 · 아동 등 13개 분야별 전문간호사가 활동하고 있다.

⑦ 플린더스대학 간호학 과정에 입학을 하려면 IELTS 점수 혹은 어학연수 후 입학하는 방법이 있다(그림 2-6).

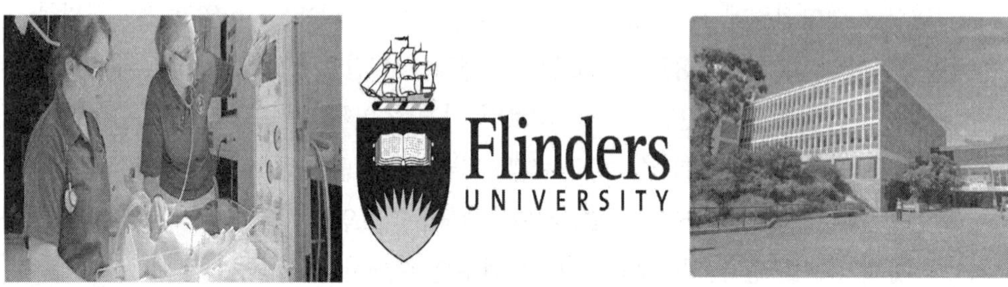

[그림 2-6] 플린더스대학

㉠ IELTS 점수가 없는 대부분의 학생들은 플린더스대학 내 Sturt North Wing에 위치한 IELI(Intensive English Language Institute)에서 영어연수 후 IELTS 점수 없이 본 과정에 진학하는 방법을 선택하고 있다.

㉡ 플린더스대학 간호학과에 입학기 전 입학테스트를 〈표 2-8〉과 같이 한국에서 미리 본 다음 결과지를 IELI측에 보내주면 IELI로부터 본 과정에 필요한 영어입학조건에 부합하기까지 몇 주간 영어연수를 해야 하는지 알려주게 되고, 그 기간만큼 영어연수 등록을 한 후 정상적으로 수료하면 IELTS 점수없이 간호학과에 입학을 할 수 있다.

〈표 2-8〉 IELI

(a) IELI 입학 가능 날짜

Program Dates 2013~2014

Session-2013	Dates-2013	Wks	Session-2014	Dates-2014	Wks
Christmas Break	21 Dec~6 Jan		Christmas Break	20 Dec~5 Jan	
Summer II '13	7 Jan~8 Feb	5	Summer II '14	6 Jan~7 Feb	5
Summer III '13	11 Feb~15 Mar	5	Summer III '14	10 Feb~14 Mar	5
Autumn Break	16 Mar~1 Apr		Autumn I '14	17 Mar~17 Apr	5
Easter Break	29 Mar~1 Apr		Autumn Break	18 April~27 April	
Autumn I '13	2 Apr~3 May	5	Easter Break	18 April~27 April	
Autumn II '13	6 May~7 Jun	5	Autumn II '14	28 Apr~30 May	5
Winter I '13	11 Jun~12 Jul	5	Winter I '14	2 June~4 July	5
Winter Break	13 Jul~21 Jul		Winter II '14	7 July~7 Aug	5
Winter II '13	22 Jul~23 Aug	5	Winter Break	8 Aug~22 Aug	
Spring I '13	27 Aug~28 Sep	5	Spring I '14	25 Aug~26 Sep	5
Spring Break	29 Sep~13 Oct		Spring Break	27 Sep~12 Oct	
Spring II '13	14 Oct~15 Nov	5	Spring II '14	13 Oct~14 Nov	5
Summer I '13	18 Nov~19 Dec	5	Summer I '14	17 Nov~18 Dec	5

(b) IELI 학비

Enrolment Fee	AUD $150 one time only(non-refundable)
Homestay Placement	AUD $110 one time only*(non-refundable)
Tuition	AUD $350 per week(5~25 weeks) AUD $315 per week(30 weeks or more)
Health Cover	AUD $109 Single(minimum payment/3 months) For full schedule for Single, Couples and Family Cover check IELI website
Field Trips	Cost of transportation and entry fees
Homestay	AUD $240~$250 per week
Bank Transfer	AUD $15

3) 진료지원

응급상황 발생시 진료지원부에서 가장 중요한 것은 비상연락을 받고 신속히 본인의 자리에 복귀하는 것이다.

① 환자의 상태를 정확하게 검토할 수 있도록 의사의 오더에 따라 검진을 신속히 하고 결과를 피드백해 주어야 한다(그림 2-7).

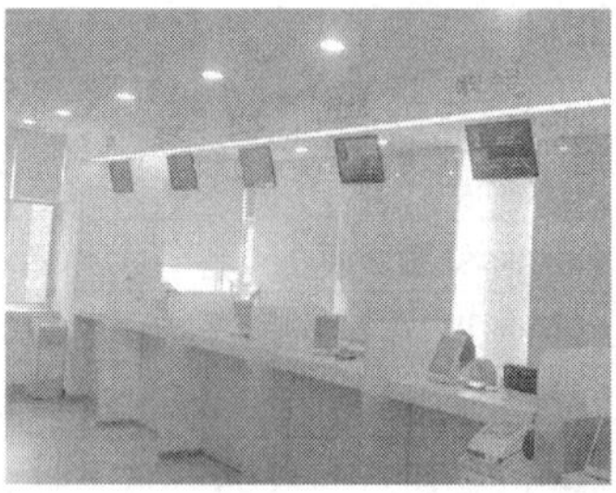

(a) 원무/수납 LED 창구 순번 안내시스템

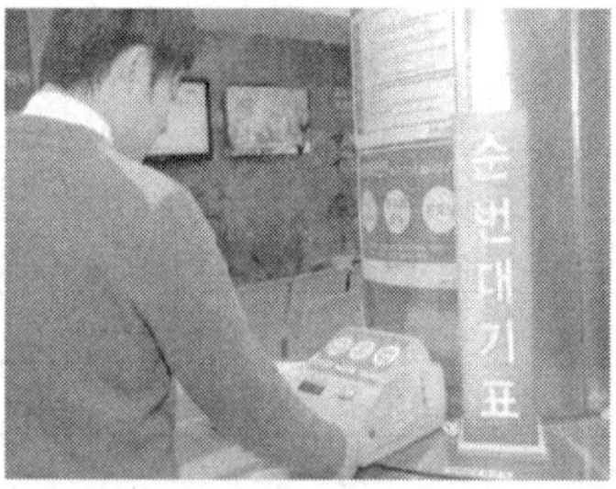

(b) 순번대기표에서 순서번호를 발급

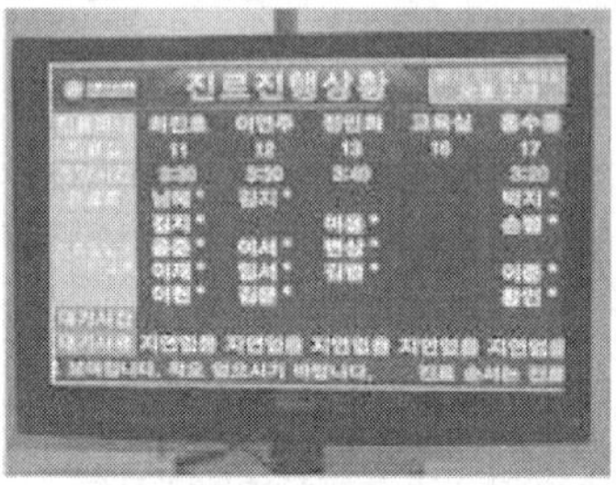

(c) 원활한 진료확인을 통해 모니터링

[그림 2-7] 진료지원시스템

② 환자에 대한 과거부터 현재까지의 진료기록을 관리하는 시스템으로 환자병력관리, 의사처방을 위한 처방정보전달시스템(OCS), 각종 의료영상들을 저장 및 검색해주는 의료영상통신시스템(PACS), 특정분야의 진료를 컴퓨터가 지원해 주는 의료전문가시스템 등 그 성격상 의사나 간호사, 전문기사들을 위한 시스템이다. 이 시스템의 구축을 위해서는 실시간 처리, 온라인 트랜잭션 처리(OLTP)와 같은 정보기술들이 활용된다.

4) 행정실

행정지원체계 확립은 응급상황 발생시 의사, 간호사, 진료지원부에서 각자 역할에만 충실히 할 수 있도록 행정지원의 역할이 매우 중요하다(그림 2-8).

① 응급상황 접수 후 환자 보호자에게 연락하는 문제, 환자이송 문제, 보호자 대응문제, 경찰과 보건소 · 언론인 등 조사요구 등을 행정실에 가장 먼저 통보하여 대응하게 한 후, 상황에 따라 의사 · 간호사 등 관련자 인터뷰를 할 수 있도록 연결해야 한다.
② 원무 · 행정 · 보험심사 등 각 팀별 업무혼란이 발생하지 않도록 책임범위와 역할 분장을 해둔다.

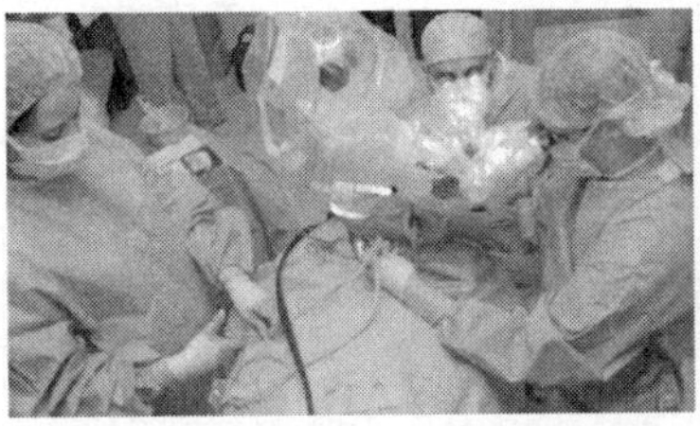

(a) 응급상황 발생시 행정지원 역할

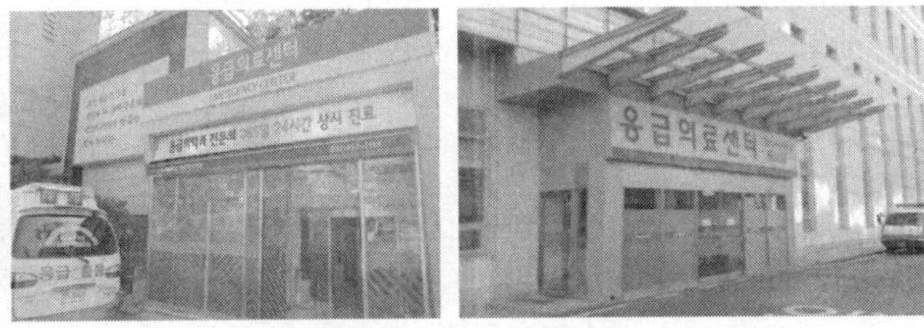

(b) 응급환자 발생시 빠른 조치를 위해 지원 역할

[그림 2-8] 행정지원체계

5) 의료사고 예방

의료사고 예방을 위한 의료진과 행정실의 노력 및 역할은 [그림 2-9]와 같다.

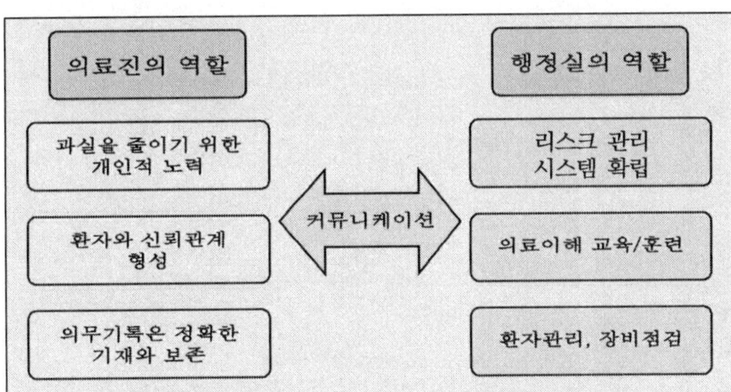

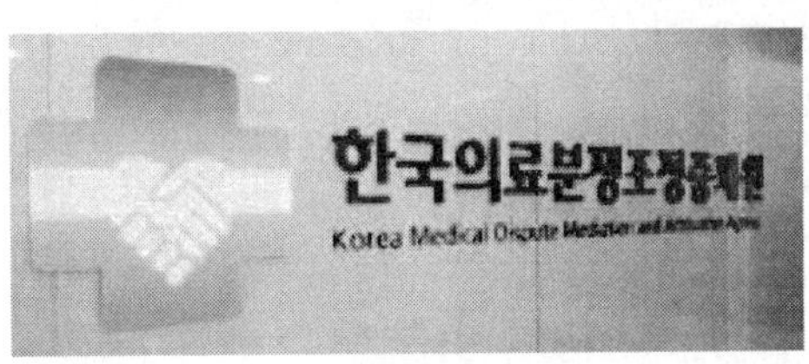

[그림 2-9] 의료분쟁 예방을 위한 의료진의 노력

제3장

의료 리스크 관리하기

01 의료 리스크 확인 및 분석

리스크 관리는 병원이나 의원이 환자의 질병을 치료하기 위해 존재하는 것이다. 모든 치료에는 불확실성이 있으므로 병원이나 의원의 과제는 환자를 치료함에 있어 수용할 수 있는 불확실성의 정도를 결정하는 것이며, 불확실성은 잠재적으로 환자가 완치 될 수 있는 기회와 부작용의 리스크를 동시에 발생한다. 리스크 관리는 병원이나 의원이 불확실성으로 인한 리스크와 기회를 효과적으로 다룰 수 있어 가치향상에 기여한다.

1. 의료 리스크의 정의

리스크(Risk)는 우연한 사고발생의 불확실성 및 가능성이다.

① 경제적인 관점에서는 손실, 바람직하지 않은 사건이나 사건의 발생에 관한 불확실성을 포함한다.
② 현대사회는 사회가 복잡화·국제화되면서 다양한 가치관이나 생활 스타일이 생기므로 모든 분야에 존재하는 위험요소가 있다.
③ 환경 리스크나 자연재해 리스크, 사회경제활동에 따른 리스크 등이 있는데, 의료분야에서도 리스크가 존재하고, 현대의학의 발전에 따라 의료분야에서의 리스크도 다양하면서도 복잡한 형태로 존재하게 되었다.

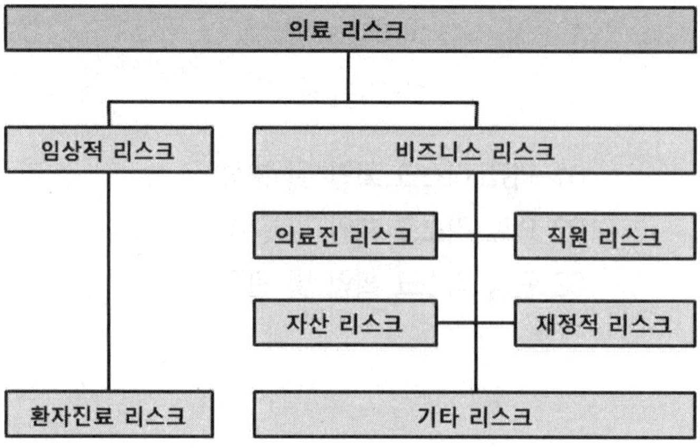

[그림 3-1] 의료관련 리스크

1) 의료 리스크 유형

① 의료기관에서 발생할 수 있는 리스크의 유형은 크게 [그림 3-1]과 같이 임상적 리스크와 비즈니스 리스크로 나누고, 구체적으로는 5가지로 분류하였다.

② 리스크의 유형과 구체적인 내용은 〈표 3-1〉과 같다.

〈표 3-1〉 의료 리스크 유형과 내용

리스크 유형		내 용	
임상적 리스크	환자진료 리스크	• 환자의 임상정보 비밀 누출 • 종교, 국적 등에 준한 차별 • 환자 위급시 대처 부실 등	• 다른 환자, 직원으로부터의 학대나 폭력 • 환자 개인물건의 도난이나 손실
비즈니스 리스크	의료진 리스크	의료진과 병원 간 소송 등	
	직원 리스크	• 직업병이나 직업 관련 재해 • 성희롱	• 직원에 대한 차별(인종, 성차별 등) • 해고 관련 소송 등
	자산 리스크	• 화재	• 자연재해 등으로 인한 자산 손실
	재정적 리스크	• 투자 손실 • 치료비 미수	• 구매 관련 손실 등
	기타 리스크	• 테러	• 폐기물 관련 오염

2) 의료 리스크 결과

리스크가 발생하면 조직 내에 긴장감이 생기고 언론, 정부기관, 환자보호자 등의 주목과 문의가 쇄도하게 된다. 그 결과 언론에 대한 일원적인 대응이 어렵게 되며 정상적인 업무 장애 및 마비가 발생한다.

① 당황하면 사태가 더욱 악화되고, 즉각적이고 체계적인 대응이 필요하다.

② 리스크 상황을 방치하면 문제점들이 나타난다.

㉠ 지속적인 언론보도로 조직 내부문제가 사회문제화 된다.

㉡ 조직의 명예·이미지·신뢰가 추락하고, 재정적 손실이 온다.

㉢ 최고경영자에 대한 불신임을 하게 되고, 조직이 존폐위기에 놓인다.

2. 의료 리스크 관리

병원에서의 리스크 관리는 환자·병원 직원·의료진 및 방문객에게 손상을 줄 수 있고, 손상의 발생을 최소화하며, 재정적 및 기타 측면에서 손상으로 발생할 수 있는 병원의 위험과 손실을 줄이려는 노력으로 의료서비스의 질 향상을 위한 활동의 한 분야이다.

① 위험관리의 범위 : 의료사고 및 의료과실[11], 의료분쟁 조정, 배상청구관리, 병원의 자산 파괴 또는 안전관리 부분 등이다. 리스크 관리를 수행하는 데는 의사, 간호사, 진료지원 부서와 행정실의 4가지 주체가 관여하게 된다.

② 의사 : 치료(Cure)라는 의료전달체계를 확립하는 주체가 되고, 간호사는 돌봄(Care)이라는 환자관리체계 확립의 주체가 된다.

③ 진료지원부서 : 진료지원체계 구축의 주체이고, 행정실은 행정지원체계 구축의 주체가 된다.

1) 의료 리스크 관리의 목적

미국의 9.11테러 사건 전후로 국제사회는 금융권뿐 아니라 조직 내 리스크 관리에 대한 관심이 높아지고 있으며, 위기상황에 대한 체계적인 대응을 위해 사전 리스크 관리에 대한 시스템을 도입하고 있다.

① 선진국은 병원, 학교 등과 같은 비영리법인에 있어 고객의 리스크 관리 측면을 매우 중요하게 인식하고 있으며, 전문화되고 체계화된 과학적 리스크 관리의 구축만이 국가 신뢰도는 물론 개별기관의 경영활동과 인지도 확보를 위한 최선의 방안으로 떠오르고 있다.

② 인터넷에서 실시간으로 퍼지거나 언론에 대대적으로 보도되면서 각종 법적 시비와 논란의 한 가운데에서 물질적 손해와 기관의 신뢰도에 치명적인 손해를 끼치기도 한다.

③ 외국인 환자를 진료할 때, 내국인 환자를 진료할 때와는 다르게 예상치 못한 상황은 더욱더 가중될 수밖에 없다.

④ 외국인 환자에 대한 사전 리스크 관리의 중요성과 필요성에 대하여 인식하고 체계를 갖추고 훈련되어 있으면 사고나 분쟁발생시 신속히 조치하여 사건이 확대되지 않고 원만히 해결할 수 있다.

---

11) 의료과실 : 의사가 의료행위를 할 때, 업무상 주의 의무를 소홀히 함으로써 환자에 대한 권리(신체권, 생명권)를 침해하고 손해(상해, 사망)를 주는 것이다. 과실은 형법상의 책임(업무상 과실치사상죄), 민사상의 책임(불법행위, 채무불이행에 따른 손해배상책임), 행정상의 책임(의사법에 의한 의사 면허취소 등)의 대상이 된다.

2) 의료 리스크 관리의 범위

리스크 관리는 금전적 피해의 최소화를 목적으로 하는 기본적 관리를 넘어 조직을 둘러싼 모든 위기상황을 사전대응 방안을 마련함으로써 보다 종합적이고 효율적인 안전대책을 구축하는 광의의 관리이다.

① 한국은 외국인 환자 유치를 허용하고, 비자 발급요건을 완화하는 등 외국인 환자 유치를 위한 법적 측면에서의 노력을 하고 있으나 리스크에 대한 대비는 아직 미흡한 실정이다.
② 의료분쟁의 양적 증가와 내용의 복합성으로 분쟁을 정확히 파악하고 원만히 해결할 수 있는 제도의 개선과 대비책이 필요하다.
③ 의료분쟁이 발생하게 되면 외국인 환자들에게 한국의 의료기관에 대한 부정적인 입소문으로 환자가 감소할 뿐만 아니라 미국 등 선진국 환자에 대한 손해배상액은 의료기관에 큰 부담이 될 수 있다.
④ 외국인 환자를 유치하고자 하는 의료기관이나 유치업체, 프리랜서 등의 입장에서 의료사고를 미연에 방지하고 예방책을 마련하기 위해 의료분쟁의 발생원인을 분석하는 것이 시급하다고 판단된다. 그러므로 실무현장에서의 실사례를 분석하여 도출한 결과를 종합하여 외국인 환자의 의료사고 예방대책을 세운다.

3) 위험관리 요소

구성원들의 위협 인지 및 대응방식에 영향을 주는 조직 내의 분위기 및 제도이며, ERM의 원리와 구조를 제공하여 다른 구성 요소들의 근간이 된다. 구체적인 내용은 〈표 3-2〉와 같다.

① 위험파악(Risk Ldentification) : 위험상황을 파악하기 위해 중요 사고를 보고한다. 보고를 하는 사고는 기관의 정책과 조치에 위배되는 사항, 예상치 못한 나쁜 결과의 사고, 합병증 등의 임상적 결과, 심각한 결과의 사건이나 예측되지 않은 사망 등의 적신호사건, 약물부작용 등의 위해사건, 의학적 오류, 시설물과 관련된 안전사고 및 환자의 극심한 불만제기 등이다.
② 위험조정(Risk Control) : 만약에 발생할 수 있는 의료사고를 관리하는 부서의 조직화, 체계화를 통해 문제가 발생할 경우 상황을 효과적으로 통제하고 개선한다.

〈표 3-2〉 ERM의 원리와 구조

구 분	내 용
위험관리 철학	기업이 위험을 보는 시각과 위험을 관리하기 위해 어떻게 행동할 것인가에 대한 실천적인 믿음이며, 대내 · 외적인 의사소통(Communication)의 기반으로 사용되어 모든 이해 관계자들과 공유한다.
위험취향	기업이 가치 제고를 추구함에 있어 부담할 수 있는 위험의 규모 및 수준이며 경영전략 수립 및 의사결정의 기준이다.
위험문화	위험관리에 대하여 조직내에서 공유 되어지는 태도 · 가치 · 관행 등이고, 대부분의 기업에 있어 위험문화는 위험철학과 위험취향으로부터 형성된다.
이사회	최고 경영자와 함께 전사적인 위험관리를 이끌어가는 핵심주체이며, 다른 모든 요소들에 영향을 주므로 이사회의 독립성, 개개인의 경험과 역량, 사외이사의 비중, 경영전략에의 참여, 감사활동 등은 ERM의 성공적인 추진에 있어 매우 중요한 역할을 수행한다.
윤리적인 가치와 무결성	기업 내부의 부정 및 비리를 사전에 예방하는 측면에서 매우 중요하며, ERM이 효과적으로 운영될 수 있는 기반을 제공한다.
조직구조	모든 경영활동들을 계획, 수행, 통제, 모니터링 하기 위한 기본 Framework이다. 조직구조에 따라 위험관리의 권한과 책임 배분, 감사 및 보고체계 등을 수립한다.

③ 위험예방(Risk Prevention) : 평상시에도 사고가 발생할 수 있는 문제를 꾸준히 점검하여 발견된 문제를 개선하고 사고예방을 위해 교육 및 시스템, 프로세스를 체계화한다.

④ 의료 리스크 관리 방법론 : 경영환경의 불확실성의 증가, 전통적 리스크, 내부통제 및 리스크, 리스크 Framework 개발이 강하게 요청되고 있다.

㉠ 경영환경의 불확실성 증가 : 환율, 금리, 주가 등 국제 금융시장의 변동성 급증과 IMF 이후 국내 환율 변동성 증대, 언론사태, 이라크 전쟁, SARS, 코로나-19, 러시아와 우크라이나와의 전쟁 등 복합적인 리스크 요인이 증대된다.

㉡ 내부 리스크 : 개별적이고 부분적인 리스크 관리와 비체계적인 리스크 관리 그리고 리스크의 예방적 관리활동 부족이다.

⑤ 일반 리스크 관리론 : 일반적인 리스크 관리절차 대상과 범위를 먼저 설정하고, 해당 리스크를 분석하여 리스크가 어느 정도인지를 평가한다.

㉠ 평가에 근거하여 리스크를 처리하는 절차를 수립한다.

㉡ 해당 리스크 처리절차가 제대로 수행되는지를 점검하고 모니터링(Monitoring)한다.

- 리스크 관리 프로그램 : 안전하고 비용이 효과적이어야 하며, 상호의존적이고 전분야에 걸쳐 복합적이고 치밀해야 한다.
  - 전반적인 위기를 감당해야 하지만 전체적으로는 해당 의료기관의 전략, 마케팅,

브랜드전략, 가치전략 등과도 일치해야 한다.

- 지속적으로 관리가 가능하고 문서화 되어서 모든 조직원에게 공유되어야 한다.

• 의료기관의 진료행위 : '의료서비스'라는 표현으로 바뀌고 있다. 경쟁이 심화되고 의료제공 방법, 장비 및 기술이 발전함으로써 점차 균질화된다. 또한 근거중심의학(Evidence Based Medicine : EBM)의 적용을 받는 질환이 증가함으로써 환자의 입장에서 접근이 용이하고, 환자·보호자가 안심할 수 있는 의료기관으로서 치료 후에도 지속적인 관심을 가지고 관리해 주는 의료기관을 요구하고 있다.

- 의료기관이 환자와 동행함으로써 환자를 가족같이 여기고 환자의 안전을 나의 안전과 동일시하는 문화를 조성함으로써 의료 리스크를 예방할 수 있고, 그 처리 비용을 절감할 수 있다.

⑥ 의료 리스크 규명(Risk Identification) : 동시대의 예상되는 정치적인 변화, 사회적인 변화, 경제적인 변화, 기술적인 변화를 정확하게 파악하고 분석하여 변화속에서 발생 가능한 리스크 유형을 규명하여야 한다.

㉠ 해당 리스크 : 설문조사, 사건 보고서, 의료소송 내용, 기존의 손실발생이력, 병원에서의 비용손실을 경험했던 내용, 보도자료 등을 참고하여 규명할 수 있다.

㉡ 병원에서 발생하는 문제 : 발생 즉시 발견하고 손해, 손상에 대하여 적절한 조치를 할 수 있도록 하기 위해서는 문제를 보고하는 체계를 갖추어야 한다.

㉢ 의료기관 : 리스크를 발견하기 위한 체계에는 사건보고(Incident Reports), 문제 사례 선별(Occurrence Screens), 환자의 불평(Complain), 불만(Dissatisfation), Indicator Monitoring 자료(사망률, 재입원율 등) 등이 있다. 또한 외부기관의 심사결과(병원신임평가 및 의료기관 평가결과 또는 병원인증 획득결과) 등을 활용할 수 있다.

⑦ 의료 리스크 분석(Risk Analysis) : 조직의 목표와 일치하도록 손익극대화, 지속 성장, 의료 고유의 박애 정신, 법적인 조건을 구비하는 데 초점을 맞추어 제반활동을 분석한다. 또한 해당 리스크의 중요도를 파악하고, 중요도는 발생의 빈도와 발생사건의 심각도를 고려하여 정한다.

⑧ 의료 리스크 측정(Risk Measurement) : 분석이 끝나면 해당 리스크가 조직에서 해결 가능한 수준인지와 현재 조직의 여력을 파악하고, 자원의 가용성 여부를 측정하여 향후 리스크 통제절차를 구성하기 위하여 준비한다.

㉠ 목적 적합성(Finess For Purpose : FFP) : 효과성 척도로서 관련자의 관심과 요구

및 욕구충족 정도를 측정하고 기록한다.

㉡ 표준 부합성(Conformance To Standard : CTS) : 질적 척도로서 규제, 기준, 요구사항 및 사양 부합도를 측정하고 기록한다.

㉢ 경과시간(Cycle Times : CT) : 효율성 척도로서 수행과정의 반응속도를 측정하고 기록한다.

㉣ 과정비용(Process Cost : PC) : 간접비용의 척도로서 과정과 관련한 고정비용 및 투자비용을 측정하고 기록한다.

㉤ 전통적인 리스크 관리 : 오래된 자료이거나 수년간 일정 지역에서 추출된 자료를 기준으로 할 수는 있으나 문제의 직시 해결을 위해서는 타 기관의 자료를 비교해서 과정개선에 적용하면 유효한 결과를 얻는다. 효과적인 성과측정의 효용은 다음과 같다.

㉥ 효과적인 성과측정의 효용은 다음과 같다.

- 고객의 입장에서 중요한 점을 파악, 요구하는 성과를 나타내는 척도를 만들 수 있다.
- 매우 중요한 사안에 대하여 공개적으로 토의할 수 있는 환경을 조성한다.
- 보다 나은 의사결정을 하게 하고, 객관적으로 쉽게 측정할 수 있게 한다.
- 활동을 수반하며 시간의 흐름에 따라 예측이 가능하지만 단순한 반응은 나타나지 않는다.
- 다중의 관련자가 쉽게 이해, 효율, 효과, 고객 만족, 상호존중의 환경에서 종업원 만족을 추구, 경영진 및 종업원에 의하여 규칙적으로 조사할 수 있다.

⑨ 의료 리스크 통제(Risk Control) : 다음으로 발생하는 리스크의 처리와 보상을 위하여 자체적으로 해결할 것인가 혹은 외부자금을 활용할 것인가를 결정한다.

㉠ 자체자금을 유보하고 내부적으로 차입여부를 결정하여 동일 계열 내 자가보험을 가입하여 준비하는 것과 계약을 통하여 리스크를 이전하거나 상업보험에 가입하여 리스크 발생시 보전하거나 헤징(Hedging)[12)]을 통하여 손실과 비용을 상쇄해야 한다.

㉡ 리스크가 발생하였을 경우 이미 손실과 비용이 추가될 것이므로 예방하는 것이 무엇보다도 중요하다.

⑩ 의료 리스크 관리(Risk Management) : 잘 규정된 제도라 하더라도 실행되지 않으면 무용지물이다.

㉠ 실행가능한 제도를 만드는 것도 중요하지만 실행에 옮기는 것도 중요하다.

---

12) 헤징 : 외환 거래에서 사용하는 용어로 장래에 발생한 리스크를 현재 시점에서 확정하고자 하는 방법이다.

㉡ 리스크 관리자는 리스크 관리 프로그램을 잘 실행시키기 위하여 조직 내 정보를 선순환 하도록 의사전달 채널을 확보하고 열려있는 소통채널을 상시 구축한다.

㉢ 각 통제방법이 잘 수행될 수 있도록 철저히 관리하면 사전에 좋은 결과를 도출할 수가 있고, 개선된 결과를 토대로 의료기관은 다시 새로운 공유가치를 창조할 수 있다.

㉣ 문제가 해결된 이후의 조직의 가치는 한 단계 진보된 가치를 가지고 새로운 미션과 비젼을 가질 수 있게 되며, 새로운 리스크 관리 프로그램을 구성해야 한다.

㉤ 조직이 취약점을 보완하고 장점을 살려서 격변하는 내 · 외부 정치, 경제, 사회, 문화적 환경안에서 나름대로의 대응논리를 가지고 운영해 나간다면 경영이론은 의료기관의 지속경영을 달성할 수가 있는 것이다.

4) 문서화의 기술과 리스크 관리

리스크 관리 전략은 정확한 의사소통을 촉진시키고, 의무기록의 핵심목표를 달성하기 위한 기술과 사고의 과정에도 개입되어야 한다.

(1) 의무기록의 오류교정

기록한 것에 선을 긋고 상단에 서명, 날짜, 올바른 정보를 기재하는 방법이 오류교정에 있어서 용인된 방법이다. 공간이 충분치 않거나 교정된 정보의 양이 많아서 오류를 교정할 수 없을 경우, 경과기록지 혹은 간호기록지에 기록해야 하고, 일시 · 교정이유 · 서명이 있어야 한다.

(2) 풍문(Hearsay)

리스크 관리 전문가는 풍문이나 기입한 사람 외 다른 사람으로부터의 이야기를 진실인 것처럼 기록해서는 안 된다는 것을 직원에게 교육하여야 한다.

(3) 의료진의 전화에 의한 자문

모든 병원에서 의사의 자문은 문서화 되어야 한다. 환자의 전화를 자주 받는 외래, 의사사무실, 가정간호, 응급실과 같은 부서는 유의하고, 최소한의 일시, 토론내용, 전화 통화내용은 문서화 되어야 한다.

(4) 의사에게 보고(Physician Notification)

의사에게 한 모든 전화내용의 일시를 잘 기록하고 대화내용, 확실한 증상, 임상검사 결과, 의사에게 전달된 기타 세부내용과 반응, 의사에게 요청하는 정보를 기록한다.

① 상황이 위중한데 의사가 시간을 맞추지 못하면 간호사는 명령계통에 따라 자신의 상급자나 적절한 근무자에게 이야기하고 의사관리자에게도 보고한다.
② 의무기록에는 의사에게 전화한 시간, 회신시간, 수신자, 전화번호들을 기록해야 한다.

(5) 공동성명(Countersignatures)

의료제공자가 단순히 읽고 서명한 것인데, 치료자가 기록된 환자의 치료에 동의했다는 것으로 서명은 책임을 진다는 것이다. 종종 병력, 신체기록, 수술기록, 입원기록, 퇴원 요약 등을 받아서 기록하게 된다.

(6) 약어(Abbreviation)

기록시간을 절약할 수는 있지만 종종 오해를 일으켜 의료사고의 요인으로 작용한다.

① 약어와 머릿글 조합, 상징과 용량규정이 임상치료에서 안전하게 사용될 수 있도록 문서화 정책과 절차를 마련하여야 한다.
② 사용하지 않는 내용은 모든 의료진에게 회람하고, 그 준수여부를 점검해야 한다.

(7) 인증(Authentication)

미국의 Joint Commission은 의무기록에 기입되는 내용은 병원의 정책과 절차 내규에 근거하여 자격이 있는 인원만이 기록할 수 있도록 요구하고 있고, 기록시에는 완전한 호칭과 직책이 기재된 서명이 반드시 필요하다.

(8) 치료종결의 문서화

리스크 관리 전문가는 강제 퇴원이나 치료중단이 필요할 때 환자와 가족에게 미리 통지하고, 대략 30일 정도의 기간을 부여한 문서를 내용증명으로 보내야 한다.

① 치료를 계속하기 위해서는 다른 병원의 이름과 동일한 전공의 의사소개 및 전화번호도 필요하다.
② 환자와 주고받은 편지의 사본 역시 사무실 의무기록철에 같이 있어야 하고, 치료의 종결과정이 제반법규와 일치하는지를 변호사를 통하여 확인하여야 한다.

(9) 의료 리스크 관리의 최근 경향

전통적인 관점과 최근의 경향은 다음과 같다.

① 전통적인 관점 : 리스크는 부정적인 것이고 통제되어야 하고, 리스크는 특정부서가 관

리 하는 것이다.

㉠ 리스크 측정 : 주관적이고 정성적이여야 한다.

㉡ 리스크 관리의 기능 : 분리되어 있고, 내부통제 및 감사위원회 차원에서 리스크를 통제하고 감시한다.

② 최근의 경향 : 리스크는 기회이고 적극적으로 관리할 필요가 있다.

㉠ 리스크 : 전사적이고 통합적인 관점에서 관리한다.

㉡ 양적인 리스크 측정과 리스크 관리활동 : 경영시스템에 통합되어 있다.

㉢ 리스크 관리 위원회 : 리스크 관리전략, 구조 및 Process를 가능하게 한다.

5) 문서화의 개선방법

리스크 관리 전문가는 병원의 문서화 정책을 준수하고 객관화하는 방법을 지속적으로 강구하고 추측으로 기재되는 일이 없도록 관리한다.

(1) 용어(Verbiage)

사건발생시 환자 측 변호사는 의무기록에서 신뢰성을 의심할 수 있는 어휘를 찾고자 한다.

① '그런 것 같다(Appeared, Apparently)' '부주의하게(Inadvertently)', '예상외로(Unexpectedly)', '고의가 아니라(Unintentionally)' 등은 판단에 무엇인가 원하지 않는 결과가 일어났다는 것으로 사용하는 데 주의가 필요하다.

② 부득이하게 불명료한 단어를 쓸 때면 충분히 보충할 수 있는 자료를 준비한다.

(2) 가독성(Legibility)

문서화의 가장 큰 문제는 가독성이다. 모든 기록은 읽을 수 있고 완전해야 하며 처방과 서비스를 평가하기 위하여 책임이 있는 인원에 의해 즉시 확인하고 서명한다.

① 리스크 관리 전문가 : 관련된 규제와 인가 등의 요구조건에 대하여 병원에서 문제없이 수용할 수 있도록 조치한다.

② 가독이 불가능한 수기기록의 경우 : 지속적으로 교육과 개선을 한다.

6) 리스크 관리의 주체

리스크 관리의 주체로는 의사, 간호사, 진료지원부서, 행정실로 〈표 3-3〉과 같이 나뉜다.

〈표 3-3〉 의료 리스크 관리주체와 관리내용

리스크 관리 주체	관리내용
의사	의료 전달체계 확립 : 환자 진료시스템(예 OCS), 서면양식을 준비하고, 응급상황에 대비한 전달체계를 확립한다(예 환자 특이사항 간호사/진료지원/행정실과 사진공유).
간호사	환자 관리체계 확립 : 환자 사고예방을 위한 환자관리 체크리스트의 준비 · 점검하고, 업무내용을 간호차트에 상세히 기록하고, 응급상황 발생에 대비한 간호부 내 보고체계를 확립한다.
진료지원부서	진료 지원체계 확립 : 응급상황에 대비한 진료지원부 비상연락망을 구축하고, 의사의 오더에 따른 신속한 검진 및 결과의 피드백을 한다.
행정실	행정 지원체계 확립 : 응급상황 접수 후 보호자에게 연락, 환자 이송, 보호자에게 대응하고, 경찰 · 보건소 · 언론사 등 조사 요구시 행정실 대응 후 의사 · 간호사 등 관련자와 인터뷰 연결하고, 원무 · 행정 · 보험심사 등 각 팀별업무 혼란이 발생하지 않도록 책임범위와 역할을 분장한다.

7) 의료 리스크 관리의 의미

기업은 위기상황일 경우 효율적인 대처방법을 지속적으로 모색해 왔고, 개인이나 조직에 위기가 올 경우 적절한 대처로 바람직하지 못한 결과나 피해를 최소화 시키기 위해 신속한 조치를 하는 활동의 전사적 위험관리 시스템이라는 대처방안을 도출해내고, 기업들은 위기관리를 하나의 경영의 일부로 인식하고 있다.

① 의료 리스크 관리와 일련의 활동은 〈표 3-4〉와 같다.

〈표 3-4〉 리스크 식별방법과 관리내용

리스크 식별방법	관리내용
Risk Inventory	산업별로 빈번하게 발생하는 Risk 목록을 활용
Internal Analysis	사업계획 수립과 관련하여 시장, 경쟁사, 자사의 현상을 분석
Workshop or Interview	경영자, 실무자 등 다양한 이해관계자들의 경험과 의견을 종합
Leading Event Indicators	리스크 발생을 예측하는 사전지표 등을 통한 인식(유동비율, 부채비율)
Process Analysis	개별 Process에 대한 투입, 업무과정, 산출 등을 단계적으로 분석

② 위험대응(Risk Response)은 〈표 3-5〉와 같이 ERM의 가장 핵심적인 활동으로 감수, 회피, 감소, 공유의 4가지 방식으로 이루어진다, 구체적인 대응활동은 조직적인 대응과 재무적인 대응을 통해 실행되며, 위험의 성격이 복잡하고 다양해짐에 따라 새로운 대응 방법을 만들어 내는 기업 스스로의 노력이 더욱 중시되고 있다.

〈표 3-5〉 의료 리스크 위험대응의 구분과 내용

구 분	내 용
위험감수(Risk Acceptance)	위험에 대해 아무런 대응도 하지 않고 위험의 영향을 그대로 수용한다.
위험회피(Risk Avoidance)	위험에 노출된 사업영역에서 철수하거나 위험자산을 처분하는 등 전략적인 의사결정을 한다.
위험감소(Risk Reduction)	조직적인 대응을 통해 수행되며, 경영 및 관리방식을 개선하여 위험관리 역량을 강화하는 것으로 전략, 사람, 프로세스, 시스템 차원에서 개선한다.
위험공유(Risk Sharing)	재무적인 대응을 통해 수행되며, 파생 금융상품 및 보험상품 등을 이용하여 위험을 재무적으로 Hedge 또는 이전하는 방식이다.

8) 의료과실

의료과실로는 형사상 과실, 민사상 과실, 과실자증의 원칙으로 나눈다.

① 형사상 과실 : 부주의로 인해 대상자에게 심각한 손상이나 사망에 이르게 한 경우이다.

② 민사상 과실 : 법적 의무 위반으로 손해가 발생한 경우로 불법행위(Tort)이며, 과실은 합리적이고 신중한 태도로 행동하지 않는 결과로 '같은 상황에서 정상적으로 신중한 사람이 행하는 범위에서 행동하지 않은 잘못'으로 정한다.

- 과오(Malpractice) : 과실의 특수한 형태로서 합리적이고 신중하게 교육받고 훈련된 전문가의 잘못이다.

③ 과실자증의 원칙(The Thing Speaks for Itself) : 일반적인 상식과 경험에서 과실이 입증되는 명백한 근거자료가 있을 때이다.

9) 국제의료의 리스크 관리 필요성

국제의료가 활성화되면서 일정부분 리스크를 피할 수는 없지만, 원만한 해결과 발전을 위해서는 국내 의료기관의 철저한 대비가 요청된다(그림 3-2).

① 국내 환자에 비해 외국인 환자는 입국절차부터 진료 후 사후관리까지 세심한 점검 및 관리가 필요하다.

② 외국인 환자와의 의료분쟁 발생시 국가간 신뢰문제와 직결되므로 진료과정에서 발생할 수 있는 분쟁요소를 사전에 예방할 수 있는 방안이 필요하다.

③ 글로벌 시대 국제병원으로서 경쟁력 확보를 위한 필수 관리사항으로 사전예방 및 사후대책 리스크 관리(매뉴얼)를 통해 국내신뢰도 및 국가경쟁력을 함께 확보한다.

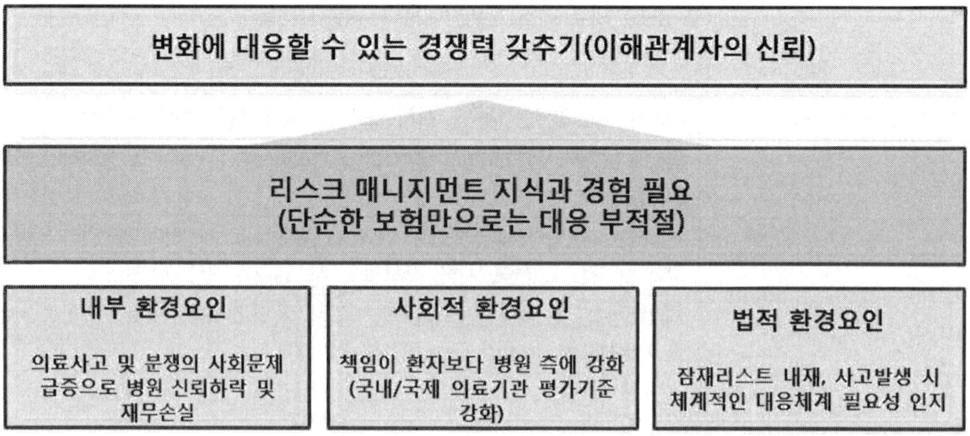

[그림 3-2] 외국인 환자 리스크 관리의 필요성

④ 의무기록 리스크 예방에 있어서의 리스크 관리 전문가는 각종 규제기관의 징계규정을 잘 숙지하여야 하고, 의무기록이 변경되었거나 의심될 경우 상시 통보받아야 하며, 조사자에게 협조해야 한다.

㉠ 현재의 의무기록을 보존하기 위하여 변호사와 의무기록 전문가가 수립한 절차와 정책에 따라야하고, 의무기록 원본을 법적 관리하에 두고 사본을 보관함으로써 원본에 자유롭게 접근하지 못하게 하여 잠재적인 사고와 변경가능성을 예방한다.

㉡ 기록은 〈표 3-6〉과 같이 보관하거나 변경시키는 행위를 하지 않도록 주지 시켜야 한다.

〈표 3-6〉 문서화 과정에서 해야 할 사항과 하지 말아야 할 사항

해야 할 사항	하지 말아야 할 사항
• 의무기록은 가능한 한 빨리 완성하고 볼펜을 사용하고 연필이나 사인펜은 사용하지 않는다. • 깔끔하고 읽기 쉽게 날짜와 시간을 기록하고, 각각 기록할 때마다 이름과 직책을 기재하고 서명한다. • 사실과 관찰기록, 환자의 상태 그리고 합병증을 기록한다. • 사고과정을 표시하여 의도했던 바를 표현한다. 명백하고 간결한 용어를 사용, 추후에 활용할 수 있도록 명확하게 긍정적이거나 부정적인 내용을 모두 기재한다. • 기록오류를 정정할 때는 기존 기록 위에 한 줄을 긋고 정정자가 서명을 한 후 교정된 내용을 기재한다. • 약의 이름, 용량, 강도, 주입경로, 시간 등 모든 정보를 제공	• 애매하고 모호하거나 주관적인 용어사용은 금지한다. • 동료에 반하는 진술은 하지 않는다. • 기록을 변경하거나 기재일자를 늦추어 적거나 거짓 정보를 기록하지 않는다. • 수정액을 사용하거나 기재사항을 지우지 않는다. • 기록시 글자 사이에 공백을 남기지 않는다. • 공인되지 않거나 감정을 자극하거나 오해되는 약어는 사용하지 않는다. • 다른 치료자의 판단이나 권고를 비판하지 않는다. • 사고에 대한 기록, 오류, 리스크 관리에 대한 사항

해야 할 사항	하지 말아야 할 사항
하고, 일상적이지 않은 것이나 예상하지 못한 것이라도 기록한다. • 기술방법이 확립되고 용인된 것, 표준화된 약어만을 사용한다. • 전체 페이지의 상단에 환자이름을 기재, 명확하고 간결한 용어를 사용하고 불분명한 단어와 구절은 피한다. • 의사의 구두지시, 병원의 정책에 따라 정확하게 옮겨 적으며 문제와 관련된 임상병리 결과를 기록한다. • 투약과 치료에 대한 환자의 반응을 기록하고, 부적절한 수정 · 말소를 하지 않는다. • 비난하는 단어는 피하고, 지연기재는 기준을 따르며, 환자와 그 가족에게 교육을 한 내용이 있으면 기록한다.	또는 품질관리 프로그램 그리고 동료들이 제조사한 활동이나 관련 모임에 대하여 언급하지 않는다. • 의무기록의 원본은 유출하지 않는다. • 의무기록을 변경시키거나 파기하거나 함부로 바꾸지 않는다. • 환자나 거주자로부터 직접 인용한 말 이외 다른 주관적인 진술은 포함하지 않는다.

10) 의료관광 리스크 관리의 목적

국내 환자와는 달리 의료관광을 통해 자국을 떠나 다른 나라에서 치료할 목적으로 입국한 외국인 환자의 경우는 의료서비스 제공중에 발생할 수 있는 위험상황이나 사고의 형태가 내국인 환자와 다른 경우가 많다. 또한 자국의 의료환경 및 보건 의료시스템의 차이뿐만 아니라 여행중 전염성 질환으로 인한 감염 위험, 내국인 환자로의 전염 확산 등의 또 다른 리스크가 존재할 수 있다.

① 안전한 의료환경을 조성하고 유지함으로써 의료의 질과 성과, 국제적 신뢰도를 크게 향상시킨다.
② 외국인 치료시 발생할 가능성이 있는 의료상 원내 사고 또는 구간간 이동이나 구내 여행시 발생할 가능성이 있는 비행기 · 자동차 사고 등 비의료상의 원외 사고로 인한 재정적 손실을 최소화한다.
③ 국제간 의료분쟁 발생요소를 사전에 예방 할 수 있는 사전적 리스크 관리 프로그램을 마련함은 물론 사후관리(After Care)까지도 포함하는 리스크 관리 매뉴얼을 완성한다.
④ 의료관광 리스크 관리를 통해 외국인 환자에 대한 사전 의료분쟁 예방을 통해 의료기관 및 국가 이미지 손상에 따른 재정적 손실을 막을 수 있다.

11) 의료관광 리스크 관리의 필요성

경제학에서는 '완전경쟁시장'은 물건이나 서비스를 제공하는 공급자와 구입자인 수요자가 다수이고, 자원의 이동이 일반시장을 통해 언제든지 자유롭게 교환 · 매매되어 구입이 가능하다.

① 수요자와 공급자 사이에서 시작에 대한 완전한 정보를 가족이나 이웃, 친구, 신문, 방송, 인터넷 등 다양한 경로를 통해 언제든지 쉽게 획득할 수 있다.

② 자본주의의 '완전경쟁시장'과는 달리 의료서비스 시장은 일반시장과 다른 특별한 특징을 갖고 있다.

③ 리스크 관리와 관련한 의료서비스 시장의 특징은 의료서비스를 제공 받는 환자나 보호자의 입장에서는 의료서비스 상품의 내용과 그 질을 평가하는 데 한계가 있으며, 필요한 완전한 정보를 획득하기가 매우 어렵거나 불가능하다.

④ 오늘날과 같은 지식과 정보화시대[13]는 인터넷이나 방송매체 등을 통한 의료정보의 획득이 용이하여 환자들의 권리의식이 크게 증대 되었다.

⑤ 의료과실에 대한 책임과 보상요구가 점차 증가하고 의료사고는 매년 급격히 증가하고 있으며, 보상비용의 지출도 지속적으로 증가하고 있다.

⑥ 의료행위는 위험요인(Risk Factors)을 항상 내포하고 있고, 시술 및 처치의 효과 및 결과가 개인의 체질이나 특성에 따라 다양하게 나타나는 등 사고가 발생할 개연성이 높은 편이다.

⑦ 현대의학의 발달로 인하여 위험성이 큰 침습적(侵襲的) 시술이 증가하고, 의료서비스 제공과정이 전문화·세분화되고 복잡해지게 되어 여러 부서의 다양한 직종이 함께 일을 한다.

⑧ 의료서비스와 관련된 문제의 통합·관리가 필요해짐에 따라 국내에서도 위험관리 활동의 필요성과 중요성이 점차 커지고 있다.

⑨ 외국인을 대상으로 진료 및 치료를 하는 의료기관에서는 외국인 환자 유치에서부터 진료에 이르기까지 각 단계별로 잠재하고 있는 리스크가 매우 많다.

⑩ 의료분쟁이 발생하지 않도록 사전예방을 위한 충분한 준비가 필요하다.

12) 의료분쟁

① 의료사고(Medical Accident) : 병원, 즉 의료와 관계되는 장소에서 의료행위 중 생기는 사고이다.

㉠ 의료행위 과정중에서 수술이나 치료 등과 관계없이 생기는 사고도 의료사고에 해당한다.

---

13) 정보(情報) : 실제 문제에 도움이 될 수 있는 형태로 정리한 지식과 자료이다.
정보화 : 정보는 사회의 가장 중요한 자원이 되고, 정보를 중심으로 사회나 경제가 운영되고 발전되어 가는 것이다.

㉡ 의료행위중에 의료진의 과실이나 환자측의 소인(특이체질)으로 인해 환자에게 예상치 못한 나쁜 경과가 발생한 경우이다(그림 3-3).

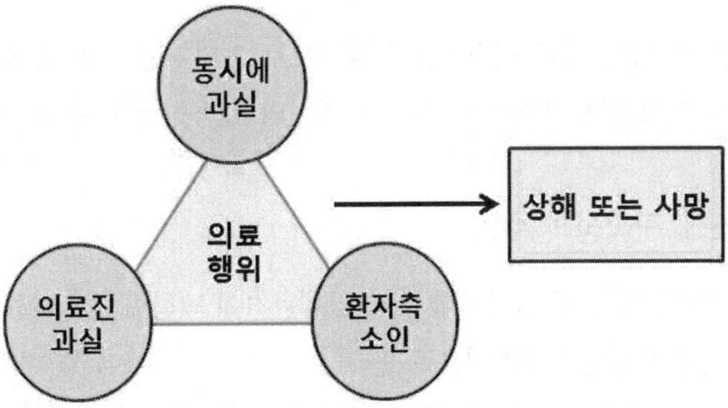

[그림 3-3] 환자에게 예상치 못한 나쁜 경과가 발생한 경우

② 의료과오(Medical Malpractice) : 의료인이 의료행위를 함에 있어서 의학지식, 의료기술의 원칙에 준하는 업무상 필요로 하는 주의의무를 게을리 하여 환자에게 적절치 못한 결과가 초래한 것이다.

③ 의료과실(Medical Negligence) : 의료행위상의 잘못에 법적으로 비난할 수 있는 특정 요소로써 사법상으로는 '일정한 사실을 인식할 수 있었음에도 불구하고 부주의로 인식하지 못한 것'이고, 형법상으로는 '정상의 주의를 태만하므로 인하여 죄의 성립 요소인 사실을 인식하지 못한 것(형법 14조)'이다.

④ 일반적으로 의료과실은 의료과오가 있는 경우 객관적으로 입증되었을 때 적용되는 용어로 '의료과오의 객관적 평가'라는 견해이다(그림 3-4).

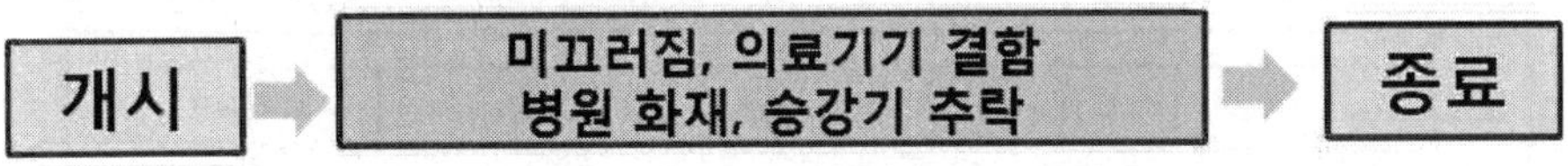
개시
미끄러짐, 의료기기 결함
병원 화재, 승강기 추락
종료

[그림 3-4] 의료사용자와 관련하여 발생하는 모든 불미스러운 일

⑤ 의료소송(Medical Treatment) : 의료분쟁 중에서 환자와 의료진 간의 입장 차이로 해결이 안될 경우 분쟁을 법률적으로 해결조정하기 위하여 재판을 받기 위해 소송절차에 들어간 것이다.

02 의료 리스크 확인 및 관리

경영상 발생할 수 있는 각종 리스크를 체계적으로 모니터링 하여 종합 분석하고, 각 위험 단계를 구분하여 조기경보 체계를 구축하여 최선의 대응방안을 수립 · 시행한다.

1. 의료 리스크 관리정책 수립

회사는 보험상품의 특성 및 불확실한 외부 금융환경에 의하여 경영활동 중 발생할 수 있는 각종 위험을 사전에 예방하고 체계적으로 관리할 수 있도록 전사적 위험관리 시스템을 구축하여 운영하고 있다. 병원은 위험관리 규정을 제정하고 내부지침을 마련하여 각 조직에 책임과 권한을 명확히 부여하였으며, 효율적인 의사전달을 위한 내부 통제체계를 확립하고 있다.

1) 의료 리스크의 정책 수립

용어의 정의 및 관리범위를 수립하였다면 어떻게 실행할 것인지 단계별 전략을 수립해야 한다.

① 의료 리스크 예방 : 병원에서 관리해야 할 리스크 관리정책, 각 프로세스 별 체크리스트(필요양식 구축 포함), 각 부서별 원활한 협조체계(교육 및 훈련 포함)를 구축하는 것이 가장 중요하다.

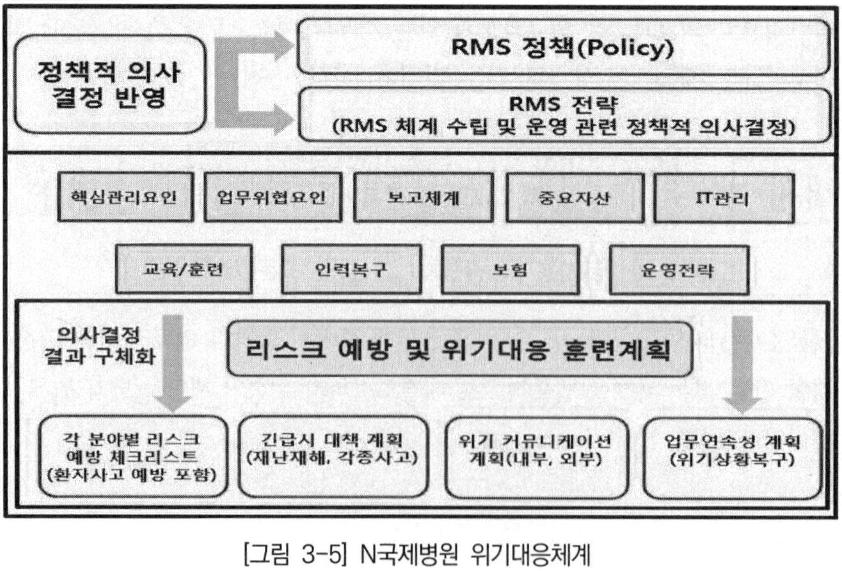

[그림 3-5] N국제병원 위기대응체계

② 위기대응시스템(RMS) : 병원의 경영활동에 바람직하지 못한 결과를 가져올 수 있는 사건 또는 상황을 체계적 · 전문적으로 관리하여 신속히 해결함으로써 경영성과를 좋게 하기 위한 리스크 관리시스템이다(그림 3-5).

2) 의료 리스크 관리의 단계

(1) 의료 리스크 확인 및 분석

리스크 확인은 의료기관에 손실을 의료환경의 리스크를 확인하는 것이다. 리스크 분석은 리스크와 연관된 손실의 심각성과 손실이 발생할 가능성을 판단하는 과정이다

① 의료 리스크 확인 : 의료기관에 손실을 발생할 수 있는 의료환경의 리스크를 밝히는 것이다.

㉠ 리스크 확인은 조직에 법정 소송이나 법정 외의 화해를 통한 손실, 자산 손실, 사고나 사망이나 기관의 이미지 손실 등의 손실을 가져온 현재 또는 과거에 발생한 사건들을 수집하는 것이다.

㉡ 환자 불만조사, 만족도 서베이 조사, 과거의 의료사고분석, 비공식적 면담 등의 방법이 동원된다.

② 의료 리스크 분석 : 리스크와 연관된 손실의 심각성과 손실이 발생할 가능성을 판단하는 과정으로 분석을 통해서 발생 확률은 낮을지라도 재정적 손실이 클 수 있는 부분에 초점을 맞추게 되고, 적절한 리스크 관리 전략의 선택이 가능해진다(그림 3-6).

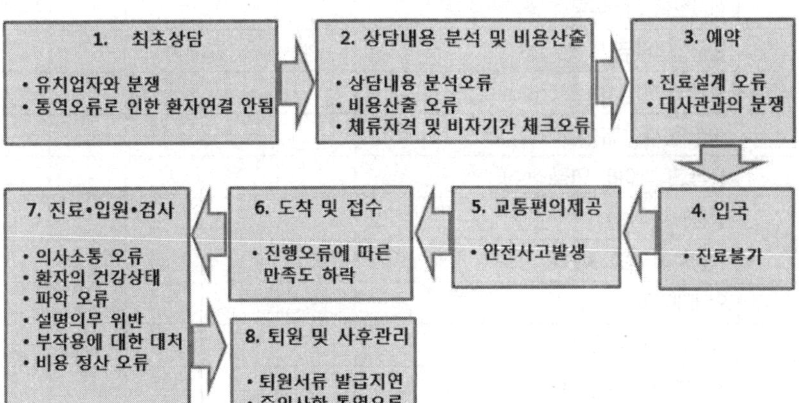

[그림 3-6] 의료과정 중에 발생 가능한 리스크

③ 의료 리스크 분석 및 평가(Risk Assessment) : 제품안전(Product Safety) 업무중 핵심 부분이다. 목적은 제품의 전 수명주기를 통해서 위험상태를 파악하고, 위험성이 정해진 수준 이하에 있는가의 여부를 확인하여 필요한 대책을 마련하기 위한 것이다.

㉠ 의료 리스크 : 사고로 인한 경제적 손실의 추정액이며, 사고의 발생빈도와 피해 정도를 종합적으로 고려한다.

㉡ 의료재해 사고로 인한 피해 정도 : 확률적인 요인 또는 우연적인 요인(Random Factors)이 관련된 경우가 많으므로, 리스크 분석 및 평가는 경제적인 손실액을 제외하고 물리적인 사고발생의 위험성을 대상으로 하는 분석의 형태로 이루어진다.

㉢ 공학적이거나 기술적인 측면 : 리스크 분석 및 평가를 간단히 위험성 분석 및 평가(Hazard Assessment)이며, 의미는 약간 다르지만 위험성 분석(Hazard Analysis)이라고 한다. 여러 가지 분석기법들도 대부분의 경우 위험성 분석이라고도 한다.

㉣ 모든 리스크를 유용하고 적절하게 분석하기 위한 리스크 분석 TOOL을 제시하면 〈표 3-7〉과 같다.

〈표 3-7〉 의료 리스크 분석 TOOL

분석범위		리스크 유형			리스크 수준		
				기타	상	중	하
유치업체	가입여부						
	서류계약 존재유무						
	진료설계유무						
	환자보험 가입유무						
	입국설명유무						
	추가부담발생시 조정가능						
에이전시 경유 환자							
직접접촉 환자	통역코디네이터 연결(상주)						
	상담일지 작성						
	변경사항 상호 체크						
	안내매뉴얼						
상담내용	직원정보공유 유무						
	환자별 특이사항 체크						
	과거병력 체크						
	현재복용약물 체크						

<table>
<tr><th colspan="2" rowspan="2">분석범위</th><th colspan="3">리스크 유형</th><th colspan="3">리스크 수준</th></tr>
<tr><th></th><th></th><th>기타</th><th>상</th><th>중</th><th>하</th></tr>
<tr><td rowspan="5">비용산출</td><td>검사항목별 체크</td><td></td><td></td><td></td><td></td><td></td><td></td></tr>
<tr><td>옵션사항 체크</td><td></td><td></td><td></td><td></td><td></td><td></td></tr>
<tr><td>환자요청사항 체크</td><td></td><td></td><td></td><td></td><td></td><td></td></tr>
<tr><td>예상진료비산출 체크</td><td></td><td></td><td></td><td></td><td></td><td></td></tr>
<tr><td>추가진료비 가능성 체크</td><td></td><td></td><td></td><td></td><td></td><td></td></tr>
<tr><td rowspan="6">진료예약 & 계약</td><td>진료범위 체크</td><td></td><td></td><td></td><td></td><td></td><td></td></tr>
<tr><td>진료절차 체크</td><td></td><td></td><td></td><td></td><td></td><td></td></tr>
<tr><td>진료기간 체크</td><td></td><td></td><td></td><td></td><td></td><td></td></tr>
<tr><td>진료주치의 체크</td><td></td><td></td><td></td><td></td><td></td><td></td></tr>
<tr><td>의료분쟁해결책 준비유무</td><td></td><td></td><td></td><td></td><td></td><td></td></tr>
<tr><td>의료분쟁 설명유무</td><td></td><td></td><td></td><td></td><td></td><td></td></tr>
<tr><td rowspan="4">체류기간</td><td>재원기간 체크</td><td></td><td></td><td></td><td></td><td></td><td></td></tr>
<tr><td>입국비자 유형 체크</td><td></td><td></td><td></td><td></td><td></td><td></td></tr>
<tr><td>치료연장 가능성 체크</td><td></td><td></td><td></td><td></td><td></td><td></td></tr>
<tr><td>체류연장 필요성 체크</td><td></td><td></td><td></td><td></td><td></td><td></td></tr>
<tr><td rowspan="3">안전사고</td><td>도난방지시스템 체크</td><td></td><td></td><td></td><td></td><td></td><td></td></tr>
<tr><td>낙상사고시 대비방안 체크</td><td></td><td></td><td></td><td></td><td></td><td></td></tr>
<tr><td>기타 안전사고방안 체크</td><td></td><td></td><td></td><td></td><td></td><td></td></tr>
<tr><td rowspan="6">불만접수</td><td>자국코디네이터 선호 체크</td><td></td><td></td><td></td><td></td><td></td><td></td></tr>
<tr><td>예약설계진료 여부 체크</td><td></td><td></td><td></td><td></td><td></td><td></td></tr>
<tr><td>주치의 변경시 대응 체크</td><td></td><td></td><td></td><td></td><td></td><td></td></tr>
<tr><td>변경사항발생시 대응 체크</td><td></td><td></td><td></td><td></td><td></td><td></td></tr>
<tr><td>변동사항 기록 유무 체크</td><td></td><td></td><td></td><td></td><td></td><td></td></tr>
<tr><td>주치의 배정의 적정성 체크</td><td></td><td></td><td></td><td></td><td></td><td></td></tr>
<tr><td rowspan="3">의사소통</td><td>통역의 적절성 관리체계</td><td></td><td></td><td></td><td></td><td></td><td></td></tr>
<tr><td>입원서약서 사인 유무</td><td></td><td></td><td></td><td></td><td></td><td></td></tr>
<tr><td>병원안내서 설명 유무</td><td></td><td></td><td></td><td></td><td></td><td></td></tr>
<tr><td>환자건강상태</td><td>과거병력 문진 여부</td><td></td><td></td><td></td><td></td><td></td><td></td></tr>
<tr><td rowspan="3">진료설명</td><td>검사 등 환자숙지 여부 체크</td><td></td><td></td><td></td><td></td><td></td><td></td></tr>
<tr><td>수술 등 위험고지 여부 체크</td><td></td><td></td><td></td><td></td><td></td><td></td></tr>
<tr><td>환자이해 여부 체크</td><td></td><td></td><td></td><td></td><td></td><td></td></tr>
<tr><td>진료부작용</td><td>진료위험성 환자통역 여부</td><td></td><td></td><td></td><td></td><td></td><td></td></tr>
</table>

분석범위		리스크 유형			리스크 수준		
				기타	상	중	하
	예상치 못한 위험성 부작용 설명 여부						
비용정산	중간정산 유무						
	중간정산 체크 여부						
퇴원지연	국적별서류 작성 여부						
	환자요청서류 번역가능 여부						
	서류발급비용 고지 여부						
퇴원전달사항	현지병원 연결유무						
	음식 등 주의사항 전달 여부						
	복용량 등 주의사항 전달 여부						
	진료설계와 상이한 부분 전달 여부						
	보험청구서류 누락여부 체크						
	추후 연락망 전달 여부						

(2) 의료 리스크 관리전략

리스크 통제와 리스크 자금조달의 두 가지 하위차원을 포함하고 있다. 리스크 통제는 손실의 규모를 줄이거나 예방하는 것이고, 리스크 자금조달은 발생한 손실을 보전하는 것이다.

① 의료 리스크 통제는 다음과 같다.

㉠ 위기노출 회피 : 손실의 가능성을 제로로 만드는 것으로, 어떤 리스크의 위협이 큰데 효과적으로 통제하기 힘들다면 해당 리스크를 제거하는 것이다.

㉡ 손실예방 : 스텝 교육, 정책 변화, 절차 리뷰와 개선 등을 통해서 리스크로 인한 손실을 예방하는 것이다.

㉢ 손실감소 : 의료사고 환자나 가족에 대한 위로 및 사후관리를 통해서 사고의 파장을 최소화하거나, 즉각적인 제고 조사를 통해서 후속조치를 함으로써 손실을 최소화하고 진료과정에 대한 프로토콜을 체계화하여 손실규모를 줄일 수 있다.

㉣ 손실의 격리 : 조직의 업무와 자원을 적절히 배정함으로써 손실발생시 조직전체가 충격을 받지 않도록 해야 하는데, 분리전략으로 업무나 자원을 여러 장소에 분산시킴으로써 한 곳에서의 손실이 전체에 파급되는 것을 차단하거나 중복으로 여분의 자원을 비축하거나 대체물품을 확보함으로써 원재료나 주요 물품에 이상이 발생했을 때 피해를 줄일 수 있다.

ⓜ 비보험적 전가 : 구매 대신에 리스크를 통해서 장비를 이용하거나 계약서상의 손실에 대한 책임면제조항을 포함해 두면 사고발생시의 손실을 줄일 수 있다.

② 의료 리스크 자금조달은 다음과 같다.

㉠ 의료 리스크 보존 : 리스크로 인한 손실을 받아들이고, 복구할 계획을 짜는 행위이다.

- 예비비를 전환하거나, 외부펀드를 빌려서 손실을 보전하는 것이다.
- 리스크를 피하거나 줄이기 힘든 상황, 손실의 가능성이나 크기가 적은 상황, 손실이 예측 가능한 상황, 보험료보다 예상되는 손실이 적은 경우 적절한 전략이 된다.

㉡ 의료 리스크 전가 : 손실에 대한 재정적 책임을 계약으로 제3자, 즉 보험자에게 이전하는 것이다. 병원이 배상책임보험에 가입하는 것이 이에 해당한다.

3) 의료분쟁 방지를 위한 기본사항

(1) 환자와의 원만한 관계 유지

환자도 의료사고의 발생이 의료인의 고의에 의한 것이 아닌 걸 알기 때문에 무조건 의료분쟁을 제기하는 것은 아니다. 이는 진료행위 도중의 사소한 감정적 대립이 원인이 되어 확대되는 경우가 많아, 의료인은 환자에 대한 평소의 태도나 의료행위 등을 통해서도 유사시 의료분쟁의 사전적 예방이 가능하다.

(2) 설명의 충실 및 기록의 중요성

의료행위 과정에서 의료인은 환자에게 진료에 대한 성의있는 설명을 해주고 수술과 특수검사 등 중요한 의료행위에 대해서는 과정이나 결과 및 예후에 대해서 사전에 설명을 하고, 행위에 대한 서면상의 동의를 받아두어야 한다.

(3) 의료분쟁에 대한 교육 강화

의료기술의 증진 차원에서 계속적인 보수교육을 실시하고 있으나, 분쟁 발생시 능동적으로 대처할 수 있는 방안 및 의료법 등 교육에 대해서는 소홀한 것이 현실이다.

(4) 의료본질에 대한 국민의 이해

의료인은 병을 치료하기 위하여 충분한 조치를 다해야 할 의무를 부담할 뿐, 병을 완치시켜야 할 의무까지 있는 것은 아니다.

① 의료인이 필요한 주의의무를 준수하며, 최선의 의료행위를 했다면 나쁜 결과가 발생했어도 책임을 모두 져야 하는 것은 아니다.

② 의료분쟁으로 의료인들은 의료사고의 발생을 사전에 방지하기 위한 방어적 진료를 하고 있다.

③ 위험한 수술은 기피하거나 다른 의료기관으로 후송 등의 방법으로 즉각적인 치료가 필요한 환자들에게 치명적 상황을 야기 할 수 있다.

④ 의료인과 환자 간에 새로운 관계 정립 및 신뢰 속에서 의료행위를 지속할 수 있는 방안들이 모색되어야 한다.

4) 임상적 리스크 사전 예방 방안

(1) 의료적인 측면

① 주의의무와 설명의무 : 의료분쟁이 발생할 때 손해에 대한 배상책임이 있는지를 묻기 위해서는 의사의 과실 유무를 먼저 따져 보아야 한다. 의사의 과실 유무를 판단하는 판단기준이 바로 의사의 '주의의무'와 '설명의무'이며, 외국인 환자를 진료할 때 에도 이 기준은 똑같이 적용 된다.

㉠ 주의의무 : 행위자가 사전에 주의력을 집중하여 구체적인 의료행위로부터 발생할 수 있는 보호법익에 대한 위험을 인식하고 결과 발생을 방지하기 위하여 적절한 방어 조치를 취할 의무이며, 결과예견의무와 결과회피의무 그리고 주의의무의 판단기준으로 나뉜다.

- 결과예견 · 회피의무 : 대법원은 '의사의 과실은 결과발생을 예견할 수 있음에 불구하고 결과발생을 예견하지 못하였고, 결과 발생을 회피할 수 있었음에도 결과발생을 회피하지 못한 과실이 검토되어야 한다'고 판시하여 의료행위에서도 결과예견의무와 결과회피의무의 준수를 요구하고 있다.
- 일반적 · 객관적 기준 : 의학 수준의 측면에서 의사는 진료의 의학 수준에 적합한 행위를 할 주의가 있으며, 주의의무의 객관적 기준으로 요구되는 의학 수준은 최첨단의 의학을 의미하는 것이 아니므로 일부의 대학, 연구소, 병원 등에만 알려져 있는 의학수준을 따를 필요는 없다. 의학 수준은 병리보다는 임상의학 중에 정착한 단계 즉, 치료의 유효성, 합병증, 부작용 등이 파악된 단계의 것으로 보아야 한다.
- 개별적 구체적 기준 : 지방 벽지에 근무하는 의사에게 대도시의 의사와 같은 수준의 의료를 요구할 수 없다. 전문의의 의료, 응급의료 시에도 기준을 다르게 적용하여야 한다.

- 판단기준 : 주의의무의 정도는 행위 당시의 위험상황을 관찰했을 때 구체적인 상황과 행위자가 사회에서 차지하는 역할을 고려하여 사려 깊고 양심적인 사람이라면 이행해야 할 요구로부터 나온다.
  - 의료행위의 특성상 일반적인 기준만으로 의사의 주의의무 위반이 있었는지 여부를 판단하는 것이 곤란한 경우가 많다.
  - 의료행위에 있어서 필요한 의사의 주의의무를 결정하는 기준으로 작용하는 표준적인 의사는 어떤 추상적 · 절대적 기준에 의하여 미리 결정되지 아니한다.
  - 의료행위가 가지고 있는 전문성 · 밀실성 · 폐쇄성 · 재량성의 등의 특수성을 고려하여 과실의 판단기준을 구체화하여야 하고, 각 사례의 구체적 사정을 참작하여 검토해야 한다.

㉡ 설명의무 : 의사와 외국인 환자 사이에 원활한 대화가 이루어질 수 없는 상황에서는 의료진과 환자 모두에게 진료에 대한 불안함과 상호신뢰감이 떨어질 우려가 있어, 의료기관은 외국어가 유창한 간호사나 의료코디네이터 및 통역사를 활용해야 한다.

② 신뢰형성 : 분업적 협력은 본질적으로 분업을 담당하는 각자가 서로 상대편을 신뢰함으로써 가능하다.

㉠ 상호간의 신뢰가 결여되었거나 어느 일방이 상대편의 신뢰에 어긋나는 행위를 하였을 때에는 공동의 목표를 달성하기 어렵게 된다.

㉡ 다른 공동작업자가 주의 깊게 행동하리라고 신뢰한 자에 대하여 과실책임을 물을 것인가가 문제되는 바, 이것이 바로 신뢰의 원칙의 적용 문제이다.

㉢ 신뢰의 원칙 : 의료행위에서 신뢰의 원칙을 적용한다면, 각각의 의료인은 자신이 맡은 분야에서 주의의무를 이행하면서 다른 의료인들도 주의의무를 다할 것이라고 신뢰해도 좋으며, 자기 분야의 주의의무를 다한 의료인은 더 이상의 주의의무를 부담할 필요가 없다.

㉣ 수평적 의료분업과 신뢰의 원칙 : 하나의 의료행위에 참여한 다수인이 대등한 관계에 있을 때 인정되고, 각자가 동일한 교육 수준을 지니고 상호 독립적 영역에서 거의 대등한 정도의 분야별 권한을 가지고 지시로부터 자유로운 상태에 있을 때이다. 종합병원에서 독립된 각과의 의사는 의료행위에서 객관적인 주의의무를 다하였다면 더 이상의 주의의무를 부담할 필요가 없다.

㉤ 수직적 의료분업과 신뢰의 원칙 : 주치의와 수련의와의 관계, 의사와 미숙련 보조자와의 관계가 있다.

- 주치의와 수련의와의 관계 : 진료 각과의 과장은 해당 임상과의 소속 의사들에 대하여 지휘감독의 입장일 때에는 주의의무의 내용에 객관적 감독 의무가 포함되어 신뢰의 원칙이 적용되지 않는다. 소속 의사가 상급 의사의 처치와 처방을 신뢰하였을 경우에는 신뢰의 원칙을 적용하여 주의의무의 범위를 좁게 인정할 수 있다.
- 의사와 간호사와의 관계 : 의사가 간호사를 신뢰하여 거의 감독을 하지 않는 업무의 경우는 수평적 분업형태와 같이 신뢰의 원칙이 적용되어 의사의 형사책임이 배제되거나 축소될 수 없다. 수직적 의료분업의 형태로 업무 분담이 이루어져서 의사와 간호사 사이에 지시 감독 관계가 되고 원칙적으로 신뢰의 원칙이 적용될 수 없다. 의사는 간호사에 대하여 지휘 감독할 의무가 있으므로 간호사의 주의의무 위반에 대하여 신뢰의 원칙을 자신의 주의의무 위반을 부정하거나 책임회피의 근거로 삼을 수는 없다.
- 의사와 미숙련 보조자와의 관계 : 의사가 환자 가족이나 간병인 등 미숙련 보조자로 하여금 의료행위를 보조하게 한 경우 환자의 치료를 위해서 의사와 미숙련 보조자 간에 공동 협조 하는 경우에는 의사는 항상 결과 발생의 위험을 예견하고 결과회피를 위한 안전 수단을 사전에 준비하고 교육시켜야 하므로 양자 사이에 신뢰의 원칙은 기본적으로 인정할 수 없다.
- 의사와 환자 간의 협조의무 : 의사는 환자의 보호자적 자위에 있을 뿐만 아니라 법적으로 요양지도할 의무가 주어져 있으며, 환자 역시 의사의 지시와 처방에 협조해야할 의무가 있고 의사와 환자 사이에 신뢰의 원칙을 적용하여 의사의 책임을 경감 할 수는 없다.

ⓑ 신뢰원칙의 적용 제한 : 오늘날 대형화·전문화되어 있는 의료기관에서 광범위하게 적용할 경우, 강자에 의한 약자로의 책임 전가의 위험이 있다. 신뢰원칙의 적용에 엄격한 기준과 한계를 가짐으로써 의료인에게 정당한 과실 책임을 묻고, 환자의 생명과 신체의 보호, 즉 건강보호에 충실할 수 있을 것이다.

(2) 병원측면

의료사고 예방은 의료진과 병원 간의 역할분담을 정확히 나누어서 할 수 있는 부분보다는 중첩적으로 혼재되어 있는 부분이 더 많이 있다. 이는 시스템 구축의 내용이다.

① 시스템 구축

㉠ 제 양식 준비 : 양식 준비에 들어가는 것은 동의서, 진료계약서이다.

• 동의서 : 의료인의 충분한 설명 이후에는 각종 동의서를 현재의 것보다 자세히 구체적으로 해당 국가 언어로 마련하여 두어야 할 것이다. 모든 질환에 대하여 준비할 수는 없겠지만, 외국인 환자가 많이 찾는 질병 등에 있어서는 필수적으로 준비해야 하고, 충분한 설명 후에 환자로부터 직접 서명받은 동의서는 의사의 의무기록과 함께 앞으로 발생할지도 모를 의료분쟁에 대비하여 해당 의료기관과 의료인이 어떻게 외국인 환자를 치료했는지를 전적으로 보여주는 매우 중요한 자료가 된다.

• 진료계약서 : 분쟁 발생시에 어떠한 절차로 어떠한 법에 의하여 어떻게 해결할 것인지에 대하여 명확하게 기록해 놓아야 하고, 규정이 없다면 분쟁시에 서로에게 유리한 쪽으로 해결하기 위하여 자신들이 유익한 쪽의 절차를 요구할 것이기에 또 다른 갈등상황이 발생할 수 있다. 의료계약을 체결하기 전에 환자에게 분쟁 해결에 대한 명확한 방법을 제시하고, 그 규정을 따르겠다는 동의를 받은 후에 진료계약을 체결해야 한다.

㉡ 유치업자에 대한 체크리스트는 〈표 3-8〉과 같다.

〈표 3-8〉 유치업자의 체크리스트

내 용	YES	NO	비고
환자의 국적, 성별, 나이, 병력, 재정 상황(지불 능력 확인서 : 재직증명서, 은행 잔고 확인서, 기타 재산증명원 등) 체크			
입국비자 필요시 비 자유형 및 잔여기간 확인			
현재 진료현황 자료의 확인(환자 국적 병원의 진단서 및 처방전 등)			
CKMP의 의료기관처럼 외국인 환자를 치료할 수 있는 준비(해당 언어별 통역이나 코디네이터 여부)가 되어 있는지 확인			
환자 진료 설계범위의 확정(진료 요청기간, 진료범위, 지병 여부에 따른 추가 진료 사항, 진료기간 재조정 등)및 예약			
환자의 특이사항(알레르기 유무, 종교 및 식사에 관한 주의사항, 과거병력, 현재 복용 중인 약물, 국적별 주의사항 등)에 관하여 의료기관에 고지			
감염병이 있는 경우 예방접종 및 관련 서류 준비			
환자가 가입한 보험 범위의 확인 및 가입(안전사고 발생시 책임 범위 확인)			
입국에 필요한 준비사항의 충분한 설명 및 서류 준비(대사관 요구서류 등)			
병원 이용승인서 항목을 미리 설명하고, 상호 요청사항을 반영			
환자 입국 출국시 교통편의 제공의 주체 및 안전사고 대처방안			
예상치 못한 추가 병력 발견시 진료기간 연장 및 상호 조정사항 확인			

내 용	YES	NO	비고
예약된 담당 주치의가 진료할 수 없는 상황이 발생한 경우에 대비한 대책 여부 확인			
의료사고 외의 사고 발생시 상호 책임 범위 및 분쟁 해결방안에 대한 협의 및 계약서 반영			
의료사고 발생시 분쟁 해결방안 및 대책에 대한 설명			
응급상황 발생시 대응방안 및 절차에 대한 설명			
최초 진료설계와 달리 추가 시술/수술을 한 경우 그 내용에 대한 충분한 설명과 환자의 동의가 있었는지의 여부 및 변동된 진료내용의 문서화			

㉢ 위험요인 별 체크리스트는 〈표 3-9〉와 같다.

〈표 3-9〉 외국인 환자 진료프로세스별 리스크 예방 체크리스트

분 야	체크사항	체크
수술실	마취 시행 중 투약오류, 수술 중 사용하는 장비에 의한 환자 화상 염려	
	수술기구 중 불확실한 기구, 수술부위 감염 여부	
간호사의 욕창 발생 방지 의무	간호의 고유영역, 의식 없을 시는 의사에게도 책임이 발생	
	수혈은 적합, 수술 전 환자상태, 차트, 수술 부위	
응급실	응급환자 조치에 맞는 기구점검, 응급환자 도착시 초기 진료행위	
	투약, 낙상사고 염려, 전원 의무기준에 따라 점검	
	폐기물 처리는 기준에 따라 올바르게 하고 있는가?	
신생아가 바뀐 경우	신생아가 바뀌어 인도된 것에 대한 책임, 폐기물 미처리로 인해 환자 감염	
	어린이의 정신 치료가 손해배상액 산정시 중요한 요소(친자관계가 자식의 인격 형성에 미치는 영향)	
문진시 설명의무	질문 의도에 대해 충분히 설명하고 환자가 잘 이해하고 답변	
	의사와 간호사는 문진시 철저히 확인점검	
	문진내용이 의료에서 의사의 결정에 중요한 것인지에 기초하여 판단	
정신과 환자	환자관철, 보호 및 감독 의무 가중, 환자의 자살, 자해, 타해 염려	
부인과 검사시 설명의무	치료방법에 따른 위험성 등을 충분히 설명, 환자는 충분히 이해되었다는 의사 표현, 환자 생태를 잘못 파악하여 처치 부작용 염려	
	폐쇄병동 환자는 집중적으로 감사(환자 동태 관찰업무)	
	환자에게 위해가 될만한 시설물, 환자 상태에 따라 신속히 보고하고 기록	
진단상의 과실	환자의 상태와 검사결과를 종합하여 적절한 설명과 진단	
치료 중 환자가 다른 사람을 해한 경우	자해의 염려가 있는 정신장애인의 의료나 보호를 인수하면서 일반 제3자와 관계에서 환자 감독 의무	
	환자의 급격한 증상 악화시, 적절한 검사와 대처, 치료를 하지 않는 것은 의사의 주의의무 위반	

분 야	체크사항	체크
	책임의 법적 근거(국가배상법 제1조) : 의사나 간호사의 대리감독자 책임, 의사나 간호인 등의 과실에 대한 의료기관의 사용자 책임	
오진 염려	의료 관련 진단을 위하여 이용되는 모든 분야에서 오진 문제가 발생	

※ 자료 : 한국보건산업진흥원(2016) 외국인 환자의 의료분쟁 예방 및 해결방안

㉣ 내원에서부터 퇴원까지의 체크리스트 : 외국인 환자를 처음 예약할 때부터 퇴원 후 사후관리까지 모든 프로세스를 차트화시킨 후 각각의 단계에서 어떠한 사항들을 주의하며 돌보아야 하는지를 세밀하게 체크해야 한다.

㉤ 24시간 콜센터 : 입원하지 않은 환자들에 대해서는 문제가 생겼을 때에 어느 때나 의료진과 직접 연결할 수 있는 콜 센터가 마련되어 있어야 한다.

② 예상 리스크 사례별 대응요령 : 외국인 환자는 고객서비스를 최우선으로 두고 있으므로 환자가 안심하고 문의할 수 있도록 동시통역 등 입국에서부터 출국할 때까지 세심한 배려가 필요하다.

㉠ 진료행위에 대해 보호자가 충분히 이해할 수 있도록 예상되는 위험상황에 대해 올바른 통역과 사전 동의를 얻어야 한다. 또한 환자 해당 국가의 보험사, 에이전시, 영사관에서 진료행위에 대한 의문사항 발생시 증명을 요구할 경우에는 서면으로 증명이 가능하도록 진료기록을 철저하게 체계적으로 정비한다.

㉡ 현재까지 국내에서 외국인 환자의 분쟁(소송) 사례는 별로 없지만, 향후 외국인 환자가 증가하게 될 경우를 대비하여 예상 리스크사례 대응요령을 철저하게 관리한다.

㉢ 환자의 자살로 인한 영사관 고발 및 언론보도 상황(리스크 등급 : High)은 〈표 3-10〉과 같다.

〈표 3-10〉 환자의 자살로 인한 영사관 고발 및 언론보도 상황시 대책

구 분	주요내용	비고
의료 리스크 상황	우울증을 앓고 있던 외국인 환자 앙고라씨가 환경 변화로 증상 호전을 예상하고 서울삼육병원에 입원하여 병원 코디네이터, 영사관, 보험사, 에이전시와 충분히 사전에 주의사항을 체크한 후 입원치료 중 간호사가 자리를 비운 사이 앙고라씨가 자살하는 상황이 발생하여 보호자가 병원진료에 대해 영사관 및 언론에 고발한 상황	
주요 위협내용	• 환자별 일대일 간호사 배정은 어렵다. • 환자의 돌발적인 행동은 예측과 대응이 어렵다.	

구 분	주요내용	비고
발생확률	정신병 환자는 자살 사고의 발생가능성이 높다.	
예측가능성	우울증 환자의 돌발행동은 예측 불가능하다.	
발생시 영향기간	사고발생 후 수습까지 최소 1주일 이상 예상	사안별 장기간
발생시 주요영향	• 고발성 언론보도로 인한 병원 신뢰도가 하락 • 분쟁시 대응조치로 인한 대응인력의 정상적인 업무장애 및 마비 • 분쟁해소를 위한 재무적 손실 발생 등	병원/국가 경쟁력 타격
의료 리스크 예방 측면 중점 조치사항	• 우울증 증세가 심한 경우 입원 전 보호자에게 환자의 현재 상황, 진료내용 및 예상 위험요인, 주의사항에 대해 숙지시킨다. 또한 진료차트에 기록, 보호자와의 대화를 녹음하고, 보호자가 함께 입국하지 않은 경우 이메일(서면) 및 유선통화를 통해 설명하고 통화내용은 녹음한다. • 의사의 오더에 따라 실시한 간호사의 관리내용은 간호차트에 점검 시간, 내용, 요일별 특이사항 및 조치사항을 상세히 기록한다.	
상황 발생시 보고단계	• 최초발견자(간호사의 경우) : 병동 팀장과 담당주치의 • 병동팀장 : 간호부장 • 간호부장 : 병원장, 행정실장 • 병원장 : 긴급 대책위원회 소집, 조치사항 결정 • 응급조치 의사 : 보호자에게 상황설명 • 담당주치의 : 보호자에게 진료 경과 설명	
의료 리스크 발생시 중점 조치사항	• 긴급보고 및 응급조치 : 환자상황 발견 즉시 응급조치. 응급상황 보고 체계에 따라 보고하고, 담당 주치의 도착 후 환자의 상황을 파악하며, 환자 진료차트에 응급조치사항을 기록하며, 보호자에게 연락, 담당 주치의가 상황 설명 • 영사관에서 직접 조사가 나옴 : 영사관 직원 도착시 병원 안내원은 행정실장에게 신속히 보고하고, 행정실장은 병원장에게 보고. 영사관 요청서류 확인 후 제출하며, 상황이 해소된 후 영사관측의 추가 요청시 내부 확인 후 대응하고, 분쟁상황이 발생 할 경우 의료분쟁 법률전문가에게 의뢰하여 체계적인 대응 • 언론 대응 : 사고 수습을 최우선으로 하며, 유족들에게 유감을 표명하고, 사고 수습 후 명확한 사실에 대한 보도자료를 준비하여 해당 국가 언론사 및 영사관에 제출	
사후관리 조치사항	• 환자 장례 관련 : 최초 환자와 진료계약시 사망 관련 조치사항을 반영 한 경우 진행하고, 반영되지 않은 경우 환자 및 보호자와 협의하여 조치 • 리스크 조치 결과 평가의견 공유 : 의사, 간호부는 환자 관리체계를 재점검하여 개선사항을 반영, 지침사항으로 교육하고, 행정실 안내요원의 경우 외부인 안내 멘트 및 보고체계를 재점검하며 통역사의 주의사항을 재교육, 병실 위험요인을 재점검	

㉣ 통역 오류로 인한 응급상황(의료 리스크 등급 : High)은 〈표 3-11〉과 같다.

〈표 3-11〉 통역 오류로 인한 응급상황시 대책

구 분	주요내용
의료 리스크 상황	• 평소 한국 관광을 원했던 중국인 칭따오씨는 지병으로 앓고 있던 당뇨 치료도 병행하기 위해 부인과 함께 서울삼육병원에 입원 • 병원에 도착 후 진료설계에 따라 검사결과 확인 후 합병증이 발견 • 담당 주치의는 상담시 합병증이 심각하여 복용 약 및 음식물 주의사항을 강조하였으나 통역 오류로 인해 칭따오씨는 주의사항을 충분히 숙지하지 못함 • 병실에서 부인 권유로 섭취금지 음식물을 섭취 후 급 발작 증세
주요 위협내용	진료시 코디네이터의 통역오류. 환자와의 모든 통역내용을 녹음하기는 어려움
발생확률	외국인 환자와 통역오류로 인한 리스크 상황은 발생가능성이 높음
예측가능성	중국인의 경우 통역사에게만 의존하기 때문에 통역오류에 대해 예측이 불가능
발생시 영향기간	응급상황 발생 즉시 조치, 최소 3일 이상 위기상황 상존 가능
발생시 주요영향	• 진료시 설명의무를 위한 여부는 조사가 가능 • 보호자의 영사관 고발 가능성 및 언론 문의가 쇄도 • 분쟁(소송)으로 발전할 경우 인력투입, 업무중단, 재무 손실, 병원 국내·외 신뢰도 하락
의료 리스크 예방 측면 중점 조치사항	• 통역 코디네이터의 사전 교육훈련, 진료설명시 의사는 미리 간호사에게 통역 시 녹음 • 통역사는 평소 통역시 의문사항에 대해 대략적인 이해가 아닌 의사 및 간호사를 통하여 해당 뜻을 정확하게 이해한 후 통역
상황발생시 보고단계	• 최초발견자(간호사의 경우) : 병동 팀장, 동료 간호사, 담당 주치의 • 병동 팀장 : 간호부장 • 간호부장 : 병원장, 행정실장
의료 리스크 발생시 중점 조치사항	• 긴급보고 • 담당 주치의 : 응급조치를 실시하고 상황종료 후, 칭따오씨의 부인에게 조치 내용을 설명하고 통역 • 담당 간호사 : 응급조치 상황을 차트에 기록, 통역사에게 기록내용을 설명 • 행정실장 : 영사관, 언론, 경찰조사 대응 및 조사상황에 따라 의사, 간호사 인터뷰를 연결
사후관리 조치사항	재발 방지를 위해 '환자의 주의사항'은 해당 환자의 언어로 번역하여 안내문으로 전달

5) 의료 리스크 사후관리 방안 소개

리스크 사후관리 방안에는 의료사고 발생시 대처 프로세스, 담당자별 대처요령이 있다.

(1) 의료사고 발생시 대처 프로세스

의료사고 발생시 → 진료경위 확인/보고 → 진료경위서 작성 → 전문가 자문 → Risk 감소 계획 실행 → 결과 보고 사후관리 → 추가적 문제점 발생시 → 진료경위서 작성에서부터 동일한 프로세스를 적용한다.

(2) 담당자별 대처요령

의료 리스크는 언제 어디서 의료사고가 날지 모른다.

① 담당 의료진 : 의료사고 발견 당사자는 담당 주치의에게 신속히 보고하여 조치하게 하고, 행정실장에게 보고한다(환자 측 보호자에게 신속히 연락한다).

② 담당 주치의, 행정실장 : 담당 주치의, 행정실장은 전체적인 진료 경위를 들은 다음 진료기록이나 진료행위에 법률적, 의학적으로 과실의 여지가 없는지를 확인한다.

㉠ 다른 의료진이나 보조자가 있을 경우 : 면담을 통해 경위에 대한 상황을 정확하게 확인한다.

㉡ 담당 의료진 : 진료기록부를 바탕으로 사건 경위, 진료행위 내용과 담당자 소견 및 환자측과 접촉사항 등을 기록하여 병원장에게 보고한다.

㉢ 담당 의료진과 행정실 : 사건처리과정 증빙자료를 정비한다.

㉣ 전문가 자문 : 법률적으로 문제점의 이상유무를 검토하고 과실이 있는 경우 합의를 추진한다.

③ 업무분장 담당자 : 전문가 자문에 따라 리스크 감소계획을 수립, 실행한다.

6) 의료 리스크 사전 · 사후 점검체계(그림 3-7)

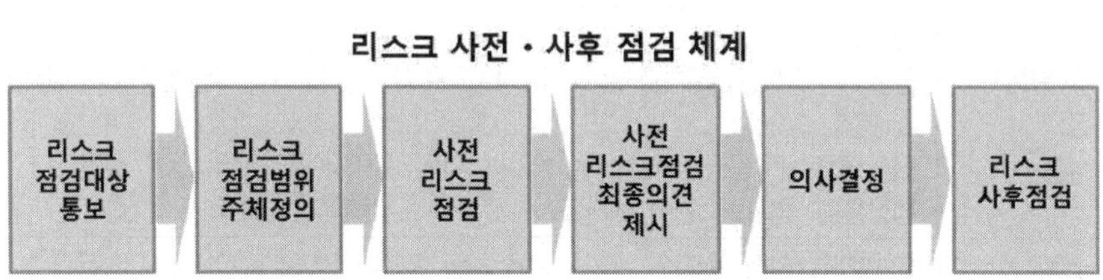

[그림 3-7] 리스크 사전 · 사후 점검체계

2. 의료 리스크 관리시스템

1) 부서별 시스템

일반적으로 부서별 리스크 관리시스템은 [그림 3-8]과 같다.

① 의사 : 의료법상 및 사법상 의무 이행내용을 증명할 수 있도록 환자 진료시스템, 서면 증명자료(양식)를 정비하고, 응급상황시 전달체계를 확립한다.

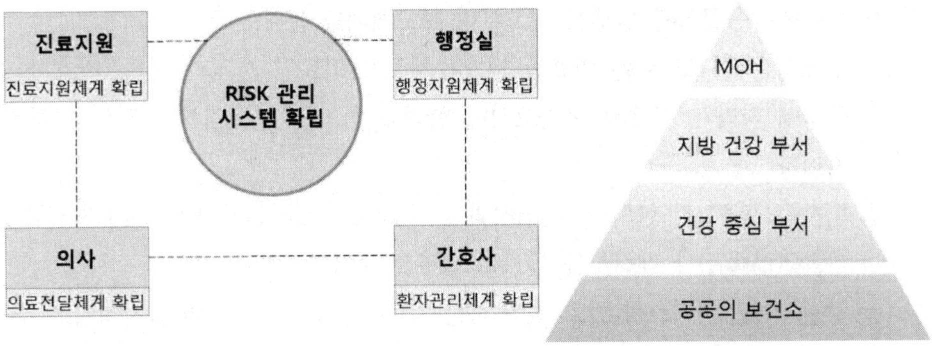

보건의료사무소(Medical Officer of Health : MOH)

[그림 3-8] 리스크 관리시스템 체계

㉠ 의사는 거의 모든 나라에서 독립한 의과대학을 졸업한 사람에게 자격을 주며, 무분별한 의료행위를 막기 위해 대부분의 의료행위에 대해 의사면허를 가진 사람만이 할 수 있도록 규제하고 있다.

㉡ 대한민국은 법률적으로 자격 외의 의료행위를 금하므로 원칙적으로는 의사 아닌 자는 진료행위를 할 수 없다.

㉢ 현행 의료법은 의사의 임무를 '의료와 보건지도'로 규정하고 있다(2조 2항).

㉣ 의사가 되고자 하는 자는 일정한 자격을 갖추어야 하며, 국가시험에 합격한 뒤 보건복지부 장관으로부터 면허를 받아야 한다.

㉤ 의료분쟁 예방을 위해서 필요한 사항들은 〈표 3-12〉와 같다.

〈표 3-12〉 의료분쟁 예방사항

의료과실을 줄이기 위한 노력	법률적 의무 이해, 정확한 판단, 처치, 최신 지식습득 등 의학적 자질 함양-의료전달체계, 환자관리체계 정비, 의료장비 정비(행정실 협조)
평상시 환자와 신뢰관계 형성	환자에게 충분한 설명, 동의에 대한 법률적 의무 이해 서비스 정신 함양 (병원 임직원 모두)
의무기록의 정확한 기재와 보존	기재되지 않은 것은 시행하지 아니한 것
행정실과의 원만한 커뮤니케이션	신속한 현황공유 및 원만한 협조체계를 위한 노력

② 간호사 : 환자관리체계 확립은 환자 사고예방을 위해 환자관리 체크리스트를 마련하여 항상 점검하고, 업무내용을 간호사 차트에 상세히 기록해 두며(분쟁 발생 시 서면 증명

으로 용이), 응급상황 발생시 간호부내 보고체계를 둔다.

㉠ 간호사는 법적으로는 의료법 제2장 제7조, 의료인 자격과 면허, 간호사 면허의 규정에 따라서 간호사 국가고시에 합격을 하고 보건복지부 장관의 면허를 받은 자이다.

㉡ 의사 · 치과의사 · 한의사 · 조산사와 같이 의료인으로 분류되며, 의사의 진료를 돕고 상병자(傷病者)나 해산부를 돌보는 업무를 수행한다.

㉢ 양질의 의료서비스를 받고 싶어 하는 의료사용자들의 요구와 독자적이고 자율적인 간호 서비스를 제공하려는 간호사들의 의지가 맞물려서 전문 간호사 제도가 도입되었다.

③ 진료지원 : 응급상황 발생시 진료지원부에서 가장 중요한 것은 비상연락을 받고 신속히 본인의 자리에 복귀하는 것이다.

㉠ 환자의 상태를 정확하게 검토할 수 있도록 의사의 지시에 따라 검진을 신속히 하고 결과를 피드백 해 주어야 한다.

㉡ 환자에 대한 과거부터 현재까지의 진료기록을 관리하는 시스템이다. 또한 환자병력 관리, 의사 처방을 위한 처방정보전달시스템(OCS), 각종 의료영상들을 저장 및 검색해 주는 의료영상통신시스템(PACS), 특정 분야의 진료를 컴퓨터가 지원해 주는 의료전문가 시스템 등 그 성격상 의사나 간호사, 전문기사들을 위한 시스템이다.

㉢ 시스템의 구축을 위해서는 실시간 처리와 온라인 트랜잭션 처리(OLTP)와 같은 정보기술들이 활용된다.

④ 행정실 : 행정지원체계 확립은 응급상황 발생시 의사, 간호사, 진료지원부에서 각자 역할에만 충실히 할 수 있도록 행정지원의 역할이 매우 중요하다.

㉠ 응급상황 접수 후 환자 보호자에게 연락하는 문제, 환자 이송 문제, 보호자 대응 문제, 경찰과 보건소, 언론인 등 조사 요구 등을 행정실에 가장 먼저 통보하여 대응하게 한 후, 상황에 따라 의사 · 간호사 등 관련자 인터뷰를 할 수 있도록 연결해야 한다.

㉡ 원무, 행정, 보험심사 등 각 팀별 업무 혼란이 발생하지 않도록 책임범위와 역할 분장을 해둔다.

⑤ 의료사고 예방 : 의료사고 예방을 위한 의료진과 행정실의 노력 및 역할은 [그림 3-9]와 같다.

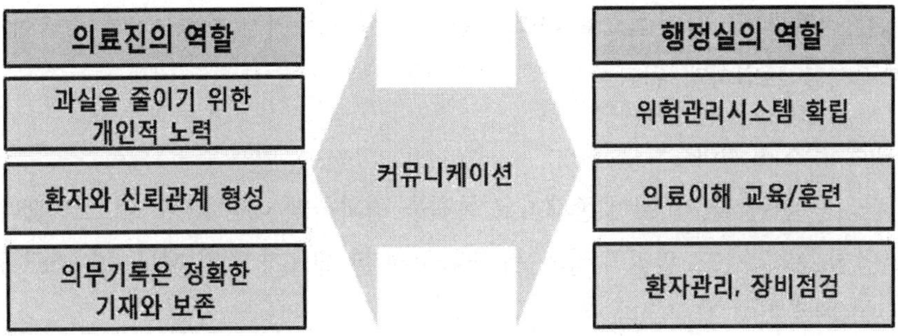

[그림 3-9] 의료분쟁 예방을 위한 의료진의 노력

2) 의료 리스크 관리시스템 구축

전략 및 리스크 관리 목표수립에는 일반적으로 전반적 리스크의 기술, 리스크 관리 조직구조 및 기능, 리스크 관리절차, 정보기술(시스템), 내부감사의 범위설정 등과 관련된 내용이 있다.

(1) 의료 리스크 관리절차

리스크 관리체제에서 매우 중요한데, 리스크 관리절차는 리스크 측정, 리스크 통제, 한도관리, 보고, 자원배분과 성과측정 순으로 구성되어 있다(표 3-13).

〈표 3-13〉 의료 리스크 관리의 PLAN-DO-SEE

Plan	리스크 관리의 방침과 기법 결정	• 경영방침, 경영계획 • 리스크 관리방침	• 전략기획 • 리스크 관리규정
Do	리스크 파악, 계측	• 리스크 파악, 계측 • 규정준수 상황 체크(모니터링) : 경영진 등에 보고	• 종합적인 파악, 계측
See (CHECK)	상호견제와 감시	• 외부감사 도입 내부 관리상태 검증 • 조직, 책임의 독립성 리스크 관리부분, 검사부분	

① 계획(Plan) 단계 : 경영환경이나 경영전략 등을 종합적으로 판단하고 리스크 관리의 내용을 검토하게 되는데, 리스크 관리방침 및 규정의 설정단계가 해당된다.

② 실행(Do) 단계 : 리스크 규정에 기초하여 각종 리스크를 구체적으로 파악·계측하고, 이를 종합하여 회사 전체적인 리스크를 파악·계측하고 리스크 관리규정의 준수상황을 체크하며, 제반결과를 경영층에 보고하며, 모니터링 수단으로 활용한다.

③ 검증(See) 단계 : 검사부문에서 리스크 관리부문에 대한 내부 감시를 실시하고 상호견

제를 하게 하고, 내부적으로 리스크 관리가 잘 이루어지고 있는가를 검증하기 위해 외부감사를 도입하게 된다.

(2) 의료 리스크 관리

경영관리를 위한 룰(Rule)이 존재하고 목적을 명확하게 해야 하며, 리스크 관리의 기법이나 기본방침 등 「리스크 관리의 정의」를 명확하게 할 필요가 있기 때문에 리스크 관리규정으로 명문화하는 것이 요구된다.

① 의료 리스크 관리의 목적이 명시 : 리스크 관리가 경영 또는 수익 등과 어떻게 연결되는가를 명확히 함으로써 중요성의 인식과 활용의 방향성을 결정하게 되는데 경영 목표로서의 수익수준 등이 해당되고, 리스크 관리규정이 제정된 경우 경영계획 책정은 리스크 관리규정과 경영·수익목표 양 측면에서 검토한다.

② 의료 리스크에 관한 기본방침·정의 등이 명문화 : 리스크 관리를 수행하는데 기본방침과 실행하는 리스크 관리의 정의, 기능·프로세스, 조직, 기법 등을 명기할 필요가 있다. 또한 각종 업무 기준 등에 반영되고 있으나 책임 및 권한의 명확화 관점에서 리스크 관리규정에 포함시킬 필요가 있다.

③ 의료 리스크 관리의 프로세스가 명시 : 리스크 관리의 근간이며 리스크 관리의 투명성 차원에서 매우 중요하고, 의료 리스크 관리체제가 구축되기 위해서는 전사 차원의 리스크 관리규정이 제정될 필요성이 있는데 한국은 리스크 관리규정에 해당하는 리스크 관리 모범규정을 제정·시행하고 있고, 일본은 금융기관에서 자체적인 리스크 관리규정을 만들어 실무에 적용하고 있다.

3) 의료 리스크 관리위원회/조정자의 책임

리스크 관리위원회는 독립적인 리스크 관리기능을 수행하기 위해서 사외 의사를 위원장으로 하여 4명 이사와 1명의 상임이사로 구성된다.

① 매월 1회 1의 정기위원회와 수시위원회를 열어 각종 리스크 관리정책 및 리스크 허용수준을 설정하고 관리결과를 심의하는 활동을 한다.

㉠ 프로그램의 목적에 따라 위험관리 활동을 조정하고 실행한다.

㉡ 위험관리 프로그램을 위해 이사회, 행정부, 의료진들의 지원을 확인하는 진술서를 보관한다.

4) 보고체계

정책수립 후 실행하는 것이 가장 관건이다. 아무리 전략을 잘 수립했더라도 문제는 발생하게 마련이다.

① 문제 상황이 발생할 경우 어떻게 대처할 것인지, 보고는 어떻게 하고, 어떤 부서에서 어떻게 대처할 것인지 사례별 대책 요령에 대한 체계 정비가 필요하다. 먼저 위기 상황별 특성을 조사하여 관리 레벨을 정한다.

② High, Middle, Low로 구분하여 High 레벨은 병원 내 최우선 관리요인으로 병원장에게 직속 보고를 원칙으로 하고, Middle 및 Low 레벨은 각 부서 내 조치가 가능한 사안으로 구분한다.

③ 리스크 관리 레벨표의 사례는 〈표 3-14〉와 같다.

〈표 3-14〉 의료 리스크 관리 레벨표 사례

구 분	표 시	내 용	비 고
발생확률	1	희박	주요 영향분야에 따라 인명손실, 재무손실, 중요자원손상, 업무기능 중단, 시스템 사용 불가, 사업장 접근 불가, 언론 영향으로 분류하고, 발생 확률을 표기
	2	가능성 낮음	
	3	중간	
	4	가능성 높음	
	5	매우 높음	
예측가능성	Y	예측가능	조금이라도 예측이 가능한 경우
	N	예측불가	전혀 예상하지 못할 경우
영향기간	1D	1일	리스크 상황이 발생하여 종료될 때까지 우리 회사에 미치는 영향 기간을 의미하고, 이외 '잠시', '지연'은 별도 표기
	1W	1주	
	1M	1개월	
	1M 이상	1개월 이상	
위기등급 (보고단계)	H	위기	위기 단계별 어느 선까지 보고해야 하는지를 표기
	M	비상	
	L	경고	

03 관광 리스크 확인 및 관리

1. 의료관광 에이전시와 리스크 관리업무

의료관광사업에서 에이전시는 여러 리스크에 노출될 수 있고, 대표적인 리스크는 비즈니스 리스크와 임상적 리스크이다.

① 비즈니스 리스크 : 영업이익의 불확실성과 관련된 것이다.
② 임상적 리스크 : 환자의 진료서비스와 연관되어서 발생할 수 있는 위험이다.

리스크를 최소화하기 위해서는 이를 관리할 수 있는 시스템이 갖추어져 있어야 한다.

2. 비즈니스 리스크 관리

의료관광 에이전시는 확실한 수익모델을 확보하지 못하였다.

① 한국과 같은 신규 의료관광시장의 경우, 의료관광 에이전시들이 사업상 여러 리스크에 대한 충분한 경험을 쌓지 못하였다.
② 리스크 선례에 대한 충분하고 체계적인 분석이 이루어지지 않았기에 대처할 수 있는 노하우를 에이전시들이 갖추고 있지 못하여, 많은 에이전시가 생겨나고 금방 시장에서 사라지기도 한다.

1) 현금흐름 관리

의료관광과 같은 신규시장에서는 시장의 수요가 안정적이나 예측이 가능하지 않고, 변동폭이 클 수 있기 때문에 현금흐름의 관리가 중요하다.

① 현금흐름의 문제에 대처하기 위해서는 현금관리계획을 사전에 수립해 두어야 한다.
② 사전 준비의 일환으로 재무제표도 회계기준을 바탕으로 작성한 〈표 3-15〉와 같이 손익계산서와 현금흐름을 바탕으로 계산한 〈표 3-16〉과 같은 현금흐름표(표 3-17)를 따로 작성해야 한다.

〈표 3-15〉 예측 이익표(Profit Forecast)

20　년___ 월___ 일부터___ 일까지 (단위 : 원)

<table>
<tr><td rowspan="4">(a) 총 수입(Total Income)</td><td>판매수익(Sales Revenue)</td></tr>
<tr><td>서비스 수익(Fee for Service)</td></tr>
<tr><td>수수료(Commission)</td></tr>
<tr><td>잡수익(Miscellaneous Income)</td></tr>
<tr><td rowspan="3">(b) 매출원가(Cost of Sales)</td><td>직접 입금(Direct Wages)</td></tr>
<tr><td>지불 수수료(Commission Paid)</td></tr>
<tr><td>기타 직접 비용(Other Direct Costs)</td></tr>
<tr><td>(c) 매출 총 이익(Gross Profit)</td><td>(a) - (b)</td></tr>
<tr><td rowspan="18">(d) 간접비(Overhead Expenses)</td><td>재무비(Accounting)</td></tr>
<tr><td>광고비(Advertsing)</td></tr>
<tr><td>은행 수수료(Bank Charges)</td></tr>
<tr><td>일반 관리비(General Expenses)</td></tr>
<tr><td>보험료(Insurance Premiums)</td></tr>
<tr><td>지급이자(Interest Paid)</td></tr>
<tr><td>법무 관련 수수료(Legal Fees)</td></tr>
<tr><td>자문비(Consulting Services)</td></tr>
<tr><td>차량운행비(Motor Vehicle Expenses)</td></tr>
<tr><td>우편료(Postage)</td></tr>
<tr><td>전기료(Power)</td></tr>
<tr><td>인쇄 및 사무용품비(Printing and Statonery)</td></tr>
<tr><td>임대비(Rent)</td></tr>
<tr><td>보수유지비(Reparirs and Maintenance)</td></tr>
<tr><td>장비 사용료(Technology Equipment)</td></tr>
<tr><td>장비 임대료(Equipment Leases)</td></tr>
<tr><td>소프트웨서 라이센스료(Software Licenses)</td></tr>
<tr><td>직원 임금 및 급료(Staff Wages and Salaries)</td></tr>
</table>

〈표 3-16〉 손익계산서(Income Statement)

	항 목	당월	전월	전기
(d) 간접비 (Overhead Expenses)	복리후생비 (Workers' Compensation and Benfits)			
	회원 유지비, 교육훈련비 (Memberships, Education, and Seminars)			
	통신비 (Telecommunications)			
	여비 및 숙박비 (Travel and Accommodation)			
	시설 방문 여비 및 기타 (Travel for Inspections of Facilities, etc.)			
(e) 경상이익 (Operating Profit) 특별손익	(C)-(d)			
	(f) 대손금 (Bad Debts)			
	(g) 환급금 (Refund)			
	(h) 감가상각비 (Depreciation)			
(i) 세전 순이익 (Net Profit Before Tax)	(e) - (f) - (g) - (h)			
(j) 순이익에 대한 세금 (Tax on Net Profit)	(i) X 세금비율			
(k) 세후 순이익 (Net Profit After Tax)	(i) - (j)			

〈표 3-17〉 예측 현금흐름표(Cash Flow Forecast)

2023년___월___일부터 ___일까지 (단위 : 원)

	항목	금액
(A) 현금유입 (Total Receipts)	수령액(Receipts)	
	판매액(Sales)	
	기타 수익(Other Revenue)	
(B) 현금유출 (Total Cash Payment)	수수료 지급액 (Draws Againsrt Commissions)	
	간접비(Overhead)	
	마케팅비(Marketing)	
	대출 상환금(Loan Repayments)	
	납부 세금(Tax Payment)	
	소득세(Income Tax Payment)	
	고객 환불금(Client Refund)	
	거래 비용(Transaction Fees)	
(C) 순수 현금 흐름(Net Cash Flow)	(a) - (b)	
(D) 월초 현금 잔액 (Opening Bank Balanec)		
(E) 월말 현금 잔액 (Closing Bank Balance)	(C) - (d)	

2) 환불 정책

의료관광 에이전시는 환불에 대한 명확한 정책을 갖고 있어야 하고, 계약서상에도 환불의 조건을 구체적으로 명시하여 고객에게도 설명한다.

① 계약서의 작성에도 불구하고 고객이 환불방침에 불만족하여 소송을 걸어올 수도 있다.
② 의료관광 에이전시는 해당 고객에게 서비스 제공에 투입한 비용과 관련된 영수증 등 관련 서류를 잘 관리한다.

3. 임상적 리스크 관리사례

의료관광 에이전시가 의료기관에서 제공하는 의료서비스에 직접적으로 관여하지는 않기 때문에 임상적 리스크의 책임당사자는 아니다.

① 신뢰할 수 있는 외국의 의료기관을 소개하지 못한, 즉 부주의로 인한 과실의 책임을 물어 고객이 의료관광 에이전시에 소송을 제기하는 경우가 있다.
② 외국의 의료기관을 철저하게 검증하는 정책과 절차를 갖추고 있어야 한다.
③ JCI 같은 외부기관의 인증 결과를 가지고 판단하기도 하지만, 보다 정확한 외국 의료기관 선정절차를 갖고 있는 것이 필요하다.
④ 의료사고의 리스크와 관련하여 책임과 보상 등에 대해 명확한 서류가 준비되어 있어야 하는데, 이는 소송에 따른 불필요한 비용을 예방하거나 줄이는데 도움이 된다.
⑤ 의료관광협회에서는 계약서 이외에 고객의 사전 동의서가 필요하다면서, 이의 표준양식을 제시하였다(표 3-18~22).

1) 비자기간 체크 오류사례 – 개별사례

〈표 3-18〉 체류기간 만료 이후 체류 및 치료중인 환자사례

구 분	내 용
리스크 사례 및 상황	• 외국인 환자가 말기암으로 인해 한국 의료기관에서 항암치료를 위해 보호자와 함께 장기 체류 중 비자 만료일이 경과 • 초기에 외국인 환자가 직접 의료기관으로 내원한 케이스
해결 및 대책	• 의료기관 에이전시가 환자 보호자와 상호 협의하여 비자 연장신청 관련 서류, 보호자의 가족관계 사실 증명서, 의료비 지불보증 등의 서류를 구비 하여 제출 • 환자의 상태가 위중한 점, 외국에서의 합법적인 절차에 대한 미숙한 점을 강조하여 추후 관리 및 제반 서비스를 에이전시가 지속적으로 관리 및 지원 • 비자연장업무 완료

2) 진료설계 오류사례 개별사례

〈표 3-19〉 환자의 예상 견적과 실제 비용의 차액 발생사례

구 분	내 용
리스크 사례 및 상황	• 외국인 환자가 관절 수술을 위해 에이전시의 지원을 받아 의료기관 방문 • 해당 병원에서 수술비와 입원비, 옵션사항에 대해서 문서로 주고받은 뒤 구두로 재확인 및 고지하지 않음, 수술완료 후 중간정산시 환자가 예상하는 비용을 초과 • 환자에게 비용 및 옵션에 대한 재확인 절차 생략 사실 언급 • 법적 하자는 없으나 환자의 만족도가 높았음에도 질 높은 서비스 되지 못함
해결 및 대책	비용에 대한 상세내역을 문서로 전달, 구두로 고지하고 사인받는 매뉴얼 제작

3) 의료기관 시설 고장사례

〈표 3-20〉 의료기관 내 시설의 오작동으로 인해 환자가 상해를 입은 사례

구 분	내 용
리스크 사례 및 상황	• 외국인 환자가 좌측 상완골 골절상으로 병원에서 치료받은 후 퇴원 • 3주 뒤 정형외과 외래진료 위해 병원에 들어가던 중 자동출입문의 센서 고장으로 오작동하여 골절상 입은 부위에 충격이 가해져 상태가 악화
해결 및 대책	의료기관 내 시설의 오작동으로 인한 환자의 상해는 의료기관이 모든 책임

4) 의사소통 오류사례

〈표 3-21〉 약 이름 오역으로 인한 사례

구 분	내 용
리스크 사례 및 상황	• 외국인 환자가 수술을 위해 입원하여 복용 중인 약에 대하여 의료진에게 이야기함 • 의료진의 약 이름 오역으로 수술하기 며칠 전에 끊어야 하는 약 복용을 방치 • 입원 후 복용사실 확인 후 복용 중단시켰으나 수술 날짜 연장 • 수술 날짜 연장으로 인한 입원기간 및 비용 초과 발생
해결 및 대책	• 의료진의 과실이 명백하여 입원기간 연장에 대한 추가 비용을 의료기관이 부담 • 수술 전 주의사항(복용 불가 약 등)에 대한 문서화 및 확인절차 시스템화

5) 부작용에 대한 대처사례

〈표 3-22〉 마취제 과다 투여로 인한 부작용 사례

구 분	내 용
리스크 사례 및 상황	• 외국인 환자가 사랑니 발치를 위해 치과에 내원 • 환자에게 마취가 잘되지 않아 마취제 과다 투여 • 사랑니 발치 이후 환자의 볼 안쪽이 얼얼하고 무감각해지는 등의 부작용 발생
해결 및 대책	• 마취제 투여량 조절 실패는 의료진의 과실이므로 환자에게 정중히 사과 • 외국인 환자의 특성상 국내 환자와 체질과 유전적 소인이 다르기 때문에 그에 따른 준비 필요 • 마취 전에 환자에게 마취 후 발생 가능한 신체 상태를 충분히 설명할 의무가 있음

제4장
의료 리스크 사후관리

01 의료 리스크 유형에 따른 관리
02 의료 리스크 사후관리하기
03 의료분쟁 처리

01 의료 리스크 유형에 따른 관리

1. 의료 리스크 관리의 개념 및 필요성

리스크(Risk)는 발생여부가 불확실하지만 실제로 발생할 경우 경영활동에 막대한 영향을 줄 수 있는 사건이나 상황을 말한다. 외국인 환자 진료에 있어서 리스크 관리는 국제진료 프로세스와 관련하여 개인 또는 조직이 위기에 처하는 상황을 통제, 최소화 또는 제거하는 신속하고 합법적인 시스템을 구축하는 것이다.

1) 외국인 환자의 의료분쟁 예방 및 해결방안

외국인 환자의 의료분쟁 예방 및 해결방안에서 제시한 리스크 관리의 개념 정의 및 필요성을 참고로 다시 정리한다.

① 의료기관의 금전적 피해를 최소화하기 위한 대응방안, 개인 및 조직과 관련한 위기 상황의 사전관리 방안
② 외국인 환자 진료중 발생할 수 있는 위험요소에 대한 종합적인 안전대책 구축 및 외국인 환자 진료 프로세스의 각 접점에서 발생가능한 위험요소에 대한 대응체계 구축 및 진료와 관련한 재무손실에 대한 대응
③ 국가경쟁력 제고 및 잠재적 리스크 발생을 포함한 총체적 대응시스템 구축 및 관리

2) 변화에 대응할 수 없는 경쟁력 갖추기(이해관계자의 신뢰)

리스크 매니지먼트 지식과 경험 필요(단순한 보험만으로는 대응이 부적함)

① 사회적 요인 : 의료사고 및 분쟁의 사회문제 급증으로 병원 신용 하락 및 재무손실
② 법적 환경 요인 : 소송시 입증 책임이 환자보다 병원측에 강화(국내/국제의료기관 평가기준 강화)
③ 내부 환경 요인 : 소장 재 리스크 내재, 사고 발생시 체계적인 대응체계 필요성 인식

3) 의료 리스크 관리

외국인 환자 진료 프로세스와 관련하여 의사, 간호 파트, 진료지원 파트, 행정지원 파트에서 전체 조직과 유기적 관리 및 대응시스템이 필요하고, 전문성과 커뮤니케이션 능력이 중요하다.

① 의료전달체계 확립 및 주의의무 · 설명의무를 준수하고, 외국인 환자 진료시에 의료통역이 제대로 이루어지고 있는지 확인(의료문서와 통역의 구두 전달내용 상세확인 필요)
② 매우 중요한 분쟁의 경우, 녹음에 대한 동의를 구한 후 녹음
③ 역할담당자와 외국인 환자 등 외국인 진료에 참여한 구성원들의 신뢰관계 형성
④ 의무기록을 근거로 원활한 커뮤니케이션 체계 구축

2. 유형별 리스크 관리사례

1) 의료 리스크 관리단계

Carroll은 의료기관에서 발생할 수 있는 리스크의 유형을 5가지로 나누었다. 이는 임상적 리스크, 의료진 관련 리스크, 직원 관련 리스크, 자산 관련 리스크, 재정적 리스크로 나누어지고, 국제 의료관광과 관련한 국제진료 서비스에서는 임상적 리스크와 재정적 리스크를 고려해야 한다.

(1) 임상적 리스크

진료 전 과정에서 발생할 수 있는 환자 낙상사고, 안전 리스크, 투약 리스크, 의무기록 오류 등이 있다. 의료사고는 의사가 의료를 행할 때, 업무상 주의의무를 소홀히 함으로써 환자에 대한 권리를 침해하고 손해를 주는 것이다(예 오진, 잘못된 치료, 합병증).

(2) 재정적 리스크

환율의 변동 · 원자재 · 인건비 등 가격의 상승 등이 있고, 미수금은 다음과 같은 경우에 발생한다.

① 추가 서비스에 대한 사전 설명 부족으로 진료비 지불 거부
② 사전에 예측 못했으나 제공된 서비스에 대한 진료비 지불 거부
③ 결재되지 않는 신용카드

2) 의료 리스크 관리개념

리스크 관리는 금전적 피해의 최소화를 목적으로 하는 협의의 관리를 넘어 조직을 둘러싼 위기상황을 사전 대응방안을 마련함으로써 보다 종합적, 효율적인 안전대책을 구축하는 광의의 관리이다(한국보건산업진흥원).

3) 의료 리스크 확인 및 분석

① 의료 리스크 확인(Risk Identification) : 자주 발생하는 외국인 환자 관련 리스크를 정기적으로 확인하고 분류한다.

② 의료 리스크 분석(Risk Analysis) : 분류된 리스크의 성격 · 원인 · 파생되는 손실 규모 등을 분석하고, 관련 직원과의 면담 · 임상자료 분석 등을 통해서 리스크를 평가한다.

4) 의료 리스크 관리 대안분석

① 의료 리스크 통제(Risk Control) : 리스크를 통제할 수 있는 방안의 리스트를 작성하고, 각 방안별 장 · 단점을 파악한다.

㉠ 위기 노출 회피(Exposure Avoidance) : 손실의 가능성을 제로로 만드는것으로 리스크의 위협이 큰데 효과적으로 통제하기 힘들면 아예 리스크를 제거 하는 것이다.

㉡ 손실예방(Loss Prevention) : 스텝 교육, 정책변화, 절차검토와 개선 등을 통해서 리스크로 인한 손실을 예방하는 것이다.

㉢ 손실감소(Loss Reduction) : 의료사고시 환자나 가족에 대한 위로 및 사후관리를 통해서 사고의 파장을 최소화 하거나 후속조치를 통해서 손실을 최소화 하는 것이다.

㉣ 손실의 격리(Segregation of Loss Exposure) : 조직의 업무와 자원을 적절히 배분함으로써 손실발생시 조직 전체가 영향을 받지 않도록 하는 방법이다.

㉤ 비 보험적 전가(Non-insurance Transfer) : 구매 대신에 리스를 통해서 장비를 이용하거나 계약서상에 손실에 대한 책임면제조항을 포함해서 손실을 줄인다.

② 의료 리스크 자금조달(Risk Financing) : 예기치 못한 손실의 재정적 효과를 충당하기 위한 것이다.

㉠ 의료 리스크 보존(Risk Retention) : 자기 회사 내에서 리스크를 부담하는 것이며, 적립금 · 준비금에 의한 경우와 경상비에 의한 경우, 신용에 의한 경우 등이 있다.

㉡ 의료 리스크 전가(Risk Transfer) : 리스크 자체를 경감하는 것은 아니지만 예상되는 손실의 일부 또는 전부를 회사 밖으로 부담시키는 방법이며, 리스크 이전이라고도 한다.

5) 리스크 관리방안 모니터 및 개선

의료기관에 손실을 일으킬 의료환경의 리스크를 찾아 내는 것으로 환자 불만 조사, 만족도

서베이 조사, 과거의 의료사고 분석, 비공식적 면담 등의 방법이 동원된다. 또한 조직에 손실을 가져온 현재 또는 과거에 발생한 사건들을 수집하는 것이다.

(1) 손 위생관리 과정

의료기관에서 가장 흔한 리스크는 의외로 눈에 보이지 않는 '감염(infection)문제'로 일상적으로 슈퍼 박테리아는 부분적으로 감염에 영향을 주므로, 리스크 관리는 필수적이다. 현재 많은 병원에서 실시하는 감염 리스크 관리의 방식은 손 위생 점검이며, 외국인 환자에게도 예외가 아니다. 외국인 환자에게도 알려줄 손 씻기 방법은 [그림 4-1]과 같다.

① 언제 : 모든 행위 시작 전과 종료시에 손 위생을 실시

② 방법 : 손의 모든 부위

㉠ 알코올 젤(소독액이 마를 때까지 문지르기)

㉡ 물과 비누(15초 이상 문지르기)

③ 장갑 : 사용 즉시 벗기 → 벗은 즉시 손 위생

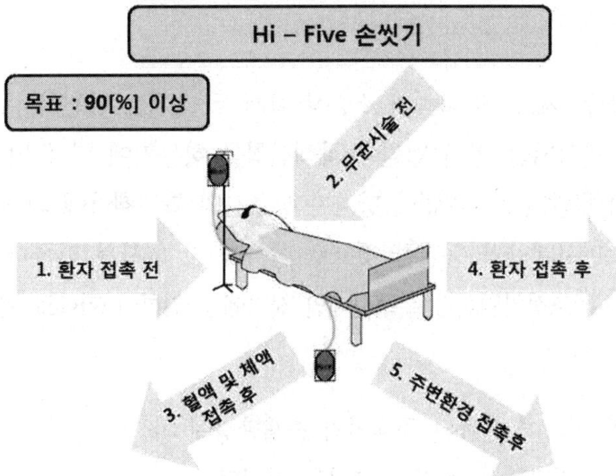

[그림 4-1] 손 씻기 방법

3. 의료 리스크 사후관리

리스크 사후관리 분류에는 예방된 리스크, 일반적인 예방 리스크, 관리된 리스크, 예방되지 않은 리스크, 예방할 수 없는 리스크가 있다.

1) 사후 해결방안

(1) 사법적 해결방안[14)]

민·형사를 포함하여 소송으로 의료분쟁을 해결하는 경우는 전체 건수의 6[%]에 불과하다.

① 민사소송 : 의료사고로 손해를 입은 환자가 의료인에게 손해배상 청구를 하기 위해서는 민사소송을 제기해야 한다. 민사소송을 제기할 때에는 채무불이행으로 인한 민사소송과 불법행위로 인한 민사소송으로 나눌 수 있다.

② 형사소송 : 환자가 의료인의 과실로 상해나 사망에 이른 경우에는 업무상 과실치사상죄로 고소할 수 있고, 의료인의 허위진단서 작성 등의 위법행위는 해당 죄목으로 고소 또는 고발할 수 있다.

(2) 비사법적 해결방식[15)]

법원의 조정제도, 의료심사 조정위원회에서의 분쟁 조정, 대한의사협회 공제회의 화해 및 중재가 있다.

① 화해

㉠ 재판상 화해 : 제소 전 화해와 소송상 화해 두 가지로 나뉜다. 두 가지 모두 화해의 효력은 동일하지만 언제 법원에 화해신청을 하는지에 따라 달라진다.

㉡ 재판외 화해(합의) : 재판없이 당사자 상호간의 화해계약에 의해 성립이 된다. 이는 일반적인 민사계약과 동일한 것으로 당사자 간 의사를 따른다.

② 조정 : 법관이나 조정위원회가 분쟁관계인 사이에 개입하여 화해로 유도하는 절차이다.

(3) 중 재

당사자의 합의에 의하여 선출된 중재인의 중재판정에 의하여 당사자 간의 분쟁을 해결하는 절차로 법원의 확정판결과 동일한 효력을 가진다.

---

14) 홍승욱 : 외국인 환자 의료분쟁 예방 및 분쟁 해결 방안, 글로벌 헬스케어 국제컨퍼런스(한국보건산업진흥원, 중앙일보) 강연자료

15) 한국보건산업진흥원 : 외국인 환자의 의료분쟁 예방 및 해결방안

2) 사후대처 절차

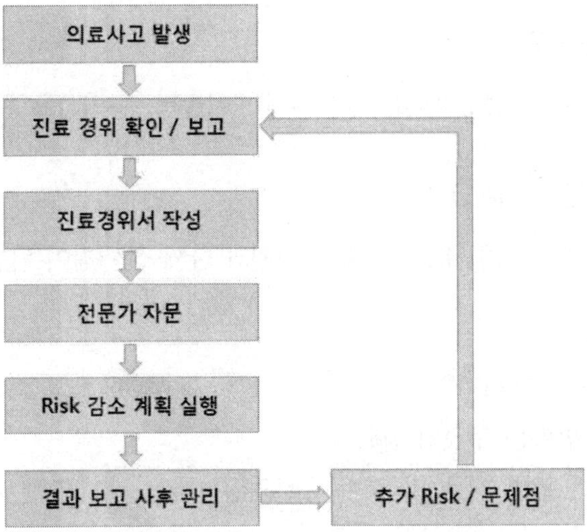

[그림 4-2] 의료사고 발생시 대처 프로세스

자료 : 한국보건산업진흥원 – 외국인 환자의 의료분쟁 예방 및 해결방안

4. 정확한 환자, 부위, 수술/시술 확인

환자의 수술 부위나 환자가 바뀌어 수술이나 시술이 진행되는 경우가 발생할 수 있으며, 외국인 환자처럼 언어장벽이 있는 경우에 발생 빈도가 높아질 확률이 있는데 이에 대한 리스크 관리는 '감염(infection)' 다음으로 중요하다.

① 복잡한 부위의 환자나 여러 가지 임상과를 거치는 경우의 외국인 환자는 본인의 의사전달의 제한성으로 인해 코디네이터나 통역사에 의존하는 경우가 많다.

② 환자 케어시에 상기 〈수술 · 시술 부위 표시〉 및 〈수술 · 시술 전 확인〉, 〈수술 · 시술 직전 Time Out〉 등의 제도적 보완장치가 병원 내에 존재하거나 가동되고 있는지를 반드시 확인하고, 이를 100[%] 활용하는 것이 미연의 사고방지에 도움이 된다.

1) 수술 · 시술 부위 표시

① 수술 · 시술에 참여하는 의사가 가능한 환자 참여하에 확인한다.

② 수술실 입실 전에 시행(고위험 침습적 시술은 시술 시작 전)한다.

③ 좌 · 우 방향, 다중구조, 다중(Level) 확인 표시를 한다.

④ 의사의 Initial(초기) 또는 'O'로 즉시 알아볼 수 있게 표시한다.

2) 수술 · 시술 전 확인

환자 확인(이름, 등록번호), 부위, 예정 수술 · 시술명, 동의서를 확인한다.

3) 수술 · 시술 직전 Time Out

수술 · 시술 직전 또는 마취 유도 전 모든 팀원과 함께 실시(참여 팀원 모두 기록)하고 질문할 수 있다.

① 환자 이름은 무엇입니까?
② 수술 부위와 방향은 무엇입니까?
③ 예정 수술명과 특수 재료 및 장비는 무엇입니까?

5. 약물관리

외국인 환자는 본국에서 입국 당시에 비해 날씨, 스트레스, 습관, 환경의 변화 등에 따라 이상증세를 나타내기도 한다.

〈표 4-1〉 병원 내 2주의 약물 안전사용법

구분	종류	투여시 이중확인	'고주의 약물' 라벨 부착	처방 약품명 적색 표시	분리보관
1	고농축 전해질[16]	○	○	○	
2	주사용 항암제	○	○	○	
3	Penicillin G Potassium (페니실린 G 포타슘)	○	○	○	
4	혈전용해제	○	○	○	
5	Heparin inj.(헤파린 inj.)			○	○
6	Warfarin(와르파린)			○	
7	Insulin(vial)(인슐린)				○
8	마약류				○
9	임상 시험약				○
10	방사선 의약품				○
11	유사 모양, 유사 발음				○

① 요주의의 약물들은 사전에 체크하는 것이 현명하다.
② 병원 내 고주의약물(High-alert Medication)의 안전 사용에 관한 내용은 〈표 4-1〉과 같다. 환자안전을 위해 참고하기 바란다.
③ 상기 약물들은 투여시 이중확인을 거치거나 라벨 부착, 색깔을 달리하는 등의 리스크 관리가 필요하며, 심한 경우에는 별도의 보관으로 관리대장을 통해 분출하기도 한다.

6. 환자 사망의 원인분석

외국인 환자가 사망하는 경우가 심심치 않게 발생하고 있다.

① 환자의 사망원인을 근본적인 차원에서 대처하려면 어떤 인식을 가져야 할지 생각해 보자. 실제 환자의 사망은 사소한 사건에서 출발한다.
② 외국인 환자 사망시 여러 가지 처리절차도 중요하겠으나 근접 오류가 의료오류를 야기하고 이러한 오류가 결국 적신호 사건(Sentinel Event)을 야기하고 있다(표 4-2).

〈표 4-2〉 환자 사망 원인분석

구분	내용
Major Injury 적신호 사건(Sentinel Event)	• 환자 질환과 관련 없이 예상하지 않았던 것이 일어나 사망 또는 주요 기능의 영구적 손실 • 환자의 잘못된 부위, 잘못된 시술로 인해 발생한 사건 • 영아 유괴
Minor Injury 의료오류/ 위해사건(Medical Error/Adverse Event)	• 의료기관 내에서 발생하는 생각지도 않았던 잠재적인 위험한 사건 • 사건발생으로 환자는 일시적 손상을 입었으나, 치료나 중재가 필요 • 사건발생으로 환자는 일시적 손상을 입었으며, 그 결과로 입원이 필요하거나 재원기간이 늘어남
근접 오류(Near Miss) 결과에는 영향을 미치지는 않았지만 재발 시 중대한 유해가 초래할 수 있는 프로세스 오류	• 오류가 발생할 수 있는 잠재력을 지닌 사건이나 환경 • 사건이 발생했으나 환자는 손상이 없음 • 사건발생으로 환자상태에 대한 평가가 과중 되었으나 활력징후에는 변화가 없고, 손상도 없음

7. 낙상관리

유아 및 고령이나 중증환자의 경우, 침상에서 떨어지는 경우가 많다.

① 각 임상과 별 낙상지표로 관리하는데 이는 식 (4-1)과 같다.

16) 고농축 전해질 종류 : ㉠ Potassium Chloride inj. (2[mEq/mL] 이상, K-40 inj) ㉡ Sodium Chloride inj. (0.9[%] 초과, 3[%]NaCL inj. Na-40 inj) ㉢ Magnesium sulfate(50[%] 이상, MASI 50[%] inj.)

② 낙상지표(Inpatient Fall)에 따른 임상과별 차이는 크게 다르다.
③ 외국인 환자의 낙상방지는 실제 병상 간호를 담당하는 간호사의 주의와 통역 및 코디네이터의 주의의무를 견고히 할 때 방지 및 예방될 수 있다.

(**BDOC : Bed Days of Care) 낙상지표(Inpatient Fall)는
Fail Rate = (Number of Falls/BDOC) × 100,000 [BDOC] (4-1)

8. 수혈관리

수술 및 간단한 시술의 경우에도 수혈은 발생하기 마련이다.

① 감염관리 : 수혈조직의 철저한 유형 영향 분석이 선행되어야 하는데, 의료관광 코디네이터의 경우 만약의 의료사고에 대비해 식 (4-2)와 같이 절차 및 주의사항을 반드시 숙지한 뒤에 의료사고 발생시 확보한 의무기록 사본과 수술 기록지 RPN 등을 비교할 수 있는 역량을 갖추어야 한다.
② Transfusion Error는 주로 중증도(Severity)와 발생(Occurrence), 발견가능성(Detectability)등 3가지 요소를 통해 그 위험도를 가린다.

RPN = 중증도(Severity) × 발생(Occurrence) × 발견 가능성(Detectability) (4-2)

㉠ 중증도 : 0(무해) → 10(사망)
㉡ 발생 : 0(발생 안함) → 10(쉽게 발생)
㉢ 발전 가능성 : 0(확실히 발견) → 10(절대 발견하지 못할 수 있음)
㉣ 수혈관리 심폐 유형은 '바코드 미부착 및 서명 확인 누락'으로 나타났다.
㉤ 환자의 검체 및 수술 부위의 미확인 같은 단순한 Error가 큰 의료사고로 이어질 수 있어 의료서비스 상품의 의외성을 준비하는 의료인은 주의를 기울인다(표 4-3).

〈표 4-3〉 수혈관리 심폐유형

사고유형 (Failure Mode)			실패영향 (Effects)	가능한 요인 (Potential Causes)	점수(Scoring)			RPN (Potential Causes)
					중증도	발생	발견 가능성	
1	환자 확인 (채혈 전)	환자 확인 누락 (환자이름, 등록번호)	부적절한 수혈	지침 미준수	9	1	9	81
		부정확한 환자확인	부적절한 수혈	지침 미준수	9	1	9	81
2	바코드 부착 및 서명	타 환자의 Sample (샘플)에 부착	부적절한 수혈	지침 미준수	9	2	7	126
3	혈액 확인(혈액 스킨, 의사-간호사 ID입력)	혈액 스킨 누락	부적절한 수혈	지침 미준수	9	1	6	54
4	환자 확인 (수혈 전)	환자 확인 누락	부적절한 수혈	지침 미준수	9	1	9	81
		혈액 정보 확인 누락(ABO, Rh형)	부적절한 수혈	지침 미준수	9	1	9	81

9. 그 밖의 관리

진료 리스크의 관리 이외에도 화재 등 기타 시설 안전의 관리 또한 환자관리에 있어서 중요한 부분이다. 환자의 안전을 위해 의료관광 코디네이터는 매회는 아니더라도 환자의 불완전한 움직임을 감안하여 화재시 대피장소 및 응급상황시 주의요령 등을 숙지하는 것이 중요하다.

1) 화재시 행동요령

① 신고번호 : "원내 119" or "0" 코드 레드

② 1단계 : "불이야"(비상벨)

③ 2단계 : 화재 발생 신고("원내 119" or "0")

④ 3단계 : 화재 진압 후 환자 대피

㉠ 질문1 : 소화기의 사용 방법?

답1 : 안전핀 제거 후 노즐(호스 끝)을 화점의 바닥 방향으로 비를 쓸 듯이 방사한다.

㉡ 질문2 : 소화기, 비상구의 위치 및 대피경로는?

답2 : (지금 있는 곳에서 확인한다)

2) 업무 분담

① 화재 신고(경보반) : 원내 119

② 화재 진압(소화반) : 소화기 또는 소화전으로 화재 진압

③ 환자 대피(대피 유도반) : 가깝고 안전한 곳으로 환자 대비

3) 대피 요령

① 방화문은 즉시 닫고 현재 위치에서 비상구 2곳 이상 확인

② 코와 입을 감싸고 낮은 자세로 신속히 대피

③ 1차 대피 : 화재 반대편 구역(A zone ↔ B zone)으로 대피(순서 : 내원객 → 경환자 → 중환자)

④ 2차 대피 : 비상방송에 따라 피난층으로 대피

⑤ 배연 : 배연창(창문)을 열어 연기 배출

〈표 4-4〉 리스크 관리유형 : 환자의 자살로 영사관 고발 및 언론보도 상황(리스크등급, H)

구 분	주요 내용	비 고
의료 리스크 상황	평소 우울증을 앓고 있던 외국인 환자 할리모터서씨, 환경을 바꾸면 나아질 것 같아 보호자의 적극 추천으로 한국의 부산삼육병원에 입원하게 됨	
주요 위험내용	① 환자별 1대1 간호사 배정은 어려움 ② 짧은 시간별 정기적인 집중관리에도 불구하고 환자의 돌발행동은 예측하기 어려움 ③ 과격한 환자의 경우, 돌발행동에 대한 대응이 어려움	
발생확률	정신병 환자는 자살 발생 가능성이 높음	
예측 가능성	우울증 환자의 돌발행동은 예측 불가	
발생시 영향 기간	사고발생 후 수습까지 최소 1주일 이상 예상	사인에 따라 장기적일 수 있음
발생시 주요 영향	① 고발성 언론보도에 인한 병원 신뢰도 하락 ② 언론, 정부기관, 환자 보호자 등의 주목과 문의 쇄도 ③ 분쟁시 대응조치로 인한 대응 인력의 정상적인 업무장애 및 마비 ④ 분쟁 해소를 위한 재무손실 등	신뢰 하락은 병원·국가 경쟁력과 직결
의료 리스크 예방 측면 중점 조치사항	① 우울증 증세가 변동이 심한 경우 입원 전 보호자에게 환자 현재상황·진료내용 및 예상 위험요인·주의사항에 대해 올바르게 숙지시키고, 이를 진료차트에 기록하고 보호자와의 대화는 녹음 ② 보호자와 함께 입국하지 않을 경우 이메일(서면) 및 유선통화를 통해 설명하고 통화내용은 녹음	

구 분	주요 내용	비 고
	③ 의사의 지시에 따라 실시한 간호사의 관리내용은 간호차트에 점검시간, 내용, 요일별 특이사항 및 조치사항을 상세히 기록 〈세부 체크사항〉 ① 우울증 환자의 경우 반드시 보호자 및 보호사와 동행하여 외출 ② 위험성이 높은 환자는 매 Duty 마다 주의하여 체크 ③ 정신병동 창문 등 시설 위험성 재점검(열리는 정도, 보안창 틀) ④ 비상계단 열쇠 잠금(일시적 필요한 경우) ⑤ 병동 물품 재점검(위험하고 불필요한 물품은 제거) ⑥ 시설문제 발견시 상급자에게 보고하고, 조치 ⑦ 간호기록 관리를 철저히 ⑧ 사고발생시 즉시 담당 주치의/보호자에게 연락하고, 조치 ⑨ 보호자에게 연락이 되지 않을 경우 연락은 원무과에서 조치할 수 있도록 협조 요청하고, 사망환자 사후관리 업무에 집중 ⑩ 다른 환자에게 영향이 가지 않도록 주의	
상황 발생시 보고단계	① 최초발견자(간호사의 경우) → 병동 팀장 → 담당 주치의(주치의 연락이 안될 경우, 응급 조치 가능한 진료과장에게 신속히 연락) ② 병동팀장 : 간호부장 ③ 간호부장 : 병원장, 행정실장 ④ 병원장 : 긴급대책위원회 소집, 조치사항 결정 ⑤ 응급조치 의사 : 보호자에게 상황 설명 ⑥ 담당 주치의 : 보호자에게 진료경과 설명	응급상황 보고 · 육하원칙에 따른 보고멘트 양식을 미리 마련해 두면 위급상황시 매우 용이
의료 리스크 발생시 중점 조치사항	① 긴급보고 및 응급조치 • 환자상황 발견 즉시 응급조치 • 응급상황 보고체계에 따라 보고 • 담당 주치의 도착, 환자상황 파악 • 환자 진료차트에 응급조치사항 기록 • 보호자에게 연락, 담당 주치의가 상황 설명 ② 긴급보고 및 응급조치 • 영사관 직원 도착시에 병원 안내원은 행정실장에게 신속히 보고 • 행정실장은 병원장에게 보고 • 행정실장은 통역자와 함께 영사관 직원을 대응 • 영사관 요청서류를 확인 후 제출(환자 입원동의서, 진료행위 서면 자료 환자사고 예방을 위한 관리 매뉴얼) • 영사관에서 서면 자료 검토 후 해당자 인터뷰(담당 주치의, 간호사) 요구시에 행정실장은 담당 주치의 및 간호사를 통역사와 함께 대응 • 리스크 조사상황이 해소된 후 영사관 측의 추가 요청시에 내부 확인 후 대응(영사관 측이 담당 주치의를 직접 연락하도록 하지 말 것. 모든 연락망은 행정실장 주관하에 조치 할 수 있도록 할 것) • 분쟁상황이 발생 할 경우 의료분쟁 법률전문가에게 의뢰하여 체계적인 대응	응급상황 보고 · 육하원칙에 따른 보고멘트 양식을 미리 마련해 두면 위급상황시 매우 용이.

구 분	주요 내용	비 고
	③ 언론대응 • 사고 수습을 최우선 : 완료될 때까지 언론취재에 상세히 대응할 필요는 없으나 만일 언론취재에 대응해야 할 경우 병원측 과실이 없음을 강조하기보다는 유족들의 슬픔에 유감스럽게 생각함을 강조하는 것이 바람직 • 사고수습 후 명확한 사실에 대한 보도자료를 마련하여 해당 국가 언론사, 영사관에 제출	
사후관리 조치사항	① 환자 장례 관련 • 최초 환자와 진료 계약시 사망 관련 조치사항을 반영한 경우는 그에 따라 진행 • 반영되지 않은 경우, 환자 보호자와 협의하여 조치 ② 리스크 조치결과 평가의견 공유 • 의사, 간호부는 환자 관리체계를 재점검하여 개선사항을 반영, 지침사항으로 교육 • 행정실 안내요원의 경우, 외부인 안내 멘트 및 보고체계를 재점검 • 통역사의 주의사항을 재교육 • 병실 위험요인 재점검(위험물건 치우기)	• 최초 환자 연결시 계약 항목에 반영하는것도 좋은 방안 • 도의적 측면에서 장례비용을 병원측이 부담할 경우는 상호원만 하게 해결

02 의료 리스크 사후관리하기

리스크의 예방도 중요하지만 이미 발생 된 일의 사후처리도 의료관광시장의 지속적인 발전을 위해 반드시 짚고 넘어가야 할 부분으로 환자의 권한과 책임의 범위를 반드시 규정하는 것이 사후처리 절차를 진행하는 데 중요하다.

1. 환자의 권한과 책무

1) 환자의 권한

① Every patient has the right to be cared for and respected as a human being.
(모든 환자는 인간으로서 보살핌과 존중을 받을 권리가 있습니다.)

② Every patient has the right to receive sincere treatment from the medical staff.
(모든 환자는 의료진으로부터 진정성 있는 치료를 받을 권리가 있습니다.)

③ Every patient has the right to know about the specialty of the medical staff in charge.
(모든 환자는 담당 의료진의 전문성에 대해 알 권리가 있습니다.)

④ Every patient has the right to be fully informed about his or her disease, present condition care plans and expectations.
(모든 환자는 자신의 질병, 현재 상태치료 계획 및 기대치에 대해 충분히 알 권리가 있습니다.)

⑤ Every patient has the right to decide whether or not s/he will try new medical therapies or participate in the education of the diseases concerned.
(모든 환자는 새로운 의학적 치료법을 시도할 것인지 또는 해당 질병의 교육에 참여할 것인지 결정할 권리가 있습니다.)

⑥ Every patient has the right to be informed of medical procedures such as treatment, diagnosis, operation, hospitalization, etc.
(모든 환자는 치료, 진단, 수술, 입원 등과 같은 의료절차에 대해 알 권리가 있습니다.)

⑦ Every patient has the right to keep his or her medical records confidential from any third parties, except medical staff in charge or other legally authorized persons.
(모든 환자는 담당 의료진 또는 기타 법적 권한이 있는 사람을 제외하고 제3자로부터 자신의 의료기록을 기밀로 유지할 권리가 있습니다.)

⑧ Every patient has the right to secure full privacy regarding treatment.
(모든 환자는 치료와 관련하여 개인정보를 완전히 보호할(받을) 권리가 있습니다.)

⑨ Every patient has the right to secure full privacy regarding his or her body even when undressed for the purpose of treatment.
(모든 환자는 치료를 위해 옷을 벗은 경우에도 자신의 신체에 대해 완전한 사생활을 보호받을 권리가 있습니다.)

⑩ Eery patient has the right to know about detailed knowledge of medical expenses.
(모든 환자는 의료비에 대한 상세한 지식(내역)을 알 권리가 있습니다.)

2) 환자의 책무

① All patients must provide all information related to health problems such as

chief complaints, past medical history, history of hospitalization, medication use or level of pain.
(모든 환자는 주요 불만사항, 과거 병력, 입원 병력, 약물 사용 또는 통증 정도와 같은 건강 문제와 관련된 모든 정보를 제공해야 합니다.)

② All patients and guardians should participate positively towards making decisions for examinations and establishing treatments. Also confirmation with the physicians should be made when information is needed.
(모든 환자와 보호자는 검사 결정과 치료 결정에 적극적으로 참여해야 합니다. 또한 정보가 필요할 때 의사와 확인해야 합니다.)

③ All patients must follow the care plans provided during the medical care in the hospital; however, s/he will be responsible for the results if those care plans are not followed.
(모든 환자는 병원에서 치료를 받는 동안 제공된 치료 계획을 따라야 합니다. 하지만 이와 같은 치료계획을 따르지 않을 경우 그 결과에 대해 책임을 져야 합니다.)

④ All patients must not only abide in the regulations when admitted, but also respect all staff and other patients and actively participate in treatment.
(모든 환자는 입원시 규정을 준수할 뿐만 아니라 모든 직원 및 다른 환자를 존중하고 적극적으로 치료에 참여해야 합니다.)

⑤ All patients must carry out the financial responsiblility agreed with the hospital, including all the fees for medical services.
(모든 환자는 의료 서비스에 대한 모든 비용을 포함하여 병원과 합의한 재정적 책임을 수행해야 합니다.)

2. 입원 및 외래의 접점관리

입원의 경우, 환자수의 증가로 인한 불편개선이 가장 긴급한 상황이다.

① 외래의 경우는 검사실의 진료로드(Load)가 심각한 수준이다.
② 고가환자의 불편 중 대다수를 차지하는 것이 검사 대기시간이다.
③ 직접적인 개선책을 강구하는 것이 필요하지만 모니터링을 강화하여 실제 환자들이 체감하는 친절의 정도를 제고하고, 향후 여러 가지 불편한 점이 있더라도 이를 해결 할

수 있도록 전화 모니터링 등 조직 내 감시체계 강화가 사후관리의 문제점들을 늦추거나 감소시킬 수 있게 된다.

④ 전화응대 모니터링은 의료서비스 질 관리의 사후관리의 가장 기본적인 방식으로 대부분의 병원에서 선호되고 있다(표 4-5).

〈표 4-5〉 전화응대 예절조사 업무영역별 내역

업무영역	업무영역 개수	평가항목(회당 25점×5회×업무영역 수)									합계	환산 점수 (100점)
		접속신속 (1점×5)	수신신속 (1점×5)	양해멘트 (2점×5)	최초인사 (4점×5)	응대태도 (3점×5)	설명태도 (5점×5)	설명어감 (5점×5)	완료인사 (2점×5)	종료태도 (2점×5)		
기타	5	24	23	44	92	60	100	105	36	44	528	84.48
병동	52	255	231	505	996	654	1146	1149	444	45	585	590.08
외래	40	155	161	362	754	530	885	875	355	382	445	989.18
지원부서	137	644	603	1304	2466	1727	2915	2895	1127	1269	14950	87.30
특수진료부서	18	85	70	168	332	228	387	391	143	162	1966	87.38
합계	252	1163	1088	2383	4640	3199	5433	5415	2105	2332	27758	88.12
업무영역별 평가항목 평균		92.67	86.69	94.94	92.43	84.97	86.58	86.29	83.86	92.91	11058	
업무영역별 평가항목 평균율		4.63	4.33	9.49	18.48	12.74	21.64	21.57	8.38	9.29	110	7

3. 환자 사후평가 관리를 위한 〈근접오류보고서 작성〉

환자관리를 위한 근접 오류보고서는 리스크 사후관리 문제점 분석을 위해 작성한 뒤, 향후 발생할 수 있는 사건 및 사고와의 개연성을 추론한다. 대부분의 리스크 발생이 본 근접오류 보고서에서 사전에 감지되거나 예방될 수 있게 된다. 〈표 4-6〉과 같은 양식에서 제시하는 여러 가지 개념들을 숙지하고, 이를 추후 리스크 관리로 인지한다.

〈표 4-6〉 환자안전 근접오류보고서

환자안전 근접오류보고서
(Near Miss Notification Report)

■ 환자정보

환자 명 : 등록번호 : 성별/나이 :

진료 과 : 주치의 : 진단명 :

■ 부서 :

■ 관련 직원 : ☐ 의사 ☐ 간호사 ☐ 방사선사 ☐ 약사 ☐ 임상병리사 ☐ 기타( )

분류 및 발생단계

〔 〕수술/시술

☐ 처방 ☐ 준비 ☐ 수행 ☐ 사후관리 ☐ 기타

〔 〕약품/혈액

☐ 저장/보관 ☐ 처방 ☐ 준비/조제 ☐ 투여/적용 ☐ 사후관리 ☐기타

〔 〕검사

☐ 처방 ☐ 준비 ☐ 수행 ☐ 사후관리 ☐ 기타

〔 〕간호처치

☐ 처방 ☐ 준비 ☐ 수행 ☐ 사후관리 ☐ 기타

〔 〕낙상

☐ 떨어짐 ☐ 넘어짐 ☐ 미끄러짐 ☐ 헛디딤 ☐ 주저앉음 ☐기타

〔 〕시설/설비

☐ 보관 ☐ 준비 ☐ 적용 ☐ 사후관리 ☐ 기타

〔 〕기타

☐ 저장/보관 ☐ 처방 ☐ 준비 ☐ 수행 ☐ 사후관리 ☐기 타

■ 보고일시/보고자 (내용을 아는 직원은 누구나 보고할 수 있음)

■ 사건의 심각도 수준 (근접 오류보고서 점수 : Level 0~2)

☐ Level 10 : 오류가 발생할 수 있는 잠재력을 지닌 사건이나 환경
☐ Level 11 : 사건이 발생했으나 환자는 손상이 없음
☐ Level 12 : 사건 발생으로 환자상태에 대한 평가요구가 증가되었으나, 활력징후에는 변화가 없고, 손상도 없음
☐ Level 13 : 사건 발생으로 환자는 일시적 손상을 입었으나, 치료나 중재가 필요함
☐ Level 14 : 사건 발생으로 환자는 일시적 손상을 입었으며, 그 결과로 입원이 필요하거나 재원기간이 늘어남.
☐ Level 15 : 사건 발생으로 환자는 영구적 손상을 입었거나 거의 죽음에 이르는 상태가 됨
☐ Level 16 : 사건 발생으로 환자가 사망함

4. 사후관리를 위한 〈사건 · 사고 신고 작성〉

사건 · 사고가 발생한 뒤, 환자 관리위원회에서 필수적으로 검토되는 서류인 만큼 의료분쟁이나 소송시에 이를 접하는 기회가 많을 것이다. 〈표 4-7〉과 같은 양식이나 의료기관에 따라 비슷하거나 다른 양식을 사용하는 경우 도 있다.

〈표 4-7〉 사건 · 사고 신고서

환자이름 :	성별/나이 :	등록번호 :
진료 과 :	주치의 :	진단명 :
부서(병동) :		관련 직원 :
사건 발생 경위 기록 :		
향후 개선 방안(또는 제언) :		
작성일시 :	작성자 :	
		(전화번호 :)

5. 사후관리를 위한 〈경위서 작성〉

의료기관의 수행상 오류가 가장 정확하게 나타난 서류로, 향후 분쟁시 유리한 고지를 점하게 되는 첩경이다. 리스크 관리시스템의 구성 요인들을 반드시 숙지하여 향후 발생되는 여러 가지 리스크에 어렵지 않게 대응할 수 있도록 노력해야 한다〈표 4-8〉.

〈표 4-8〉 경위서

환자이름 :	등록번호 :
진료 과 :	주치의 :
사건 발생 경위 기록 :	
향후 개선 방안(또는 제언) :	
작성일시 :	작성자 :

6. 보건산업진흥의 의료분쟁 관련 법률적 문제해결 가이드 라인

질문1	외국인 환자 사망시 대응

교통사고를 당한 외국인 환자가 병원에 도착 후 본격적인 치료를 시작하기도 전에 사망했다(도착 4분후 사망).

현장에서 치명상을 입고 구급차 후송중에도 생존 상태로 병원에 도착하기를 기대하기 어려운 상태였으므로 의료사고나 분쟁이 염려되는 상황은 아니다, 외국인 환자가 병원에서 사망한 경우 어떠한 절차에 따라 대응해야 하는지, 평소에 이와 유사한 문제는 어디에 문의하는 것이 가장 좋은지 등을 알고 싶다(표 4-9).

답1	외국인 환자 사망시 대응 답변

외국인이 병원에서 사망한 경우 대체로 몇 단계에 따라 행정적 수속 및 시신처리를 하게 된다.

① 본국의 유족에게 연락하여 유족이 입국하게 하거나, 만약 입국할 수 없는 경우에는 팩스 등을 통하여 유족위임장을 받음

② 사망진단서 발급

③ 외교통상부에서 사망진단서에 확인을 받은 후 본국 대사관으로부터 사망확인서를 발급받음(송환하는 경우, 본국송환에 관한 확인서 발급)

④ 시신처리

㉠ 사망자 유가족을 초청하기 위해 유가족에게 보낼 서류 : 본국 대사관에서 받은 사망확인서 1부를 해당국 유족에게 우편으로 보내 비자를 발급받을 수 있도록 한다.

ⓐ 시신처리에 관한 자세한 사항은 복국 대사관에 문의하거나 한국보건산업진흥원 국제 의료정보실(1577-7129)과 상의한다.

ⓑ 시신 등의 본국송환에 관한 세부사항은 사망자의 본국 대사관과 우리나라 세관에 문의하면 안내받을 수 있다.

㉡ 간이 통관절차에 적용한다.

ⓐ 유해 및 유골은 간이 통관절차에 의해 운송된다.

ⓑ 유해 · 해골, 시신을 국외로 운송할 경우에 송품장, 간이 통관목록 또는 우편물 목록을 세관에 제출한다.

㉢ 유족이 있는 경우에는 직접, 유족이 없는 경우에는 유족위임장을 받은 사람이 병원에서 시신을 방부 처리한다.

㉣ 사체인도시 또는 시체검안서, 방부 처리확인서, 대사관 확인서를 구비 한 후 항공사로부터 항공화물운송장을 발급받는다.

ⓜ 시신을 입관한 후 항공사에 인도한다.

ⓑ 화장 후 유골을 송환하는 경우 : 화장을 한 유골을 항공 · 화물회사(대한항공, 한국공항, 아시아나, 외 등)에 특수화물로 운송한다.

〈표 4-9〉 외국인 환자 사망시 대응

〈일 본〉

사망진단서는 진료 담당의가 작성한다.

사망하신 분의 유족이나 보호자가 한국에서 화장할 것인지 방부제 처리를 해서 일본에 모실 것인지 결정, 일본에 화장문화가 있어서 대부분 화장절차가 더 쉽고 비용도 저렴하다. 일본대사관에 유족분을 모시고(1분) 화장동의서 발급신청서를 작성(사망진단서, 사망하신 분의 여권, 유족 본인 여권 지참)한다.

가. 화장시

① 일본대사관으로부터 화장동의서를 받는다.

② 원무팀장 또는 담당자가 장례식 업자에게 연락한다.

③ 화장할 날짜를 정하고, 화장의 경우에는 사후 최소한 24시간이 지나야 한다.

④ 유골함을 일본에 가져갈 때 공항에서 신청 안 해도 된다.

⑤ 화장터 이용+장리 사+유골함=약 100만 원~150만 원 정도이다.

나. 방부제 처리시 [국제 장의사에게 연락(국제 장의사가 필요한 서류, 검사, 공항 수송처리)]

① 일본대사관에 가서 방부 증명서를 발급받는다.

② 24시간 지난 뒤에 서울 적십자 병원에 옮겨서 유체를 검사(1~2일)한다.

③ 공항까지 수송하고 비용은 약 400만 원 정도이다.

〈러시아〉

① 러시아 대사관에 환자 사망신고를 한다.

② 사망진단서를 진료과장이 작성하고 번역공증을 한다.

③ 외무부 **아포스티유** 신청 발급, 러시아 대사관에 제출한다.

④ 사망하신 분의 유족, 보호자가 한국에서 화장할 것인지 방부제 처리를 해서 러시아에 모실 것인지 결정한다. 화장 절차가 더 쉽고 비용도 저렴하다.

⑤ 러시아 대사관에 유족분을 모시고(1분) 화장동의서 발급신청서를 작성(사망진단서, 사망하신 분의 여권, 유족 본인의 여권 지참)한다.

⑥ 최종 러시아 영사의 심사 후 2가지 서류 발급(감염 여부 확인서/시신 확인서)한다.

⑦ 최종 이송 : 다른 나라의 경우 에도 병원과 대사관, 화장시설 또는 국제방부처리(국제 장의사) 업체를 통해 러시아 와 비슷한 절차를 밟아 처리한다.

참고

- 아포스티유협약 : 협약 가입국들 사이에서 공문서의 국제적 활용을 보다 용이하게 하기 위해, 외국 공관의 영사 확인 등 복잡한 인증절차를 폐지하는 대신에 공문서 발행국가가 인증하는 내용을 골자로 하는 다자간 협약

① 명칭 : 외국 공문서에 대한 인증의 요구를 폐지하는 협약(Convention Abolishing the Requirement of Legalization for Foreign Public Document)

㉠ 발효시기 : 1961.10.5. 헤이그에서 작성. 1965.1.24. 발효

㉡ 가입국 현황 : 미, 영, 불, 독, 일, 중(홍콩, 마카오만 적용) 등 92개국(2007년 5월 현재)

㉢ 우리나라에 대한 발효 : 2007.7.14.

② 절차비교

기존 절차	Apostille 발효 이후 절차
공문서 발급 → 우리정부 확인(필요시) → 주한 공관 확인 → 해당 국가에서 공문서로서 인정	공문서 발급 → 외교통상부 확인 → 협약 가입국에서 공문서로서 인정

③ 아포스티유 발급절차

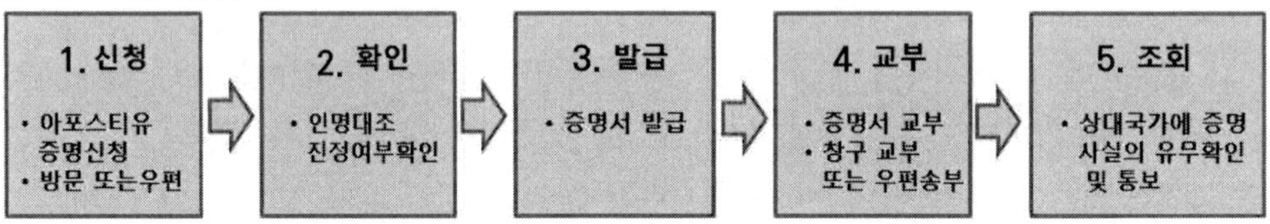

④ 아포스티유 신청 구비서류

㉠ 아포스티유 발급신청서

㉡ 아포스티유 확인을 받고자 하는 공문서 또는 공증된 문서

㉢ 대리인에 의한 신청인 경우는 대리인의 신분증 사본

㉣ 외무부장관이 행하는 영사 관계 문서의 확인 사무 수수료 규칙에 의한 수수료

⑤ 포스티유 발급 대상이 되는 문서 : 우리 공문서임. 번역문에 대해서는 국가별로 요구조건이 다르기 때문에 신청인이 문서를 제출할 국가에서 번역문을 필요로 하는지 필요하다면 어떤 절차를 거쳐야 하는지 정확하게 파악하여 대처하고 번역 공증된 문서는 아포스티유 발급대상

⑥ 아포스티유 발급위한 심사내용 : 협약에 따라, 외교통상부는 발행된 문서의 날인된 관인 또는 서명이 원본과 일치하는지 여부 등을 심사. 외교통상부는 정부기관, 공증인 사무소의 협조를 얻어 대조에 사용할 관인과 서명을 등록받아 데이터베이스로 구축.

⑦ 아포스티유 확인 제도에 관한 자세한 정보

· www.0404.go.kr · 전용 상담 전화 (02) 2100-7500, (02)3210-0404

㉠ 의료사고를 보건의료인이 환자에 대하여 실시하는 진단 · 검사 · 치료 · 의약품의 처방 및 조제 등의 행위로 인하여 사람의 생명 신체 및 재산에 대하여 피해가 발생한 경우로 정의함.

㉡ 대한민국 국민이 아닌 자도 보건의료기관에 대하여 의료사고로 인한 손해배상을 하는 경우 에도 이 법을 적용하도록 규정하여 외국인에 대하여 도 적용함.

㉢ 의료분쟁을 신속 · 공정하고 효율적으로 해결하기 위하여 특수법인 형태로 [그림 4-3]과 같이 한국의료분쟁조정중재원(이항'조정중재원'이라 한다)을 설립함

㉣ 의료분쟁을 조정하거나 중재하기 위하여 조정중재원에 의료 분쟁조정위원회를 설치함.

㉤ 조정위원회의 업무를 효율적으로 수행하기 위하여 5명의 조정위원으로 조정신청일부터 90일 이내에 조정을 결정하도록 규정함.

㉥ 의료분쟁의 신속 · 공정한 해결을 지원하기 위하여 조정중재원에 의료사고 감정단을 설치함.

㉦ 조정부가 조정결정을 하는 경우 환자의 손해, 보건의료기관 개설자 및 보건의료인의 과실 정도, 환자의 귀책사유 등을 고려하여 손해배상을 결정하도록 함.

ⓞ 이 법에 따른 조정절차를 거치지 아니하고도 법원에 의료분쟁에 관한 소송을 제기할 수 있도록 함.
ⓩ 보건의료인 단체 및 보건의료기관 단체는 의료사고에 대한 배상을 목적으로 하는 의료배상공제조합을 보건복지부장관의 인가를 받아 설립 · 운영할 수 있도록 함.
ⓒ 국가가 보건의료인이 충분한 주의의무를 다하였음에도 불구하고 불가항력적으로 발생하였다고 의료사고보상심의위원회에서 결정한 의료사고에 대하여 예산의 범위안에서 보상하도록 함.
ⓚ 조정이 성립되거나 중재판정이 내려진 경우에 해당함에도 불구하고 피해자가 손해배상금을 지급받지 못한 경우 조정중재원이 미지급금을 피해자에게 대신 지급하고 보건의료기관 개설자 또는 보건의료인에게 구상할 수 있도록 대불제도를 운영함.
ⓣ 보건의료인이 업무상 과실치상죄를 범한 경우에도 조정이 성립하거나 조정절차 중 합의로 조정조서가 작성된 경우에는 피해자가 명시한 의사에 반하여 공소를 제기할 수 없도록 함.

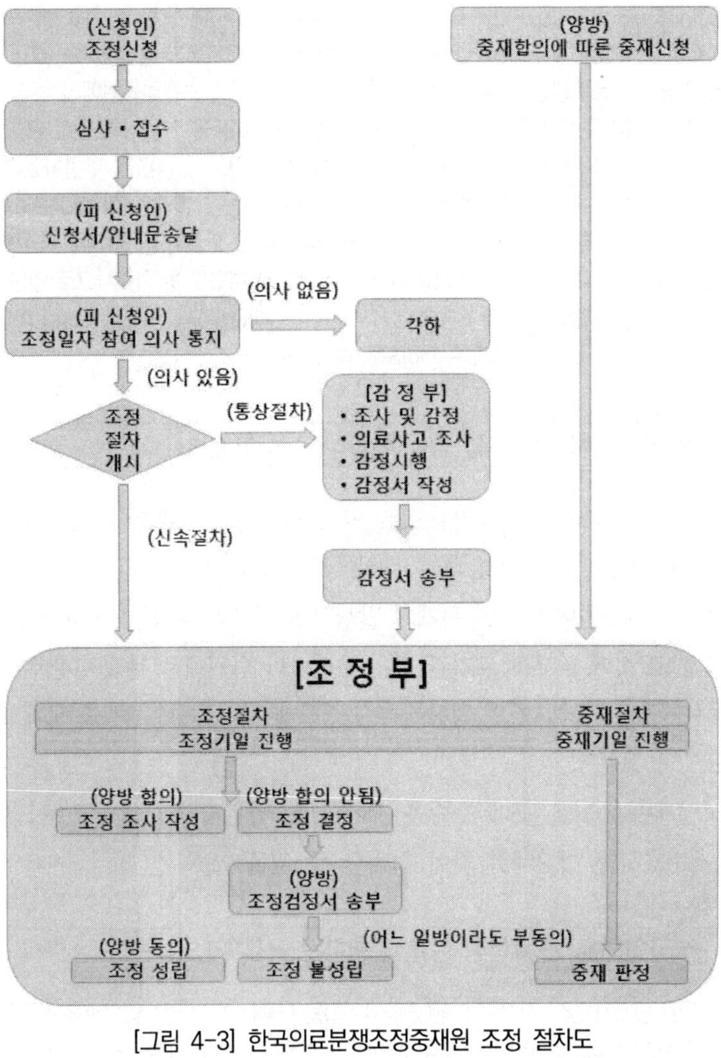

[그림 4-3] 한국의료분쟁조정중재원 조정 절차도

질문2	의료분쟁조정중재원의 역할

의료분쟁을 해결할 수 있는 법률이 새로 제정되었고, 법률에 근거해 전문기구가 설립되었다.

- 새로운 분쟁 해결기구가 어떠한 역할을 하는지, 또 기존에 존재하고 있던 의료법 제70조의 '의료분쟁조정위원회'와 어떤 차이가 있으며, 외국인 환자도 이 기구에 의해서 의료분쟁이 해결 가능한가?

답2	의료분쟁조정중재원의 역할답변

① 2011년 4월 공포되어 2012년 4월 시행이 되는 '의료사고 피해 구제 및 의료분쟁조정 등에 관한 법률'에 의해 내국인뿐만 아니라 외국인도 동법에 의하여 의료분쟁을 해결할 수 있게 되다.

② 동법에 의하면 의료분쟁을 신속 · 공정 · 효율적으로 해결하고 보건의료인에게 안정적인 진료환경을 조성해 주기 위하여 특수법인 형태로 '한국의료분쟁조정중재원'을 설립하여 의료분쟁을 적극적으로 해결하고, 분쟁의 예방대책 마련에 주도적인 역할을 할 수 있도록 임무를 부여하였다.

③ 제도적으로 '임의적 조정전치주의'를 채택하여 조정과 소송을 별개의 절차로 규율하며, 보건의료인이 업무상 과실치상죄를 범한 경우에도 조정이 설립하거나 조정절차 중 합의로 조정조서가 작성된 경우 피해자가 명시한 의사에 반하여 공소를 제기할 수 없도록 하였으며, 의료사고로 인한 피해자의 미지급금에 대하여 조정중재원이 손해배상금을 대신 지불하는 제도(손해배상금불제도)를 마련하는 등 의료사고로 인한 피해를 신속 · 공정하게 구제하도록 하고 있다.

질문3	외국인 환자 의료분쟁 등을 관할하는 국제재판소

외국인 환자를 진료하는 의료기관으로 의료사고 발생시 분쟁에 대비하고, 예방차원으로 기본적인 법률지식을 확인 · 공유하는 차원에서 질의한다.

- 의료사고가 발생하여 법적인 문제가 발생하면 외국인 환자는 자기(自己)나라의 법원에서 재판을 받고 싶어 하고 의료기관 측은 우리나라 법원에서 분쟁과 관련하여 특정한 국가에 속하지 않은 채 제3자의 입장에서 공정하게 사건을 처리해 줄 국제재판소를 찾을 수 있나요?
- 국제사업재판소 같은 곳에 소송을 제기할 수 있는지가 궁금하고, 사건을 맡아 처리해 줄 국제변호사를 어디에서 찾아 선임할 수 있을까요?

답3	외국인 환자 의료분쟁 등을 관할하는 국제재판소답변

① 국적이 다른 당사자 간의 사적인 분쟁(分爭, 다툼)을 다루는 국제 민사법원과 같은 것이 별도로 존재한다면 '어떤 사건에 대하여 어느 나라의 법원이 관할권을 가지는지'를 둘러싼 논란이나 모순된 해석을

피할 수 있다.

② 개인간의 민사분쟁을 다루는 '국제재판소'는 없으나, 국제사법재판소(International Court of justice)는 각 국가가 당사자가 되는, 즉 국가간의 의료분쟁 해결과는 전혀 무관하다.

③ 의료분쟁은 민사적인 분쟁(分爭, 다툼)이 발생할 때 당사자는 특정 국가의 법원에 소송을 제기하여 국가의 법률이 지정하는 특정 국가(법원이 속한 나라 자체일 수도 있고 다른 나라일 수도 있음)의 법에 따라 재판을 받을 수 있을 뿐이며, 당사자로부터 소장을 접수한 특정 국가법은 나라의 법에 따라 자신에게 사건에 대한 관할권을 인정할 경우 사건을 심리하여 판결을 내린다.

질문4	설명의무 위반으로 인한 손해배상

이마와 턱을 높이고 눈에 쌍꺼풀을 만들기 위해 한국의 모 성형외과 의원에서 성형수술을 받은 외국인이다.

- 담당의사와 상담 후 턱과 이마 부위에 실리콘 보형물을 삽입하는 수술과 눈 쌍꺼풀 수술을 받았으나, 수술 후 2년 정도가 지나면서 턱부위에 삽입된 실리콘이 대각선으로 이동하기 시작하였고, 지금은 실리콘 보형물이 입안 내로 일부 돌출되어 큰 불편과 불쾌감을 겪고 있다.
- 현재의 상태는 다른 병원 의사에게 상담을 받고 환자가 여러 경로로 알아 본 결과 담당의사가 수술과정에서 특별한 잘못을 발견하지 못했다.
- 보형물이 움직일 수 있다는 점을 미리 설명했으면 수술을 받지 않았을 것인데, 미리 충분한 설명해 주지 않은 의사에 대해 책임을 묻고 싶다. 책임 추궁이 가능할지요?

답4	설명의무 위반으로 인한 손해배상답변

① 의사는 수술을 할 때에는 나쁜 결과가 발생할 우려가 있는 의료행위를 하는 경우, 또는 사망 등의 중대한 결과의 발생이 예측되는 의료행위를 하는 경우에 있어서 환자 측에 질병의 증상과 치료방법의 내용 및 필요성, 발생이 예상되는 위험 등에 대하여 충분히 설명을 하여 환자가 필요성이나 위험성을 충분히 인식하고 의료행위를 받을 것인가의 여부를 선택할 수 있도록 할 의무가 있다.

② 성형수술의 경우는 긴급을 요하지 않고 성형수술시 외관상 다소 간의 호전이 있을 뿐이며 수술후에도 환자의 주관적인 기대치와 다른 경우가 있을 수 있으므로 의사는 환자에게 치료의 방법 및 필요성, 치료후의 개선상태 및 부작용에 관하여 설명을 하여 환자가 의료행위를 받을 것인가의 여부를 선택할 수 있도록 하여야 할 의무가 있다.

③ 설명의무를 위반하여 의료사고가 발생한 경우에는 환자는 의료인에게 손해배상을 청구할 수 있다.

질문5	입증책임의 완화

미국인 고객을 상대하는 외국인 환자 유치업자이다. 미국인 환자가 국내 의료기관에서 의료사고가 있었는데, 양측의 입장 차이가 있어 결국 소송을 통해 시비를 가려야 할 형편이다.

- 미국인 환자는 자신의 본국 법원에 소를 제기하는 것도 가능하지만, 판결 집행의 편의 등을 고려하여 해당의료기관의 재산 대부분이 존재하는 한국에서 소송을 하는 방안을 적극 검토하고 있다.
- 환자는 "미국 법원은 의료사고를 둘러싼 소송에서 환자 측의 입증부담을 덜어 주는 원칙을 채택하고 있다."고 하면서 한국법 하에서는 의료소송의 입증책임이 어떻게 다루어지고 있는지를 궁금해 하고 있다.
- 우리나라에서도 의료소송에서 환자측의 입증책임을 완화하는 원칙이 존재하는가?

답5	입증책임의 완화답변

① 의료인에게 의료사고로 인한 손해배상책임을 묻기 위해서는 의료행위상 과실(주의의무 위반), 손해의 발생 및 그 양자 사이의 인과관계가 있다는 점이 입증되어야 한다.

② 손해배상에 관한 민법이나 민사소송법상의 일반원칙은 과실을 입증하여야 한다. 그러나 1990년대 중반 이후로 대법원 판례는 의료행위가 고도의 전문영역에 속하고 의사의 재량이 인정되는 등의 특성 때문에 의료에 지식이 부족한 일반인이 인과관계를 증명하는 것이 현실적으로 어려운 점 등을 고려하여 환자측의 입증책임을 완화하는 추세이다.

③ 입증책임 완화 원칙을 최초로 도입한 1995년의 일명 '다한증 사건'은 환자가 다한증 이외에 특별한 질병 없이 정상적인 생활을 하여 왔고 수술 전의 사전검사에서 특이증상이 발견되지 않았음에도 다한증 수술 중 사망한 분쟁이다.

④ 대법원은 원고측이 피고측의 "과실을 정확하게 지적하고 전문적인 지식을 동원하여 망인의 사망의 원인을 밝혀 내지 못하였다고 하여 피고들의 손해배상 책임을 부정할 수는 없다."라고 판시하였다.

⑤ 판례의 입장은 "피해자 측에서 일련의 의료행위 과정에서 일반인의 상식에 바탕을 둔 의료상의 과실 있는 행위를 입증하고 결과와 사이에 일련의 의료행위 외에 다른 원인이 개재될 수 없다는 점, 환자의 의료행위 이전에 결과의 원인이 될 만한 건강상의 결함이 없다는 사정을 증명한 경우"에는 의료 상 과실과 결과 사이에 인과관계가 있는 것으로 추정된다.

⑥ '일반인의 상식에 바탕을 둔 의료상 과실이 있는 행위를 입증'한다.
다한증 판결 분쟁을 구체적으로 살펴본다. 사건에서 수술의가 수술 일부를 다른 의사들에게 맡기고 늦게 수술에 참여한 점, 피부와 근육을 절개해 둔 상태에서 상당한 시간을 기다린 점, 수술 후 사후대처가 미흡했던 점(거품, 경련 등을 간호사에게 호소하였음에도 불구하고 장시간 경화 후 조치함) 등이 드러났는데, 이와 같은 사정들이 '일반인의 상식에 바탕을 둔 의료상의 과실 있는 행위'에 해당한다.

⑦ 결론은 환자는 의료인의 잘못과 사망이나 건강악화 등의 나쁜 결과 사이의 인과관계를 의학적 지식을 바탕으로 정확히 밝혀낼 필요가 없고, '일반인의 상식에 바탕을 둔 의료상의 과실 있는 행위'를 드러내는

것만으로 입증책임을 다한 것이다.

⑧ 의료인이 책임을 벗어나려면 자신의 과실과 결과발생 사이에 인과 관계가 없다는 점을 스스로 입증해야 한다.

03 의료분쟁 처리

1. 외국인 환자의 의료분쟁 사전 예방대책

환자 및 에이전시와의 좋은 관계 유지, 동의서 등의 구체적인 양식 마련, 의료인의 설명의무 강화, 입원이 아닌 경우 24시간 콜센터를 가동해야 한다.

1) 외국인 환자 의료계약의 법적 성질

(1) 의료계약의 법적 성질

의료계약은 환자가 의사 또는 의료기관(이하 '의료인'이라 한다)에게 진료를 의뢰하고, 의료인이 요청에 따라 치료행위를 개시하는 경우에 의료인과 환자 사이에 성립하는 계약이다.

① 위임계약설[17) : 민법에서 위임계약은 위임인이 수임인의 인격 · 지능 · 식견 등에 대한 대인적 신뢰를 바탕으로 그의 사무처리를 수임인에게 위탁하는 것이다.

㉠ 위임계약은 의사와 환자와의 관계를 규명하기에 가장 적합하고, 수임인인 의사의 재량권이 폭넓게 인정되어 의료행위의 성질에 맞는다.

㉡ 환자나 가족은 의사에게 질병의 증상 또는 진료에 참고할만한 사항을 이야기하고, 질병의 치료는 전적으로 의사에게 위탁되어진다.

㉢ 위탁받은 의사는 상당한 주의와 의료기술에 의하여 진료행위를 하고 우리 민법(제680조)의 규정에는 의료계약을 위임계약으로 보는 것이 타당하다. 그러나 의료계약의 특수성 때문에 위임을 의료계약에 적용할 수 없는 부분들이 있다.

㉣ 민법상의 위임은 무상임을 원칙으로 하며, 다만 특약이 있는 때에만 수임인이 보수를 청구할 수 있는데 반해(민법 제686조), 의료행위에는 보수의 지급이 당연히 예정되어 있다.

---

17) 위임계약설 : 민법은 위임계약을 수임인이 위임인의 인격 · 지능 · 식견 등에 대한 대인적 신뢰를 기초로 하여 사무 처리를 위탁하고, 수임인은 위임사무를 행함에 있어 재량권을 부여받는 계약 형태이다.

㉤ 위임은 사무의 처리를 목적으로 하는 계약인데, 의사의 진료가 사무의 처리로 볼 수 있는지는 의문이다.

㉥ 의료계약이 사람의 생명, 건강에 직접 관련되는 업무를 내용으로 하기 때문에 통상의 위임과는 구별되어야 한다.

② 도급계약설[18)] : 도급계약은 일정한 일의 완성 또는 결과를 약속하고 그 결과에 대하여 보수를 지급할 것을 목적으로 하는 계약이다.

㉠ 우리나라의 경우 의료행위 전반에 대해 도급계약설을 주장한다.

㉡ 의료행위가 치유 혹은 일정한 결과의 직접적 발생을 목적으로 하는 경우 치과보철, 성형수술 등에 있어서는 도급계약설이 주장 되어 진다.

③ 고용계약설[19)] : 의료계약은 의사가 환자로부터 부여받은 특별한 신뢰관계에 기인하여 환자에게 고도의 기술을 요하는 노무를 제공하고, 환자는 보수를 지급하는 고용계약이다. 독일의 학설판례의 경우 의료계약을 고용계약으로 이해하고 있다.

④ 무명계약설 : 의료계약은 민법상 규정된 14종의 전형계약 중 어느 하나로는 설명할 수 없는 특수한 형태의 계약으로 의료행위는 치료를 위한 제반 문제와 생명, 신체에 대한 특별한 행위를 목적으로 하는 등 위임계약에서의 사무와는 일치하지 않는 측면이 있지만 당사자 사이의 신뢰관계를 기초로 선관주의 의무가 요구되는 위임에 유사한 무명계약이라는 주장이다.

⑤ 판례 : 명확하지 않지만 의료계약을 수단채무로 보아야 하고, 위임계약의 성격이 있음을 인정하는 입장에 서있고, 그 외에 하급심 판결에서도 그에 유사한 입장을 견지하고 있다.

(2) 외국인 환자 의료계약의 법적 성질

외국인 환자와 국내 의료기관과의 의료계약은 기본적으로 '위임계약'의 성질을 가지며, 그 채무의 성질은 '수단채무'이다.

① 의료기관이 적극적인 홍보 등으로 외국인 환자를 유치하여 진료하였다면, 적극적 유치 행위 중에 치료의 보장을 약속하거나 결과의 확실한 호전을 장담하였다면, 의료계약의 성격이 바뀌게 될 가능성이 크다.

---

18) 도급계약설 : 민법은 도급계약을 일정한 일의 완성 또는 결과를 약속하고 결과에 대해 보수를 지급할 것을 약정하는 계약이다. 도급계약은 수급인이 약정한 일을 완성하지 않는 한 채무를 이행한 것이 되지 않는 결과채무이다.

19) 고용계약설 : 민법상 고용계약은 당사자 일방이 상대방에 대해 노무를 제공할 것을 약정하고, 상대방은 보수를 지불할 것을 약정함으로써 성립하는 계약이다.

㉠ 치과, 성형외과, 피부과 등의 주로 경증질환자의 경우에 치료행위의 완성도는 결과와는 상관없이 계약의 이행에 최선을 다하는 '수단채무'의 성격을 벗어나, 결과의 완성을 중요시 하는 '결과 채무'의 성격을 띠게 되어 '도급계약'의 성질을 가질 수도 있다[20].

㉡ 나중에 의료분쟁 발생의 소지가 있기 때문에 매우 중요하다.

② 외국인 환자를 먼 타국에까지 데리고 와서 진료를 하였는데 치료의 결과가 좋지 않으면 외국인 환자의 입장에서 외견상 '채무불이행'으로 보일 수도 있기 때문이다.

㉠ 적극적인 홍보활동이 필요해도 각 의료기관의 수준에 맞는 객관적인 홍보를 하고 과대·과장홍보를 하여 환자로 하여금 치료결과에 대한 기대감을 높여 주어서는 안 된다.

㉡ 치과나 성형외과의 경우 시술의 특성상 진료결과의 '만족도'가 주관적인 평가로 환자와 의사의 견해가 다를 수 있다.

㉢ 처음 진료계약서를 작성할 경우에 정확한 합의가 필요하고, 상황에 따라 사진 등 증거물을 남겨두는 것이 분쟁을 예방하는 방법이다.

2) 의료분쟁의 정의

'의료분쟁'은 '의료사고 피해구제 및 의료분쟁 조정 등에 관한 법률'이 법에 명시되어 있고, 의료기관에서 발생한 분쟁중에 의료행위 없이 발생한 사고에 대한 분쟁은 의료분쟁이라고 할 수 없다. 그러므로 각각의 정의를 명확히 하고 개개의 사건과 현상에 적합한 용어를 사용하면 의료분쟁의 개념을 보다 쉽게 이해할 수 있다.

(1) 의료사고

'잘못이 누구에게 있다'라는 규범적 평가를 내리기 이전의 가치중립적인 현상이다. 협의의 의료사고(Medical Accident)는 의료행위 중에 의료진의 과실이나 환자 측의 소인(㉾ 특이체질)으로 환자에게 예상하지 못한 나쁜 결과가 발생한 경우이다.

(2) 의료과오와 의료과실

① '의료과오(Medical Malpractice)' : 의료행위가 의학지식 또는 의료기술의 원칙에 따라 의료인에게 요구되는 주의의무를 게을리 함으로써 환자에게 적합한 결과가 발생하지 못하게 된 경우로서 의료행위 상의 모든 잘못이다.

---

20) 중증질환의 경우에는 의료인 입장에서도 치료의 완성을 완전히 장담할 수 없어 여전히 '수단채무'로서의 성격을 가진다.

② '의료과실(Medical Negligence)' : 의료과오의 원인인 의료진의 주의의무 위반에 대한 법적인 비난가능성이다. 의료사고가 모두 의료과오가 되는 것은 아니나, 반대로 모든 의료과오는 의료사고라고 할 수 있다.

(3) 의료분쟁

의료행위와 관련하여 의료진의 과실에 의한 의료과오가 발생한 경우뿐만 아니라 의료진의 과실 때문인지, 환자 측의 소인 때문인지 원인이 명확히 규명되지 않아 분쟁(다툼)이 있는 경우에 양 당사자간의 견해 차이로 합의가 이루어 지지 않고 분쟁(다툼)이 발생한 상황이다. 결국 의료분쟁은 협의의 의료사고만을 대상으로 하며, 광의의 의료사고는 분쟁(다툼)의 성격이 다르기에 의료분쟁(Medical Dispute)이라고 할 수 없다.

3) 외국인 환자의 의료분쟁 사전예방대책

의료분쟁은 내 · 외국인 환자 모두 발생하지 말아야 한다. 외국인 환자의 의료행위와 관련한 여러 특수한 상황들이 내국인 환자의 경우보다 훨씬 더 많이 의료분쟁을 발생시킬 가능성이 높다. 이러한 특수성을 고려한 분쟁예방대책이 반드시 필요하다.

(1) 의료인 측면

의사의 과실유무를 판단하는 첫번째 판단기준이 바로 의사의 '주의의무'와 '설명의무'로, 의료인의 주의의무와 설명의무는 외국인 환자의 진료시에 주의점을 살펴본다.

① 주의의무[21) : 결과예견의무와 결과회피의무는 의료인의 주의의무는 행위자가 사전에 주의력을 집중하여 구체적인 의료행위로부터 발생할 수 있는 보호법익에 대한 위험을 인식하고 결과발생을 방지하기 위하여 적절한 방어조치를 취할 의무이다. 주의의무의 내용은 결과의 예견의무와 회피의무라는 이중구조를 가진다.

② 설명의무[22)]

㉠ 설명 · 동의의무의 의의 : 의료행위는 환자의 건강증진 및 질병의 진단, 치료, 예방을 목적으로 실시하는 유익한 행위이기는 하지만 본질적으로 인체에 대한 침습을 수반하므로 의료행위가 모두 정당행위로 평가할 수는 없다.

- 환자가 의사로부터 치료행위에 따른 위험성에 대하여 충분한 정보를 받은 후에 동의하지 아니한 의료적 침습행위는 진단적 의료행위로서 적법한 의료행위가 되

21) 주의의무 : 한국의료법학회, 보건의료법학 편찬위원회, 보건의료법학 전정판, 동림사, 2004, pp.124~129
22) 설명의무 : 한국의료법학회, 보건의료법학 편찬위원회, 책 pp.129~135

지 못한다.

- 의사가 환자에게 설명하여야 할 의무는 단순한 도덕적 의무가 아니고 법적 의무라 하겠다.

㉡ 법적 근거 : 의사의 설명 · 동의의무에 대하여 직접적으로 규정하고 있는 법률은 없다.

- 의료법 제24조가 "의료인은 환자나 환자의 보호자에게 요양방법이나 그 밖에 건강관리에 필요한 사항을 지도하여야 한다"고 규정하고 있다.
- 설명 · 동의의무의 실정법상의 근거 헌법 제10조의 인간의 존엄성과 가치에서 파생되는 인격권의 한 내용으로서 환자의 신체에 대한 자기결정권에 기인하는 것이며, 민법상의 근거로는 계약 및 불법행위책임을 들 수 있다.

③ 고 찰

㉠ 설명의무 : 외국인 환자에 대한 설명의무는 우리나라 말이 아닌 외국어로 이루어진다는 특징이 있다.

- 의사와 환자 사이에 외국어로 원활한 대화가 이루어 질 수 없는 상황에서는 의료진과 환자 모두에게 진료에 대한 불안함과 상호신뢰감이 떨어질 우려가 있다.
- 외국어가 유창한 간호사나 의료코디네이터 및 통역사를 활용해야 하는데[23], 바로 이점이 국내 환자 진료시 적용되는 일반적인 설명의무의 기준보다 훨씬 더 강화된 설명의무가 적용되는 이유이다.

㉡ 주의의무 : 의사의 의학수준에 주의할 점이 있다.

- 선진국은 일반화된 의술이지만 우리나라 의료계에서 드문 것이라면 시술방법을 선택할 때에 충분히 설명을 한 후 양해를 구하고 우리가 할 수 있는 최선의 방법으로 진료를 하여야 할 것이다.
- 자신이 없으면 처음부터 높은 기대치의 환자를 받지 않는 것이 향후 발생하게 될지도 모를 분쟁을 예방하는 길이다.

(2) 신뢰의 원칙의 제한[24]

의사와 간호사간에 업무분담을 하고 있는 경우 각 분담자의 행위를 어떻게 평가할 것인가, 즉 분담자의 행위를 일체로 평가할 것인가, 아니면 별개로 평가할 것인가의 여부가 문제가 된다. 또한 분업적 협력은 본질적으로 분업을 담당하는 각자가 서로 상대편을 신뢰함으로써

---

23) 국내의 의료진이 외국에서 연수를 받거나 교육을 받을 기회가 많아져야 한다. 의료관광 선진국인 태국, 인도, 싱가폴 등은 외국에서 의학교육을 받고 모국으로 귀국하여 외국인 환자들을 진료하는 경우가 많기 때문에 언어 문제 있어서 우리나라가 외국의 의료관광선진국과 비교하여 열세에 있다.

24) 신뢰의 원칙의 제한 : 한국의료법학회, 보건의료법학 편찬위원회, 책, pp.158~163

비로소 가능하며, 상호간의 신뢰가 결여되었거나 어느 일방이 상대편의 신뢰에 어긋나는 행위를 하였을 때에는 공동의 목표를 달성하기 어렵다. 다른 공동작업자가 주의 깊게 행동하리라고 신뢰한 자에 대하여 과실책임을 물을 것인가가 문제로 이것이 바로 신뢰원칙의 적용 문제이다.

① 신뢰의 원칙 : 위험발생의 방지책임을 공동으로 지고 있는 수인(數人)이 있는 경우에 각인(各人)은 특별한 사정이 없는 한 공동책임을 지고 있는 타인이 채무를 충실히 이행한 것이라는 신뢰 아래 자신의 책무만 충실히 이행하면 된다.

② 고 찰

㉠ 국내 · 외국 의료진의 관계(전원의 문제) : 외국인을 진료하는 경우에는 신뢰의 원칙이 훨씬 더 제한된다.

- 외국에서 전원(병원을 옮겨서 치료받는 것) 의뢰를 받은 환자의 경우 대부분 우리보다 의학수준이 낮은 국가에서 전원이 되어져 올 경우가 많으므로 현지에서 받은 검진의 결과에 전적으로 신뢰를 해선 안 될 것이다.
- 우리나라 병원에서 처음부터 검사를 다시 시작하여 환자의 상태에 대하여 정확히 파악하는 것이 바람직하다.
- 약물치료를 비롯하여 진료상황에 대하여도 진단서 등의 모든 자료를 첨부받아 보관하고 있어야 진료를 시작하는 시점의 기록과도 비교할 수 있어서 차후에 발생할지 모를 분쟁에 대비하여 환자의 상태에 대한 정확한 인지와 전원 전의 의료행위와 전원 후의 인과관계를 명확히 규명할 수 있다.

㉡ 의료진과 코디네이터 및 통역사와의 관계 : 통역사나 의료코디네이터가 전문적인 의학교육을 받지 못한 경우에 통역에 의한 설명이나 환자의 상태의 인지가 제대로 이루어지지 않을 수도 있고, 의료인 측에서 환자 진료시 의심이 가는 부분이 있으면 환자의 말을 전적으로 신뢰하기 보다는 한 번 더 확인하는 노력이 필요하다.

(3) 환자의 개인정보보호

의료관광이 활성화 될수록 국가간, 병원간 환자의 이동이 많아지면서 환자의 개인정보가 외부로 유출될 가능성이 커지게 된다. 그러므로 개인정보보호와 관련한 국제적 지침인 OECD의 가이드라인과 미국 HIPAA의 규정을 살펴보고, 국내의료법에서의 개인정보보호 관련 규정들과 어떠한 점이 문제가 되는지 고찰한다.

① OECD 이사회의 가이드 라인[25) : OECD는 1980년 9월 23일 '프라이버시 보호와 개

〈표 4-10〉 OECD 권고에 나타난 개인정보보호를 위한 8개의 원칙

원 칙	내 용	의료정보보호 적용
수집제한의 원칙	개인데이터의 수집에는 제한을 두어야 하며, 어떠한 개인정보도 적법하고 공정한 수단에 의해 수집해야 한다.	유전자 정보나 가족의 질병 내력
정보정확성의 원칙	개인정보는 사용목적과 범위가 부합되어야 하며, 정확하고 완전하며 갱신해야 한다.	보험청구의 허위
목적명확화의 원칙	개인정보를 수집할 때에는 목적이 명확해야 하고, 이를 이용할 경우에도 최초의 목적과 모순되지 않아야 한다.	연구목적과 건강권 내지 보건권을 위해 목적을 명확히 해야 한다.
이용제한의 원칙	개인정보는 정보주체의 동의가 있는 경우나 법률의 규정에 의한 경우를 제외하고는 명확화 된 목적 이외의 용도로 공개되거나 이용되어서는 안 된다.	진료, 보험 이외의 이용에 대하여 제한 및 허용기준이 필요하다.
안전보호의 원칙	수집 및 보존하고 있는 개인정보의 분실, 불법적인 접근, 파괴, 정보수정 및 공개와 같은 위험에 대비하여 합리적인 안전보호 장치가 필요하다.	개인정보의 유출을 방지하기 위한 방호시스템을 확보해야 한다.
개인참가의 원칙	개인정보를 제공한 개인은 자신과 관련된 정보의 존재확인, 열람요구, 이의제기 및 정정 · 삭제 · 보완 청구권을 갖는다.	의료인의 역할과 판단에 대한 근거 요구와 환자의 동의가 있어야 의료정보를 이용할 수 있다.
공개의 원칙	개인정보에 관한 개발, 운용 및 정책에 있어 일반적인 공개의 원칙이 적용되어야 한다.	의료정보의 흐름에 대한 공개
책임의 원칙	개인정보를 관리하는 자는 이에 대한 책임이 있다.	의료정보 주체에 대한 책임

인데이터의 국제유통에 관한 가이드라인에 대한 이사회권고'를 채택하여 개인정보의 보호를 위하여 8개의 원칙을 제시하였다.

㉠ 국제기관에 의한 공식적인 개인정보보호의 방안으로 각 국가의 개별법규에 하나의 지침서적인 역할을 하고 있다.

㉡ 개인정보 보호와 관련된 법과 제도들은 국내 · 외를 막론하고 〈표 4-10〉과 같은 OECD가 제정한 8가지 원칙에 기초하고 있다.

② 미국[26)]

㉠ HIPAA 규정 : 의료보험과 관련하여 보건의료정보의 교환과 처리에 있어 책임과 보호에 대해 규정하고 있는 HIPAA(Health Insurance Portability and Accountability/건강보험 이동성 및 책임)를 국회에서 1996년 8월에 법률화 하였다.

---

25) OECD 이사회의 가이드 라인 : 박인경, 개인의료정보보호에 관한 법적 연구, 연세대학교 대학원 석사학위논문, 2006, pp.27~29

26) 박인경, 위의 논문, pp.33~36

- 주를 초월하여 미국 전역 어디를 가더라도 의료보험의 이전이 이루어지기 위해서는 미국 전역에 있어서의 의료정보의 표준화와 함께 안전보호, 프라이버시 보호를 동반할 필요가 있었다.
- 5개의 Title로 구성된 HIPAA법 중 Title Ⅱ(의료비 사기나 의료비남용의 방지 · 의료사무의 간소화 · 의료과오소송개혁) Subtitle F(의료사무의 단순화)이하에서 미국전역의 의료기관에서 의료정보를 보호하기 위한 규칙제정을 명문으로 규정하였고, 이를 기반으로 미국의 의료정보에 관한 프라이버시 규칙[27]이 2003년 4월 14일부터 시행[28]되었다.
- 법률에 의해 비로소 미국의 환자들은 자신의 의료정보에 관하여 전국적으로 통일된 보호규칙을 적용받게 되었다.

참고

HIPAA 프라이버시 규칙의 특징[29]

- 의료정보취급의 투명성을 보장하기 위하여 각 의료기관은 각 환자에게 의료정보취급방침을 통지하여야 한다.
- 환자는 의료정보에 관한 3가지의 권리 개시 청구권[30], 정정청구권[31], 설명보고[32]를 받을 권리를 가진다.
- 의료기관이 환자의 동의 없이 환자정보를 이용할 수 있는 치료, 지불, 의료 업무관리(Treatment, Payment, health care Operation : TPO)에 사용되는 경우로 한정하였다.
- 치료, 지불, 의료 업무관리 이외의 경우[33] 정보취급방침에 대하여 원칙과 예외를 구분하여 상세히 규정하고 있다.

㉡ 의료정보의 소유권 : 소유권은 정보를 작성한 의료기관에 있는 것으로 본다[34].

- 의료기관 : 의무기록의 물적 형태를 소유할 권리를 가진다.
- 매체가 포함 : 환자정보의 내용에는 적용되지 않고, 환자정보의 내용의 소유는 환자에 속한 것으로 한다.
- 일부 주(一部 主) : 환자의 개인정보에 대해서 법원의 명령에 의하지 않고는 의료기관 밖으로 내어갈 수 없도록 하였다.

---

27) 미국의 의료정보에 관한 프라이버시규칙 : The standards for Privacy of Individually Identifiable Health Information
28) Public Law 103-191(제104의회에서 제정된 109번째 법률)
29) 백윤철, "미국의 HIPAA법에 관한 연구", 인터넷법률 통권 제31호 2005.9. pp.55~56
30) 청구권 : 자신의 의료기록을 검사, 열람하고 복사를 청구할 권리
31) 정정청구권 : 열람한 의료기록의 내용에 잘못이 있으면 정정을 청구할 권리
32) 설명보고 : 과거 6년에 걸쳐 자신의 의료기록이 이용된 상황에 관한 설명보고를 받을 권리
33) 환자명부 등재가능여부, 가족에 대한 개시, 연구이용, 마케팅, 공중위생 및 법집행 등위한 개시의 경우 등이 있다.
34) 윤경일, "정보화시대의 환자진료정보 보호에 관한 법 · 제도적 고찰", 병원경영학회지 제8권 제2호, p.116

ⓒ 의료정보의 열람 : 현행법이나 판례에 의하여 대부분의 주에서 환자의 알 권리가 인정되고 있다.

- 정보공개의 이유 : 의무기록에 기록된 환자 자신의 정보를 알고, 제3자에게 주어졌을 때 자신에게 어떤 영향을 줄 것인가에 대한 알 권리를 보호한다.
- 정보의 공개 : 환자의 의사에 대한 신뢰성 확보에 기여하며, 환자 자신의 건강상태에 대해 정확히 알게 됨으로써 건강회복에 긍정적인 영향을 줄 수 있다.
- 정보의 제3자 공개 : HIPAA의 경우 진료정보를 진료, 의료보험 청구 등을 제외한 목적으로 공개하거나 사용시에는 환자의 동의서를 구해야 하며, 목적을 달성하기 위한 최소의 정보만을 사용하여야 한다.
- 환자개인을 식별할 수 있는 변수가 제외된 정보는 자유로이 사용되고 공개될 수 있다.

③ 한국[35] : 우리는 의료법 제19조에서 의료인의 환자의 의료정보에 대한 비밀 준수 의무를 규정하고 있다. 또한 의료법 제21조, 제23조를 통하여 전자의료기록 등에 대한 보호를 법으로 강제하고 있다.

㉠ 이들 조항은 '원칙적인 조항에 불과할 뿐 의료정보에 대한 정보주체의 권리 및 의료정보취급자의 의무에 대한 구체적 명시는 없어 헌법상의 기본권인 개인정보통제권의 내용을 충실히 반영하지 못하고 있다'라는 비판을 받고 있는 실정이다.

㉡ 선진국들은 정보의 보호와 이용이라는 문제의 중요성을 일찍부터 인식하고 양자를 조화시키기 위하여 국제적인 정보보호지침 및 법제들을 입법화하여 활용하고 있어 우리와 크게 비교가 된다.

ⓒ OECD 가이드라인의 개인정보보호 8원칙 및 미국 HIPAA의 프라이버시 규칙은 헌법상 기본권인 개인정보통제권의 내용 및 한계를 구체적으로 의료정보에 실현시키기 위한 모범이 된다.

㉣ 환자의 의료정보에 대한 권리의 내용을 보장하기 위해서 수집 통제권, 보유 통제권 및 이용 · 제공 통제권을 OECD권고에 나타난 개인정보보호를 위한 8개 원칙, 즉 수집제한의 원칙, 정보정확성의 원칙, 목적명확화의 원칙, 이용제한의 원칙, 안전보호의 원칙, 개인 참가의 원칙, 공개의 원칙, 책임의 원칙에 입각하여 입법적으로 구체화해 나가야 할 것이다.

④ 고찰 : '개인정보에 관한 법률'과 '건강정보 보호를 위한 법률'이 제정 되었다. 여러 가지 쟁점사항과 부수적인 문제가 있지만 입법은 이루어지고 있고 정보통신사회에서 개

35) 박인경, 논문, pp.127~129

인정보의 유출과 악용사례가 빈번히 발생함에 따라 이를 방지하기 위하여 제정 · 공포되었고 많은 수정이 있으리라고 본다.

(4) 의료기관 측면

의료사고 예방은 의료진과 병원간의 역할 분담을 정확히 나누어서 할 수 있는 부분보다는 중첩적으로 혼재되어 있는 부분이 더 많이 있고, 병원측면에서 설명했지만 의료진들도 당연히 의료서비스를 제공하여야 할 것이다.

① 동의서 등 구체적인 양식의 마련 : 의료인의 충분한 설명후에는 각종동의서(수술, 처치 및 약물 투여등)를 현재의 것보다 자세히 구체적으로 해당국가 언어로 작성하고, 충분한 설명후에 환자로부터 직접 서명받은 동의서(Informed Consent)는 의사의 의무기록과 함께 발생할 수 있는 의료분쟁에 대비하여 해당 의료기관과 의료인이 외국인 환자를 어떻게 치료했는지를 전적으로 보여주는 중요한 자료이다.

② 환자[36] 및 Agency(기관)[37]와의 좋은 관계 유지 : 의료계약은 사람 대 사람의 관계로써 기본적인 친분관계가 매우 중요하다.

㉠ 외국인 환자가 타국까지 오랜시간 동안 비행을 하고 환자보호자도 낯선 곳에서 인간애를 느끼게 해준다면 환자가 자국에서 치료받는 것처럼 편안함을 느낄 수 있으면 치료의 효과를 높일 수 있을 뿐더러 혹시나 발생할 수 있는 갈등상황에서도 서로를 더 많이 이해하고 양보할 수 있는 여건을 마련해 줄 수 있을 것이다.

㉡ Agency(기관)와의 관계도 돈독히 하여 분쟁 발생 시에 Agency(기관)가 병원 측의 의견에 존중하고 따를 수 있도록 하여 갈등 해결의 중간 매개자로서의 역할을 충분히 합리적으로 할 수 있도록 만들어야 할 것이다.

③ 내원에서 퇴원까지의 체크리스트 : 외국인 환자를 처음 예약부터 퇴원 후 사후관리까지의 모든 프로세스를 차트화시킨 후 각각의 단계에서 어떠한 사항들을 주의하며 케어를 해야 하는 지를 꼼꼼히 체크한다. 이는 업무의 효율성과 정확성을 높여 줄 것이며 어떠한 환자가 있더라도, 의료진이 바뀌더라도 높은 수준의 의료서비스를 일관되게 제공할 수 있는 장점이 있고, 또 후에 발생하게 될 지도 모를 분쟁에 대비하여 좋은 증거자료도 될 것이다.

④ 입원이 아닌 경우 24시간 콜센터 가동(의료관광코디네이터의 대기) : 입원하지 않은 환

---

36) 환자 : 환자뿐만 아니라 환자 보호자와도 마찬가지이다.

37) Agency : 의료분쟁이 발생했을 경우에 환자와 병원의 매개자로서 역할이 매우 중요하다는 의견이 자문회의에서 개진되었는데 사실상 Agency의 역할은 외국 Agency와 외국 병원 간에 맺은 여러 개의 계약서등은 대부분 의료분쟁 발생시 Agency는 한 발짝 물러선 입장에 있다.

자에게 문제가 생겼을 때에 어느 때나 의료진과 직접 연결될 수 있는 콜센터가 마련되어 있어야 한다.

㉠ 비영어권 국가의 환자의 경우에는 보다 주의를 기울일 필요가 있다.

㉡ 환자 본인도 언어문제에 대해 위축이 되어서 심리적으로 불안해 질 수 있기 때문이다.

⑤ 진료계약서에 분쟁해결의 절차와 방법 : 진료계약서에 분쟁발생시 어떠한 절차로 어떠한 법에 의하여 어떻게 해결할 것인지에 대하여 명확하게 기록해 놓아야 한다.

㉠ 규정이 없으면 분쟁시에 서로에게 유리한 쪽으로 해결하기 위하여 자신들이 유익한 쪽의 절차를 요구할 것이기에 또 다른 갈등상황이 발생할 수 있다.

㉡ 의료계약을 체결하기 전에 환자에게 분쟁해결에 대한 명확한 방법을 제시하고, 그 규정을 따르겠다는 동의를 받은 후에 진료계약을 체결해야 할 것이다.

⑥ 투약사고 대비 : 투약과 관련한 사고에 대비하여 처방을 할 때에나 복용지도 등을 할 때에 환자 측에서 충분히 이해할 수 있도록 자세한 설명을 해야 한다. 또한 주의사항을 문서로 만들어서 약과 함께 주고, 의약분업으로 외국인 환자에게 따로 원외처방을 해야 할 경우에는 원외약국의 약사에게도 주의의무가 주어지며 외국인 환자를 직접 진료하였던 의료기관과 긴밀히 협조하여 투약 및 복용지도를 한다[38][39].

⑦ 미국의학협회의 Medical Tourism Guidelines(의료관광 가이드라인)에 따른 대응책[40] : 미국의학협회(American Medical Association)가 작성한 의료관광에 대한 가이드라인은 정보가 있다.

㉠ 환자들은 국제적으로 공인된 기관(JCI 나 ISQHC)에 의해 인정된 병원으로만 전원되어져야 한다[41].

→ 국내병원들 중에는 JCI를 인증 받은 곳은 한 곳 밖에 없다.

• 국내의 권위 있는 기관의 평가에도 불구하고 외국에서는 국제적으로 공인된 기관의 평가만을 더욱 신뢰하고 있다.

• 국제적인 공신력 있는 기관의 평가를 받아 인증받았다는 사실만으로 병원들의 의

---

38) 외국인 환자에 한정해서 원내처방이 가능하도록 하는 것도 투약사고의 가능성을 줄일 수 있는 한 방법이다.

39) Five rights of medication administration - Right patient, Right medication, Right dose, Right route, Right time - Dinah Brothers, A practical Guide to Legal Issues : Skills for Nurse Managers, HCPro.Inc., 2005, pp.60~63

40) 우리나라는 각국 병원이나 의학협회, 의사협회 등은 '환자의 권리장전'이라고 하여 환자가 의료서비스를 받을 경우에 향유할 수 있는 여러 법적, 윤리적 권리등을 규정하고 보유하고 있다. 내용이 대동소이하고 국내환자의 경우에 적용되는 것처럼 일반적이고 보편적이고 '의료관광'과 관련하여 환자들이 어떠한 점에 주의를 해야 하는지에 대한 가이드라인을 소개하고 그 유의점에 대하여 논의하겠다.

41) 국제적인 수준의 의료기관 평가제도에서 자세히 살펴보겠다.

료분쟁 발생이 현저하게 줄어드는 것은 아니지만[42] 수많은 까다로운 검사항목들을 통과한 병원이라면 의료분쟁이 발생할 수도 있는 여러 가지 요인들에 대한 적절한 통제와 효율적이고도 합리적인 의료서비스가 가능하기에 분쟁의 발생가능성은 그만큼 낮아질 수 있다.

㉡ 환자들은 Medical Care(치료)를 위해 미국 밖으로 여행을 하는 것에 동의하기에 앞서 권리가 무엇이고 손해가 발생하면 배상청구는 어떻게 하는지에 대하여 알아야 한다.

→ 국내 병원들은 외국인 환자와의 계약에 앞서 환자의 권리와 의무가 무엇인지에 대하여 알려주고 의료분쟁 발생시 해결은 어떠한 절차와 방법에 의해서 가능한지에 대하여 계약서에 명문으로 규정하여야 하고, 의료계약은 Agency에 미리 통보를 하여 1차적으로는 외국인 환자들이 Agency(기관)를 통하여 사실을 고지 받고 2차적으로 국내병원에 내원해서는 다시 한 번 자세한 사실을 통지받아야 한다.

㉢ Facilities(시설)를 통하여 환자의 의료정보를 미국 밖으로 보내기 위해선 HIPAA의 가이드라인[43]을 충족시켜야 한다.

→ 국내 의료서비스 공급자 측에서 준수했던 여러가지 주의사항들이 외국인 환자를 케어하는데 함께 참여하고 있는 통역사나 의료코디네이터, 병원직원 및 Agency관계자들에게 까지도 폭넓게 적용되기 때문에 관련제도에 대한 지속적인 법학교육과 윤리교육이 선행되어야 한다.

㉣ 환자는 Medical Care를 위해 미국 밖으로 여행을 할 때에는 장시간비행과 외부활동이 시술결과와 맞물려서 발생할 수 있는 잠재적인 위험에 관하여 충분한 정보를 알고 Medical Tour(의료관광)를 결정해야 한다.

→ 국내에 들어오는 외국인 환자의 경우 건강검진이나, 성형시술 등 비교적 간단한 의료행위가 수반되는 정도이기에 장시간의 비행이나 국내에서 체류(관광을 비롯한 각종 요양)하는 행위가 문제가 되지 않았지만 중증의 환자가 국내에서 치료를 받는 다면 긴 여행시간으로 피로감 및 타국(치료를 받는 국가)에서의 이질적인 문화적 환경요인들이 복합적으로 병세를 더욱 악화시킬 수도 있어, 모든 환자를 다 수용하기 보다는 치료가능한 범위의 환자들을 선별하여 치료하는 것이 보다 현명할 것이다.

---

42) JCI 등의 인증을 받은 병원들에서 발생한 의료분쟁의 실태를 조사한 다음, 조사하지 않은 병원들과 비교 해 보면 보다 객관적인 자료를 얻을 수 있겠지만 각 병원들이 자신들의 병원에서 발생한 의료분쟁에 대한 자세한 자료를 밝히고 있지 않기 때문에 검증하기는 힘들다.

43) Ⅲ. 제1절. 3. 환자의 개인정보보호 편에서 자세히 다루었다.

4) 외국인 환자의 의료분쟁 예방 가이드라인

우리나라의 유치의료기관 입장에서나 유치업자 입장에서도 외국인 환자 유치사업은 모두 어려운 입장이다. 영리성이 있는 의료서비스의 국제화는 의료서비스와는 질적으로나 양적으로나 다른 복잡한 문제들을 야기할 가능성이 있어 의료기관과 유치업자, 외국인 환자들을 위한 가이드라인을 제시하고, 가이드라인은 2009년도에 '한국보건산업진흥원'에서 연구가 되었고 '한국국제의료서비스협의회'의 이름으로 출간되어 배포가 되었다.

(1) 의료기관 가이드라인

'한국 국제 의료서비스 협의회(CKMP)'회원 의료기관들 스스로 환자의 이익을 최우선으로 하여 환자중심의 의료서비스 환경을 조성하고 안전하면서도 수준 높은 의료서비스를 제공하자는 취지에서 제작되었으며, 가이드라인은 의료기관이 준수하여야 할 최소한의 지침이기에 국내법에 규정된 조항 이외에는 어떠한 법적인 효력을 지니지 않는다.

① 의료기관 : 항상 환자의 최선의 이익을 위해 행동할 윤리적 의무와 직업적 책임을 가지며 국적 · 종교 · 인종 · 성적 편견으로 환자를 차별하지 않는다.
② 의료기관 : 유치업자나 환자와 계약할 때에 '보건복지부에 외국인 환자 유치를 인가 받은 등록된 기관'임을 알린다.
③ 의료기관 : 유치업자와 계약할 때에 '보건복지부에 외국인 환자 유치를 인가받은 등록된 유치기관'인지의 여부를 확인한다.
④ 의료기관 : 홈페이지 등을 통하여 환자와 유치업자가 열람할 수 있도록 의료기관 인증, 임상데이터 및 의사의 면허나 임상경험에 대한 정보를 제공한다.
⑤ 의료기관 : 환자에게 진료절차 · 분쟁해결제도 · 개인정보보호 및 환자의 권리와 의무 등에 대하여 환자가 충분히 이해할 수 있도록 설명한다.
⑥ 의료기관 : 환자의 개별 진료행위에 대한 진료비, 투약비 · 옵션사항 및 예상외의 추가시술에 따른 추가비용 등 총 예상진료비를 환자에게 사전에 알린다.
⑦ 의료기관 : 환자가 지참한 서류(비자, 진단서, 전원의뢰서, 처방전, 보험증서 등)들을 미리 검토하여 진료행위가 원활하게 이루어 질 수 있도록 준비한다.
⑧ 의료기관 : 환자가 대한민국에 입국할 경우에 각종 전염병의 국내 유입을 예방하기 위하여 해당 사항이 있는지 확인하고 예방조치(㉠대한민국 검역법기준 : 예방접종증명서 및 검역증 제출)를 하도록 유치업자 및 환자에게 요구할 수 있다.
⑨ 의료기관과 환자, 의료기관과 유치업자 사이의 계약 : 계약의 체결 및 그 이행에 관한

모든 사항에 관하여 각 당사자는 (대한민국 민법 제2조) '신의성실(信義誠實)의 원칙'에 입각하여 각자의 업무에 최선을 다한다.

⑩ 의료기관 : 외국인 환자의 진료상담 및 진료행위를 도와줄 전담 코디네이터나 통역사를 배치한다.

⑪ 의료기관 : 진단 및 치료과정에 환자의 의사와 선택을 반영함으로써 환자의 인격과 자기결정권을 존중한다.

⑫ 의료기관 : 직무상 알게 된 환자의 비밀을 법률에 특별한 규정이 있는 경우를 제외하고 치료의 목적 외에 누설하지 않는다.

⑬ 환자와 의료기관 사이에 의료분쟁이 발생한 경우 : 양 당사자는 분쟁이 원만히 해결 될 수 있도록 상호협조를 하여야 하며, 의료기관은 '한국보건산업진흥원(Korea Health Industry Development Institute : KHIDI) 콜센터(Medical Call Center)'에 사고의 접수 및 상담을 요청할 수 있다.

⑭ 의료기관의 종사자 : 의료분쟁에 대비한 관련교육을 이수하여야 하며 분쟁해결 매뉴얼을 숙지한다.

⑮ 의료기관 : 의료분쟁의 해결과 관련하여 배상 재원(손해배상보험 등)을 별도로 마련한다.

⑯ 의료기관 : 환자에게 응급상황이 발생할 경우를 대비하여 이에 대한 대응체계 및 방법 등에 관하여 미리 환자에게 설명하고, 환자의 응급상황 접수를 받은 경우 신속하게 대처한다.

⑰ 의료기관 : 외국인 환자가 대한민국에서 치료를 마치고 본국으로 귀국할 경우에 환자에게 적절한 건강관리 방법에 대해서 조언한다.

(2) 유치업자 가이드 라인

환자의 이익을 최우선의 목표로 하며 건전한 유치사업을 증진하고 안전한 의료서비스를 제공하기 위한 목적에서 제작되었다. 가이드라인은 외국인 환자를 국내 의료기관에 소개 하는 경우에 유치업자가 준수하여야 할 최소한의 지침이기에 국내법에 규정된 조항 이외에는 어떠한 법적인 효력을 지니지 않는다.

① 유치업자 : 언제나 환자의 최선의 이익을 위해 행동할 윤리적 의무와 직업적 책임을 가지며 국적 · 종교 · 인종 · 성적 편견으로 환자를 차별하지 않는다.

② 유치업자 : 의료기관이나 환자와 계약할 때에 '보건복지부에 외국인 환자 유치를 인가받은 등록된 기관'임을 알린다.

③ 유치업자 : 의료기관과 계약할 때에 '보건복지부에 외국인 환자 유치를 인가받은 등록된 의료기관'인지의 여부를 확인한다.

④ 유치업자 : 의료기관으로부터 의료기관 인증, 임상데이터 및 의사의 면허나 임상경험에 대한 정보를 제공받아 환자에게 안내한다.

⑤ 유치업자 : 환자가 진료를 받아야 할 의료기관과 의료인이 정해지면 해당 의료기관의 진료절차 · 분쟁해결제도 · 개인정보보호 및 의료진의 전문성과 환자의 권리 · 의무 등에 대하여 충분히 이해한 후 환자에게 그 사실을 설명한다.

⑥ 유치업자 : 의료기관에 문의하여 환자의 개별 진료행위에 대한 진료비, 투약비 · 옵션사항 및 예상외의 추가시술에 따른 추가비용 등 총 예상진료비를 환자에게 안내한다.

⑦ 유치업자 : 원활한 진료행위를 위해 환자가 대한민국에 입국할 때에 관련 서류(비자, 진단서, 전원의뢰서, 국내 의료기관의 예약 입증자료, 보험증서 등)들을 빠짐없이 준비할 수 있도록 확인한다.

⑧ 유치업자 : 환자가 대한민국에 입국할 경우에 관련법에 의한 각종 전염병의 국내 유입을 예방하기 위하여 예방접종을 하도록 안내하고 확인서(예 대한민국 검역법기준 : 예방접종증명서 및 검역증 제출)를 제출하도록 하며, 그 사실을 해당 의료기관 및 관계기관에 알린다.

⑨ 환자와 유치업자, 의료기관과 유치업자 사이의 계약 : 계약의 체결 및 그 이행에 관한 모든 사항에 관하여 각 당사자는 (대한민국 민법 제2조) '신의성실의 원칙'에 입각하여 각자의 업무에 최선을 다한다.

⑩ 유치업자 : 직무상 알게 된 환자의 비밀을 치료의 목적 외에 누설하지 않는다.

⑪ 환자와 의료기관 사이에 의료분쟁이 발생한 경우 유치업자 : 양 당사자 간의 분쟁이 원만히 해결될 수 있도록 협조를 하며, 환자를 대리하여 '한국보건산업진흥원(Medical Call Center)'에 사고의 접수 및 상담을 요청할 수 있다.

⑫ 유치업자 : 환자에게 응급상황이 발생할 경우를 대비하여 해당 의료기관의 대응방법 및 적절한 대응책 등에 관하여 충분히 인지하고, 이를 환자에게 설명하여야 하며 '한국보건산업진흥원(Medical Call Center)'에 도움을 요청할 수 있다.

⑬ 유치업자 : 외국인 환자가 대한민국에서 치료를 받고 본국으로 귀국한 후에 문제제기를 한 경우 '한국보건산업진흥원(Medical Call Center)'에 그 사항에 관하여 보고한다.

⑭ 유치업자 : 의료행위의 전문성을 감안하여 외국인 환자의 상담 및 의료기관 소개업무를 담당하는 직원은 의료인 중에서 선발하도록 한다.

5) 한국의료를 이용하기 위한 환자 안내서

환자 가이드라인은 외국인이 대한민국 의료기관을 이용할 때에 숙지하여야 할 기본적인 사항을 '한국 국제의료 서비스 협의회(CKMP)' 회원 의료기관에게 안내하기 위하여 제작 되었다. 가이드라인은 외국인 환자가 대한민국 의료기관에서 진료를 받는 경우에 환자 본인이 지녀야 할 권리와 의무에 대한 안내서일 뿐 국내법에 규정된 조항 이외에는 어떠한 법적인 효력을 지니지 않음을 알린다.

① 환자 : 해외 의료서비스 이용은 환자 자신이 자발적으로 선택한다.
② 환자 : 해외 의료서비스를 이용하기 전에 주치의 등과 상의를 할 필요가 있고, 귀국 후의 치료에 대하여도 충분히 검토가 되어야 한다.
③ 환자 : 장시간 비행과 외부 활동이 시술결과와 맞물려서 발생할 수 있는 잠재적인 위험에 관하여 충분히 인지한 후에 해외 의료서비스 이용을 결정한다.
④ 환자 : 해외 의료서비스 이용에 앞서 자신의 권리가 무엇이고, 어떠한 의무사항이 있는지를 확인한다.
⑤ 환자 : 의료기관 홈페이지 등에 게시된 의료기관 인증, 임상데이터 및 의사의 면허나 임상경험 정보에 대하여 확인한다.
⑥ 환자 : 의료기관과 유치업자로부터 개별 진료행위에 대한 진료비, 투약비 · 옵션사항 및 예상외의 추가시술에 따른 추가비용 등 총 예상진료비에 대하여 미리 확인하도록 한다.
⑦ 환자 : 해외 의료서비스 이용에 필요한 서류(비자, 진단서, 전원의뢰서, 처방전, 보험증서 등)들을 미리 확인하여 진료행위가 원활하게 이루어질 수 있도록 준비한다.
⑧ 환자 : 국적 · 종교 · 인종 · 성적 편견으로 인한 차별을 받지 않을 권리가 있다.
⑨ 진단 및 치료과정 : 환자 본인의 의사와 선택이 항상 최우선이며 환자의 인격과 자기결정권은 언제나 존중받을 권리가 있다.
⑩ 안전한 의료서비스를 제공 : 환자들은 대한민국 보건복지부로부터 외국인 환자 유치를 인가 받은 등록된 의료기관 및 유치업자와 계약하는 것이 올바른 선택이다('한국국제의료서비스협의회(CKMP)'에 가입된 의료기관 추천).
⑪ 환자 : 의료기관 및 유치업자로부터 진료절차 · 분쟁해결제도 · 개인정보보호 및 환자의 권리와 의무 등에 대하여 자세한 안내를 받을 수 있다.
⑫ 환자와 의료기관, 환자와 유치업자 사이의 계약 : 계약의 체결 및 그 이행에 관한 모든 사항에 관하여 각 당사자는 (대한민국 민법 제2조) '신의성실의 원칙'에 입각하여 각자의 의무를 성실히 수행하여야 한다.

⑬ 환자 : 진료를 받아야 할 의료기관에 상담 및 진료행위를 돕기 위한 전담 코디네이터나 통역사가 배치되어 있는지 확인한다.

⑭ 환자 : 본인과 관련된 모든 진료기록 정보(결과)와 의학적 사실 및 건강상태에 관하여 충분히 알 권리가 있으며, 환자의 개인정보는 본인이 명확히 동의하였거나 법적으로 명백히 허용될 경우에 한하여만 공개될 수 있다.

⑮ 환자와 의료기관 사이에 의료분쟁이 발생 : 양 당사자는 분쟁이 원만히 해결 될 수 있도록 상호협조를 하여야 하며, 환자들은 '한국보건산업진흥원(Medical Call Center)'에 사고의 접수 및 상담을 요청할 수 있다.

⑯ 환자 : 의료기관이 의료사고 배상재원(손해배상보험 등)을 별도로 마련하고 있는지 확인한다.

⑰ 환자 : 의료기관 및 유치업자로부터 응급상황과 관련한 대응체계와 적절한 대응방법(의료기관이나 Medical Call Center의 연락처 등)에 관하여 미리 자세한 안내를 받고 이를 숙지한다.

⑱ 환자 : 대한민국에서 치료를 마치고 본국으로 귀국할 때에 자신의 적절한 건강관리 방법에 관하여 의료인으로부터 조언을 듣는다.

⑲ 환자 : 대한민국 의료서비스의 이용 도중 또는 이용한 후 언제라도 소감 또는 의견(불만이나 개선요구사항 또는 장점 등)을 'Medical Call Center'에 밝힐 수 있다.

6) 외국인 환자와 의료기관과의 진료계약서 양식

의료분쟁을 예방하기 위해서는 외국인 환자와 의료기관은 반드시 진료계약서를 작성할 것을 권한다. 그러나 현재까지 대부분의 의료기관에서는 환자와 계약할 때에 따로 진료계약서를 작성하지 않고 필요한 경우에 한정하여 입원동의서나 수술동의서 등만 작성하고 있다. 그러므로 보다 정확한 사실관계의 증명과 각 당사자의 책임과 권리 등의 확정, 분쟁발생시 해결절차, 준거법 및 재판관할권 등을 진료계약서에 기재하여 문서화 하여야 하며, 진료계약서에 이러한 내용이 반드시 기재되어야만 당사자간에 '중재'를 통한 분쟁해결을 할 수 있어 〈표 4-11〉과 같은 진료계약서 양식을 제시한다.

〈표 4-11〉 진료계약서

* 개별 의료기관에서 진료계약서를 작성할 경우에, 진료계약서와 관련된 분쟁을 예방하기 위해서는 반드시 전문가의 자문을 받아야 한다. 위 양식은 하나의 샘플이므로 법적인 효력은 없다.

MEDICAL CONTRACT FORM

(진료연락양식)

Patient Name (환자 성명)			
Date of Birth (출생일)		Nationality (국적)	
Passport Number (여권번호)		Passport Expiration Date (여권 만료 일자)	
Home Address (주소)			
Contact Number (전화번호)			

1. The above signed person(the patient) agrees to abide by all rules and regulations provided by the hospital, to adapt to the reasonable guidance of doctors or nurses (or other hospital staff) and to follow the decision of discharge according to the doctor's judgment.
   (위의 서명한 사람(환자)은 병원에서 제공하는 모든 규칙과 규정을 준수하고 의사 또는 간호사(또는 기타 병원 직원)의 합리적인 지침에 순응하고 의사의 판단에 따라 퇴원 결정을 따를 것에 동의합니다.)
2. If in the process of medical treatment doctors in charge find an error with the preliminary diagnosis provided to the hospital by the patient or come to a conclusion of the necessity of additional treatment, the program of treatment may be altered. This in turn may lead to additional expenses on the part of the patient.
   (진료 과정에서 담당 의사가 환자가 병원에 제공한 사전 진단에 오류가 있음을 발견하거나 추가 치료가 필요하다고 판단되는 경우 치료 프로그램이 변경될 수 있습니다. 해당 차례는 환자측의 추가비용으로 이어질 수 있습니다.)
3. The patient and his/her guardian have a right to request for the alteration of the treatment program and/or the change of the doctor in charge.
   (환자와 그/그녀의 보호자는 치료 프로그램의 변경 및/또는 담당 의사의 변경을 요청할 권리가 있습니다.)
4. The patient must reimburse the hospital for all lost or damaged hospital property, equipment, or personnel.
   (환자는 모든 병원의 재산, 장비 또는 인력의 손실 또는 손상을 병원에 배상해야 합니다.)
5. The patient must agree to pay all hospital bills before discharge unless other mutually agreed arrangements have been made in advance. If the patient cannot pay for his/her total expense on time for any reason, then the patient's respective guarantor will be responsible for compensating any outstanding bill.
   (환자는 사전에 상호 합의된 다른 약정이 없는 한 퇴원 전에 모든 병원비를 지불 하는데 동의해야 합니다. 환자가 어떤 이유로든 제 시간에 자신의 총 비용을 지불할 수 없는 경우 환자의 보증인이 미결제 청구서를 보상할 책임이 있습니다.)
6. The hospital does not take any legal responsibility or obligation concerning all problems which may occur during or after medical process including operation, with the exception of a manifest error of hospital.
   (병원은 명백한 병원 과실을 제외하고는 수술을 포함한 의료 과정 중 또는 이후에 발생할 수 있는 모든 문제에 대해 법적 책임이나 의무를 지지 않습니다.)
7. If a legal dispute occurs, the hospital and the patient will first try to come to a mutual agreement individually. In the case of disputes unable to be settled, both parties will have to abide by the arbitration of the MJAC (the Medical Judgment Arbitration

Committee) which has been established in Article 70 of the Korean Medical law.
(법적 분쟁이 발생하면 병원과 환자가 먼저 개별적으로 상호 합의를 시도합니다. 분쟁이 해결되지 않는 경우 양 당사자는 대한의료법 제70조에 의거하여 설치된 MJAC(의료재판중재위원회)의 중재에 따라야 합니다.)

8. Any and all legal hearings will only be tried under the jurisdiction of Korean law.
(모든 법적 청문회는 한국법의 관할 하에 진행됩니다.)

Date (일자)

Patient Name and Signature ______________________
(환자 성명 및 서명)

Hospital Director's Signature ______________________
(병원 의사 서명)

PAYMENT GUARANTOR

(지불 보증인)

<table>
<tr><td>Name
(성명)</td><td colspan="3">(signature)
(서명)</td><td colspan="2">Nationality
(국적)</td><td colspan="2"></td></tr>
<tr><td>Residence Number
(접수 번호)</td><td colspan="3"></td><td colspan="2">Relationship to Patient
(환자와의 관계)</td><td colspan="2"></td></tr>
<tr><td rowspan="2">Home Address
(주소)</td><td colspan="3" rowspan="2"></td><td colspan="2">Company Title
(회사 직책)</td><td colspan="2"></td></tr>
<tr><td colspan="2">Company Address
(회사 주소)</td><td colspan="2"></td></tr>
<tr><td>Tel
(전화번호)</td><td>Mobile
(핸드폰
번호)</td><td></td><td>Home
(집
전화번호)</td><td colspan="2"></td><td>Office
(회사
전화번호)</td><td></td></tr>
<tr><td>E-Mail
(이메일 주소)</td><td colspan="7"></td></tr>
</table>

7) 외국인 환자의 리스크 관리[44)]

외국인 환자의 의료행위는 입국절차부터 진료 후 사후관리까지의 세심한 점검 및 관리가 필요(환자의 국적별 관리가 필요한 사항 사전체크 필수)하다. 외국인 환자와의 의료분쟁 발생은 국가간의 신뢰문제가 되고 진료시 발생할 수 있는 분쟁요소를 사전에 예방할 수 있는 방안을 마련하고, 의료서비스의 국제화 시대에 국제병원으로서 경쟁력 확보를 위한 필수 요소이므로 사전예방 및 사후대책 리스크 관리(메뉴얼)를 통해 국내 신뢰도 및 국가 경쟁력을 강화하는 데에 매우 중요하다.

44) '외국인 환자의 의료분쟁 예방 및 해결방안', 한국보건산업진흥원, 2008.

(1) 각 부서별 리스크 관리시스템 확립

① 의사(의료전달체계 확립) : 가장 기본적으로 의료법상 및 사법상 의무 이행내용을 증명할 수 있도록 환자진료시스템(예 OCS)과 서면 증명자료(양식)를 정비하고, 응급상황시 전달체계를 확립한다(예 환자 특이사항 간호사 · 진료지원 · 행정실과 사전공유).

② 간호사(환자관리체계 확립) : 환자 사고예방을 위해 환자관리 체크리스트를 마련하여 항상 점검하고 업무내용을 간호차트에 상세히 기록해 두며(분쟁발생시 서면증명으로 용이), 응급상황 발생시 간호부 내 보고체계를 확립해 둔다.

③ 진료지원(진료지원체계 확립) : 응급상황 발생시 진료지원부에서 가장 중요한 것은 비상연락을 받고 신속히 본인의 자리에 복귀하는 것이다. 환자의 상태를 정확하게 검토할 수 있도록 의사의 지시에 따라 검진을 신속히 하고 결과를 피드백 해주어야 한다.

④ 행정실(행정지원체계 확립) : 응급상황 발생시 의사, 간호사, 진료지원부에서 각자 역할에만 충실히 할 수 있도록 행정지원의 역할이 매우 중요하다.
응급상황 접수 후 환자 보호자에게 연락하는 문제, 환자 이송문제, 보호자 대응문제, 경찰, 보건소, 언론인 등 조사요구 등 행정실에 가장 먼저 대응한 후 상황에 따라 의사, 간호사 등 관련자 인터뷰를 할 수 있도록 연결해야 하며, 원무/행정/보험심사 등 각 팀별 업무혼란이 발생하지 않도록 책임범위와 역할분장을 해둔다.

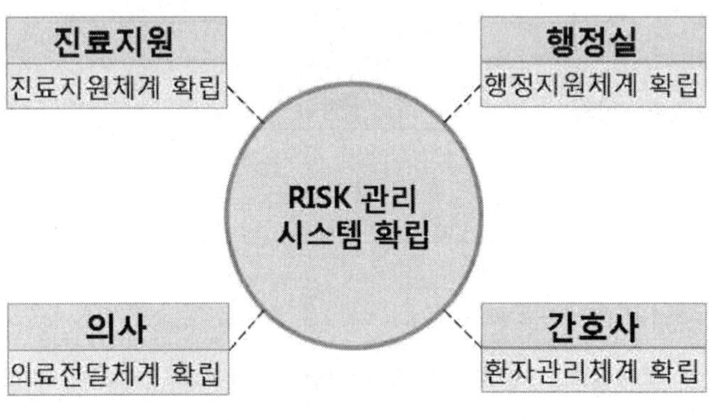

[그림 4-4] 리스크 관리시스템 체계

(2) 리스크 특성별 보고체계 정비

정책수립 후 실행하는 것이 관건인데, 아무리 전략을 잘 수립했어도 문제는 발생할 수밖에 없다.

① 실제 사고가 발생할 때를 대비하여 문제상황이 발생할 경우 어떻게 대처할 것인지, 보고는 어떻게 하고 어떤 부서에서 어떻게 대처할 것인지, 사례별 대책요령에 대한 체계정

비를 할 필요가 있다. 먼저 위기상황별 특성을 조사하여 관리 레벨을 정한다.

㉠ High, Middle, Low로 구분하여 High 레벨은 병원 내 최우선 관리요인으로 병원장 직속보고를 원칙으로 하고, Middle 및 Low 레벨은 각 부서 내 조치가 가능한 분쟁으로 구분한다.

② 리스크 관리에 대한 역할분담과 보고체계가 확립이 되었으면 구체적으로 실제적인 업무 프로세스에서 어떠한 부분을 체크하여야 하는지 확인하여야 한다. 이에 체크리스트는 〈표 4-12, 13〉과 같다.

〈표 4-12〉 리스크 레벨별 특성 및 보고체계 관리표 사례

리스크명	관리 레벨	주요 위협요인	리스크 특성			주요영향						보고체계						
			발생가능성	예측가능성	영향기간	인명손실	재무손실	중요자원손상	업무기능중단	장소접근불가	언론영향	야간보안담당	리스크담당	부서팀장	담당주치의	간호부장	행정실장	병원장
야간 환자사망	High	오진, 수술 중 예기치 못한 응급상황	2	N	1M	5	5	4	4	3	5	o	o	o	o	o	o	o
고발성 언론보도	High	몰래카메라, 결과분석전 언론보도 등 예상치 못한 상황	3	N	1M 이상	1	4	1	1	1	5		o	o	o	o	o	o

〈표 4-13〉 리스크 관리 레벨표 사례

구 분	표 시	내 용	비 고
발생확률	1	희박	주요영향 분야에 따라 인명손실, 재무손실, 중요자원 손상, 업무기능중단, 시스템 사용불가, 사업장 접근불가, 언론영향으로 분류하고 발생확률을 표기한다.
	2	가능성 낮음	
	3	중간	
	4	가능성 높음	
	5	매우높음	
예측가능성	Y	예측가능	조금이라도 예측이 가능한 경우이다.
	N	예측불가	전혀 예상하지 못할 경우이다.
영향기간	1D	1일	리스크 상황이 발생하여 종료될 때까지 우리 회사에 미치는 영향기간이다. 이외'잠시', '지연'은 별도 표기할 수도 있다.
	1W	1주	
	1M	1개월	
	1M 이상	1개월 이상	
위기등급 (보고단계)	H	위기	위기 단계별 어느 선까지 보고해야 하는지를 표기한다.
	M	비상	
	L	경고	

(3) 외국인 환자 진료 프로세스별 리스크 예방 체크리스트

〈표 4-14〉 외국인 환자 진료프로세스별 리스크 예방 체크리스트

진행 일정	예상 위험요인	RISK(위험) 예방을 위한 체크사항
최초 상담	에이전시와 분쟁	• 에이전시를 통해 환자진료를 요청받게 되는 경우 환자 국적에 따라 사전체크사항을 확인한다. * 사전체크사항 - 환자의 국적, 성별, 나이, 병력, 재정상황 등 체크하였는가 - 입국비자 필요시 비자유형은 확인하였는가 - 현재 진료현황 자료는 확인하였는가(환자 국적 병원의 진단서) - 환자 진료 설계 범위는 확정하였는가 (진료요청 기간, 진료 범위, 지병 여부에 따른 추가 진료사항, 진료기간 재조정 등) - 환자가 가입한 보험의 범위는 확인하였는가(안전사고 발생시 책임범위 확인) - 입국에 필요한 준비사항은 충분히 설명하였는가 - 병원이용승인서(첨부) 항목을 미리 설명하고, 상호요청사항을 반영하였는가 - 예상치 못한 추가 병력 발견시 진료기간 연장 및 상호 조정사항에 대해 확인하였는가 - 만일 사고발생시 상호 책임범위 및 분쟁해결 방안에 대해 협의하여 계약서에 반영하였는가
	통역오류로 인한 환자 연결 안됨	• 환자가 직접 병원으로 전화 연락이 온 경우 - 환자 국적별 통역 가능한 코디네이터가 있는가 - 코디네이터의 통역내용은 상담일지에 작성하였는가 - (여러 차례 전화를 하게 됨으로) 환자에게 코디 연락처를 정확하게 전달하였는가 - 상호 연락처가 변경되었을 경우 올바르게 수정 후 변경사항을 교류하였는가 - 환자상담시 안내 매뉴얼은 구비되어 있는가(영어, 일어, 중국어 등 최소 3개 언어 정비 필요)
상담 내용 분석 및 비용 산출	상담내용 분석 오류	• 상담내용에 대해 해당 진료과장, 원무, 보험심사 등 관련부서와 함께 논의 후 분석하여 진료 프로세스를 설계하였는가 • 알레르기 유무, 식사 주의사항 등 환자 특이사항을 올바르게 체크하였는가 • 과거 병력은 상세히 체크하였는가 • 현재 복용 중인 약물은 체크하였는가
	비용산출 오류	• 세부 진료 내용별 검사항목, 투약 여부(양약 · 한약), 옵션사항 등 환자의 요청사항을 올바르게 반영하여 전체 치료비용을 산출하였는가 • 예상 진료비용을 에이전시 및 환자에게 미리 설명하였는가 (환자 개인부담이 될 경우 준비가 필요)
	체류자격 및 비자 기간 체크 오류	• 비자가 필요한 국적을 가진 환자의 경우 비자발급 및 기간은 체크하였는가 • 만료 7일전인 경우 담당의사 소견서 및 체류연장 신고서는 제출하였는가 • 체류 자격에 따라 조치계획을 수립하였는가
예약	진료설계 오류	진료설계(진료범위, 절차, 기간, 비용산정 포함) 완료 후 예약확인서를 발급하였는가
	대사관과의 분쟁	• 입국비자를 위해 대사관에서 요청한 사전 필요서류를 확인하였는가 • 대사관 요청서류를 충족하여 제출하였는가
입국	진료불가	• 체류기간 만료 등 대사관과 사전체크 미비로 인해 진료가 불가한 경우 발생 * 대사관 담당자와 다음 사항을 체크하였는가

진행 일정	예상 위험요인	RISK(위험) 예방을 위한 체크사항
		- 필요 서류 : 현지 의사진단서, 병원 예약확인서, 지불능력확인서 (재직증명서, 은행 잔고확인서, 기타 재산증명원) - 입국비자 종류 - 치료연장이 필요한 경우 주치의 소견서 - 만료 7일전인 경우 담당의사 소견서와 체류신고서
교통 편의 제공	안전사고 발생	• 환자 입국, 출국시 교통편의 제공이 옵션사항인가 • 공항픽업은 누가 할 것인가(업체 위탁 여부 결정) • 업체 위탁할 경우 계약체결은 적정한가 • 안전사고 예방을 위한 주의사항은 충분히 설명하고 계약체결시 반영하였는가 • 사고보험의 외국인 보장여부는 확인하였는가 • 만일 사고발생시 보고체계 및 대응조치는 수립되어 있는가
도착 및 접수	진행오류에 따른 만족도 하락	• 환자 국적에 맞는 코디네이터가 배정 되었는가 • 예약된 진료설계에 따라 진행 되었는가 • 만일 예약된 담당 주치의가 진료할 수 없는 상황이 발생한 경우 조치계획은 수립되어 있는가 • 변경사항에 대해 환자에게 충분히 설명하고 동의를 얻었는가 • 변동사항은 코디네이터 상담일지 및 진료차트에 기록 되었는가
진료, 입원, 검사	통역오류에 따른 진료 오류	• 환자 진료상황에 맞는 주치의가 배정 되었는가 • 진료행위 설명시 코디네이터가 항상 배정되었으며 올바르게 통역 되었는가 • 진료 전 환자 과거 병력에 대한 모든 사항이 문진 되었는가 • 검사, 시술, 수술 및 투약 전, 중, 후에 주의사항이 환자에게 충분히 설명되었으며, 환자가 이해하고 있는가 • 검사, 시술 및 수술 동의서를 모두 받았는가 • 환자에게 모든 치료 계획에 대해 설명하였으며, 환자가 이를 올바르게 이해하고 있는가 • 진료 과정상 예상 위험요인에 대해 환자가 올바르게 이해할 수 있도록 통역 되었는가 • 입원서약서는 올바르게 통역 후 서명을 받았는가 • 병원생활 안내 및 주의사항에 대해 충분한 설명을 하였으며, 환자가 이를 올바르게 이해하고 있는가
	비용정산 오류	진료 중간정산이 필요한 경우 미리 체크하였는가 (3~4일 간격으로 중간 진료비를 공지하고, 7일 간격으로 중간 수납을 하면 효율적임)
퇴원 및 사후 관리	퇴원서류 발급 지연	• 환자 국적별 퇴원 시 필요서류를 미리 체크하였는가(진단서, 영수증 공통) • 해당 필요서류는 환자 국적에 필요한 언어로 번역 되었는가 • 진단서 발급시 필요한 기간 및 비용은 환자에게 사전 올바르게 공지하고 발급 되었는가 * 한방약의 경우 미리 조제하여 환자귀국시 동행할 수 있는 조치를 하였는가
	주의사항 통역 오류	• 수술환자의 경우 귀국 후 음식물 섭취, 운동량 등 주의사항은 올바르게 전달하였는가 (통역시 녹음 해두면 사후분쟁시 증명 용이) • 특히 복용약의 주의사항은 올바르게 전달하였는가 • 최초 진료설계와 달리 추가 시술/수술을 한 경우 변동된 진료내용이 담긴 서류(진단서)를 올바르게 전달하였는가 • 에이전시와 보험사에 변동사항을 올바르게 전달하고 요청하는 서류를 원활히 제출하였는가

자료 : 한국보건산업진흥원(2008), 외국인 환자의 의료분쟁 예방 및 해결방안

(4) 유치업자 체크리스트

〈표 4-15〉 유치업자 체크리스트

내 용	YES	NO	비고
환자의 국적, 성별, 나이, 병력, 재정상황 (지불능력 확인서 : 재직증명서, 은행 잔고확인서, 기타 재산증명원 등) 체크			
입국비자 필요시 비자유형 및 잔여기간 확인			
현재 진료현황 자료의 확인(환자 국적병원의 진단서 및 처방전 등)			
CKMP의 의료기관처럼 외국인 환자를 치료할 수 있는 준비 (해당 언어별 통역이나 코디네이터 여부)가 되어 있는지 확인			
환자진료 설계범위의 확정(진료 요청기간, 진료 범위, 지병 여부에 따른 추가 진료사항, 진료기간 재조정 등) 및 예약			
환자의 특이사항(알레르기 유무, 종교 및 식사에 관한 주의사항, 과거 병력, 현재 복용 중인 약물, 습관, 국적별 주의사항 등)에 관하여 의료기관에 고지			
전염병이 있는 경우 예방 접종 및 관련서류 준비			

8) 리스크 예방

(1) 임상적 리스크 예방(의료인)

① 설명의무 : 사전에 치료의 성격과 범위를 정확하게 설명하고, 문서화해야 한다.

② 확인의무 : 언어와 문화가 다르기 때문에 발생할 수 있는 해석의 오류나 통역 상의 오류가 있을 수 있다. 따라서 대화 내용에 대한 확인을 확실하게 하는 습관을 갖도록 한다(외국인 환자가 통역을 동반한 경우, 통역자의 자질에 대해서 확신할 수 없기 때문에 주의해야 한다).

③ 응급대처요령

〈표 4-16〉 응급대처요령

구 분	주요 내용	비 고
리스크 상황	• 한국에 관광 온 미국인 헬로그씨는 지병으로 앓고 있던 당뇨 치료도 할 겸 부인과 함께 한국의 삼육부산병원에 위생에이전시를 통해 입원예약 • 삼육부산병원에 도착, 진료설계에 따라 검사결과 확인 후 합병증이 발견됨. 담당 주치의는 상담시 합병증이 심각하여 추가 시술이 필요하며 복용약 및 음식물의 주의사항을 특히 강조하였으나, 통역 오류로 인해 헬로그씨는 합병증은 심각하지만 복용 약 및 음식물 주의사항을 충분히 숙지하지 못함 • 육류음식물 섭취가 금지되어 있으나 병실에서 부인의 권유로 섭취한 후 급 발작증세를 일으키는 응급상황 발생	

구 분	주요 내용	비 고
주요 위협내용	• 진료시 코디네이터의 통역오류 가능성 있음 • 환자와의 모든 통역내용을 녹음하기는 어려움	
발생확률	외국인 환자 통역오류로 인한 리스크 상황은 발생가능성이 높음	
예측가능성	미국인의 경우 통역사에게만 의존하기 때문에 통역오류에 대해 예측 불가함	
발생시 영향기간	응급상황 발생 즉시 조치, 최소 3일 이상 위기상황 상존 가능	
발생시 주요영향	• 진료시 설명의무 위반여부 조사 가능 • 병원 측은 통역오류에 대한 과실 입증해야 함 • 보호자의 영사관 고발 가능성 및 언론문의 쇄도 • 분쟁(소송)으로 발전될 경우 인력투입/업무중단/재무손실/병원 국내·외 신뢰도 하락	
리스크 예방측면 중점 조치사항	• 통역 코디네이터의 사전교육훈련(진료상담, 시술·수술, 복용 약 등 입원치료에 필요한 용어의 올바른 이해 특히 주의) • 추가시술, 수술, 주의사항 등 중요한 진료설명을 하게 될 경우 의사는 미리 간호사에게 지시하여 통역시 녹음 • 통역사는 항상 녹음기를 휴대하여 환자 및 보호자에게 올바른 입원치료를 위한 녹음의 필요성에 대해 사전동의를 얻은 후 '일시/장소'를 먼저 말하고 통역내용을 녹음 • 통역사는 통역시 의문사항은 대충 이해하지 말고 반드시 의사 및 간호사에게 해당 뜻을 재질의한 후 올바르게 통역	*코디네이터가 최초 상담시 안내할 멘트를 미리 마련해두면 용이함(만일 코디네이터가 변경될 경우에도 안내 및 주의사항 혼동이 최소화 됨)
상황 발생시 보고단계	• 최초발견한 간호사 ⇨ 병동 팀장·주위 동료간호사에게 도움요청 ⇨ 담당 주치의 • 병동 팀장 ⇨ 간호부장·보호자 연락 • 간호부장 ⇨ 병원장·행정실장	
리스크 발생시 중점 조치사항	• 긴급보고 • 담당 주치의 : 응급조치를 실시하고 상황 종료후 헬로그씨 부인에게 조치내용 설명, 통역 • 담당 간호사 : 응급조치상황 차트 기록, 통역사에게 기록내용 설명 • 행정실장 : 영사관·언론·경찰 조사 대응 조사상황에 따라 의사, 간호사 인터뷰 연결	
사후관리 조치사항	• 재발 방지를 위해 '환자의 주의사항'은 해당 환자 언어로 올바르게 번역하여 안내문으로 전달하여 평소 주의사항을 상기하며 병동생활 • 수술 동의, 중요 시술에 대한 설명시 녹음 또는 녹화 • 코디네이터는 환자 보호자와 밀접하게 연락을 주고받으며 환자의 특이사항을 신속히 파악(특이사항 발견 즉시 담당 간호사에게 연락)	

자료 : 한국보건산업진흥원(2008), 외국인 환자의 의료분쟁 예방 및 해결방안.

(2) 외국인 환자 의료분쟁 해결방안

① 사법적 해결(소송의 방법)[45] : 의료분쟁의 해결은 크게 '소송의 방법'과 '소송외적인 방법' 두 가지로 나눌 수 있다.

㉠ 외국인 환자의 의료분쟁을 '소송의 방법'으로 해결하고자 할 경우에 발생 할 수 있는 여러 쟁점사항들을 검토해 본다.

㉡ 계약에 있어 양 당사자의 주소가 서로 다른 국가에 있는 경우 및 계약의 체결이나 이행지가 외국인 경우 또는 계약의 관련 여부를 떠나 불법행위가 발생한 곳이 외국인 경우처럼 어떠한 사건에 외국적 요소를 갖는 사건을 '섭외사건'이라고 한다[46]. 섭외사건에서는 그의 사법적 해결과 관련하여 의료기관과 환자측 어느 나라의 법원이 재판권을 갖는지(재판관할권 문제), 어느 나라의 법률을 적용하여 재판할 것인지(준거법 문제), 외국인 환자가 자국에서 우리나라 의료기관을 피고로 지정하여 소를 제기할 수 있는지 등이 주로 문제가 된다.

- 재판관할권 : 섭외사건의 재판관할권과 관련하여 국제재판관할에 관한 원칙을 정하는 법률인 '국제사법'에 의하면 제2조 제1항에서 "법원은 당사자 또는 분쟁이 된 분쟁이 대한민국과 실질적 관련이 있는 경우에 국제재판관할권을 가진다"고 규정하고 있으며, 제2항에서는 "법원은 국내법의 관할 규정을 참작하여 국제재판관할권의 유무를 판단한다"고 규정하고 있다.
  - 우리나라 의료기관에서 외국인 환자의 의료분쟁이 발생한 경우에 그 실질적 관련성이 우리나라에 있다고 하면 우리나라 법원이 재판관할권을 갖는다.
  - 외국인 환자의 의료분쟁에 대한 재판권은 대한민국 법원에 있다.
- 준거법 : 재판관할권이 정해지면 그 다음으로 재판에 적용할 법을 정하는데 준거법에 관한 문제이다.
  - 의료계약을 맺을 때에 준거법에 관하여 규정하였다면 그 법이 적용[47]된다.
  - 사전에 그러한 합의가 없었다 하더라도 대한민국 영토 내에서 의료서비스가 행하여진 이상 국제사법 제26조 제1항, 제2항 제3호[48] 및 제32조[49], 제33조[50]에

45) 사법적 해결(소송의 방법) : 이경환 · 김만오 · 김균민, 의료서비스의 국제화와 법적분쟁, 한국의료법학회 2009년 춘계학술대회, pp 50~70 요약정리

46) 국제사법과 국제소송, 석광현, 박영사, 2001, p.7.

47) 제25조(당사자 자치) : ① 계약은 당사자가 명시적 또는 묵시적으로 선택한 법에 의한다. 다만, 묵시적인 선택은 계약내용 그 밖에 모든 사정으로부터 합리적으로 인정할 수 있는 경우에 한한다.

48) 제26조(준거법 결정시의 객관적 연결)
① 당사자가 준거법을 선택하지 아니한 경우에 계약은 그 계약과 가장 밀접한 관련이 있는 국가의 법에 의한다.
② 당사자가 계약에 따라 다음 각 호 중 어느 하나에 해당하는 이행을 행하여야 하는 경우에는 계약체결 당시 그의

의하여 우리나라 법률이 당해 의료분쟁에 적용되는 준거법이 된다.

- 외국 법원의 재판권 : 채무불이행 또는 불법행위에 의한 손해배상소송에서 채무자인 의료기관은 지참채무원칙상 외국인 환자의 주소지에서 채무를 이행하여야[51] 한다.
  - 민사소송법 제8조에 재산권에 관한 소를 의무이행지(즉, 채권자인 외국인 환자의 주소지)의 법원에 제기할 수 있으므로 국제사법 제2조에 외국법원의 재판권을 부정할 수는 없는데[52] 의료기관이 외국 법원에 제소당하는 위험을 전적으로 배제할 수는 없다.
  - 의료기관이 외국법원에 의료사고로 제소 당하면 우리나라 보다 손해배상의 액수가 큰 미국의 경우 엄청난 액수의 손해배상금 및 소송비용을 지불할 위험이 있다.
  - 외국법원의 판결을 기초로 대한민국 내의 재산이 아니라 의료기관이 보유하는 외국 현지의 재산에 대해서도 강제집행이 가능한 것도 의료기관에는 불리하다.
- 외국법원 판결의 효력과 우리나라에서의 집행 : 외국인 환자가 자국 법원의 의료사고에 대한 재판권을 가지는 경우, 외국인 환자가 자국 법원에 우리나라 의료기

상거소가 있는 국가의 법(당사자가 법인 또는 단체인 경우에는 주된 사무소가 있는 국가의 법)이 가장 밀접한 관련이 있는 것으로 추정한다. 다만, 계약이 당사자의 직업 또는 영업활동으로 체결된 경우에는 당사자의 영업소가 있는 국가의 법이 가장 밀접한 관련이 있는 것으로 추정한다.

㉠ 양도계약의 경우에는 양도인의 이행

㉡ 이용계약의 경우에는 물건 도는 권리를 이용하도록 하는 당사자의 이행

㉢ 위임 · 도급계약 및 이와 유사한 용역제공계약의 경우에는 용역의 이행

③ 부동산에 대한 권리를 대상으로 하는 계약의 경우에는 부동산이 소재하는 국가의 법이 가장 밀접한 관련이 있는 것으로 추정한다.

49) 제32조(불법행위)

① 불법행위는 그 행위가 행하여진 곳의 법에 의한다.

② 불법행위가 행하여진 당시 동일한 국가안에 가해자와 피해자의 상거소가 있는 경우에는 제1항의 규정에 불구하고 그 국가의 법에 의한다.

③ 가해자와 피해자간에 존재하는 법률관계가 불법행위에 의하여 침해되는 경우에는 제1항 및 제2항의 규정에 불구하고 그 법률관계의 준거법에 의한다.

④ 제1항 내지 제3항의 규정에 의하여 외국법이 적용되는 경우에 불법행위로 인한 손해배상청구권은 그 성질이 명백히 피해자의 적절한 배상을 위한 것이 아니거나 또는 그 범위가 본질적으로 피해자의 적절한 배상을 위하여 필요한 정도를 넘는 때에는 이를 인정하지 아니한다.

50) 제33조(준거법에 관한 사후적 합의) 당사자는 제30조 내지 제32조의 규정에 불구하고 사무관리 · 부당이득 · 불법행위가 발생한 후 합의에 의하여 대한민국 법을 그 준거법으로 선택할 수 있다. 다만, 그로 인하여 제3자의 권리에 영향을 미치지 아니한다.

51) 민법 제467조 (변제의 장소)

① 채무의 성질 또는 당사자의 의사표시로 변제장소를 정하지 아니한 때에는 특정물의 인도는 채권성립당시에 그 물건이 있던 장소에서 하여야 한다.

② 전항의 경우에 특정물인도 이외의 채무변제는 채권자의 현주소에서 하여야 한다. 그러나 영업에 관한 채무의 변제는 채권자의 현영업소에서 하여야 한다.

52) 실질적 관련성을 '의무이행지'로 본다면 외국법원의 재판관할권을 인정할 수밖에 없다.

관을 상대로 소송을 제기하여 법원이 의료기관에 대하여 외국인 환자에게 손해배상을 판결을 내릴 경우 외국법원에 의하여 선고된 판결이 우리나라에서 유효하게 승인될 수 있는지, 그 판결을 가지고 의료기관에 강제집행을 할 수 있는지가 문제된다.

- 민사집행법 제26조 제1항 : "외국법원의 확정판결 또는 이와 동일한 효력이 인정되는 재판(이하 "확정재판 등"이라 한다)에 기초한 강제집행은 대한민국 법원에서 집행판결로 그 강제집행을 허가하여야 할 수 있다."고 규정하고 있고, 같은 법 제27조 제1항은 "집행판결은 재판의 옳고 그름을 조사하지 아니하고 하여야 한다."고 규정하고 있다. 원칙적으로 우리나라 법원에서 집행판결을 받으면 외국법원이 선고한 판결을 기초로 강제집행을 할 수 있다.
- 민사소송법 제217조[53] : '외국재판의 승인'과 관련하여 우리나라에서 승인되기 위한 요건을 구체적으로 적시하고 있다. 즉 법률에 의한 요건을 갖춘 외국 법원의 판결은 우리나라 법원 판결과 동일한 효력을 가지므로 판결을 기초로 우리나라 법원에서 집행판결을 받으면 민사집행법 제26조, 제27조에 의하여 의료기관에 강제집행을 할 수 있을 것이다.
- 대법원 : "외국판결이 우리 실정에서 인정될 수 있는 금액보다 고액의 손해배상을 판결을 하였더라도, 그것만으로는 당연히 외국판결의 집행이 우리 공서양속에 위반된다고 할 수 없다."고 판시[54]하였다[55].
- 우리 민법상 손해배상액 : 피해자가 입은 손해를 전보하는데 그치므로 외국판결 중 '징벌적 손해배상' 부분은 민사소송법 제217조 제3호에 의하여 효력이 인정

---

53) 제217조 (외국재판의 승인)
① 외국법원의 확정판결 또는 이와 동일한 효력이 인정되는 재판(이하 "확정재판 등"이라 한다)은 다음 각호의 요건을 모두 갖추어야 승인된다.
㉠ 대한민국의 법령 또는 조약에 따른 국제재판관할의 원칙상 그 외국법원의 국제재판관할권이 인정될 것
㉡ 패소한 피고가 소장 또는 이에 준하는 서면 및 기일통지서나 명령을 적법한 방식에 따라 방어에 필요한 시간여유를 두고 송달받았거나(공시송달이나 이와 비슷한 송달에 의한 경우를 제외한다) 송달받지 아니하였더라도 소송에 응하였을 것
㉢ 그 확정 재판등의 내용 및 소송절차에 비추어 그 확정재판등의 승인이 대한민국의 선량한 풍속이나 그 밖의 사회질서에 어긋나지 아니할 것
㉣ 상호보증이 있거나 대한민국과 그 외국법원이 속하는 국가에 있어 확정재판등의 승인요건이 현저히 균형을 상실하지 아니하고 중요한 점에서 실질적으로 차이가 없을 것
② 법원은 제1항의 요건이 충족되었는지에 관하여 직권으로 조사하여야 한다.

54) 대법원 1997.9.9 선고 96다 47517.

55) 판례는 원고가 처음부터 한국에 있는 피고를 상대로 소송을 제기한 것이 아니라 미국에 거주하는 피고에게 소장 및 소환장을 송달하였으나 피고가 특별한 사정없이 응소하지 않고 한국으로 귀국한 분쟁이므로 실제 우리나라에서 발생할 수 있는 '외국인 환자의 의료분쟁' 분쟁과 직접적인 비교는 힘들어 보인다.

될 수 있는지는 다툼의 여지가 있는데, 우리 판례는 '징벌적배상제도'에 대하여 다음과 같이 판결을 내렸다.

〈서울 동부지판 1995.2.10, 93가합19069〉

징벌배상이란 가해자에게 특히 고의 주관적인 악사정이 징벌과 동종행위의 억지를 주목적으로 하여 과해지는 손해배상으로서 Common law상 인정되고 있는 구제방법의 일종, 이는 불법행위의 효과로서 손해의 전보만을 인정하는 우리의 민사법체계에서 인정되지 아니하는 형벌적 성질을 갖는 배상형태로서 우리나라의 실체적 공서에 반할 수 있다.

- 전속적 관할합의와 한계 : 의료기관이 외국법원에 제소당하면 소송비용이나 손해배상 액수가 국내 법원에서보다 훨씬 커질 위험이 있다.
  - 의료기관 : 의료서비스를 제공하기 전에 외국인 환자와 해당 의료서비스에 대한 계약을 체결할 때 관할합의에 관한 조항[56]을 두는 것이 좋다.
  - 관할합의 : 당사자의 합의에 의하여 생기게 되는 관할이며, 관할합의에는 법정관할 외에 1개 또는 수개의 법원을 부가하는 '부가적합의'와 특정의 법원에만 관할권을 인정하고 그 밖의 법원의 관할을 배제하는 '전속적합의'의 두 가지가 있다[57].
  - 관할합의 : 당사자 사이에 계약을 할 때 약관에 미리 "의료기관과 환자사이에 분쟁이 발생한 경우 의료기관 소재지 지방법원만을 제1심 관할법원으로 한다"와 같은 조항을 넣는다.
  - 관할합의 : 의료기관 소재지 지방법원만을 관할법원으로 지정하는 것이므로 '전속적 관할합의'인데, 우리나라 재판권을 전적으로 배제하고 외국법원을 배타적으로 관할법원으로 하는 전속적 관할합의가 아니므로 유효한 것으로 인정된다.
  - 당사자가 우리나라 법원을 전속관할로 합의하였다 하더라도 외국인 환자의 자국 법률상 자국인 보호를 위하여 대한민국 법원에의 전속적 관할 합의의 효력을 인정하지 않고 자국 법원 역시 관할권을 갖는다고 보아 소송을 한국법원으로 이송을 거부하고 재판하게 될 가능성도 배제할 수 없다[58].

---

56) 계약서 샘플 양식 참조

57) 신민사소송법, 제4판, 이시윤, 박영사, 2008. p.95.

58) 이경환 변호사외 2인, 위의 책, p 62,에서 저자들은 이러한 경우에는 위와 같은 전속적 관할합의의 효력은 부정될 수밖에 없는 한계에 봉착하게 되고, 의료기관으로서는 외국 법원에의 응소와 거액의 손해배상금 등의 부담이 따르게 될 것이라고 하였는데, 보다 더 깊은 연구가 필요하겠지만 당사자 간의 계약은 사적자치의 원칙에 따라 계약내용이

② 비사법적 해결(소송외적 방법) : '외국인 환자의 의료분쟁'같은 섭외사건의 분쟁해결을 '소송의 방법'으로 한다면 의료기관이나 환자의 입장에서 보았을 때에 현실적으로 많은 어려움이 있어 의료공급자인 우리나라의 의료기관과 의료소비자인 외국인 환자의 입장에서 양쪽의 Needs를 모두 만족시킬 수 있는 공정함과 신속함을 두루 갖춘 합리적인 분쟁 해결제도가 어떠한 것인지 알아보고, 그 이유는 무엇 인지에 대하여 논리적으로 고찰해 본다.

㉠ 대체적 분쟁해결제도(Alternative Dispute Resolution) : 일단 의료분쟁이 발생하면 당사자 간의 합의가 제일 중요하다. 그러나 이 합의가 이루어지지 않으면 다음으로 '사법적 방법'으로 분쟁을 해결할 것인지, '비사법적 방법'으로 해결할 것인지를 결정해야 한다.

- '소송'과 같은 사법적 방법 : 상대방의 의사나 태도에 관계없이 국가권력에 의하여 이루어지는 강제적 해결방식이지만, '화해 · 조정 · 중재'와 같은 비사법적 방법은 당사자 쌍방의 일치된 자율적 의사에 의하여 이루어지는 자주적 해결방식이다. 후자를 '소송에 갈음하는 분쟁해결제도(대체적 분쟁해결제도)'라고 한다[59]. 대다수의 분쟁이 합의, 화해 등 소송외적 방법에 의해 해결되는 것이 일반적이다.[60]
- 미국에서도 소송에 의한 법적해결에 대한 대안으로 '대체적 분쟁해결 제도(Alternative Dispute Resolution)'의 중요성을 강조하고 있다. 그 이유는 Informalization(엄격한 형식 · 절차의 지양), Delegalization(법보다 조리 · 상식), Deprofessionalization(직업법관이 아닌 시민의 관여) 등의 특징을 가진 ADR이 분쟁처리의 유연화를 가져와 효과적인 분쟁해결에 기여할 수 있다.
  - 미국에서 ADR이 소송제도 이상으로 널리 활용되고 있는데 이러한 현상을 '민사사법의 민영화(Privatization of Civil Justice)'라 한다. 이는 독일에까지 영향

그대로 이행되어야 하는 것이 원칙이다.
(국제사법 제25조 (당사자 자치) : ① 계약은 당사자가 명시적 또는 묵시적으로 선택한 법에 의한다. 다만, 묵시적인 선택은 계약내용 그 밖에 모든 사정으로부터 합리적으로 인정할 수 있는 경우에 한한다.) 따라서 만약 위의 경우처럼 전속관할에 대한 계약 사항을 위반하였다면 이것은 의료분쟁과 성격을 달리하는 계약상 채무불이행의 문제를 낳게 되고 외국의 법원에 응소하지 않을 명분을 쌓을 수 있을 것이다.

59) 모든 민사 분쟁에 대하여 법원을 통한 법적해결에 의존한다면 법원의 부담과중으로 분쟁해결의 지연 내지 해결방법의 질적 저하를 초래하게 되고, 사건의 성격상 법적해결이 적합지 않은 사건까지도 과다한 비용과 복잡한 절차를 적용받는 소송으로 해결 한다면 신속하고 효과적인 분쟁해결을 기대했던 당사자들을 오히려 더욱 곤혹스럽게 만들 수 도 있다(이시윤, 신민사소송법, 제4판, 박영사, 2008. pp 15~16).

60) 산부인과 판례로 본 의료소송의 이해, 손명세 · 이인영, 동림사, 2001, 466쪽

을 미쳐 1991년 민사소송법 개정법률에서는 재판 외 분쟁해결의 제고를 위해 '변호사화해제도'를 도입하고, 증거보전절차를 폐지하는 대신에 '독자적 증거절차'를 새로 채택하였다.[61)]

③ 외국인 환자의 의료분쟁시 : 외국인 환자의 의료분쟁시 준거법을 비롯한 재판관할 등에 대한 합의를 이끌어 내기 힘든 소송의 방법보다는 '화해 · 조정 · 중재'등의 '대체적 분쟁해결제도'를 통한 분쟁해결의 방법을 알아본다.

㉠ 화해 : 화해는 재판상의 화해와 재판외의 화해를 모두 포함한다.

- 재판상 화해 : 제소전 화해와 소송상 화해가 있다. 재판상 화해는 법원의 관여 하에 성립하기 때문에 재판외의 화해와 달리 확정판결과 같은 효력[62)]이 발생한다.
- 제소전 화해 : 분쟁당사자의 한쪽이 지방법원(시군법원)에 화해신청을 하여 단독판사의 주재 하에 행하는 것으로, 화해가 이루어지면 소송상화해와 효력에 차이가 없다.
- 소송상 화해 : 소송계속 중 소송물인 권리관계에 대하여 당사자 양쪽이 양보한 끝에 일치된 결과를 법원에 진술하는 것으로 조서에 적은 때에는 소송은 판결에 의하지 않고 종료되고, 우리나라의 경우에는 소송상 화해율이 매우 낮은데 그 이유는 구술주의의 형태화 대리인의 성공보수금에 대한 집착, 법관의 화해 권유에 대한 소극적 자세 때문이다.
- 재판외 화해 : 민법상의 '화해계약[63)]'으로 당사자가 상호 양보하여 분쟁을 끝낼 것을 약정하는 것이다.
  - 계약자유의 원칙상 내용과 방식에 어떠한 제한도 없다. 국가기관이 전혀 관여하지 않는 분쟁해결방식으로 가장 바람직한 방식이며, 실제 불법행위 등 사고가 발생한 경우에는 이른바 '합의'로 해결이 이루어지고 있다.
  - '민 · 형사상 일체의 청구를 포기한다.'라는 조항을 포함시켜 부제소특약 내지 권리포기계약을 함이 통례인데, 강자의 우월적 지위를 이용한 부당한 내용일 때에는 선량한 풍속위반[64)]이나 불공정한 행위로서 무효[65)]가 된다.[66)]

61) 신민사소송법, 제4판, 이시윤, 박영사, 2008. pp.15~16

62) 민사소송법 제220조 (화해, 청구의 포기 · 인낙조서의 효력) 화해, 청구의 포기 · 인낙을 변론조서 · 변론준비기일조서에 적은 때에는 그 조서는 확정판결과 같은 효력을 가진다.

63) 민법 제731조 (화해의 의의) 화해는 당사자가 상호 양보하여 당사자 간의 분쟁을 종지할 것을 약정함으로써 그 효력이 생긴다.

64) 민법 제103조 (반사회질서의 법률행위) 선량한 풍속 기타 사회질서에 위반한 사항을 내용으로 하는 법률행위는 무효로 한다.

② 고찰 : 의료사고가 발생하게 되면 환자측은 의사에게 불만을 표시하거나 의료기관에 손해배상을 청구하게 된다.

㉠ 병원 측에서는 자체적으로 적정진료여부를 검토한 후, 병원 측에 책임의 여지가 있다고 여겨지면 분쟁별로 협상안을 마련하고, 환자측과 협상을 벌인 뒤, 합의가 되면 종결하게 된다.

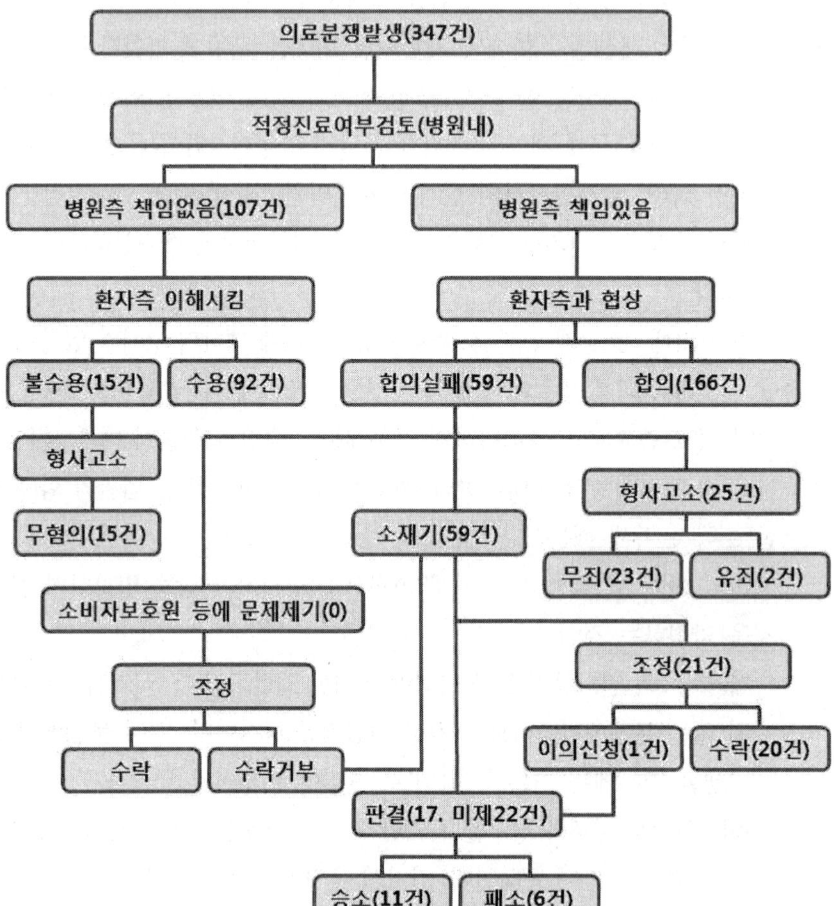

[그림 4-5] 병원입장에서 본 의료분쟁의 해결경로

65) 민법 제104조 (불공정한 법률행위) 당사자의 궁박(몹시 곤궁한 상태 곤궁하고 절박한 사정 몹시 가난하여 구차함 '궁박하다'의 어근 민법에서는 당사자가 몹시 곤궁함으로 인하여 현저하게 공정을 잃은 법률 행위는 무효로 하고 있음) 경솔 또는 무경험으로 인하여 현저하게 공정을 잃은 법률행위는 무효로 한다.

66) 신민사소송법, 제4판, 이시윤, 박영사, 2008. pp.16~18

ⓑ 합의가 되지 않는 경우 소비자보호원 등의 중재기관에 문제를 제기하는 경우 형사고소, 민사소송제기 후 조정에 도달하는 경우, 민사소송의 판결까지 진행하는 경우 등으로 나뉘게 된다.[67]

ⓒ 소송으로 가게 되면 환자나 병원모두에게 재산적 비용과 시간적 비용의 과다지출 및 병원의 대외적 이미지 하락 등 손해가 크므로 외국인 환자와의 분쟁에서는 병원 자체 내에서 합의를 유도하는 것이 최선의 방법이다.

ⓓ 외국인 환자와의 갈등을 겪은 국내 병원 관계자들의 견해에 의하면 충분한 설명을 하고 양해를 구하는 등의 과정을 거쳐 합의를 이끌어 내었다고 한다(그림 4-5).

③ 조정 : 법관이나 조정위원회가 분쟁관계인 사이에 개입하여 화해를 시키는 절차이다. 조정이 성립되어 조정조서가 작성되면 재판상 화해와 동일한 효력을 가지며, 효력은 준재심의 절차에 의하여서만 다툴 수 있다.

ⓐ 소송에 비하여 비용이 적게 들고 간이·신속하게 처리할 수 있으며, 제3자의 중개가 필수적으로 반드시 중개를 요하지 않는 화해와 차이가 있다.

ⓑ 조정은 법률을 기준으로 하는 '그렇다, 아니다'의 식의 분쟁해결이 아니라 당사자가 서로 양보한 끝에 실정에 맞게 타협하는 분쟁해결이고, 조정의 성립에 있어서는 당사자의 합의를 필요로 하는 점에서 소송과 본질은 다르다.

ⓒ 조정은 때에 따라 조정위원회가 개입하는 분쟁해결절차인 점에서 법관만이 개입하는 재판상화해와는 다른 절차이다.

ⓓ 조정위원회가 개입하고 당사자의 합의를 필요로 하는 점에서, 조정이 성립되지 않을 때 법관이 직권으로 행하는 '조정에 갈음하는 결정', 즉 강제조정과 구별된다.

ⓔ 법원에 의한 조정 : 현행법상 조정제도로서 가사사건에 대하여 하는 가사조정 이외에 1990.9.1일부터 새로 시행된 민사조종법에 의한 민사조종이 있다.

- 조정사건 : 조정담당판사가 스스로 처리하거나 조정위원회로 하여금 처리하게 할 수 있게 하고, 조정위원회는 판사인 조정장과 민간인인 조정위원 2인 이상으로 구성된다.
- 조정 : 합의된 사항을 조서에 기재함으로써 성립한다.
- 조정조서 : 재판상 화해와 동일한 효력을 갖는다.
- 조정불성립이나 성립된 합의가 상당하지 아니할 때 : 원칙적으로 직권으로 조정에 갈음(대체)하는 결정(강제조정)을 하여야 한다.

---

67) '병원의 의료분쟁 비용에 영향을 미치는 요인 : Y의료원사건을 중심으로', 이상교, 연세대학교 석사학위논문, 1999

• 조정이 성립하지 아니하거나 조정에 갈음하는 결정에 이의신청을 한 때 : 조정신청을 한 때에 소가 제기된 것으로 본다.

ⓑ 행정위원회에 의한 조정 : 우리나라 에서는 법원에 의한 조정이 아니라 행정부 산하 각종의 행정위원회에 의한 조정이 성행되고 있다.

• 소비자분쟁조정위원회, 의료심사 조정위원회, 건설분쟁 조정위원회, 환경분쟁 조정위원회, 저작권 위원회, 금융분쟁 조정위원회, 언론중재 위원회의 각 조정이 그 예이다.

• No cost(비용), No form(양식), No lawyer(변호사) 등 세가지 No에 의하므로 간이 · 신속 · 저렴 · 원활한 분쟁해결의 이점이 있다. 그러나 다음과 같은 문제가 있을 수 있다.

- 첫째, 이의 지나친 확대는 법적 분쟁해결의 주체가 행정부인 결과가 되어 사법부가 설 자리가 없게 되며, 권력분립구조를 왜곡시키는 문제를 발생시킨다. 특히 소의 제기에 앞서 거쳐야 할 필수적 전치절차가 되어 법원에 의한 권리보호가 현저히 지연되는 결과를 빚는다면 위헌 문제가 될 수도 있다.
- 둘째, 조정기관은 양당사자의 자유의사에 의한 합의를 유도하여야 한다. 조정기관이 일방적으로 결정한 내용을 양 당사자에게 수용할 것을 강권하는 것은 강제조정이 되어 '법관'이 아닌 자의 재판을 받은 결과가 됨을 유의한다.
- 셋째, 성립된 조정조서가 재판상화해로 간주되는 것은 문제이다. 행정부가 한 일이 법원이 한 확정판결과 같은 효력을 갖게 되어 행정부가 법원만이 할 수 있는 판결을 한 결과가 된다. 행정위원회의 조정이 단순히 집행력에 그치지 않고 기판력까지 발생한다면 조정의 흠에 대해 법원에서 다툴 길이 봉쇄되어 '법관에 의한 재판을 받을 권리'의 침해라는 위헌문제가 생길 것이다[68].

ⓢ 고찰 : 외국인 과의 의료분쟁에서 '합의(재판외 화해)'가 이루어지지 않았을 때에는 의료법상의 반응형 제70조 '의료심사 조정위원회'가 있다.

• 전담기구의 부재나, 집행력의 부재 등으로 이 '위원회'는 유명무실하게 되었으므로 '의료분쟁조정법'을 통한 조정을 기대할 수밖에 없는데, 이 법 또한 아직까지 여러 이해관계자들의 의견상충과 쟁점사항에 대한 합의부족으로 제정조차 되지 않았기에 이미 이루어지고 있는 외국인 환자에 대한 의료분쟁에 실질적으로 대처하기 어렵다.

---

68) 신민사소송법, 제4판, 이시윤, 박영사, 2008. pp.18~20

- 조속한 시일내에 이 법을 제정하기 어렵다면 '외국인 환자'만이라도 의료분쟁을 해결하기 위한 '조정위원회'를 먼저 설치하는 방법이 될 것이다. 결국 마지막으로 검토해 볼 수 있는 것이 중재이다.

④ 중재 : '합의'가 이루어지지 않고 '의료분쟁조정위원회(제정 준비중인 의료분쟁조정법에 의한 기구)'의 설치가 늦어진다면 현실적으로 분쟁해결에 사용할 수 있는 것은 '중재기구[69]'를 통한 중재를 적극 활용하는 것이다.

㉠ 중재 : 당사자의 합의에 의하여 선출된 중재인의 중재판정에 의하여 당사자 간의 분쟁을 해결하는 절차이다.

㉡ 중재의 본질 : 사적재판(私的裁判)이며, 당사자의 양보에 의한 자주적 해결인 재판상 화해 및 조정과 다르다.

㉢ 중재제도 : 단심제이기 때문에 법원의 재판에 비하여 분쟁이 신속히 해결되고 비용이 저렴하다. 또한 관계분야의 전문가를 중재인으로 선정함으로써 실정에 맞는 분쟁해결을 할 수 있다. 또한 비공개 심리이기 때문에 업무상 비밀의 유지에 좋고, 특히 국제상사거래상의 분쟁에 있어서는 분쟁해결에 가장 적합한 제도이다[70].

- 중재의 특징[71]
  - 단심제 : 중재판정은 분쟁 당사자간에 있어서는 법원의 확정판결과 동일한 효력을 가지며, 판정에 불만이 있어도 재판처럼 2심 또는 3심등의 항소 절차가 없다[72].
  - 신속한 분쟁해결 : 소송은 대법원까지 2~3년이 걸리지만, 중재는 국내중재가 약 5개월, 국제중재가 약 7개월 정도 소요된다. 신속성을 극대화하기 위하여 집중심리로 심리횟수를 줄이고 예비회의 제도를 활성화하여 심리자체의 소요시간도 단축하여 진행할 수 있으며, 당사자가 신속절차에 의하여 중재를 진행하기로 합의하는 경우에는 2~3개월 내에도 분쟁해결이 가능하다.
  - 형평에 따른 분쟁의 해결 가능 : 소송의 경우 법에 의하여 분쟁을 해결하는데, 중재의 경우 당사자의 수권(명시적 수권)이 있으면 형평과 선, 즉 공평의 원칙과 양심에 따라 판정할 수 있다.

---

69) 우리나라에서 중재활동을 하고 있는 중재기관은 '대한상사중재원'과 서울지방변호사회의 '중재위원회', '언론중재위원회' 등이 있다.

70) 신민사소송법, 제4판, 이시윤, 박영사, 2008. p.16

71) 국제상사중재법연구 제1권, 석광현, 박영사, 2007, pp.10~16

72) 주의할 것은 재판의 경우 중대한 하자가 있으면 재심이 가능한 것처럼, 중재의 경우에도 중재판정 취소의 소가 가능하다

- 국제적인 인정 : 외국판결의 승인 및 집행에 관하여는 유럽연합의 브뤼셀규정과 유럽연합과 자유무역연합(EFTA) 국가들 간에 적용되는 루가노협약처럼 지역규범이 있을 뿐이고 전세계적인 조약이 없으므로 외국판결의 승인 및 집행이 가능한지와 그 요건은 국가에 따라 다르다. 그러나 중재의 경우 뉴욕협약[73]에 의하여 적어도 체약국 간에 외국 중재판정의 승인 및 집행이 보장된다. 국제거래에서 분쟁해결 수단으로서 중재가 선호되는 가장 큰 이유이다.
- 전문가에 의한 판단 : 실체적 진실을 정확하게 찾아내기 위하여 분쟁분야에 대한 해박한 지식과 경험이 있는 전문가로 하여금 사건을 검토하고 판정하도록 하고 있다. 변호사의 법률지식, 기업인의 사업경륜, 교수의 학문적 이론 등이 종합될 때 신속하면서도 정확한 판단이 가능하다.
- 분쟁당사자가 중재인을 직접 선임 또는 배척 : 공정성 보장을 위하여 당사자에게 스스로 중재인을 선임할 수 있는 권리를 부여하며, 동시에 이해관계가 얽혀있는 중재인 후보가 있다면 그를 배척할 수도 있다.
- 충분한 변론기회의 부여 : 중재는 단심제로 운영하기 때문에 일단 내려진 중재판정은 변경될 수 없다. 분쟁당사자는 중재인에게 충분한 변론기회와 변론시간, 증인 또는 증거물 제출기회를 요구할 수 있으며, 실질적으로는 구두심리가 이용되고 합의가 있으면 서면만으로도 가능하다.
- 심리의 비공개 : 중재심리는 당사자 간의 분쟁발생시 책임소재에 대한 공격·방어과정에서 실체적 진실을 파악하는데 그 목적이 있으며, 당사자가 허락하지 않는 한 사건과 무관한 제3자의 심리과정 참여를 허용하지 않는다. 대외적으로 민감한 분쟁이거나 비밀로 취급할 성질의 분쟁에 관하여는 당사자의 의료정보, 명예, 신용훼손 없이 중재가 적절한 해결방법이 될 수 있다[74].
- 민주적인 절차 진행 : 중재인은 당사자와 평등한 위치에서 상하 격식 없이 심리를 진행한다. 증인선서를 요구하지 않으며 관계 당사자의 인격을 최대한 존중하고, 만약 당사자의 합의가 있다면 그 절차도 변경이 가능하다.
- 거래관계의 손상회피 가능 : 소송은 당사자간의 거래관계의 종료를 의미하는 경우가

73) '외국 중재판정의 승인 및 집행에 관한UN협약(일명 뉴욕협약)'에 가입한 체약국간에는 외국 중재판정을 상호간 승인하고 강제집행이 보장이 된다. 2008.10 뉴욕협약 가입국은 우리나라를 포함하여 총 142개국이며, 따라서 전세계 주요 교역국간에는 중재판정의 승인 및 집행이 가능하다.

74) 중재절차에서 제출된 문서 또는 정보가 나아가 중재판정은 공익상 정당한 이유가 있는 경우 비밀보장의 대상이 되지 않는다는 유력한 견해가 제시되고 있다.

많고, 중재의 경우 당사자 간에 다툼이 있는 쟁점에 관하여 제3자의 구속력 있는 판단을 받아서 하면 기존의 거래관계를 계속할 수 있다. 중재는 당사자 간의 대결(Confrontation)이 아니다. 프랑스에서 처음 시작된 우의적 중재는 당사자 간의 우의와 신뢰가 중시되는 계약관계, 즉 광산계약이나 기술이전계약처럼 장기간계약, 합작계약, 장래거래가 계속될 가능성이 많은 당사자들 간의 계약 또는 특정국가의 법을 적용하는 것이 상대방에게 부담이 될 국제계약에서 유용하다.

㉡ 중재의 단점

- 정확한 분쟁해결에 취약 : 중재는 단심에 의한 분쟁해결이므로 통상 삼심제에 의한 소송과 비교하여 상대적으로 신속하나, 적정한 분쟁해결이라는 관점에서는 단점이 될 수 있다.
- 비법적 해결 : 소송의 경우 법에 의하여 분쟁을 해결한다. 반면 중재의 경우 당사자의 수권(명시적 수권)이 있으면 형평과 선에 의한 분쟁해결도 가능하지만 법에 의한 분쟁해결을 선호하는 입장에서는 단점이므로 법원이 법률을 잘못 적용한 경우 당사자는 상소할 수 있으나, 중재인의 경우 그가 의도적으로 그렇게 함으로써 권한 유월(權限逾越)이 되지 않으면 이를 다툴 수 없어 중재의 경우 법적인 통제가 약하다.
- 중재인의 권한의 제한 : 중재는 사적 분쟁해결수단이므로 사적성질(Private Nature : 私的性質)의 결과 중재판정부는 강제력을 가지지 아니한다.
  - 중재인은 증인의 출석을 강제하거나 임시적 처분을 집행할 수 없다.
  - 중재절차를 원만히 진행하고 중재판정의 실효성을 보장하기 위해서는 법원의 지원이 필요하다.
  - 우리 중재법(제28조)도 증거조사에 관한 법원의 협조의무를 명시한다.
- 다수당사자간의 분쟁해결에 취약 : 국제소송의 경우 동일한 법원 앞에서 다수당사자 간의 분쟁을 해결할 수 있다. 또한 보조참가, 독립당사자참가 등이 가능하고 국가에 따라서는 제3자를 소송에 끌어넣을 수도 있으며(Third Party Complaint), 법원은 필요한 경우 사건을 병합할 수 있는데 그의 허용여부는 법정지법에 따른다. 중재합의를 전제로 하는 중재의 경우에는 동일한 중재 판정부 앞에서 다수당사자간의 분쟁을 한번에 해결하는 데에는 한계가 있다.
- 저촉되는 중재판정 : 중재판정은 법원의 판결과 달리 선례로서 구속력을 가지지 않는다는 중재의 단점이 있으며, 법원 판결의 선례로서 법률상의 구속력을 인정

하지 않는 대륙법계에서는 법원의 판결과 상대적으로 차이가 작다.

- 집행력의 법원 의존 : 중재판정은 자체만으로 집행력이 없기에 강제집행을 해야 할 때에는 법원에 의뢰를 해야 하는 번거로움이 있을 수 있다.

ⓒ 중재합의 작성 : 분쟁을 중재에 의하여 해결하기로 하는 합의를 '중재합의'라 하고, 중재합의가 있어야 중재신청이 가능하다.

- 중재합의의 방식 : 중재법 제8조 제3항에서 "중재합의는 당사자들이 서명한 문서에 중재합의가 포함되어 있는 경우, 서신 · 전보 · 전신 및 모사전송 기타 통신수단에 의하여 교환된 문서에 중재합의가 포함되어 있는 경우"로 규정하고 있어 중재합의의 서면주의를 명문화하고 있다.
  - 동 계약은 중재의 대상이 되는 분쟁이 발생하기 전에 합의해 두는 사전 중재합의 방식과 이미 발생되어 있는 분쟁을 중재로 해결하기 위하여 합의하는 사후 중재합의방식으로 나눌 수 있는데, 대부분의 경우 분쟁이 발생한 후에는 중재합의가 이루어지기가 어려우므로 주된 계약체결시에 계약서의 한 조항으로서 중재조항을 삽입하여 둔다.
- 중재합의의 내용 : 중재합의를 할 때에는 중재를 행할 중재지, 중재기관 및 적용할 준거법, 언어, 중재인 선정방법, 중재비용 및 그 분담비율 등을 명확하게 명시하고, 중재절차 진행시 기본적 사항에 대하여 또 다른 다툼이 발생할 수 있다.
- 중재합의의 효력
  - 직소금지 : 중재법 제9조에서는 "중재합의의 대상인 분쟁에 관하여 소가 제기된 경우에 피고가 중재합의 존재의 항변을 할 때에는 법원은 그 소를 각하하여야 한다"라고 규정하고 있으며, 중재합의가 있음에도 불구하고 상대방이 법원에 소를 제기하였을 경우에는 1차 변론기일 전까지 본 안전 항변을 통하여 중재계약이 있음을 주장 · 입증하면 법원은 소 각하 판결을 하게 된다.
  - 최종해결 : 중재법 제35조에서는 "중재판정은 당사자간에 있어서 법원의 확정판결과 동일한 효력을 가진다"라고 규정하여 분쟁을 한번으로 해결함을 확실하게 천명하고 있고, 중재판정이 일단 내려지면 소송과 같이 불복절차인 항소나 상고제도가 허용되지 않으며 대법원의 판결과 동일한 효력이 있다.
  - 국제적 효력 : 중재판정은 국제적으로는 "외국 중재판정의 승인 및 집행에 관한 UN협약"(The United Nations Convention on the Recognition and Enforcement of Foreign Arbitral Awards : 약칭으로 'New York협약'이라 함.

1958년 채택, 1973년 한국 가입, 2008년 10월 142개국 가입[75])에 의하여 국제적 효력을 인정받고 있다. 우리나라에서 내려진 중재판정이 외국에서도 승인·집행되며, 반대로 외국에서 내려진 중재판정 역시 우리나라에서도 승인되고 집행이 보장되고 우리나라가 이 협약에 가입할 때 한국법상 상사관련 분쟁에 한하고, 상호 체약국인 경우에 한해서만 이 협약을 적용한다는 유보선언을 한 상태이다.

㉣ 중재인[76]

- 역할 및 자격 : 중재절차에 있어서 당사자 간에 분쟁을 해결하기 위하여 선정된 사인인 제3자를 중재인이라고 한다.
  - 중재절차는 단심제로 종결되기 때문에 중재판정을 내리는 중재인은 법원의 법관처럼 법률적 판단을 할 수 있는 능력뿐만 아니라 실체적 거래관계를 파악할 수 있는 전문적 식견 또한 필요하다.
  - 중재인의 임기는 3년이며 매년 1회 재위촉 대상자를 상대로 심사하여 재위촉 여부를 결정하고, 신규중재인 후보자에 대한 심사를 거쳐 신규중재인을 위촉하게 된다.
  - 국내에 중재인을 위한 별도의 자격시험은 없으며, 경력·학력·전문성 등을 심의위원회에서 심사하도록 되어 있다.
- 중재인 위촉기준
  - 법조계 : 법조경력 10년 이상, 법학박사 또는 외국인변호사 자격 취득자로 법조경력 5년 이상인 변호사
  - 실업계 : 실무경력이 10년 이상인 자로서 상장기업은 3년 이상, 비상장기업은 5년 이상 임원으로 근무하거나, 전문직종에 15년 이상 또는 분야별 최상위급 자격취득자로 5년 이상 근무한 자
  - 학계 : 대학교수로 5년 이상, 박사학위자로서 5년 이상 근무한 자
  - 공공, 기타 전문단체 : 해당 기관에서 임원으로 또는 박사학위 소지자로 5년 이상 근무한 자
  - 공인회계사, 변리사 등 : 공인회계사, 변리사, 세무사, 관세사 등 자격 취득자로 5년 이상 현직에서 근무한 자

---

75) (http : //www.uncitral.org/uncitral/en/uncitral_texts/arbitration/NYConvention_status.html) 미국, 러시아, 중국, 일본, 싱가폴, 태국, 말레이시아, 몽고, 인도, 인도네시아, 베트남, 카자흐스탄, 우크라이나, 호주, 뉴질랜드, 독일, 프랑스, 이태리, 영국 등 우리가 의료관광의 대상국으로 하는 거의 모든 국가가 가입되어 있다.

76) 대한상사중재원의 상사중재를 기준으로, 홈페이지 www.kcab.or.kr 참조

- 주한외국인 : 외국변호사 자격소지자, 교수, 주한 외국상사 내지 무역유관기관의 임원 또는 대표자로 근무한 자, 전문직종에서 10년 이상 근무한 자
- 국외거주자 : 국내거주자의 기준에 준하여 위촉

ⓜ 대한상사중재원의 중재절차

- 중재합의 : 분쟁을 중재에 의하여 해결하기로 하는 중재합의가 있어야만 중재신청이 가능하다.
- 중재신청 및 비용예납 : 중재를 신청하고자 할 때에는 대한상사중재원의 본부(서울)나 지역본부(부산)의 사무국에 중재비용과 함께 다음의 서류를 작성, 제출해야 한다(그림 4-6).
  - 중재신청시 구비서류
  - 중재합의서(원본 또는 사본)
  - 중재신청서(부록 중재신청서 작성사례 참조)
  - 법인 등기부등본(개인은 주민등록등본)
  - 청의 원인사실을 입증하는 서증(원본 또는 사본)
  - 대리인이 신청시 그 위임장
- 일반 당사자가 분쟁의 최종해결을 위해 중재를 신청한 후 판정이 내려질 때까지 소요되는 비용을 중재비용이라 한다. 중재비용은 요금, 경비, 수당으로 구분하는데 중재신청서를 접수할 때 신청인으로부터 미리 예납 받으나, 중재판정부에 의하여 부담비율이 판정에서 정해진다.
  - 요금 : 관리요금과 심리기일연기요금으로 구분되며 관리요금은 중재신청금액에 따라 중재규칙에서 정하는 요금표에 의하여 계산된다. 심리기일연기요금은 심리의 연기라 중재판정부의 직권으로 이루어진 경우에는 부과하지 아니하나, 당사자의 요구에 의하여 연기되는 경우에는 매 연기시마다 100,000원을 부과한다.
  - 경비 : 중재인과 사건담당자의 소요경비, 증거, 증인 또는 감정인의 소요경비, 검사 또는 조사경비, 녹음 또는 속기록의 작성경비, 통역 또는 번역경비, 기타 중재에 소요되는 일체의 경비가 당사자의 신청에 의한 경우에는 그 당사자가 예납한다. 만약 위 경비가 중재판정부의 지시에 의한 것일 경우, 당사자간의 따로 정함이 없으면 한 신청인이 예납한다.
- 수당 : 중재인수당과 판정문작성수당이 있는데 당사자가 증액지급에 합의하는 경우 중재인 수당이 결정된다.

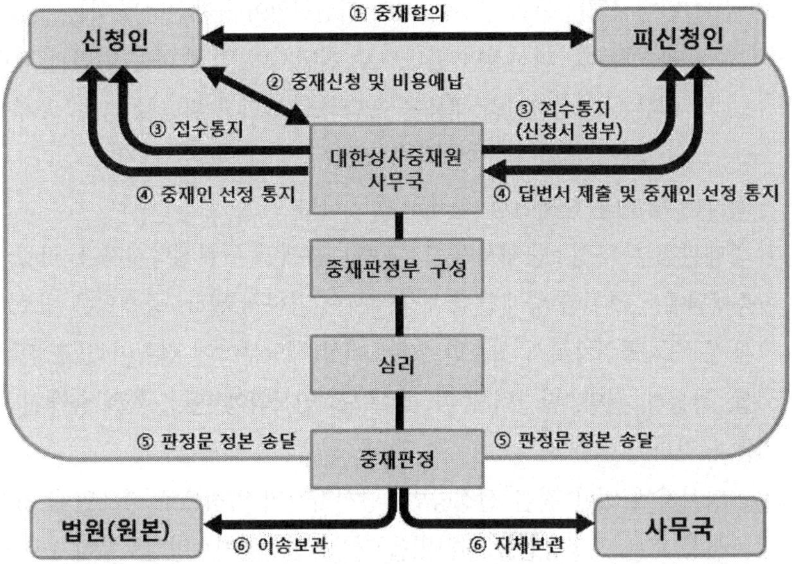

[그림 4-6] 대한상사중재원의 중재절차

- 중재신청의 접수 및 통지 : 중재신청서가 제출되면 중재합의서, 중재신청서, 중재신청의 취지를 입증하는 서류의 유무, 대리인이 선임된 경우 위임장 등 적합여부를 확인하고, 사무국에서 적합하다고 판단하는 경우에는 소정의 중재비용을 예납받고 접수한다.
- 답변서 제출 : 피신청인은 신청인의 중재신청서를 검토한 후 중재신청 접수통지의 수령일(기준일)로부터 국제중재의 경우 30일(국재중재의 경우 15일) 이내에 답변서를 사무국에 제출하여 답변할 수 있다.
  - 사무국은 답변서를 제출받음과 동시에 그 답변이 적합한 것인지의 여부를 확인하고, 적합한 경우에는 이를 접수하고 양당사자에게 접수사실을 통보하고 신청에게는 답변서 1부를 보낸다.
  - 피신청인이 기간내에 답변서의 제출이 없는 경우에는 신청인이 주장하는 청구의 기각을 구하는 것으로 본다.
  - 답변서에는 다음 사항을 기재하여야 한다.
    - · 양당사자의 성명 및 주소(당사자가 법인인 경우에는 법인의 명칭 및 주소, 대표자의 성명 및 주소를 병기한다.)
    - · 대리인이 있는 경우에는 그 성명과 주소
    - · 답변의 취지와 이유 및 입증방법

* 반대 신청 : 동일 분쟁에 대해 피신청인이 중재신청을 하는 것을 반대신청이라 하는데, 피신청인이 스스로 판단하여 직접 하는 방법과 답변의 취지나 이유가 반대신청의 내용을 포함하고 있다고 판단할 경우 그 부분에 대하여 중재판정부의 요구에 의해 행하는 방법 등 두 가지가 있다.

- 절차는 당초의 중재신청 절차와 동일하다.
- 중재판정부 구성 : 중재사건을 판정할 중재인은 분쟁당사자가 직접 선정하거나 중재원에서 추천한 중재인 후보중에서 선임하게 된다. 중재인은 법조계, 학계, 업계 등 각계권위자로서 최소한 20년 이상 해당분야에 경험이 있고 전문지식, 신뢰성, 성실성, 신망, 판단력 등이 갖추어진 인사라야 한다. 특히 중재인의 선정은 다음과 같다.
  - 당사자에 의한 직접 선정방법 : 당사자간의 약정으로 중재인을 당사자가 직접 선정 또는 선정방법을 정하였을 경우, 선정통지수령일로부터 15일(국제중재 : 30일)이내에 중재인 취임수락서를 중재인으로부터 받아 제출하여야 한다.
  - 사무국에 의한 선정방법 : 중재인 명부중에서 5인 또는 10인의 후보자를 선정 후 당사자에게 명단을 보낸다.
    · 당사자는 동 명단에 자신이 희망하는 순위를 의장중재인과 기타 중재인 란에 번호를 기재하여 후보자명단 수령일로부터 15일(국제중재 : 30일)이내에 반송하여야 한다.
    · 사무국은 양당사자간의 순위를 집계한 후 희망순위가 가장 높은 사람(1~3인)으로부터 취임 수락서를 받아 선정하게 되고, 중재판정부가 구성되면 중재인과 양당사자에게 중재인 선정사실과 제1차 심리기일을 서면으로 통지한다.
- 중재심리
  - 심리일시 및 장소의 결정과 통지 : 중재판정부는 심리의 일시, 장소와 방식을 결정하는데 심리의 일시와 장소가 결정되면 사무국은 당사자에게 심리개시 10일전(국제중재 : 20일)까지 통지한다.
  - 심리준비 : 중재판정부는 양당사자에게 심리를 시작하기 전에 주장, 증거방법, 상대방 주장에 대한 의견을 기재한 준비서면을 제출하게 할 수 있다.
  - 심리절차
    · 심리 : 사건번호와 당사자의 호명으로 개시된다.
    · 심리절차 : 비공개를 원칙으로 하고, 당사자의 일방이 증거물을 제출하는 경

우 판정부는 이를 증거로 접수할 수 있다.

· 판정부 : 필요하다고 인정할 경우 절차를 변경할 수 있으며, 당사자는 사무국이나 판정부가 요구하는 서면, 증거 또는 기타 문서의 번역문을 제출해야 한다.

· 판정부는 당사자를 직접 심리 : 심리시에 판정부에 제출하지 못하고 심리 당시의 합의와 그 이후의 합의 및 판정부의 요구에 의해 제출하는 모든 서류는 사무국이 접수하여 판정부 및 타방당사자에게 송달하여야 한다.

· 판정부가 판정에 필요하다고 인정하는 증거의 조사를 직접 할 수 없는 것 : 직권 또는 당사자의 요구에 의해 관할법원에 이를 신청할 수 있다.

· 당사자의 일방이 정당하게 통지 또는 고지 : 출석치 아니하거나 출석하여도 심리에 응하지 아니하는 경우에도 중재는 그대로 진행시킬 수 있다.

· 중재판정부 : 상당한 이유가 있으면 직권이나 당사자의 요구에 의하여 심리를 연기하거나 속행할 수 있다. 다만, 심리기일 연기신청은 심리기일 3일전까지 하여야 하며, 계속하여 2회 이상 연기하지 않도록 해야 한다.

• 심리의 종결 : 판정부는 당사자가 주장 및 입증을 다하였다고 인정할 때 심리의 종결을 선언하여야 한다.

㉦ 중재판정

• 판정의 범위 및 기간 : 중재판정부는 중재계약의 범위 내에서 계약의 현실이행 뿐만 아니라 공정하고 정당한 배상이나 기타의 구제를 명할 수 있다.
  - 중재계약의 범위를 벗어난 판정은 효력이 인정되지 아니하고 중재판정부는 책임 있는 당사자에게 중재비용의 부담비율을 명하여야 한다.
  - 중재판정부는 당사자간의 별도 약정이 없는 한 중재심리가 종결된 날로부터 30일 이내에 중재인 과반수 찬성으로 판정하고, 당사자가 합의하면 판정이유의 기재를 생략할 수 있다.

• 판정의 형식 : 중재판정은 서면으로 작성하고 한국어로 작성한다. 다만 당사자의 요구가 있거나 중재인 중에 외국의 국적을 가진 자가 있을 때는 한국어와 영어를 공용할 수 있으며, 이때 국문과 영문으로 작성되는 판정문은 모두 이를 정본으로 한다. 국영문간에 해석상의 차이가 있을 때는 한국어에 의하여 해석한다.
  * 다음 사항을 기재하여 중재인이 서명한다.
  - 당사자의 성명 또는 명칭과 주소
  - 대리인이 있는 경우에는 그 대리인의 성명과 주소

- 판정주문 및 판정이유
- 판정문 작성일자 및 중재지

• 판정의 송달 : 사무국은 판정의 정본을 당사자 또는 대리인에게 최후로 알려진 주소에 등기우편(배달증명)으로 발송하거나 직접 교부한다. 판정의 정본을 당사자에게 송달한 후 이의 수령을 확인하는 우편물 배달증명서가 도착하면 사무국은 판정문원본과 송달의 증서를 첨부하여 관할법원에 이송 보관한다.

• 판정의 효력 : 중재판정은 당사자간에 있어서는 법원의 확정판결과 동일한 효력이 있다. 뉴욕협약(외국 중재판정의 승인 및 집행에 관한 UN협약)에 따라 외국에서도 중재판정의 승인 및 집행이 보장된다.

ⓑ 고찰 : 의료분쟁 발생시 최우선적으로 합의를 유도하고 합의가 이루어지지 않는다면 해결수단으로 같은 비사법적인 분쟁해결수단인 '조정'보다는 '중재'를 이용하는 것이 많은 전문가들의 의견이다.

• '조정'제도 : 소송에 비해 경제적으로 신속하게 처리될 수 있으며 당사자 간의 감정대립을 상대적으로 줄일 수 있고, 사법권이 보장되는 장점이 있다. 하지만 당사자가 서로 양보하여 조정안의 합의에 이르지 못하는 경우 다시 소송으로 나아가게 되어 오히려 절차가 지연되고 비용이 더 많이 드는 단점이 있다.

• '중재'제도 : 단심제이기 때문에 법원의 재판에 비하여 분쟁이 신속히 해결되고 비용이 저렴하며, 관계분야의 전문가를 중재인으로 선정할 수 있기 때문에 실정에 맞는 분쟁해결을 할 수 있다.

• 비공개 심리로 업무상 비밀유지에 좋고, '뉴욕협약'에 가입되어 있는 국가들 사이에서는 중재판정의 집행력이 보장되기 때문에 섭외사건의 분쟁해결에 적합하다.

(3) 해외 환자 사례별 해결방안(프로세스별 예상위험요인)

① 예약(진료설계 오류)

㉠ 환자의 자의적인 치료중단 : 환자가 수술을 위해 입원하여 첫날 몇가지 검사를 시행하고 입원실에 와서 시설 등 본인이 유치업자로부터 들었던 설명과 차이가 있어 치료와 검사를 중단 후 귀가하겠다고 하여 의료기관은 일부 시행한 검사와 입원비 수납을 요청하였으나, 환자는 유치업자에게 초기비용으로 상당한 금액을 지불했으므로 유치업자의 계약위반을 언급하며 지불거절 후 탈원, 유치업자는 에이전시 비용은 환불 불가능하며 치료에 대한 비용은 의료기관 몫이라고 책임을 회피하였다.

• 쟁점 : 환자의 자의적인 치료중단과 진료비 지불 및 진료비 지불 보증문제

• 분쟁의 해결 : 유치업자의 계약위반을 이유로 검사비와 입원비 지급을 거절한 환자의 자의적인 치료중단과 진료비 지불의 책임소재 분쟁

- 유치업자와 환자 사이의 계약내용을 자세히 확인하고 정확한 책임소재를 정할 수 있으나, 본 분쟁에서는 명확하지 않으므로 의료관광과 관련하여 진료비 지급은 의료기관과 환자사이의 계약에 따라 이루어져야 하며, 환자가 유치업자에게 수수료를 포함한 진료비 전액을 선불지급하는 등의 계약은 환자에게 매우 불리하다.
- 진료비 지급에 대한 책임은 환자에게 있고, 유치업자의 계약위반에 대한 채무불이행 책임은 환자가 직접적으로 유치업자에게 따로 청구해야 한다.
- 본 분쟁의 경우 환자가 탈 원한 상태이므로 의료기관은 환자의 진료비에 대하여 유치업자에게 책임을 추궁할 수 있다.

> ※ 민법 (채무불이행 책임)
>
> 제390조 (채무불이행과 손해배상) 채무자가 채무의 내용에 좇은 이행을 하지 아니한 때에는 채권자는 손해배상을 청구할 수 있다. 그러나 채무자의 고의나 과실 없이 이행할 수 없게 된 때에는 그러하지 아니하다.

• 관련 문제의 대책 : 예상했던 진료비보다 많이 청구 될 경우에 환자와의 다툼이 예상된다. 따라서 처음 진료상담을 할 때부터 예상되는 진료비의 최저 금액과 최대 금액을 제시하고, 검사결과에 따라 추가시술 및 비용이 청구될 수 있음을 확실하게 인지시켜야 한다.

② 안전사고 발생

㉠ 자동문 센서고장 : 환자는 운동중 넘어지는 사고를 당하여 좌측 상완골 골절상을 입게 되었고, 엠뷸런스를 이용하여 응급실에 내원하여 치료받은 후 퇴원하였다. 환자는 3주 뒤 본원 정형외과 외래진료를 위해 병원 건물입구에 들어오던 중 자동출입문의 센서고장으로 문이 열렸다가 바로 닫히는 바람에 골절상을 입어 팔에 충격이 가해진 사례이다.

• 쟁점 : 의료기관내 시설의 오작동으로 환자가 상해를 입은 경우 책임 소재

• 분쟁의 해결 : 의료기관내 시설의 안전상태는 모두 의료기관 책임으로 자동출입문 고장의 책임은 의료기관에 있으므로 환자의 상해에 대하여 병원이 전적으로 책임을 져야 한다.

㉡ 병동에서 미끄러져 다친 경우 : 환자 보호자가 병동 바닥에서 미끄러져 골절상을 당하였다.

• 쟁점 : 의료기관내 안전사고에 대한 책임 소재

• 분쟁의 해결 : 의료기관에서 일어난 안전사고에 대하여 누구에게 과실이 있는지 불명확한 분쟁으로 사실관계가 명확하지 않다. 그러므로 골절상의 원인이 누구 쪽의 과실인지 알 수 없지만 일반적으로 환자측의 과실이 어느 정도 있어도 '고객만족(CS)'의 차원에서 병원측이 손해배상을 해주고, 상해의 정도가 매우 큰 경우이거나 피해자가 사망의 경우 또는 인과관계가 복잡해지는 경우에는 당사자의 과실 정도와 책임의 범위를 보다 정확히 파악하기 위하여 법적인 절차를 밟는 수도 있다.

③ 도착 및 접수(진행오류에 따른 만족도 하락)

㉠ 진료과목에 대한 결정 : 환자가 내원하여 진료접수를 하면서 어지러움으로 인한 진료를 받기 위하여 내원하였다는 설명을 수납창구 직원에게 구체적으로 설명하였으나, 수납창구 직원이 통역상의 실수로 환자의 증상을 잘못 해석하여 '어지러움증 등'은 신경과 진료를 받아야하는 것을 '머리아픔'으로 알고 이비인후과로 접수하였다가 재차 신경과로 전과하였다.

• 쟁점 : 환자의 진료과목에 대한 사전합의 중요성 및 사전합의가 없을 경우 진료과목 결정의 주체

• 분쟁의 해결 : 진료과목에 대하여 환자와 의료기관 사이에 사전합의가 없었고, 그 결정을 비의료인인 수납직원이 한 분쟁으로 진료과목의 결정은 의료인과 환자가 충분히 상담한 이후에 하는 것이 보다 안전하고 현명한 방법이다. 질환의 증상은 어느 한쪽 진료과목의 사유만으로 발생하는 것이라고 할수 없으므로 보다 세심한 문진이 필요하고, 진료과목의 결정을 수납직원에게 맡긴 의료기관에게 환자가 겪은 불편함의 책임이 있다.

• 관련 문제의 대책 : 진료과목에 대한 결정은 외국인 환자(대리인 · 유치업자)가 우리나라 의료기관에 진료상담을 하는 처음부터 신중하게 하고, 비의료인 보다는 반드시 의료진의 상담을 받게 하는 것이 안전하고 현명하다. 진료과목에 대한 결정 없이 내원한 경우에 일반의가 먼저 문진 등을 하고 전문의에게 전의하도록 한다.

④ 진료 · 입원 · 검사(부작용에 대한 대처)

㉠ 수술 후 합병증 : 환자가 수술전 수술에 대한 동의서에 사인을 하는 과정에서 담당의사로부터 수술로 인한 주요 부작용에 대해서만 이야기를 듣고 동의서에 사인을 한 후 수술을 받고, 수술이 성공적이었기에 퇴원하여 환자는 본국으로 돌아갔다. 그러나 10개월 뒤 수술 부작용을 호소하며 국제클리닉으로 연락이 와서 확인결과, 환

자에게 생긴 부작용은 흔치 않은 수술로 인해 생길 수 있는 부작용 중의 하나로 환자는 보상을 요구하였으나 담당의사의 자세한 설명을 듣고서 합병증 발병에 대하여 적절한 치료 후 귀국하였다.

- 쟁점 : 시술 행위 전 부작용 등에 대한 의료진의 설명의무 준수 여부
- 분쟁의 해결 : 흔치 않은 부작용에 대한 설명의무 위반시 책임소재에 대한 분쟁
  - 의료인은 환자에게 시술행위 전 시술행위와 관련한 모든 부작용을 설명할 의무가 있으며, 주의점등을 환자가 이해할 수 있도록 설명한다.
  - 의료인은 외국인 환자 진료시 우리나라 사람과의 체질 · 유전적 소인에 대한 차이를 분명히 인지하고, 수술 후 부작용에 대하여는 의료인의 설명의무 준수 여부에 따라 그 책임이 결정된다.
  - 흔치않은 부작용에 대한 의료인의 설명이 결여된 것으로 보이나 사후치료에 대한 확실한 보장 및 양해를 구하여 환자가 의료진의 입장을 수용한 것으로 보인다.
  - 일반적으로 의료기관에서 환자의 합병증에 대한 치료비 및 입원비등 일체를 부담할 것으로 판단된다.
- 관련 문제에 대한 대책 : 흔치 않은 부작용이라 하더라도 발생가능성이 있다면 반드시 환자에게 설명하는 것이 현명하다. 이와 관련하여 후에 의료분쟁으로 발전될 가능성을 줄여주기 때문이다.

㉡ 상안검시술 : 환자가 눈꺼풀 처짐 현상을 개선하기 위하여 상안검성형술을 받고 본국으로 돌아갔으나 1개월 후에 에이전시를 통하여 시술을 받은 왼쪽 눈의 눈꺼풀이 제대로 감기지 않아 수면시 방해가 되고, 한쪽 눈이 올라가 거울을 볼 때마다 스트레스를 받는다며 배상을 요구한다.

- 쟁점 : 시술행위 전 부작용 등에 대한 의료진의 설명의무 준수 여부
- 분쟁의 해결 : 상안검성형술에 따른 수술후유증 분쟁

  의료인은 환자에게 시술행위 전 시술행위와 관련한 모든 부작용을 설명할 의무가 있으며, 주의점등을 환자가 이해할 수 있도록 설명하고, 사실관계에서 명확하게 드러나지는 않지만 의료진의 과실이 명백하다면 왕복 항공료를 포함한 재수술비용 및 위자료 등을 의료기관에서 부담하여야 할 것으로 판단된다.
- 관련 문제에 대한 대책 : 진료비와 관련하여 '수술 후 불만족'에 대한 재수술등 치료비 및 입원비는 고객 만족차원에서 의료기관이 부담하고, 교통비는 환자 측의 부

담으로 하는 것이 일반적이다. 피부 · 성형시술과 관련하여 환자의 불만족은 대개 정신과적 문제를 수반하기도 하므로 정신과 치료도 함께 받도록 하는 것이 현명하다.

㉢ 성형 후 감염 : 환자는 성형수술에 관심이 많아 눈과 코 수술을 계획하고 내원했다가 전문의 상담 후 추가로 턱의 뼈를 깎아 얼굴선을 다듬는 수술까지 시행 후 본국으로 귀국했다[귀국 당시까지 얼굴의 부기는 가라앉지 않았고 수술 후 Care(치료)를 끝까지 못한 상태에서 예정된 일정이 있어 일찍 귀국].

- 본국에서 계속 치료를 하였으나 턱 수술 후 감염이 생겨 미국에서 입원치료를 받았고, 일체의 비용을 포함하여 손해배상 소송 제기.
- 환자는 턱 교정술은 예정에 없었으나 본원의 전문의가 강력히 권고하였고, 수술 합병증을 설명할 때에 부작용은 흔치 않으므로 대수롭지 않게 설명했다고 진술.
- 본원의 전문의는 수술 후 Tx를 본원에서 끝내고 싶었으나 예정된 일정이 있다며 환자가 귀국하기 강력히 원해 소견서를 첨부하여 항생제를 처방하여 지속적인 치료를 권유함.
- 수술동의서의 설명가능한 합병증에 Infection(감염)이 있었음.

- 쟁점 : 시술행위 전 부작용 등에 대한 의료진의 설명의무 준수 여부
- 분쟁의 해결 : 성형 후 감염과 관련한 책임소재 분쟁

  의료인은 환자에게 시술행위 전 시술행위와 관련한 모든 부작용을 설명할 의무가 있으며, 주의점을 환자가 이해할 수 있도록 설명하고, 의료인의 '수술 후 합병증'에 대한 설명이 완전하지는 않았으나 포괄적인 Infection(감염)에 대한 고지가 있었고, 환자측의 개인적인 이유로 조기귀국을 하였기 때문에 수술 후 주치의에 대한 Care(치료)는 기대할 수 없었다. 그러나 양당사자 모두에게 책임이 있다고 보이기 때문에 환자는 교통비 등을 부담하고, 의료기관에서 치료비와 입원비 등을 부담하여야 할 것으로 보인다.
- 관련 문제에 대한 대책 : '수술 후 합병증'에 대한 진료비 청구 등은 의료인의 설명의무 위반 여부에 따라 개별적으로 검토되어야 한다.

⑤ 비용정산 오류(진료비 지불)

㉠ 결제시스템에 대한 안내 부족 : 환자가 진료비를 결제하려 하였으나 자국에서만 가능한 체크카드였기에 결제가 불가능하였음.

- 환자에게 타 카드는 없는 상태였으며, 현금 또한 충분하지 않았음.
- 타인을 통한 국제송금도 개인사정상 어려운 상태여서 고국으로 돌아가 진료비를 직접 송금해주기로 합의를 봄.
- 담당직원은 환자의 여권과 연락처의 정보를 재확인하였고, 일본도착 후 이틀 뒤 국제송금 입금이 확인되었음.

- 쟁점 : 진료비 지불 보증
- 분쟁의 해결 : 결제되지 않은 신용카드 사용여부에 대한 분쟁
  의료기관에서는 외국인 환자와 처음 진료상담을 하고 예약을 할 때부터 진료비 지불방법을 환자에게 충분히 설명을 한다. 다행히도 진료비를 받을 수 있었지만, 받지못할 경우를 대비하여 진료비 추심방법에 관하여 연구가 필요하다.

  ㉠ 현금지급방법, 통장계좌이체방법, 사용가능한 신용카드의 종류 등
- 관련 문제의 대책 : 진료비 지불보증과 관련하여 유치업자는 환자의 경제력(현재의 소득 및 통장 잔고확인 등)을 정확히 파악하여 진료비가 미납 및 체납되지 않도록 진료비 지급확보를 위한 여러 대책 등을 수립해야 한다.

㉡ 보험회사의 지불 거절 : 환자가 한국여행 중 혈압저하, 배뇨곤란 등으로 ER(응급실)에서 검사 후 R/O Acute Renal Failure(급성 신부전)로 입원하였다.

- 본원에서 Tx 중 환자가 해외 유명사 보험회사의 Member(임직원) 임을 밝혀 보험회사와 Contact(연락) 후 100[%] 치료비에 대한 Guarantee Paper(보증문서)를 받고 치료 후 귀국함(환자의 입원 당시 급성신부전이 의심되어 진단을 목적으로 한 여러 가지 검사가 많이 이루어졌고 환자의 상태가 좋아져 귀국한 것).
- 그 후 Claim Document(손해배상 문서)를 받은 보험회사에서는 당사의 치료 범위에 속하는 검사와 치료가 아니라며 지불을 거절

- 쟁점 : 진료비 지불 보증
- 분쟁의 해결 : 보험회사의 진료비 지불 보증이 있었지만 보험금이 지급되지 않는 분쟁으로 진료비의 지급자인 보험회사와 의료기관 사이에 치료의 범위에 대한 설정이 미리 명문화 되어야 하고, 부득이하게 진료의 범위가 넓어지거나 새로운 내용이 추가될 경우에는 시술 전에 보험회사에 연락을 하여 추가적으로 승인을 받아야 하며, 중간에 지속적인 Contact를 통해 환자의 상태에 대한 보고와 진료비 지급에 대한 확인을 받아 놓아야 한다.
- 관련 문제의 대책 : 의료기관에서는 진료비확보를 위해 유치업자나 보험사로부터 지불보증각서를 받을 수도 있고, 미리 환자로부터 Deposit을 받거나, 중간정산 혹은 신용카드 체크를 통해 실비용에 대한 지급을 확보할 수도 있다.

  (㉠ 분할납부시 계약 50[%], 중간 30[%], 퇴원 20%)

㉢ 예상 밖의 치료비 : 에이전시를 통해 환자에 대한 문의가 있어 예상소요비용과 입원기간에 대해 설명했고, 접수 담당자가 문의하는 과정에서 환자가 당뇨가 있는 사실이 누락되었다.

> • 내원하여 치료받던 도중 당뇨병을 앓고 있는 사실이 있으며 상처 회복이 매우 더디고 감염 위험이 높아져 더 많은 항생제 등을 사용하였고 결국 의료비용이 처음 예상치보다 많이 나왔으며, 환자는 에이전시에 본인에 대한 정보를 통보했고 그에 관련된 제반비용이 포함된 것으로 알았다며 더 이상 지불할 용의가 없다 하였음(지불 능력 또한 없었음).
> • 에이전시도 환자 의료비용에 대해서는 본인들도 책임이 없다고 하며, (환자의 Condition(상태)과 진단명에 대한 의사 소견서를 보험회사에 중간에 보내 Guarantee Paper(보증 문서)를 받았으나 궁극적으로 검사의 대부분이 Negative(음성)로 나왔고 환자 검사 수치와 증상이 좋아져 퇴원했지만 보험회사는 Over Treatment(과다 진료)를 주장) 환자에게 다시 Contact(연락)했으나 환자와는 연락이 되지 않았으며 진료비 3000만원은 미불된 상태.
> • 담당주치의는 진단을 내리기 위해 반드시 필요한 검사였다고 함.

- 쟁점 : 진료비 지불 보증
- 분쟁의 해결 : 진료상담시 누락된 병력으로 증가된 치료비의 책임문제 분쟁으로 진료상담시 환자가 없는 상황에서 의료기관과 유치업자가 진료설계를 하게 되어 환자의 병력과 현재의 상태확인이 정확하게 이루어 지지 않았다. 최초 상담 및 진료설계 할 때에 반드시 환자가 참여하도록 하고, 의료기관에서도 진료상담 등은 간호사 등 의료인만 할 수 있도록 한다.
- 관련 문제의 대책 : '의료급여법'에 의하면 진료비와 관련하여 보증금 등을 요구할 수 없도록 하고 있으나 이것은 의료급여환자에 한하는 것이므로 외국인 환자에게 적용되지 않으며, '행위별 수가제'로 인한 불편이나 불만을 제기하는 환자들도 있는데 병원의 재량으로 '포괄수가제'를 적용할 수도 있다.

⑥ 퇴원 및 사후관리(주의사항 통역오류) : 통역 코디네이터 실수로 미국 국적 환자가 입원 후 내시경현미경 레이져수술, 외주로 미국 통역 코디네이터가 의료 통역하고. 퇴원 후 주의사항에 대한 설명시 영어로 통역하는 과정에서 퇴원 후 약복용법 설명오류가 생겨 1주일 간 약을 과다 복용하고, 환자가 위장장애 및 어지럼증 등으로 내원하여 진료한 결과, 통역이 잘못되어 약복용법에 대한 설명이 잘못되었다는 사실을 알고 컴플레인하였다.

㉠ 쟁점 : 통역 코디네이터의 과실을 의료기관의 책임으로 전가할 수 있는지 여부

㉡ 사례의 해결 : 통역 코디네이터의 과실로 환자에게 약화사고가 발생한 분쟁

- 통역 코디네이터는 고용주에 따라 그 책임범위가 달라지며, 통역 코디네이터가 의료기관에 직접 고용되어 일을 하는 경우는 사용자 책임이며, 외주(유치업자 · 보험사는 통역전문회사 등)소속이고 환자가 있을 때마다 의료기관과의 위임계약으로 통역을 하는 경우는 사용자는 책임 지지 않는다.[77]

※ 민법 : 제760조(공동불법행위자의 책임)
① 수인이 공동의 불법행위로 타인에게 손해를 가한 때에는 연대하여 손해를 배상할 책임이 있다.
② 공동 아닌 수인의 행위 중 어느 자의 행위가 손해를 가한 것인지를 알 수 없는 때에도 전항과 같다.
③ 교사자나 방조자는 공동행위자로 본다.

※ 민법 : 제391조 (이행보조자의 고의, 과실) 채무자의 법정대리인이 채무자를 위하여 이행하거나 채무자가 타인을 사용하여 이행하는 경우에는 법정대리인 또는 피용자의 고의나 과실은 채무자의 고의나 과실로 본다.

제756조(사용자의 배상책임) ① 타인을 사용하여 어느 사무에 종사하게 한 자는 피용자가 사무 집행에 관하여 제삼자에 가한 손해를 배상할 책임이 있다. 그러나 사용자가 피용자의 선임 및 사무 감독에 상당한 주의를 한 때 또는 상당한 주의를 하여도 손해가 있을 경우에는 그러하지 아니하다.
② 사용자에 갈음하여 사무를 감독하는 자도 전항의 책임이 있다.
③ 전 2항의 경우에 사용자 또는 감독자는 피용자에 대하여 구상권 을 행사할 수 있다.
⇒ 그러나 현실적으로 의료기관에서 도의적 책임 등을 이유로 공동불법행위 책임을 질 가능성이 크다.

제28조(의료급여기관의 업무정지 등) ① 보건복지부장관은 의료급여기관이 다음 각호의 1에 해당하는 때에는 1년의 범위 내에서 기간을 정하여 의료급여기관의 업무정지를 명할 수 있다.

제11조의 4의 규정을 위반하여 본인부담금을 사전에 청구하거나 입원보증금 등 다른 명목의 비용을 청구한 때

77) 보건산업진흥원(2009.9) : 외국인 환자 유치를 위한 마케팅전략 및 의료분쟁 해결방안

제5장
의료 관련 법규

01 의료법

[시행 2021.12.30.] [법률 제17787호(장사 등에 관한 법률) 일부개정 2020.12.29.]

제1장 총 칙

제1조(목적) 이 법은 모든 국민이 수준 높은 의료 혜택을 받을 수 있도록 국민의료에 필요한 사항을 규정함으로써 국민의 건강을 보호하고 증진하는 데에 목적이 있다.

제2조(의료인) ① 이 법에서 "의료인"이란 보건복지부장관의 면허를 받은 의사·치과의사·한의사·조산사 및 간호사를 말한다.

② 의료인 : 종별에 따라 다음 각 호의 임무를 수행하여 국민보건 향상을 이루고 국민의 건강한 생활 확보에 이바지할 사명을 가진다.

1. 의사 : 의료와 보건지도를 임무로 한다.
2. 치과의사 : 치과 의료와 구강 보건지도를 임무로 한다.
3. 한의사 : 한방 의료와 한방 보건지도를 임무로 한다.
4. 조산사 : 조산(助産)과 임산부 및 신생아에 대한 보건과 양호지도를 임무로 한다.
5. 간호사 : 다음 각 목의 업무를 임무로 한다.

   가. 환자의 간호요구에 대한 관찰, 자료수집, 간호판단 및 요양을 위한 간호

   나. 의사, 치과의사, 한의사의 지도하에 시행하는 진료의 보조

   다. 간호 요구자에 대한 교육·상담 및 건강증진을 위한 활동의 기획과 수행, 그 밖의 대통령령으로 정하는 보건활동

   라. 제80조에 따른 간호조무사가 수행하는 가목부터 다 목까지의 업무보조에 대한 지도

제3조(의료기관) ① 이 법에서 "의료기관"이란 의료인이 공중(公衆) 또는 특정 다수인을 위하여 의료·조산의 업(이하 "의료업"이라 한다)을 하는 곳을 말한다.

② 의료기관 : 다음 각 호와 같이 구분한다.

1. 의원급 의료기관 : 의사, 치과의사 또는 한의사가 주로 외래환자를 대상으로 각각 의료행위를 하는 의료기관으로서 종류는 다음 각 목과 같다.

   가. 의원　　나. 치과의원　　다. 한의원

2. 조산원 : 조산사가 조산과 임산부 및 신생아를 대상으로 보건활동과 교육·상담을 하는 의료기관을 말한다.
3. 병원급 의료기관 : 의사, 치과의사 또는 한의사가 주로 입원환자를 대상으로 의료행위를 하는 의료기관으로서 종류는 다음 각 목과 같다.

   가. 병원　　나. 치과병원　　다. 한방병원

   라. 요양병원(「장애인복지법」 제58조제1항제4호에 따른 의료재활시설로서 제3조의2의 요건

을 갖춘 의료기관을 포함한다. 이하 같다)

마. 정신병원 바. 종합병원

③ 보건복지부장관 : 보건의료정책에 필요하다고 인정하는 경우에는 제2항 제1호부터 제3호까지의 규정에 따른 의료기관의 종류별 표준업무를 정하여 고시할 수 있다.

제3조의2(병원 등) 병원 · 치과병원 · 한방병원 및 요양병원(이하 "병원 등"이라 한다) : 30개 이상의 병상(병원 · 한방병원만 해당한다) 또는 요양병상(요양병원만 해당하며, 장기입원이 필요한 환자를 대상으로 의료행위를 하기 위하여 설치한 병상을 말한다)을 갖추어야 한다.

제3조의3(종합병원) ① 종합병원 : 다음 각 호의 요건을 갖추어야 한다.

1. 100개 이상의 병상을 갖출 것
2. 100병상 이상 300병상 이하인 경우 : 내과 · 외과 · 소아청소년과 · 산부인과 중 3개 진료과목, 영상의학과, 마취통증의학과와 진단검사의학과 또는 병리과를 포함한 7개 이상의 진료과목을 갖추고 각 진료과목마다 전속하는 전문의를 둘 것
3. 300병상을 초과하는 경우 : 내과, 외과, 소아청소년과, 산부인과, 영상의학과, 마취통증의학과, 진단검사의학과 또는 병리과, 정신건강의학과 및 치과를 포함한 9개 이상의 진료과목을 갖추고 각 진료과목마다 전속하는 전문의를 둘 것

② 종합병원 : 제1항제2호 또는 제3호에 따른 진료과목(이하 이 항에서 "필수진료과목"이라 한다) 외에 필요하면 추가로 진료과목을 설치 · 운영할 수 있다. 이 경우 필수진료과목 외의 진료과목에 대하여는 해당 의료기관에 전속하지 아니한 전문의를 둘 수 있다.

제3조의4(상급종합병원 지정) ① 보건복지부장관 : 다음 각 호의 요건을 갖춘 종합병원 중에서 중증질환에 대하여 난이도가 높은 의료행위를 전문적으로 하는 종합병원을 상급종합병원으로 지정할 수 있다.

1. 보건복지부령 : 20개 이상의 진료과목을 갖추고 각 진료과목마다 전속하는 전문의를 둘 것
2. 제77조제1항에 따라 전문의가 되려는 자를 수련시키는 기관일 것
3. 보건복지부령으로 정하는 인력 · 시설 · 장비 등을 갖출 것
4. 질병군별(疾病群別) 환자구성 비율이 보건복지부령으로 정하는 기준에 해당할 것

② 보건복지부장관 : 제1항에 따른 지정을 하는 경우 제1항 각 호의 사항 및 전문성 등에 대하여 평가를 실시하여야 한다.

③ 보건복지부장관 : 제1항에 따라 상급종합병원으로 지정받은 종합병원에 대하여 3년마다 제2항에 따른 평가를 실시하여 재지정하거나 지정을 취소할 수 있다.

④ 보건복지부장관 : 제2항 및 제3항에 따른 평가업무를 관계 전문기관 또는 단체에 위탁할 수 있다.

⑤ 상급종합병원 지정 · 재지정의 기준 · 절차 및 평가업무의 위탁 절차 등에 관하여 필요한 사항 : 보건복지부령으로 정한다.

제3조의5(전문병원 지정) ① 보건복지부장관 : 병원급 의료기관 중에서 특정 진료과목이나 특정 질환 등에 대하여 난이도가 높은 의료행위를 하는 병원을 전문병원으로 지정할 수 있다.

② 제1항에 따른 전문병원 : 다음 각 호의 요건을 갖추어야 한다.

1. 특정 질환별 · 진료과목별 환자의 구성비율 등이 보건복지부령으로 정하는 기준에 해당할 것
2. 보건복지부령으로 정하는 수 이상의 진료과목을 갖추고 각 진료과목마다 전속하는 전문의를 둘 것

③ 보건복지부장관 : 제1항에 따라 전문병원으로 지정하는 경우 제2항 각 호의 사항 및 진료의 난이도 등에 대하여 평가를 실시하여야 한다.

④ 보건복지부장관 : 제1항에 따라 전문병원으로 지정받은 의료기관에 대하여 3년마다 제3항에 따른 평가를 실시하여 전문병원으로 재지정할 수 있다.

⑤ 보건복지부장관 : 제1항 또는 제4항에 따라 지정받거나 재 지정받은 전문병원이 다음 각 호의 어느 하나에 해당하는 경우에는 그 지정 또는 재지정을 취소할 수 있다. 다만, 제1호에 해당하는 경우에는 그 지정 또는 재지정을 취소하여야 한다.

1. 거짓이나 그 밖의 부정한 방법으로 지정 또는 재지정을 받은 경우
2. 지정 또는 재지정의 취소를 원하는 경우
3. 제4항에 따른 평가 결과 제2항 각 호의 요건을 갖추지 못한 것으로 확인된 경우

⑥ 보건복지부장관 : 제3항 및 제4항에 따른 평가업무를 관계 전문기관 또는 단체에 위탁할 수 있다.

⑦ 전문병원 지정 · 재지정의 기준 · 절차 및 평가업무의 위탁 절차 등에 관하여 필요한 사항 : 보건복지부령으로 정한다.

제2장 의료인

제1절 자격과 면허

제4조(의료인과 의료기관의 장의 의무) ① 의료인과 의료기관의 장 : 의료의 질을 높이고 의료관련감염(의료기관 내에서 환자, 환자의 보호자, 의료인 또는 의료기관 종사자 등에게 발생하는 감염을 말한다. 이하 같다)을 예방하며 의료기술을 발전시키는 등 환자에게 최선의 의료서비스를 제공하기 위하여 노력하여야 한다.

② 의료인 : 다른 의료인 또는 의료법인 등의 명의로 의료기관을 개설하거나 운영할 수 없다.

③ 의료기관의 장 : 「보건의료기본법」 제6조 · 제12조 및 제13조에 따른 환자의 권리 등 보건복지부령으로 정하는 사항을 환자가 쉽게 볼 수 있도록 의료기관 내에 게시하여야 한다. 이 경우 게시방법, 게시 장소 등 게시에 필요한 사항은 보건복지부령으로 정한다.

⑤ 의료기관의 장 : 환자와 보호자가 의료행위를 하는 사람의 신분을 알 수 있도록 의료인, 제27조 제1항 각 호 외의 부분 단서에 따라 의료행위를 하는 같은 항 제3호에 따른 학생, 제80조에 따른 간호조무사 및 「의료기사 등에 관한 법률」 제2조에 따른 의료기사에게 의료기관 내에서 대통령령으로 정하는 바에 따라 명찰을 달도록 지시 · 감독하여야 한다. 다만, 응급의료상황, 수술실 내인 경우, 의료행위를 하지 아니할 때, 그 밖에 대통령령으로 정하는 경우에는 명찰을 달지 아니하도록 할 수 있다.

⑥ 의료인 : 일회용 의료기기(한 번 사용할 목적으로 제작되거나 한 번의 의료행위에서 한 환자에게 사용하여야 하는 의료기기로서 보건복지부령으로 정하는 의료기기를 말한다. 이하 같다)를 한

번 사용한 후 다시 사용하여서는 아니 된다.

제4조의2(간호 · 간병통합서비스 제공 등) ① 간호 · 간병통합서비스 : 보건복지부령으로 정하는 입원 환자를 대상으로 보호자 등이 상주하지 아니하고 간호사, 제80조에 따른 간호조무사 및 그 밖에 간병지원인력(이하 이 조에서 "간호 · 간병통합서비스 제공인력"이라 한다)에 의하여 포괄적으로 제공되는 입원서비스를 말한다.

② 보건복지부령으로 정하는 병원급 의료기관 : 간호 · 간병통합서비스를 제공할 수 있도록 노력하여야 한다.

③ 제2항에 따라 간호 · 간병통합서비스를 제공하는 병원급 의료기관(이하 이 조에서 "간호 · 간병통합서비스 제공기관"이라 한다) : 보건복지부령으로 정하는 인력, 시설, 운영 등의 기준을 준수하여야 한다.

④ 「공공보건의료에 관한 법률」 제2조제3호에 따른 공공보건의료기관 중 보건복지부령으로 정하는 병원급 의료기관 : 간호 · 간병통합서비스를 제공하여야 한다. 이 경우 국가 및 지방자치단체는 필요한 비용의 전부 또는 일부를 지원할 수 있다.

⑤ 간호 · 간병통합서비스 제공기관 : 보호자 등의 입원실 내 상주를 제한하고 환자 병문안에 관한 기준을 마련하는 등 안전관리를 위하여 노력하여야 한다.

⑥ 간호 · 간병통합서비스 제공기관 : 간호 · 간병통합서비스 제공인력의 근무환경 및 처우 개선을 위하여 필요한 지원을 하여야 한다.

⑦ 국가 및 지방자치단체 : 간호 · 간병통합서비스의 제공 · 확대, 간호 · 간병통합서비스 제공인력의 원활한 수급 및 근무환경 개선을 위하여 필요한 시책을 수립하고 그에 따른 지원을 하여야 한다.

제4조의3(의료인의 면허 대여 금지 등) ① 의료인은 제5조(의사 · 치과의사 및 한의사를 말한다), 제6조(조산사를 말한다) 및 제7조(간호사를 말한다)에 따라 받은 면허를 다른 사람에게 대여하여서는 아니 된다.

② 누구든지 제5조부터 제7조까지에 따라 받은 면허를 대여 받아서는 아니 되며, 면허 대여를 알선하여서도 아니 된다.

제5조(의사 · 치과의사 및 한의사 면허) ① 의사 · 치과의사 또는 한의사가 되려는 자 : 다음 각 호의 어느 하나에 해당하는 자격을 가진 자로서 제9조에 따른 의사 · 치과의사 또는 한의사 국가시험에 합격한 후 보건복지부장관의 면허를 받아야 한다.

1. 「고등교육법」 제11조의2에 따른 인정기관(이하 "평가인증기구"라 한다)의 인증(이하 "평가인증기구의 인증"이라 한다)을 받은 의학 · 치의학 또는 한의학을 전공하는 대학을 졸업하고 의학사 · 치의학사 또는 한의학사 학위를 받은 자
2. 평가인증기구의 인증을 받은 의학 · 치의학 또는 한의학을 전공하는 전문대학원을 졸업하고 석사학위 또는 박사학위를 받은 자
3. 외국의 제1호나 제2호에 해당하는 학교(보건복지부장관이 정하여 고시하는 인정기준에 해당하는 학교를 말한다)를 졸업하고 외국의 의사 · 치과의사 또는 한의사 면허를 받은 자로서 제9조에 따른 예비시험에 합격한 자

② 평가인증기구의 인증을 받은 의학 · 치의학 또는 한의학을 전공하는 대학 또는 전문대학원을 6개월 이내에 졸업하고 해당 학위를 받을 것으로 예정된 자는 제1항 제1호 및 제2호의 자격을 가진 자로 본다. 다만, 그 졸업예정시기에 졸업하고 해당 학위를 받아야 면허를 받을 수 있다.

③ 제1항에도 불구하고 입학 당시 평가인증기구의 인증을 받은 의학 · 치의학 또는 한의학을 전공하는 대학 또는 전문대학원에 입학한 사람으로서 그 대학 또는 전문대학원을 졸업하고 해당 학위를 받은 사람은 같은 항 제1호 및 제2호의 자격을 가진 사람으로 본다.

제6조(조산사 면허) 조산사가 되려는 자 : 다음 각 호의 어느 하나에 해당하는 자로서 제9조에 따른 조산사 국가시험에 합격한 후 보건복지부장관의 면허를 받아야 한다.

1. 간호사 면허를 가지고 보건복지부장관이 인정하는 의료기관에서 1년간 조산 수습과정을 마친 자
2. 외국의 조산사 면허(보건복지부장관이 정하여 고시하는 인정기준에 해당하는 면허를 말한다)를 받은 자

제7조(간호사 면허) ① 간호사가 되려는 자 : 다음 각 호의 어느 하나에 해당하는 자로서 제9조에 따른 간호사 국가시험에 합격한 후 보건복지부장관의 면허를 받아야 한다.

1. 평가인증기구의 인증을 받은 간호학을 전공하는 대학이나 전문대학[구제(舊制) 전문학교와 간호학교를 포함한다]을 졸업한 자
2. 외국의 제1호에 해당하는 학교(보건복지부장관이 정하여 고시하는 인정기준에 해당하는 학교를 말한다)를 졸업하고 외국의 간호사 면허를 받은 자

② 제1항에도 불구하고 입학 당시 평가인증기구의 인증을 받은 간호학을 전공하는 대학 또는 전문대학에 입학한 사람으로서 그 대학 또는 전문대학을 졸업하고 해당 학위를 받은 사람은 같은 항 제1호에 해당하는 사람으로 본다.

제8조(결격사유 등) 다음 각 호의 어느 하나에 해당하는 자는 의료인이 될 수 없다.

1. 「정신건강증진 및 정신질환자 복지서비스 지원에 관한 법률」 제3조 제1호에 따른 정신질환자. 다만, 전문의가 의료인으로서 적합하다고 인정하는 사람은 그러하지 아니하다.
2. 마약 · 대마 · 향정신성의약품 중독자
3. 피성년후견인 · 피한정후견인
4. 이 법 또는 「형법」 제233조, 제234조, 제269조, 제270조, 제317조제1항 및 제347조(허위로 진료비를 청구하여 환자나 진료비를 지급하는 기관이나 단체를 속인 경우만을 말한다), 「보건범죄단속에 관한 특별조치법」, 「지역보건법」, 「후천성면역결핍증 예방법」, 「응급의료에 관한 법률」, 「농어촌 등 보건의료를 위한 특별조치법」, 「시체해부 및 보존에 관한 법률」, 「혈액관리법」, 「마약류관리에 관한 법률」, 「약사법」, 「모자보건법」, 그 밖에 대통령령으로 정하는 의료 관련 법령을 위반하여 금고 이상의 형을 선고받고 그 형의 집행이 종료되지 아니하였거나 집행을 받지 아니하기로 확정되지 아니한 자

제9조(국가시험 등) ① 의사 · 치과의사 · 한의사 · 조산사 또는 간호사 국가시험과 의사 · 치과의사 · 한의사 예비시험(이하 "국가시험 등"이라 한다)은 매년 보건복지부장관이 시행한다.

② 보건복지부장관 : 국가시험 등의 관리를 대통령령으로 정하는 바에 따라 「한국보건의료인국가

시험원법」에 따른 한국보건의료인국가시험원에 맡길 수 있다.

③ 보건복지부장관 : 제2항에 따라 국가시험 등의 관리를 맡긴 때에는 그 관리에 필요한 예산을 보조할 수 있다.

④ 국가시험 등에 필요한 사항은 대통령령으로 정한다.

제10조(응시자격 제한 등) ① 제8조 각 호의 어느 하나에 해당하는 자 : 국가시험 등에 응시할 수 없다.

② 부정한 방법으로 국가시험 등에 응시한 자나 국가시험 등에 관하여 부정행위를 한 자는 그 수험을 정지시키거나 합격을 무효로 한다.

③ 보건복지부장관 : 제2항에 따라 수험이 정지되거나 합격이 무효가 된 사람에 대하여 처분의 사유와 위반 정도 등을 고려하여 대통령령으로 정하는 바에 따라 그 다음에 치러지는 이 법에 따른 국가시험 등의 응시를 3회의 범위에서 제한할 수 있다.

제11조(면허조건과 등록) ① 보건복지부장관 : 보건의료 시책에 필요하다고 인정하면 제5조에서 제7조까지의 규정에 따른 면허를 내줄 때 3년 이내의 기간을 정하여 특정 지역이나 특정 업무에 종사할 것을 면허의 조건으로 붙일 수 있다.

② 보건복지부장관 : 제5조부터 제7조까지의 규정에 따른 면허를 내줄 때에는 그 면허에 관한 사항을 등록대장에 등록하고 면허증을 내주어야 한다.

③ 제2항의 등록대장 : 의료인의 종별로 따로 작성 · 비치하여야 한다.

④ 면허등록과 면허증에 필요한 사항 : 보건복지부령으로 정한다.

제12조(의료기술 등에 대한 보호) ① 의료인이 하는 의료 · 조산 · 간호 등 의료기술의 시행(이하 "의료행위"라 한다)에 대하여는 이 법이나 다른 법령에 따로 규정된 경우 외에는 누구든지 간섭하지 못한다.

② 누구든지 의료기관의 의료용 시설 · 기재 · 약품, 그 밖의 기물 등을 파괴 · 손상하거나 의료기관을 점거하여 진료를 방해하여서는 아니 되며, 이를 교사하거나 방조하여서는 아니 된다.

③ 누구든지 의료행위가 이루어지는 장소에서 의료행위를 행하는 의료인, 제80조에 따른 간호조무사 및 「의료기사 등에 관한 법률」 제2조에 따른 의료기사 또는 의료행위를 받는 사람을 폭행 · 협박하여서는 아니 된다.

제13조(의료기재 압류 금지) 의료인의 의료업무에 필요한 기구 · 약품, 그 밖의 재료는 압류하지 못한다.

제14조(기구 등 우선공급) ① 의료인 : 의료행위에 필요한 기구 · 약품, 그 밖의 시설 및 재료를 우선적으로 공급받을 권리가 있다.

② 의료인 : 제1항의 권리에 부수(附隨)되는 물품, 노력, 교통수단에 대하여서도 제1항과 같은 권리가 있다.

제15조(진료거부 금지 등) ① 의료인 또는 의료기관 개설자 : 진료나 조산 요청을 받으면 정당한 사유 없이 거부하지 못한다.

② 의료인 : 응급환자에게 「응급의료에 관한 법률」에서 정하는 바에 따라 최선의 처치를 하여야 한다.

제16조(세탁물 처리) : ① 의료기관에서 나오는 세탁물 : 의료인 · 의료기관 또는 특별자치시장 · 특별

자치도지사 · 시장 · 군수 · 구청장(자치구의 구청장을 말한다. 이하 같다)에게 신고한 자가 아니면 처리할 수 없다.

② 제1항에 따라 세탁물을 처리하는 자 : 보건복지부령으로 정하는 바에 따라 위생적으로 보관 · 운반 · 처리하여야 한다.

③ 의료기관의 개설자와 제1항에 따라 의료기관 세탁물처리업 신고를 한 자(이하 이 조에서 "세탁물처리업자"라 한다) : 제1항에 따른 세탁물의 처리업무에 종사하는 사람에게 보건복지부령으로 정하는 바에 따라 감염 예방에 관한 교육을 실시하고 그 결과를 기록하고 유지하여야 한다.

④ 세탁물처리업자 : 보건복지부령으로 정하는 신고사항을 변경하거나 그 영업의 휴업(1개월 이상의 휴업을 말한다) · 폐업 또는 재 개업을 하려는 경우에는 보건복지부령으로 정하는 바에 따라 특별자치시장 · 특별자치도지사 · 시장 · 군수 · 구청장에게 신고하여야 한다.

⑤ 제1항에 따른 세탁물을 처리하는 자의 시설 · 장비기준, 신고절차 및 지도 · 감독, 그 밖에 관리에 필요한 사항은 보건복지부령으로 정한다.

제17조(진단서 등) ① 의료업에 종사하고 직접 진찰하거나 검안(檢案)한 의사[이하 이 항에서는 검안서에 한하여 검시(檢屍)업무를 담당하는 국가기관에 종사하는 의사를 포함한다], 치과의사, 한의사가 아니면 진단서 · 검안서 · 증명서를 작성하여 환자(환자가 사망하거나 의식이 없는 경우에는 직계존속 · 비속, 배우자 또는 배우자의 직계존속을 말하며, 환자가 사망하거나 의식이 없는 경우로서 환자의 직계존속 · 비속, 배우자 및 배우자의 직계존속이 모두 없는 경우에는 형제자매를 말한다) 또는 「형사소송법」 제222조 제1항에 따라 검시(檢屍)를 하는 지방검찰청검사(검안서에 한한다)에게 교부하지 못한다. 다만, 진료 중이던 환자가 최종 진료 시부터 48시간 이내에 사망한 경우에는 다시 진료하지 아니하더라도 진단서나 증명서를 내줄 수 있으며, 환자 또는 사망자를 직접 진찰하거나 검안한 의사 · 치과의사 또는 한의사가 부득이한 사유로 진단서 · 검안서 또는 증명서를 내줄 수 없으면 같은 의료기관에 종사하는 다른 의사 · 치과의사 또는 한의사가 환자의 진료기록부 등에 따라 내줄 수 있다.

② 의료업에 종사하고 직접 조산한 의사 · 한의사 또는 조산사가 아니면 출생 · 사망 또는 사산 증명서를 내주지 못한다. 다만, 직접 조산한 의사 · 한의사 또는 조산사가 부득이한 사유로 증명서를 내줄 수 없으면 같은 의료기관에 종사하는 다른 의사 · 한의사 또는 조산사가 진료기록부 등에 따라 증명서를 내줄 수 있다.

③ 의사 · 치과의사 또는 한의사는 자신이 진찰하거나 검안한 자에 대한 진단서 · 검안서 또는 증명서 교부를 요구받은 때에는 정당한 사유 없이 거부하지 못한다.

④ 의사 · 한의사 또는 조산사는 자신이 조산(助産)한 것에 대한 출생 · 사망 또는 사산 증명서 교부를 요구받은 때에는 정당한 사유 없이 거부하지 못한다.

⑤ 제1항부터 제4항까지의 규정에 따른 진단서, 증명서의 서식 · 기재사항, 그 밖에 필요한 사항은 보건복지부령으로 정한다.

제17조의2(처방전) ① 의료업에 종사하고 직접 진찰한 의사, 치과의사 또는 한의사가 아니면 처방전[의사나 치과의사가 「전자서명법」에 따른 전자서명이 기재된 전자문서 형태로 작성한 처방전(이하 "전자처방전"이라 한다)을 포함한다. 이하 같다]을 작성하여 환자에게 교부하거나 발송(전자처

방전에 한정한다. 이하 이 조에서 같다)하지 못하며, 의사, 치과의사 또는 한의사에게 직접 진찰을 받은 환자가 아니면 누구든지 그 의사, 치과의사 또는 한의사가 작성한 처방전을 수령하지 못한다.

② 제1항에도 불구하고 의사, 치과의사 또는 한의사 : 다음 각 호의 어느 하나에 해당하는 경우로서 해당 환자 및 의약품에 대한 안전성을 인정하는 경우에는 환자의 직계존속·비속, 배우자 및 배우자의 직계존속, 형제자매 또는 「노인복지법」 제34조에 따른 노인의료복지시설에서 근무하는 사람 등 대통령령으로 정하는 사람(이하 이 조에서 "대리수령자"라 한다)에게 처방전을 교부하거나 발송할 수 있으며 대리수령자는 환자를 대리하여 그 처방전을 수령할 수 있다.

1. 환자의 의식이 없는 경우
2. 환자의 거동이 현저히 곤란하고 동일한 상병(傷病)에 대하여 장기간 동일한 처방이 이루어지는 경우

③ 처방전의 발급 방법·절차 등에 필요한 사항은 보건복지부령으로 정한다.

제18조(처방전 작성과 교부) ① 의사나 치과의사 : 환자에게 의약품을 투여할 필요가 있다고 인정하면 「약사법」에 따라 자신이 직접 의약품을 조제할 수 있는 경우가 아니면 보건복지부령으로 정하는 바에 따라 처방전을 작성하여 환자에게 내주거나 발송(전자처방전만 해당된다)하여야 한다.

② 제1항에 따른 처방전의 서식, 기재사항, 보존, 그 밖에 필요한 사항은 보건복지부령으로 정한다.

③ 누구든지 정당한 사유 없이 전자처방전에 저장된 개인정보를 탐지하거나 누출·변조 또는 훼손하여서는 아니 된다.

④ 제1항에 따라 처방전을 발행한 의사 또는 치과의사(처방전을 발행한 한의사를 포함한다)는 처방전에 따라 의약품을 조제하는 약사 또는 한약사가 「약사법」 제26조 제2항에 따라 문의한 때 즉시 이에 응하여야 한다. 다만, 다음 각 호의 어느 하나에 해당하는 사유로 약사 또는 한약사의 문의에 응할 수 없는 경우 사유가 종료된 때 즉시 이에 응하여야 한다.

1. 「응급의료에 관한 법률」 제2조제1호에 따른 응급환자를 진료 중인 경우
2. 환자를 수술 또는 처치 중인 경우
3. 그 밖에 약사의 문의에 응할 수 없는 정당한 사유가 있는 경우

⑤ 의사, 치과의사 또는 한의사가 「약사법」에 따라 자신이 직접 의약품을 조제하여 환자에게 그 의약품을 내어주는 경우에는 그 약제의 용기 또는 포장에 환자의 이름, 용법 및 용량, 그 밖에 보건복지부령으로 정하는 사항을 적어야 한다. 다만, 급박한 응급의료상황 등 환자의 진료 상황이나 의약품의 성질상 그 약제의 용기 또는 포장에 적는 것이 어려운 경우로서 보건복지부령으로 정하는 경우에는 그러하지 아니하다.

제18조의2(의약품정보의 확인) ① 의사 및 치과의사 : 제18조에 따른 처방전을 작성하거나 「약사법」 제23조제4항에 따라 의약품을 자신이 직접 조제하는 경우에는 다음 각 호의 정보(이하 "의약품정보"라 한다)를 미리 확인하여야 한다.

1. 환자에게 처방 또는 투여되고 있는 의약품과 동일한 성분의 의약품인지 여부
2. 식품의약품안전처장이 병용금기, 특정연령대 금기 또는 임부금기 등으로 고시한 성분이 포함되는지 여부

3. 그 밖에 보건복지부령으로 정하는 정보

② 제1항에도 불구하고 의사 및 치과의사 : 급박한 응급의료상황 등 의약품정보를 확인할 수 없는 정당한 사유가 있을 때에는 이를 확인하지 아니할 수 있다.

③ 제1항에 따른 의약품정보의 확인방법 · 절차, 제2항에 따른 의약품정보를 확인할 수 없는 정당한 사유 등은 보건복지부령으로 정한다.

제19조(정보 누설 금지) ① 의료인이나 의료기관 종사자 : 이 법이나 다른 법령에 특별히 규정된 경우 외에는 의료 · 조산 또는 간호업무나 제17조에 따른 진단서 · 검안서 · 증명서 작성 · 교부 업무, 제18조에 따른 처방전 작성 · 교부 업무, 제21조에 따른 진료기록 열람 · 사본 교부 업무, 제22조 제2항에 따른 진료기록부등 보존 업무 및 제23조에 따른 전자의무기록 작성 · 보관 · 관리 업무를 하면서 알게 된 다른 사람의 정보를 누설하거나 발표하지 못한다.

② 제58조제2항에 따라 의료기관 인증에 관한 업무에 종사하는 자 또는 종사하였던 자 : 그 업무를 하면서 알게 된 정보를 다른 사람에게 누설하거나 부당한 목적으로 사용하여서는 아니 된다.

제20조(태아 성감별 행위 등 금지) ① 의료인 : 태아 성감별을 목적으로 임부를 진찰하거나 검사하여서는 아니 되며, 같은 목적을 위한 다른 사람의 행위를 도와서도 아니 된다.

② 의료인 : 임신 32주 이전에 태아나 임부를 진찰하거나 검사하면서 알게 된 태아의 성(性)을 임부, 임부의 가족, 그 밖의 다른 사람이 알게 하여서는 아니 된다.

제21조(기록 열람 등) : ① 환자 : 의료인, 의료기관의 장 및 의료기관 종사자에게 본인에 관한 기록(추가기재 · 수정된 경우 추가기재 · 수정된 기록 및 추가기재 · 수정 전의 원본을 모두 포함한다. 이하 같다)의 전부 또는 일부에 대하여 열람 또는 그 사본의 발급등 내용의 확인을 요청할 수 있다. 이 경우 의료인, 의료기관의 장 및 의료기관 종사자는 정당한 사유가 없으면 이를 거부하여서는 아니 된다.

② 의료인, 의료기관의 장 및 의료기관 종사자 : 환자가 아닌 다른 사람에게 환자에 관한 기록을 열람하게 하거나 그 사본을 내주는 등 내용을 확인할 수 있게 하여서는 아니 된다.

③ 제2항에도 불구하고 의료인, 의료기관의 장 및 의료기관 종사자 : 다음 각 호의 어느 하나에 해당하면 그 기록을 열람하게 하거나 그 사본을 교부하는 등 그 내용을 확인할 수 있게 하여야 한다. 다만, 의사 · 치과의사 또는 한의사가 환자의 진료를 위하여 불가피하다고 인정한 경우에는 그러하지 아니하다.

1. 환자의 배우자, 직계 존속 · 비속, 형제 · 자매(환자의 배우자 및 직계 존속 · 비속, 배우자의 직계존속이 모두 없는 경우에 한정한다) 또는 배우자의 직계 존속이 환자 본인의 동의서와 친족관계임을 나타내는 증명서 등을 첨부하는 등 보건복지부령으로 정하는 요건을 갖추어 요청한 경우
2. 환자가 지정하는 대리인이 환자 본인의 동의서와 대리권이 있음을 증명하는 서류를 첨부하는 등 보건복지부령으로 정하는 요건을 갖추어 요청한 경우
3. 환자가 사망하거나 의식이 없는 등 환자의 동의를 받을 수 없어 환자의 배우자, 직계 존속 · 비속, 형제 · 자매(환자의 배우자 및 직계 존속 · 비속, 배우자의 직계존속이 모두 없는 경우에 한정한다) 또는 배우자의 직계 존속이 친족관계임을 나타내는 증명서 등을 첨부하는 등 보건복

지부령으로 정하는 요건을 갖추어 요청한 경우

4. 「국민건강보험법」 제14조, 제47조, 제48조 및 제63조 : 급여비용 심사 · 지급 · 대상여부 확인 · 사후관리 및 요양급여의 적정성 평가 · 가감지급 등을 위하여 국민건강보험공단 또는 건강보험심사평가원에 제공하는 경우
5. 「의료급여법」 제5조, 제11조, 제11조의3 및 제33조 : 의료급여 수급권자 확인, 급여비용의 심사 · 지급, 사후관리 등 의료급여 업무를 위하여 보장기관(시 · 군 · 구), 국민건강보험공단, 건강보험심사평가원에 제공하는 경우
6. 「형사소송법」 제106조, 제215조 또는 제218조에 따른 경우

6의2. 「군사법원법」 제146조, 제254조 또는 제257조에 따른 경우

7. 「민사소송법」 제347조 : 문서제출을 명한 경우
8. 「산업재해보상보험법」 제118조 : 근로복지공단이 보험급여를 받는 근로자를 진료한 산재보험 의료기관(의사를 포함한다)에 대하여 그 근로자의 진료에 관한 보고 또는 서류 등 제출을 요구하거나 조사하는 경우
9. 「자동차손해배상 보장법」 제12조 제2항 및 제14조 : 의료기관으로부터 자동차보험진료수가를 청구 받은 보험회사 등이 그 의료기관에 대하여 관계 진료기록의 열람을 청구한 경우
10. 「병역법」 제11조의2 : 지방병무청장이 병역판정검사와 관련하여 질병 또는 심신장애의 확인을 위하여 필요하다고 인정하여 의료기관의 장에게 병역판정검사대상자의 진료기록 · 치료 관련 기록의 제출을 요구한 경우
11. 「학교안전사고 예방 및 보상에 관한 법률」 제42조 : 공제회가 공제급여의 지급 여부를 결정하기 위하여 필요하다고 인정하여 「국민건강보험법」 제42조에 따른 요양기관에 대하여 관계 진료기록의 열람 또는 필요한 자료의 제출을 요청하는 경우
12. 「고엽제후유의증 등 환자지원 및 단체설립에 관한 법률」 제7조제3항 : 의료기관의 장이 진료기록 및 임상소견서를 보훈병원장에게 보내는 경우
13. 「의료사고 피해구제 및 의료분쟁 조정 등에 관한 법률」 제28조제1항 또는 제3항에 따른 경우
14. 「국민연금법」 제123조 : 국민연금공단이 부양가족연금, 장애연금 및 유족연금 급여의 지급심사와 관련하여 가입자 또는 가입자였던 사람을 진료한 의료기관에 해당 진료에 관한 사항의 열람 또는 사본 교부를 요청하는 경우

14의2. 다음 각 목의 어느 하나에 따라 공무원 또는 공무원이었던 사람을 진료한 의료기관에 해당 진료에 관한 사항의 열람 또는 사본 교부를 요청하는 경우

가. 「공무원연금법」 제92조 : 인사혁신처장이 퇴직유족급여 및 비공무상장해급여와 관련하여 요청하는 경우

나. 「공무원연금법」 제93조 : 공무원연금공단이 퇴직유족급여 및 비공무상장해급여와 관련하여 요청하는 경우

다. 「공무원 재해보상법」 제57조 및 제58조에 따라 인사혁신처장(같은 법 제61조에 따라 업무를 위탁받은 자를 포함한다)이 요양급여, 재활급여, 장해급여, 간병급여 및 재해유족급여와 관련하여 요청하는 경우

14의3. 「사립학교교직원 연금법」 제19조 제4항 제4호의2 : 사립학교교직원연금공단이 요양급여, 장해급여 및 재해유족급여의 지급심사와 관련하여 교직원 또는 교직원이었던 자를 진료한 의료기관에 해당 진료에 관한 사항의 열람 또는 사본 교부를 요청하는 경우

15. 「장애인복지법」 제32조 제7항 : 대통령령으로 정하는 공공기관의 장이 장애 정도에 관한 심사와 관련하여 장애인 등록을 신청한 사람 및 장애인으로 등록한 사람을 진료한 의료기관에 해당 진료에 관한 사항의 열람 또는 사본 교부를 요청하는 경우

16. 「감염병의 예방 및 관리에 관한 법률」 제18조의4 및 제29조 : 질병관리청장, 시 · 도지사 또는 시장 · 군수 · 구청장이 감염병의 역학조사 및 예방접종에 관한 역학조사를 위하여 필요하다고 인정하여 의료기관의 장에게 감염병환자등의 진료기록 및 예방접종을 받은 사람의 예방접종 후 이상반응에 관한 진료기록의 제출을 요청하는 경우

17. 「국가유공자 등 예우 및 지원에 관한 법률」 제74조의8 제1항 제7호 : 보훈심사위원회가 보훈심사와 관련하여 보훈심사대상자를 진료한 의료기관에 해당 진료에 관한 사항의 열람 또는 사본 교부를 요청하는 경우

18. 「한국보훈복지의료공단법」 제24조의2 : 한국보훈복지의료공단이 같은 법 제6조제1호에 따른 국가유공자등에 대한 진료 기록등의 제공을 요청하는 경우

④ 진료기록을 보관하고 있는 의료기관이나 진료기록이 이관된 보건소에 근무하는 의사 · 치과의사 또는 한의사는 자신이 직접 진료하지 아니한 환자의 과거 진료 내용의 확인 요청을 받은 경우 : 진료기록을 근거로 하여 사실을 확인하여 줄 수 있다.

⑤ 제1항, 제3항 또는 제4항의 경우 의료인, 의료기관의 장 및 의료기관 종사자 : 「전자서명법」에 따른 전자서명이 기재된 전자문서를 제공하는 방법으로 환자 또는 환자가 아닌 다른 사람에게 기록의 내용을 확인하게 할 수 있다.

제21조의2(진료기록의 송부 등) ① 의료인 또는 의료기관의 장 : 다른 의료인 또는 의료기관의 장으로부터 제22조 또는 제23조에 따른 진료기록의 내용 확인이나 진료기록의 사본 및 환자의 진료경과에 대한 소견 등을 송부 또는 전송할 것을 요청받은 경우 해당 환자나 환자 보호자의 동의를 받아 그 요청에 응하여야 한다. 다만, 해당 환자의 의식이 없거나 응급환자인 경우 또는 환자의 보호자가 없어 동의를 받을 수 없는 경우에는 환자나 환자 보호자의 동의 없이 송부 또는 전송할 수 있다.

② 의료인 또는 의료기관의 장 : 응급환자를 다른 의료기관에 이송하는 경우에는 지체 없이 내원 당시 작성된 진료기록의 사본 등을 이송하여야 한다.

③ 보건복지부장관 : 제1항 및 제2항에 따른 진료기록의 사본 및 진료경과에 대한 소견 등의 전송 업무를 지원하기 위하여 전자정보시스템(이하 이 조에서 "진료기록전송지원시스템"이라 한다)을 구축 · 운영할 수 있다.

④ 보건복지부장관 : 진료기록전송지원시스템의 구축 · 운영을 대통령령으로 정하는 바에 따라 관계 전문기관에 위탁할 수 있다. 이 경우 보건복지부장관은 그 소요 비용의 전부 또는 일부를 지원할 수 있다.

⑤ 제4항에 따라 업무를 위탁받은 전문기관 : 다음 각 호의 사항을 준수하여야 한다.

1. 진료기록전송지원시스템이 보유한 정보의 누출, 변조, 훼손 등을 방지하기 위하여 접근 권한자의 지정, 방화벽의 설치, 암호화 소프트웨어의 활용, 접속기록 보관 등 대통령령으로 정하는 바에 따라 안전성 확보에 필요한 기술적 · 관리적 조치를 할 것
2. 진료기록전송지원시스템 운영 업무를 다른 기관에 재 위탁하지 아니할 것
3. 진료기록전송지원시스템이 보유한 정보 : 제3자에게 임의로 제공하거나 유출하지 아니할 것

⑥ 보건복지부장관 : 의료인 또는 의료기관의 장에게 보건복지부령으로 정하는 바에 따라 제1항 본문에 따른 환자나 환자 보호자의 동의에 관한 자료 등 진료기록전송지원시스템의 구축 · 운영에 필요한 자료의 제출을 요구하고 제출받은 목적의 범위에서 보유 · 이용할 수 있다. 이 경우 자료 제출을 요구받은 자는 정당한 사유가 없으면 이에 따라야 한다.

⑦ 그 밖에 진료기록전송지원시스템의 구축 · 운영 등에 필요한 사항은 보건복지부령으로 정한다.

⑧ 누구든지 정당한 사유 없이 진료기록전송지원시스템에 저장된 정보를 누출 · 변조 또는 훼손하여서는 아니 된다.

⑨ 진료기록전송지원시스템의 구축 · 운영에 관하여 이 법에서 규정된 것을 제외하고는 「개인 정보 보호법」에 따른다.

제2절 권리와 의무

제22조(진료기록부 등) ① 의료인 : 각각 진료기록부, 조산기록부, 간호기록부, 그 밖의 진료에 관한 기록(이하 "진료기록부 등"이라 한다)을 갖추어 두고 환자의 주된 증상, 진단 및 치료 내용 등 보건복지부령으로 정하는 의료행위에 관한 사항과 의견을 상세히 기록하고 서명하여야 한다.

② 의료인이나 의료기관 개설자 : 진료기록부 등[제23조제1항에 따른 전자의무기록(電子醫務記錄)을 포함하며, 추가기재 · 수정된 경우 추가기재 · 수정된 진료기록부 등 및 추가기재 · 수정 전의 원본을 모두 포함한다. 이하 같다]을 보건복지부령으로 정하는 바에 따라 보존하여야 한다.

③ 의료인 : 진료기록부 등을 거짓으로 작성하거나 고의로 사실과 다르게 추가기재 · 수정하여서는 아니 된다.

④ 보건복지부장관 : 의료인이 진료기록부 등에 기록하는 질병명, 검사명, 약제명 등 의학용어와 진료기록부 등의 서식 및 세부내용에 관한 표준을 마련하여 고시하고 의료인 또는 의료기관 개설자에게 그 준수를 권고할 수 있다.

제23조(전자의무기록) ① 의료인이나 의료기관 개설자 : 제22조의 규정에도 불구하고 진료기록부등을 「전자서명법」에 따른 전자서명이 기재된 전자문서(이하 "전자의무기록"이라 한다)로 작성 · 보관할 수 있다.

② 의료인이나 의료기관 개설자 : 보건복지부령으로 정하는 바에 따라 전자의무기록을 안전하게 관리 · 보존하는 데에 필요한 시설과 장비를 갖추어야 한다.

③ 누구든지 정당한 사유 없이 전자의무기록에 저장된 개인정보를 탐지하거나 누출 · 변조 또는 훼손하여서는 아니 된다.

④ 의료인이나 의료기관 개설자 : 전자의무기록에 추가기재 · 수정을 한 경우 보건복지부령으로 정하는 바에 따라 접속기록을 별도로 보관하여야 한다.

제23조의2(전자의무기록의 표준화 등) ① 보건복지부장관 : 전자의무기록이 효율적이고 통일적으로 관리 · 활용될 수 있도록 기록의 작성, 관리 및 보존에 필요한 전산정보처리시스템(이하 이 조에서 "전자의무기록시스템"이라 한다), 시설, 장비 및 기록 서식 등에 관한 표준을 정하여 고시하고 전자의무기록시스템을 제조 · 공급하는 자, 의료인 또는 의료기관 개설자에게 그 준수를 권고할 수 있다.

② 보건복지부장관 : 전자의무기록시스템이 제1항에 따른 표준, 전자의무기록시스템 간 호환성, 정보 보안 등 대통령령으로 정하는 인증 기준에 적합한 경우에는 인증을 할 수 있다.

③ 제2항에 따라 인증을 받은 자 : 대통령령으로 정하는 바에 따라 인증의 내용을 표시할 수 있다. 이 경우 인증을 받지 아니한 자는 인증의 표시 또는 이와 유사한 표시를 하여서는 아니 된다.

④ 보건복지부장관 : 다음 각 호의 어느 하나에 해당하는 경우에는 제2항에 따른 인증을 취소할 수 있다. 다만, 제1호에 해당하는 경우에는 인증을 취소하여야 한다.

1. 거짓이나 그 밖의 부정한 방법으로 인증을 받은 경우
2. 제2항에 따른 인증 기준에 미달하게 된 경우

⑤ 보건복지부장관 : 전자의무기록시스템의 기술 개발 및 활용을 촉진하기 위한 사업을 할 수 있다.

⑥ 제1항에 따른 표준의 대상, 제2항에 따른 인증의 방법 · 절차 등에 필요한 사항은 대통령령으로 정한다.

제23조의3(진료정보 침해사고의 통지) ① 의료인 또는 의료기관 개설자 : 전자의무기록에 대한 전자적 침해행위로 진료정보가 유출되거나 의료기관의 업무가 교란 · 마비되는 등 대통령령으로 정하는 사고(이하 "진료정보 침해사고"라 한다)가 발생한 때에는 보건복지부장관에게 즉시 그 사실을 통지하여야 한다.

② 보건복지부장관 제1항에 따라 진료정보 침해사고의 통지를 받거나 진료정보 침해사고가 발생한 사실을 알게 되면 이를 관계 행정기관에 통보하여야 한다.

제23조의4(진료정보 침해사고의 예방 및 대응 등) ① 보건복지부장관 : 진료정보 침해사고의 예방 및 대응을 위하여 다음 각 호의 업무를 수행한다.

1. 진료정보 침해사고에 관한 정보의 수집 · 전파
2. 진료정보 침해사고의 예보 · 경보
3. 진료정보 침해사고에 대한 긴급조치
4. 전자의무기록에 대한 전자적 침해행위의 탐지 · 분석
5. 그 밖에 진료정보 침해사고 예방 및 대응을 위하여 대통령령으로 정하는 사항

② 보건복지부장관 : 제1항에 따른 업무의 전부 또는 일부를 전문기관에 위탁할 수 있다.

③ 제1항에 따른 업무를 수행하는 데 필요한 절차 및 방법, 제2항에 따른 업무의 위탁 절차 등에 필요한 사항 : 보건복지부령으로 정한다.

제23조의5(부당한 경제적 이익 등의 취득 금지) ① 의료인, 의료기관 개설자(법인의 대표자, 이사, 그 밖에 이에 종사하는 자를 포함한다. 이하 이 조에서 같다) 및 의료기관 종사자 : 「약사법」 제47조 제2항에 따른 의약품공급자로부터 의약품 채택 · 처방유도 · 거래유지 등 판매촉진을 목적으로 제

공되는 금전, 물품, 편익, 노무, 향응, 그 밖의 경제적 이익(이하 "경제적 이익 등"이라 한다)을 받거나 의료기관으로 하여금 받게 하여서는 아니 된다. 다만, 견본품 제공, 학술대회 지원, 임상시험 지원, 제품설명회, 대금결제조건에 따른 비용할인, 시판 후 조사 등의 행위(이하 "견본품 제공 등의 행위"라 한다)로서 보건복지부령으로 정하는 범위 안의 경제적 이익등인 경우에는 그러하지 아니하다.

② 의료인, 의료기관 개설자 및 의료기관 종사자 : 「의료기기법」 제6조에 따른 제조업자, 같은 법 제15조에 따른 의료기기 수입업자, 같은 법 제17조에 따른 의료기기 판매업자 또는 임대업자로부터 의료기기 채택 · 사용유도 · 거래유지 등 판매촉진을 목적으로 제공되는 경제적 이익 등을 받거나 의료기관으로 하여금 받게 하여서는 아니 된다. 다만, 견본품 제공 등의 행위로서 보건복지부령으로 정하는 범위 안의 경제적 이익등인 경우에는 그러하지 아니하다.

제24조(요양방법 지도) 의료인은 환자나 환자의 보호자에게 요양방법이나 그 밖에 건강관리에 필요한 사항을 지도하여야 한다.

제25조(신고) ① 의료인 : 대통령령으로 정하는 바에 따라 최초로 면허를 받은 후부터 3년마다 그 실태와 취업상황 등을 보건복지부장관에게 신고하여야 한다.

② 보건복지부장관 : 제30조제3항의 보수교육을 이수하지 아니한 의료인에 대하여 제1항에 따른 신고를 반려할 수 있다.

③ 보건복지부장관 : 제1항에 따른 신고 수리 업무를 대통령령으로 정하는 바에 따라 관련 단체 등에 위탁할 수 있다.

제26조(변사체 신고) 의사 · 치과의사 · 한의사 및 조산사는 사체를 검안하여 변사(變死)한 것으로 의심되는 때에는 사체의 소재지를 관할하는 경찰서장에게 신고하여야 한다.

제3절 의료행위의 제한

제27조(무면허 의료행위 등 금지) ① 의료인이 아니면 누구든지 의료행위를 할 수 없으며 의료인도 면허된 것 이외의 의료행위를 할 수 없다. 다만, 다음 각 호의 어느 하나에 해당하는 자는 보건복지부령으로 정하는 범위에서 의료행위를 할 수 있다.

1. 외국의 의료인 면허를 가진 자로서 일정 기간 국내에 체류하는 자
2. 의과대학, 치과대학, 한의과대학, 의학전문대학원, 치의학전문대학원, 한의학전문대학원, 종합병원 또는 외국 의료원조기관의 의료봉사 또는 연구 및 시범사업을 위하여 의료행위를 하는 자
3. 의학 · 치과의학 · 한방의학 또는 간호학을 전공하는 학교의 학생

② 의료인이 아니면 의사 · 치과의사 · 한의사 · 조산사 또는 간호사 명칭이나 이와 비슷한 명칭을 사용하지 못한다.

③ 누구든지 「국민건강보험법」이나 「의료급여법」에 따른 본인부담금을 면제하거나 할인하는 행위, 금품 등을 제공하거나 불특정 다수인에게 교통편의를 제공하는 행위 등 영리를 목적으로 환자를 의료기관이나 의료인에게 소개 · 알선 · 유인하는 행위 및 이를 사주하는 행위를 하여서는 아니 된다. 다만, 다음 각 호의 어느 하나에 해당하는 행위는 할 수 있다.

1. 환자의 경제적 사정 등을 이유로 개별적으로 관할 시장 · 군수 · 구청장의 사전승인을 받아 환자를 유치하는 행위
2. 「국민건강보험법」 제109조에 따른 가입자나 피부양자가 아닌 외국인(보건복지부령으로 정하는 바에 따라 국내에 거주하는 외국인은 제외한다)환자를 유치하기 위한 행위

④ 제3항 제2호에도 불구하고 「보험업법」 제2조에 따른 보험회사, 상호회사, 보험설계사, 보험대리점 또는 보험중개사는 외국인 환자를 유치하기 위한 행위를 하여서는 아니 된다.

⑤ 누구든지 의료인이 아닌 자에게 의료행위를 하게 하거나 의료인에게 면허 사항 외의 의료행위를 하게 하여서는 아니 된다.

제4절 의료인 단체

제28조(중앙회와 지부) ① 의사 · 치과의사 · 한의사 · 조산사 및 간호사 : 대통령령으로 정하는 바에 따라 각각 전국적 조직을 두는 의사회 · 치과의사회 · 한의사회 · 조산사회 및 간호사회(이하 "중앙회"라 한다)를 각각 설립하여야 한다.

② 중앙회 : 법인으로 한다.

③ 제1항에 따라 중앙회가 설립된 경우 : 의료인은 당연히 해당하는 중앙회의 회원이 되며, 중앙회의 정관을 지켜야 한다.

④ 중앙회에 관하여 이 법에 규정되지 아니한 사항 : 「민법」 중 사단법인에 관한 규정을 준용한다.

⑤ 중앙회 : 대통령령으로 정하는 바에 따라 특별시 · 광역시 · 도와 특별자치도(이하 "시 · 도"라 한다)에 지부를 설치하여야 하며, 시 · 군 · 구(자치구만을 말한다. 이하 같다)에 분회를 설치할 수 있다. 다만, 그 외의 지부나 외국에 의사회 지부를 설치하려면 보건복지부장관의 승인을 받아야 한다.

⑥ 중앙회가 지부나 분회를 설치한 때 : 그 지부나 분회의 책임자는 지체 없이 특별시장 · 광역시장 · 도지사 · 특별자치도지사(이하 "시 · 도지사"라 한다) 또는 시장 · 군수 · 구청장에게 신고하여야 한다.

⑦ 각 중앙회 : 제66조의2에 따른 자격정지 처분 요구에 관한 사항 등을 심의 · 의결하기 위하여 윤리위원회를 둔다.

⑧ 윤리위원회의 구성, 운영 등에 관한 사항 : 대통령령으로 정한다.

제29조(설립허가 등) ① 중앙회를 설립하려면 대표자 : 대통령령으로 정하는 바에 따라 정관과 그 밖에 필요한 서류를 보건복지부장관에게 제출하여 설립허가를 받아야 한다.

② 중앙회의 정관에 적을 사항 : 대통령령으로 정한다.

③ 중앙회가 정관을 변경 : 보건복지부장관의 허가를 받아야 한다.

제30조(협조의무) ① 중앙회 : 보건복지부장관으로부터 의료와 국민보건 향상에 관한 협조 요청을 받으면 협조하여야 한다.

② 중앙회 : 보건복지부령으로 정하는 바에 따라 회원의 자질 향상을 위하여 필요한 보수(補修)교육을 실시하여야 한다.

③ 의료인 : 제2항에 따른 보수교육을 받아야 한다.

제32조(감독) 보건복지부장관 : 중앙회나 그 지부가 정관으로 정한 사업 외의 사업을 하거나 국민보건 향상에 장애가 되는 행위를 한 때 또는 제30조제1항에 따른 요청을 받고 협조하지 아니한 경우에는 정관을 변경하거나 임원을 새로 뽑을 것을 명할 수 있다.

제3장 의료기관

제1절 의료기관의 개설

제33조(개설 등) ① 의료인 : 이 법에 따른 의료기관을 개설하지 아니하고는 의료업을 할 수 없으며, 다음 각 호의 어느 하나에 해당하는 경우 외에는 그 의료기관 내에서 의료업을 하여야 한다.

1. 「응급의료에 관한 법률」 제2조제1호에 따른 응급환자를 진료하는 경우
2. 환자나 환자 보호자의 요청에 따라 진료하는 경우
3. 국가나 지방자치단체의 장이 공익상 필요하다고 인정하여 요청하는 경우
4. 보건복지부령으로 정하는 바에 따라 가정간호를 하는 경우
5. 그 밖에 이 법 또는 다른 법령으로 특별히 정한 경우나 환자가 있는 현장에서 진료를 하여야 하는 부득이한 사유가 있는 경우

② 다음 각 호의 어느 하나에 해당하는 자가 아니면 의료기관을 개설할 수 없다. 이 경우 의사는 종합병원 · 병원 · 요양병원 · 정신병원 또는 의원을, 치과의사는 치과병원 또는 치과의원을, 한의사는 한방병원 · 요양병원 또는 한의원을, 조산사는 조산원만을 개설할 수 있다.

1. 의사, 치과의사, 한의사 또는 조산사
2. 국가나 지방자치단체
3. 의료업을 목적으로 설립된 법인(이하 "의료법인"이라 한다)
4. 「민법」이나 특별법에 따라 설립된 비영리법인
5. 「공공기관의 운영에 관한 법률」에 따른 준정부기관, 「지방의료원의 설립 및 운영에 관한 법률」에 따른 지방의료원, 「한국보훈복지의료공단법」에 따른 한국보훈복지의료공단

③ 제2항에 따라 의원 · 치과의원 · 한의원 또는 조산원을 개설하려는 자는 보건복지부령으로 정하는 바에 따라 시장 · 군수 · 구청장에게 신고하여야 한다.

④ 제2항에 따라 종합병원 · 병원 · 치과병원 · 한방병원 · 요양병원 또는 정신병원을 개설하려면 제33조의2에 따른 시 · 도 의료기관개설위원회의 심의를 거쳐 보건복지부령으로 정하는 바에 따라 시 · 도지사의 허가를 받아야 한다. 이 경우 시 · 도지사는 개설하려는 의료기관이 다음 각 호의 어느 하나에 해당하는 경우에는 개설허가를 할 수 없다.

1. 제36조에 따른 시설기준에 맞지 아니하는 경우
2. 제60조제1항에 따른 기본시책과 같은 조 제2항에 따른 수급 및 관리계획에 적합하지 아니한 경우

⑤ 제3항과 제4항에 따라 개설된 의료기관이 개설 장소를 이전하거나 개설에 관한 신고 또는 허가사항 중 보건복지부령으로 정하는 중요사항을 변경하려는 때에도 제3항 또는 제4항과 같다.

⑥ 조산원을 개설하는 자 : 반드시 지도의사(指導醫師)를 정하여야 한다.

⑦ 다음 각 호의 어느 하나에 해당하는 경우에는 의료기관을 개설할 수 없다.

1. 약국 시설 안이나 구내인 경우
2. 약국의 시설이나 부지 일부를 분할 · 변경 또는 개수하여 의료기관을 개설하는 경우
3. 약국과 전용 복도 · 계단 · 승강기 또는 구름다리 등의 통로가 설치되어 있거나 이런 것들을 설치하여 의료기관을 개설하는 경우
4. 「건축법」 등 관계 법령에 따라 허가를 받지 아니하거나 신고를 하지 아니하고 건축 또는 증축 · 개축한 건축물에 의료기관을 개설하는 경우

⑧ 제2항제1호의 의료인 : 어떠한 명목으로도 둘 이상의 의료기관을 개설 · 운영할 수 없다. 다만, 2 이상의 의료인 면허를 소지한 자가 의원급 의료기관을 개설하려는 경우에는 하나의 장소에 한하여 면허 종별에 따른 의료기관을 함께 개설할 수 있다.

⑨ 의료법인 및 제2항 제4호에 따른 비영리법인(이하 이 조에서 "의료법인 등"이라 한다)이 의료기관을 개설하려면 그 법인의 정관에 개설하고자 하는 의료기관의 소재지를 기재하여 대통령령으로 정하는 바에 따라 정관의 변경허가를 얻어야 한다(의료법인 등을 설립할 때에는 설립 허가를 말한다. 이하 이 항에서 같다). 이 경우 그 법인의 주무관청은 정관의 변경허가를 하기 전에 그 법인이 개설하고자 하는 의료기관이 소재하는 시 · 도지사 또는 시장 · 군수 · 구청장과 협의하여야 한다.

⑩ 의료기관을 개설 · 운영하는 의료법인 등은 다른 자에게 그 법인의 명의를 빌려주어서는 아니된다.

제33조의2(의료기관개설위원회 설치 등) ① 제33조제4항에 따른 의료기관 개설 허가에 관한 사항을 심의하기 위하여 시 · 도지사 소속으로 의료기관 개설위원회를 둔다.

② 제1항의 의료기관 개설위원회의 위원은 제28조에 따른 의사회 · 치과의사회 · 한의사회 · 조산사회 및 간호사회의 의료인으로서 경험이 풍부한 사람과 제52조에 따른 의료기관단체의 회원으로서 해당 지역 내 의료기관의 개설 · 운영 등에 관한 경험이 풍부한 사람으로 한다.

③ 의료기관개설위원회의 구성과 운영에 필요한 사항과 그 밖에 필요한 사항은 보건복지부령으로 정한다.

제33조의3(실태조사) ① 보건복지부장관 : 제33조제2항을 위반하여 의료기관을 개설할 수 없는 자가 개설 · 운영하는 의료기관의 실태를 파악하기 위하여 보건복지부령으로 정하는 바에 따라 조사(이하 이 조에서 "실태조사"라 한다)를 실시하고, 위법이 확정된 경우 그 결과를 공표하여야 한다. 이 경우 수사기관의 수사로 제33조 제2항을 위반한 의료기관의 위법이 확정된 경우도 공표 대상에 포함한다.

② 보건복지부장관 : 실태조사를 위하여 관계 중앙행정기관의 장, 지방자치단체의 장, 관련 기관 · 법인 또는 단체 등에 협조를 요청할 수 있다. 이 경우 요청을 받은 자는 특별한 사정이 없으면 이에 협조하여야 한다.

③ 실태조사의 시기 · 방법 및 결과 공표의 방법 등에 관하여 필요한 사항은 보건복지부령으로 정한다.

제34조(원격의료) ① 의료인(의료업에 종사하는 의사 · 치과의사 · 한의사만 해당한다) : 제33조 제1항에도 불구하고 컴퓨터 · 화상통신 등 정보통신기술을 활용하여 먼 곳에 있는 의료인에게 의료지식

이나 기술을 지원하는 원격의료(이하 "원격의료"라 한다)를 할 수 있다.

② 원격의료를 행하거나 받으려는 자 : 보건복지부령으로 정하는 시설과 장비를 갖추어야 한다.

③ 원격의료를 하는 자(이하 "원격지의사"라 한다) : 환자를 직접 대면하여 진료하는 경우와 같은 책임을 진다.

④ 원격지의사의 원격의료에 따라 의료행위를 한 의료인이 의사 · 치과의사 또는 한의사(이하 "현지의사"라 한다)인 경우에는 그 의료행위에 대하여 원격지의사의 과실을 인정할 만한 명백한 근거가 없으면 환자에 대한 책임은 제3항에도 불구하고 현지의사에게 있는 것으로 본다.

第35조(의료기관 개설 특례) ① 제33조 제1항 · 제2항 및 제8항에 따른 자 외의 자가 그 소속 직원, 종업원, 그 밖의 구성원(수용자를 포함한다) 이나 그 가족의 건강관리를 위하여 부속 의료기관을 개설하려면 그 개설 장소를 관할하는 시장 · 군수 · 구청장에게 신고하여야 한다. 다만, 부속 의료기관으로 병원급 의료기관을 개설하려면 그 개설 장소를 관할하는 시 · 도지사의 허가를 받아야 한다.

② 제1항에 따른 개설 신고 및 허가에 관한 절차 · 조건, 그 밖에 필요한 사항과 그 의료기관의 운영에 필요한 사항은 보건복지부령으로 정한다.

第36조(준수사항) 제33조제2항 및 제8항에 따라 의료기관을 개설하는 자 : 보건복지부령으로 정하는 바에 따라 다음 각 호의 사항을 지켜야 한다.

1. 의료기관의 종류에 따른 시설기준 및 규격에 관한 사항
2. 의료기관의 안전관리시설 기준에 관한 사항
3. 의료기관 및 요양병원의 운영기준에 관한 사항
4. 고가의료장비의 설치 · 운영기준에 관한 사항
5. 의료기관의 종류에 따른 의료인 등의 정원 기준에 관한 사항
6. 급식관리 기준에 관한 사항
7. 의료기관의 위생 관리에 관한 사항
8. 의료기관의 의약품 및 일회용 의료기기의 사용에 관한 사항
9. 의료기관의 「감염병의 예방 및 관리에 관한 법률」 제41조제4항에 따른 감염병환자 등의 진료 기준에 관한 사항
10. 의료기관 내 수술실, 분만실, 중환자실 등 감염관리가 필요한 시설의 출입 기준에 관한 사항
11. 의료인 및 환자 안전을 위한 보안장비 설치 및 보안인력 배치 등에 관한 사항
12. 의료기관의 신체보호대 사용에 관한 사항
13. 의료기관의 의료관련감염 예방에 관한 사항

第36조의2(공중보건의사 등의 고용금지) ① 의료기관 개설자 : 「농어촌 등 보건의료를 위한 특별조치법」 제5조의2에 따른 배치기관 및 배치시설이나 같은 법 제6조의2에 따른 파견근무기관 및 시설이 아니면 같은 법 제2조 제1호의 공중보건의사에게 의료행위를 하게 하거나, 제41조 제1항에 따른 당직의료인으로 두어서는 아니 된다.

② 의료기관 개설자 : 「병역법」 제34조의2 제2항에 따라 군병원 또는 병무청장이 지정하는 병원에서 직무와 관련된 수련을 실시하는 경우가 아니면 같은 법 제2조 제14호의 병역판정검사전담의사에게 의료행위를 하게 하거나 제41조 제1항에 따른 당직의료인으로 두어서는 아니 된다.

제37조(진단용 방사선 발생장치) ① 진단용 방사선 발생장치를 설치·운영하려는 의료기관 : 보건복지부령으로 정하는 바에 따라 시장·군수·구청장에게 신고하여야 하며, 보건복지부령으로 정하는 안전관리기준에 맞도록 설치·운영하여야 한다.

② 의료기관 개설자나 관리자 : 진단용 방사선 발생장치를 설치한 경우에는 보건복지부령으로 정하는 바에 따라 안전관리책임자를 선임하고, 정기적으로 검사와 측정을 받아야 하며, 방사선 관계 종사자에 대한 피폭관리(被曝管理)를 하여야 한다.

③ 제2항에 따라 안전관리책임자로 선임된 사람 : 선임된 날부터 1년 이내에 질병관리청장이 지정하는 방사선 분야 관련 단체(이하 이 조에서 "안전관리책임자 교육기관"이라 한다)가 실시하는 안전관리책임자 교육을 받아야 하며, 주기적으로 보수교육을 받아야 한다.

④ 제1항과 제2항에 따른 진단용 방사선 발생장치의 범위·신고·검사·설치 및 측정기준 등에 필요한 사항은 보건복지부령으로 정하고, 제3항에 따른 안전관리책임자 교육 및 안전관리책임자 교육기관의 지정에 필요한 사항은 질병관리청장이 정하여 고시한다.

제38조(특수의료장비의 설치·운영) ① 의료기관 : 보건의료 시 책상 적정한 설치와 활용이 필요하여 보건복지부장관이 정하여 고시하는 의료장비(이하 "특수의료장비"라 한다)를 설치·운영하려면 보건복지부령으로 정하는 바에 따라 시장·군수·구청장에게 등록하여야 하며, 보건복지부령으로 정하는 설치인정기준에 맞게 설치·운영하여야 한다.

② 의료기관의 개설자나 관리자 : 제1항에 따라 특수의료장비를 설치하면 보건복지부령으로 정하는 바에 따라 보건복지부장관에게 정기적인 품질관리검사를 받아야 한다.

③ 의료기관의 개설자나 관리자 : 제2항에 따른 품질관리검사에서 부적합하다고 판정받은 특수의료장비를 사용하여서는 아니 된다.

④ 보건복지부장관 : 제2항에 따른 품질관리검사업무의 전부 또는 일부를 보건복지부령으로 정하는 바에 따라 관계 전문기관에 위탁할 수 있다.

제38조의2(수술실 내 폐쇄회로 텔레비전의 설치·운영) ① 전신마취 등 환자의 의식이 없는 상태에서 수술을 시행하는 의료기관의 개설자 : 수술실 내부에 「개인정보 보호법」 및 관련 법령에 따른 폐쇄회로 텔레비전을 설치하여야 한다. 이 경우 국가 및 지방자치단체는 폐쇄회로 텔레비전의 설치 등에 필요한 비용을 지원할 수 있다.

② 환자 또는 환자의 보호자가 요청하는 경우(의료기관의 장이나 의료인이 요청하여 환자 또는 환자의 보호자가 동의하는 경우를 포함한다) 의료기관의 장이나 의료인 : 전신마취 등 환자의 의식이 없는 상태에서 수술을 하는 장면을 제1항에 따라 설치한 폐쇄회로 텔레비전으로 촬영 하여야 한다. 이 경우 의료기관의 장이나 의료인은 다음 각 호의 어느 하나에 해당하는 정당한 사유가 없으면 이를 거부할 수 없다.

1. 수술이 지체되면 환자의 생명이 위험하여지거나 심신상의 중대한 장애를 가져오는 응급 수술을 시행하는 경우
2. 환자의 생명을 구하기 위하여 적극적 조치가 필요한 위험도 높은 수술을 시행하는 경우
3. 「전공의의 수련환경 개선 및 지위 향상을 위한 법률」 제2조제2호에 따른 수련병원 등의 전공의 수련 등 그 목적 달성을 현저히 저해할 우려가 있는 경우

4. 그 밖에 제1호부터 제3호까지의 규정에 준하는 경우로서 보건복지부령으로 정하는 사유가 있는 경우

③ 의료기관의 장이나 의료인이 제2항에 따라 수술을 하는 장면을 촬영하는 경우 녹음 기능은 사용할 수 없다. 다만, 환자 및 해당 수술에 참여한 의료인 등 정보주체 모두의 동의를 받은 경우에는 그러하지 아니하다.

④ 제1항에 따라 폐쇄회로 텔레비전이 설치된 의료기관의 장 : 제2항에 따라 촬영한 영상정보가 분실 · 도난 · 유출 · 변조 또는 훼손되지 아니하도록 보건복지부령으로 정하는 바에 따라 내부 관리계획의 수립, 저장장치와 네트워크의 분리, 접속기록 보관 및 관련 시설의 출입자 관리 방안마련 등 안전성 확보에 필요한 기술적 · 관리적 및 물리적 조치를 하여야 한다.

⑤ 의료기관의 장 : 다음 각 호의 어느 하나에 해당하는 경우를 제외하고는 제2항에 따라 촬영한 영상정보를 열람(의료기관의 장 스스로 열람하는 경우를 포함한다. 이하 이 조에서 같다)하게 하거나 제공(사본의 발급을 포함한다. 이하 이 조에서 같다)하여서는 아니 된다.

1. 범죄의 수사와 공소의 제기 및 유지, 법원의 재판업무 수행을 위하여 관계 기관이 요청하는 경우
2. 「의료사고 피해구제 및 의료분쟁 조정 등에 관한 법률」 제6조에 따른 한국의료분쟁조정중재원이 의료분쟁의 조정 또는 중재 절차 개시 이후 환자 또는 환자 보호자의 동의를 받아 해당 업무의 수행을 위하여 요청하는 경우
3. 환자 및 해당 수술에 참여한 의료인 등 정보주체 모두의 동의를 받은 경우

⑥ 누구든지 이 법의 규정에 따르지 아니하고 제2항에 따라 촬영한 영상정보를 탐지하거나 누출 · 변조 또는 훼손하여서는 아니 된다.

⑦ 누구든지 제2항에 따라 촬영한 영상정보를 이 법에서 정하는 목적 외의 용도로 사용하여서는 아니 된다.

⑧ 의료기관의 개설자는 보건복지부장관이 정하는 범위에서 제2항에 따라 촬영한 영상정보의 열람 등에 소요되는 비용을 열람 등을 요청한 자에게 청구할 수 있다.

⑨ 의료기관의 장은 제2항에 따라 촬영한 영상정보를 30일 이상 보관하여야 한다.

⑩ 제1항에 따른 폐쇄회로 텔레비전의 설치 기준, 제2항에 따른 촬영의 범위 및 촬영 요청의 절차, 제2항제1호부터 제3호까지의 규정에 따른 사유의 구체적인 기준, 제5항에 따른 열람 · 제공의 절차, 제9항에 따른 보관기준 및 보관기간의 연장 사유 등에 필요한 사항은 보건복지부령으로 정한다.

⑪ 이 법에서 정한 것 외에 폐쇄회로 텔레비전의 설치 · 운영 등에 관한 사항은 「개인정보 보호법」에 따른다. [시행일 : 2023.09.25]

제39조(시설 등의 공동이용) ① 의료인 : 다른 의료기관의 장의 동의를 받아 그 의료기관의 시설 · 장비 및 인력 등을 이용하여 진료할 수 있다.

② 의료기관의 장 : 그 의료기관의 환자를 진료하는 데에 필요하면 해당 의료기관에 소속되지 아니한 의료인에게 진료하도록 할 수 있다.

③ 의료인이 다른 의료기관의 시설 · 장비 및 인력 등을 이용하여 진료하는 과정에서 발생한 의료

사고에 대하여는 진료를 한 의료인의 과실 때문이면 그 의료인에게, 의료기관의 시설 · 장비 및 인력 등의 결함 때문이면 그것을 제공한 의료기관 개설자에게 각각 책임이 있는 것으로 본다.

제40조(폐업 · 휴업 신고와 진료기록부 등의 이관) ① 의료기관 개설자 : 의료업을 폐업하거나 1개월 이상 휴업(입원환자가 있는 경우에는 1개월 미만의 휴업도 포함된다. 이하 이 조에서 이와 같다)하려면 보건복지부령으로 정하는 바에 따라 관할 시장 · 군수 · 구청장에게 신고하여야 한다.

③ 시장 · 군수 · 구청장 : 제1항에 따른 신고에도 불구하고 「감염병의 예방 및 관리에 관한 법률」 제18조 및 제29조에 따라 질병관리청장, 시 · 도지사 또는 시장 · 군수 · 구청장이 감염병의 역학조사 및 예방접종에 관한 역학조사를 실시하거나 같은 법 제18조의2에 따라 의료인 또는 의료기관의 장이 질병관리청장 또는 시 · 도지사에게 역학조사 실시를 요청한 경우로서 그 역학조사를 위하여 필요하다고 판단하는 때에는 의료기관 폐업 신고를 수리하지 아니할 수 있다.

④ 의료기관 개설자 : 의료업을 폐업 또는 휴업하는 경우 보건복지부령으로 정하는 바에 따라 해당 의료기관에 입원 중인 환자를 다른 의료기관으로 옮길 수 있도록 하는 등 환자의 권익을 보호하기 위한 조치를 하여야 한다.

⑤ 시장 · 군수 · 구청장 : 제1항에 따른 폐업 또는 휴업 신고를 받은 경우 의료기관 개설자가 제4항에 따른 환자의 권익을 보호하기 위한 조치를 취하였는지 여부를 확인하는 등 대통령령으로 정하는 조치를 하여야 한다.[시행일 : 2023.03.05]

제40조의2(진료기록부등의 이관) ① 의료기관 개설자 : 제40조 제1항에 따라 폐업 또는 휴업 신고를 할 때 제22조나 제23조에 따라 기록 · 보존하고 있는 진료기록부등의 수량 및 목록을 확인하고 진료기록부등을 관할 보건소장에게 넘겨야 한다. 다만, 의료기관 개설자가 보건복지부령으로 정하는 바에 따라 진료기록부등의 보관계획서를 제출하여 관할 보건소장의 허가를 받은 경우에는 직접 보관할 수 있다.

② 제1항에 따라 관할 보건소장의 허가를 받아 진료기록부등을 직접 보관하는 의료기관 개설자는 보관계획서에 기재된 사항 중 보건복지부령으로 정하는 사항이 변경된 경우 관할 보건소장에게 이를 신고하여야 하며, 직접 보관 중 질병, 국외 이주 등 보건복지부령으로 정하는 사유로 보존 및 관리가 어려운 경우 이를 대행할 책임자를 지정하여 보관하게 하거나 진료기록부등을 관할 보건소장에게 넘겨야 한다.

③ 제1항에 따라 관할 보건소장의 허가를 받아 진료기록부등을 직접 보관하는 의료기관 개설자는 보관 기간, 방법 등 보건복지부령으로 정하는 사항을 준수하여야 한다.

④ 제1항에 따라 관할 보건소장의 허가를 받아 진료기록부등을 직접 보관하는 의료기관 개설자(제2항에 따라 지정된 책임자를 포함한다)의 기록 열람 및 보존에 관하여는 제21조 및 제22조 제2항을 준용한다.

⑤ 그 밖에 진료기록부등의 이관 방법, 절차 등에 필요한 사항은 보건복지부령으로 정한다. [시행일 : 2023.03.05]

제40조의3(진료기록보관시스템의 구축 · 운영) ① 보건복지부장관 : 제40조의 2에 따라 폐업 또는 휴업한 의료기관의 진료기록부등을 보관하는 관할 보건소장 및 의료기관 개설자가 안전하고 효과적으로 진료기록부등을 보존 · 관리할 수 있도록 지원하기 위한 시스템(이하 "진료기록보관시스템"이

라 한다)을 구축 · 운영할 수 있다.

② 제40조의2에 따라 폐업 또는 휴업한 의료기관의 진료기록부 등을 보관하는 관할 보건소장 및 의료기관 개설자 : 진료기록보관시스템에 진료기록부 등을 보관할 수 있다.

③ 제2항에 따라 진료기록부 등을 진료기록보관시스템에 보관한 관할 보건소장 및 의료기관 개설자(해당 보건소 및 의료기관 소속 의료인 및 그 종사자를 포함한다) : 직접 보관한 진료기록부 등 외에는 진료기록보관시스템에 보관된 정보를 열람하는 등 그 내용을 확인하여서는 아니 된다.

④ 보건복지부장관 : 제1항에 따른 진료기록보관시스템의 구축 · 운영 업무를 관계 전문기관 또는 단체에 위탁할 수 있다. 이 경우 보건복지부장관은 진료기록보관시스템의 구축 · 운영 업무에 소요되는 비용의 전부 또는 일부를 지원할 수 있다.

⑤ 제4항 전단에 따라 진료기록보관시스템의 구축 · 운영 업무를 위탁받은 전문기관 또는 단체 : 보건복지부령으로 정하는 바에 따라 진료기록부등을 안전하게 관리 · 보존하는 데에 필요한 시설과 장비를 갖추어야 한다.

⑥ 보건복지부장관 : 진료기록보관시스템의 효율적 운영을 위하여 원본에 기재된 정보가 변경되지 않는 범위에서 진료기록부 등의 형태를 변경하여 보존 · 관리할 수 있으며, 변경된 형태로 진료기록부 등의 사본을 발급할 수 있다.

⑦ 누구든지 정당한 접근 권한 없이 또는 허용된 접근 권한을 넘어 진료기록보관시스템에 보관된 정보를 훼손 · 멸실 · 변경 · 위조 · 유출하거나 검색 · 복제하여서는 아니 된다.

⑧ 진료기록보관시스템의 구축 범위 및 운영 절차 등에 필요한 사항 : 보건복지부령으로 정한다.

[시행일 : 2023.03.05]

제41조(당직의료인) ① 각종 병원에는 응급환자와 입원환자의 진료 등에 필요한 당직의료인을 두어야 한다.

② 제 1항에 따른 당직의료인의 수와 배치 기준은 병원의 종류, 입원환자의 수 등을 고려하여 보건복지부령으로 정한다.

제42조(의료기관의 명칭) ① 의료기관 : 제3조제2항에 따른 의료기관의 종류에 따르는 명칭 외의 명칭을 사용하지 못한다. 다만, 다음 각 호의 어느 하나에 해당하는 경우에는 그러하지 아니하다.

1. 종합병원이 그 명칭을 병원으로 표시하는 경우
2. 제3조의4제1항에 따라 상급종합병원으로 지정받거나 제3조의5제1항에 따라 전문병원으로 지정받은 의료기관이 지정받은 기간 동안 그 명칭을 사용하는 경우
3. 제33조제8항 단서에 따라 개설한 의원급 의료기관이 면허 종별에 따른 종별명칭을 함께 사용하는 경우
4. 국가나 지방자치단체에서 개설하는 의료기관이 보건복지부장관이나 시 · 도지사와 협의하여 정한 명칭을 사용하는 경우
5. 다른 법령으로 따로 정한 명칭을 사용하는 경우

② 의료기관의 명칭 표시에 관한 사항은 보건복지부령으로 정한다.

③ 의료기관이 아니면 의료기관의 명칭이나 이와 비슷한 명칭을 사용하지 못한다.

제43조(진료과목 등) ① 병원 · 치과병원 또는 종합병원은 한의사를 두어 한의과 진료과목을 추가로

설치 · 운영할 수 있다.

② 한방병원 또는 치과병원 : 의사를 두어 의과 진료과목을 추가로 설치 · 운영할 수 있다.

③ 병원 · 한방병원 · 요양병원 또는 정신병원 : 치과의사를 두어 치과 진료과목을 추가로 설치 · 운영할 수 있다.

④ 제1항부터 제3항까지의 규정에 따라 추가로 진료과목을 설치 · 운영하는 경우 : 보건복지부령으로 정하는 바에 따라 진료에 필요한 시설 · 장비를 갖추어야 한다.

⑤ 제1항부터 제3항까지의 규정에 따라 추가로 설치한 진료과목을 포함한 의료기관의 진료과목 : 보건복지부령으로 정하는 바에 따라 표시하여야 한다. 다만, 치과의 진료과목은 종합병원과 제77조제2항에 따라 보건복지부령으로 정하는 치과병원에 한하여 표시할 수 있다.

제45조(비급여 진료비용 등의 고지) ① 의료기관 개설자 : 「국민건강보험법」 제41조 제4항에 따라 요양급여의 대상에서 제외되는 사항 또는 「의료급여법」 제7조제3항에 따라 의료급여의 대상에서 제외되는 사항의 비용(이하 "비급여 진료비용"이라 한다)을 환자 또는 환자의 보호자가 쉽게 알 수 있도록 보건복지부령으로 정하는 바에 따라 고지하여야 한다.

② 의료기관 개설자 : 보건복지부령으로 정하는 바에 따라 의료기관이 환자로부터 징수하는 제증명수수료의 비용을 게시하여야 한다.

③ 의료기관 개설자 : 제1항 및 제2항에서 고지 · 게시한 금액을 초과하여 징수할 수 없다.

제45조의2(비급여 진료비용 등의 보고 및 현황조사 등) ① 의료기관의 장 : 보건복지부령으로 정하는 바에 따라 비급여 진료비용 및 제45조 제2항에 따른 제증명수수료(이하 이 조에서 "비급여진료비용 등"이라 한다)의 항목, 기준, 금액 및 진료내역 등에 관한 사항을 보건복지부장관에게 보고하여야 한다.

② 보건복지부장관 : 제1항에 따라 보고받은 내용을 바탕으로 모든 의료기관에 대한 비 급여 진료비용 등의 항목, 기준, 금액 및 진료내역 등에 관한 현황을 조사 · 분석하여 그 결과를 공개할 수 있다. 다만, 병원급 의료기관에 대하여는 그 결과를 공개하여야 한다.

③ 보건복지부장관 : 제2항에 따른 비급여진료비용 등의 현황에 대한 조사 · 분석을 위하여 필요하다고 인정하는 경우에는 의료기관의 장에게 관련 자료의 제출을 명할 수 있다. 이 경우 해당 의료기관의 장은 특별한 사유가 없으면 그 명령에 따라야 한다.

④ 제2항에 따른 현황조사 · 분석 및 결과 공개의 범위 · 방법 · 절차 등에 필요한 사항은 보건복지부령으로 정한다.

제45조의3(제증명수수료의 기준 고시) 보건복지부장관 : 제45조의2제2항에 따른 현황조사 · 분석의 결과를 고려하여 제증명수수료의 항목 및 금액에 관한 기준을 정하여 고시하여야 한다.

제46조(환자의 진료의사 선택 등) ① 환자나 환자의 보호자 : 보건복지부령으로 정하는 바에 따라 종합병원 · 병원 · 치과병원 · 한방병원 · 요양병원 또는 정신병원의 특정한 의사 · 치과의사 또는 한의사를 선택하여 진료를 요청할 수 있다. 이 경우 의료기관의 장은 특별한 사유가 없으면 환자나 환자의 보호자가 요청한 의사 · 치과의사 또는 한의사가 진료하도록 하여야 한다.

② 제1항에 따라 진료의사를 선택하여 진료를 받는 환자나 환자의 보호자는 진료의사의 변경을 요청할 수 있다. 이 경우 의료기관의 장은 정당한 사유가 없으면 이에 응하여야 한다.

③ 의료기관의 장 : 환자 또는 환자의 보호자에게 진료의사 선택을 위한 정보를 제공하여야 한다.
④ 의료기관의 장 : 제1항에 따라 진료하게 한 경우에도 환자나 환자의 보호자로부터 추가비용을 받을 수 없다.

제47조(의료관련감염 예방) ① 보건복지부령으로 정하는 일정 규모 이상의 병원급 의료기관의 장은 의료관련감염 예방을 위하여 감염관리위원회와 감염관리실을 설치 · 운영하고 보건복지부령으로 정하는 바에 따라 감염관리업무를 수행하는 전담 인력을 두는 등 필요한 조치를 하여야 한다.
② 의료기관의 장 : 「감염병의 예방 및 관리에 관한 법률」 제2조제1호에 따른 감염병의 예방을 위하여 해당 의료기관에 소속된 의료인, 의료기관 종사자 및 「보건의료인력지원법」 제2조 제3호의 보건의료인력을 양성하는 학교 및 기관의 학생으로서 해당 의료기관에서 실습하는 자에게 보건복지부령으로 정하는 바에 따라 정기적으로 교육을 실시하여야 한다.
③ 의료기관의 장 : 「감염병의 예방 및 관리에 관한 법률」 제2조 제1호에 따른 감염병이 유행하는 경우 환자, 환자의 보호자, 의료인, 의료기관 종사자 및 「경비업법」 제2조 제3호에 따른 경비원 등 해당 의료기관 내에서 업무를 수행하는 사람에게 감염병의 확산 방지를 위하여 필요한 정보를 제공하여야 한다.
④ 질병관리청장 : 의료관련감염의 발생 · 원인 등에 대한 의과학적인 감시를 위하여 의료관련감염 감시 시스템을 구축 · 운영할 수 있다.
⑤ 의료기관 : 제4항에 따른 시스템을 통하여 매월 의료관련감염 발생 사실을 등록할 수 있다.
⑥ 질병관리청장 : 제4항에 따른 시스템의 구축 · 운영 업무를 대통령령으로 정하는 바에 따라 관계 전문기관에 위탁할 수 있다.
⑦ 질병관리청장 : 제6항에 따라 업무를 위탁한 전문기관에 대하여 그 업무에 관한보고 또는 자료의 제출을 명할 수 있다.
⑧ 의료관련감염이 발생한 사실을 알게 된 의료기관의 장, 의료인, 의료기관 종사자 또는 환자 등은 보건복지부령으로 정하는 바에 따라 질병관리청장에게 그 사실을 보고(이하 이 조에서 "자율보고"라 한다)할 수 있다. 이 경우 질병관리청장은 자율 보고한 사람의 의사에 반하여 그 신분을 공개하여서는 아니 된다.
⑨ 자율 보고한 사람이 해당 의료관련감염과 관련하여 관계 법령을 위반한 사실이 있는 경우에는 그에 따른 행정처분을 감경하거나 면제할 수 있다.
⑩ 자율보고가 된 의료관련감염에 관한 정보는 보건복지부령으로 정하는 검증을 한 후에는 개인식별이 가능한 부분을 삭제하여야 한다.
⑪ 자율보고의 접수 및 분석 등의 업무에 종사하거나 종사하였던 사람은 직무상 알게 된 비밀을 다른 사람에게 누설하거나 직무 외의 목적으로 사용하여서는 아니 된다.
⑫ 의료기관의 장 : 해당 의료기관에 속한 자율보고를 한 보고자에게 그 보고를 이유로 해고 또는 전보나 그 밖에 신분 또는 처우와 관련하여 불리한 조치를 할 수 없다.
⑬ 질병관리청장 : 제4항 또는 제8항에 따라 수집한 의료관련감염 관련 정보를 감염 예방 · 관리에 필요한 조치, 계획 수립, 조사 · 연구, 교육 등에 활용할 수 있다.
⑭ 제1항에 따른 감염관리위원회의 구성과 운영, 감염관리실 운영, 제2항에 따른 교육, 제3항에

따른 정보 제공, 제5항에 따라 등록하는 의료관련감염의 종류와 그 등록의 절차·방법 등에 필요한 사항은 보건복지부령으로 정한다.

제47조의2(입원환자의 전원) 의료기관의 장 : 천재지변, 감염병 의심 상황, 집단 사망사고의 발생 등 입원환자를 긴급히 전원(轉院)시키지 않으면 입원환자의 생명·건강에 중대한 위험이 발생할 수 있음에도 환자나 보호자의 동의를 받을 수 없는 등 보건복지부령으로 정하는 불가피한 사유가 있는 경우에는 보건복지부령으로 정하는 바에 따라 시장·군수·구청장의 승인을 받아 입원환자를 다른 의료기관으로 전원 시킬 수 있다.

제2절 의료법인

제48조(설립허가 등) ① 제33조 제2항에 따른 의료법인을 설립하려는 자 : 대통령령으로 정하는 바에 따라 정관과 그 밖의 서류를 갖추어 그 법인의 주된 사무소의 소재지를 관할하는 시·도지사의 허가를 받아야 한다.

② 의료법인 : 그 법인이 개설하는 의료기관에 필요한 시설이나 시설을 갖추는 데에 필요한 자금을 보유하여야 한다.

③ 의료법인이 재산을 처분하거나 정관을 변경 : 시·도지사의 허가를 받아야 한다.

④ 이 법에 따른 의료법인이 아니면 의료법인이나 이와 비슷한 명칭을 사용할 수 없다.

제48조의2(임원) ① 의료법인 : 5명 이상 15명 이하의 이사와 2명의 감사를 두되, 보건복지부장관의 승인을 받아 그 수를 증감할 수 있다.

② 이사와 감사의 임기 : 정관으로 정하되, 이사는 4년, 감사는 2년을 초과할 수 없다. 다만, 이사와 감사는 각각 연임할 수 있다.

③ 이사회의 구성 : 각 이사 상호 간에 「민법」 제777조에 규정된 친족관계에 있는 사람이 그 정수의 4분의 1을 초과해서는 아니 된다.

④ 다음 각 호의 어느 하나에 해당하는 사람은 의료법인의 임원이 될 수 없다.

1. 미성년자
2. 피성년 후견인 또는 피한정후견인
3. 파산선고를 받은 사람으로서 복권되지 아니한 사람
4. 금고 이상의 형을 받고 집행이 종료되거나 집행을 받지 아니하기로 확정된 후 3년이 지나지 아니한 사람

⑤ 감사 : 이사와 제3항에 따른 특별한 관계에 있는 사람이 아니어야 한다.

제49조(부대사업) ① 의료법인 : 그 법인이 개설하는 의료기관에서 의료업무 외에 다음의 부대사업을 할 수 있다. 이 경우 부대사업으로 얻은 수익에 관한 회계는 의료법인의 다른 회계와 구분하여 계산하여야 한다.

1. 의료인과 의료관계자 양성이나 보수교육
2. 의료나 의학에 관한 조사 연구
3. 「노인복지법」 제31조제2호 : 노인의료복지시설의 설치·운영
4. 「장사 등에 관한 법률」 제25조제1항 : 장례식장의 설치·운영

5. 「주차장법」 제19조제1항 : 부설주차장의 설치 · 운영
6. 의료업 수행에 수반되는 의료정보시스템 개발 · 운영사업 중 대통령령으로 정하는 사업
7. 그 밖에 휴게음식점영업, 일반음식점영업, 이용업, 미용업 등 환자 또는 의료법인이 개설한 의료기관 종사자 등의 편의를 위하여 보건복지부령으로 정하는 사업

② 제1항 제4호 · 제5호 및 제7호의 부대사업을 하려는 의료법인 : 타인에게 임대 또는 위탁하여 운영할 수 있다.

③ 제1항 및 제2항에 따라 부대사업을 하려는 의료법인 : 보건복지부령으로 정하는 바에 따라 미리 의료기관의 소재지를 관할하는 시 · 도지사에게 신고하여야 한다. 신고사항을 변경하려는 경우에도 또한 같다.

제50조(민법의 준용) 의료법인에 대하여 이 법에 규정된 것 외에는 민법 중 재단법인에 관한 규정을 준용한다.

제51조(설립허가 취소) 보건복지부장관 또는 시 · 도지사 : 의료법인이 다음 각 호의 어느 하나에 해당하면 그 설립허가를 취소할 수 있다.

1. 정관으로 정하지 아니한 사업을 한 때
2. 설립된 날부터 2년 안에 의료기관을 개설하지 아니한 때
3. 의료법인이 개설한 의료기관이 제64조에 따라 개설허가를 취소당한 때
4. 보건복지부장관 또는 시 · 도지사가 감독을 위하여 내린 명령을 위반한 때
5. 제49조제1항에 따른 부대사업 외의 사업을 한 때

제51조의2(임원 선임 관련 금품 등 수수의 금지) 누구든지 의료법인의 임원 선임과 관련하여 금품, 향응 또는 그 밖의 재산상 이익을 주고받거나 주고받을 것을 약속해서는 아니 된다.

제3절 의료기관 단체

제52조(의료기관 단체 설립) ① 병원급 의료기관의 장 : 의료기관의 건전한 발전과 국민보건 향상에 기여하기 위하여 전국 조직을 두는 단체를 설립할 수 있다.

② 제1항에 따른 단체는 법인으로 한다.

제52조의2(대한민국의학한림원) ① 의료인에 관련되는 의학 및 관계 전문분야(이하 이 조에서 "의학등"이라 한다)의 연구 · 진흥기반을 조성하고 우수한 보건의료인을 발굴 · 활용하기 위하여 대한민국의학한림원(이하 이 조에서 "한림원"이라 한다)을 둔다.

② 한림원 : 법인으로 한다.

③ 한림원 : 다음 각 호의 사업을 한다.

1. 의학등의 연구진흥에 필요한 조사 · 연구 및 정책자문
2. 의학등의 분야별 중장기 연구 기획 및 건의
3. 의학등의 국내외 교류협력사업
4. 의학등 및 국민건강과 관련된 사회문제에 관한 정책자문 및 홍보
5. 보건의료인의 명예를 기리고 보전(保全)하는 사업
6. 보건복지부장관이 의학 등의 발전을 위하여 지정 또는 위탁하는 사업

④ 보건복지부장관 : 한림원의 사업수행에 필요한 경비의 전부 또는 일부를 예산의 범위에서 지원할 수 있다.

⑤ 한림원에 대하여 이 법에서 정하지 아니한 사항 : 「민법」 중 사단법인에 관한 규정을 준용한다.

⑥ 한림원이 아닌 자 : 대한민국의학한림원 또는 이와 유사한 명칭을 사용하지 못한다.

⑦ 한림원의 운영 및 업무수행에 필요한 사항 : 대통령령으로 정한다.

제4장 신의료기술평가

제53조(신의료기술의 평가) ① 보건복지부장관 : 국민건강을 보호하고 의료기술의 발전을 촉진하기 위하여 대통령령으로 정하는 바에 따라 제54조에 따른 신의료기술평가위원회의 심의를 거쳐 신의료기술의 안전성 · 유효성 등에 관한 평가(이하 "신의료기술평가"라 한다)를 하여야 한다.

② 제1항에 따른 신의료기술 : 새로 개발된 의료기술로서 보건복지부장관이 안전성 · 유효성을 평가할 필요성이 있다고 인정하는 것을 말한다.

③ 보건복지부장관 : 신의료기술평가의 결과를 「국민건강보험법」 제64조에 따른 건강보험심사평가원의 장에게 알려야 한다. 이 경우 신의료기술평가의 결과를 보건복지부령으로 정하는 바에 따라 공표할 수 있다.

④ 그 밖에 신의료기술평가의 대상 및 절차 등에 필요한 사항 : 보건복지부령으로 정한다.

제54조(신의료기술평가위원회의 설치 등) ① 보건복지부장관 : 신의료기술평가에 관한 사항을 심의하기 위하여 보건복지부에 신의료기술평가위원회(이하 "위원회"라 한다)를 둔다.

② 위원회 : 위원장 1명을 포함하여 20명 이내의 위원으로 구성한다.

③ 위원 : 다음 각 호의 자 중에서 보건복지부장관이 위촉하거나 임명한다. 다만, 위원장은 제1호 또는 제2호의 자 중에서 임명한다.

1. 제28조제1항 : 의사회 · 치과의사회 · 한의사회에서 각각 추천하는 자
2. 보건의료에 관한 학식이 풍부한 자
3. 사용자단체에서 추천하는 자
4. 변호사의 자격을 가진 자 : 보건의료와 관련된 업무에 5년 이상 종사한 경력이 있는 자
5. 보건의료정책 관련 업무를 담당하고 있는 보건복지부 소속 5급 이상의 공무원

④ 위원장과 위원의 임기 : 3년으로 하되, 연임할 수 있다. 다만, 제3항제5호에 따른 공무원의 경우에는 재임기간으로 한다.

⑤ 위원의 자리가 빈 때에는 새로 위원을 임명하고, 새로 임명된 위원의 임기는 임명된 날부터 기산한다.

⑥ 위원회의 심의사항을 전문적으로 검토하기 위하여 위원회에 분야별 전문평가위원회를 둔다.

⑦ 그 밖에 위원회 · 전문평가위원회의 구성 및 운영 등에 필요한 사항은 보건복지부령으로 정한다.

제55조(자료의 수집 업무 등의 위탁) 보건복지부장관 : 신의료기술평가에 관한 업무를 수행하기 위하

여 필요한 경우 보건복지부령으로 정하는 바에 따라 자료수집 · 조사 등 평가에 수반되는 업무를 관계 전문기관 또는 단체에 위탁할 수 있다.

제5장 의료광고

第56조(의료광고의 금지 등) ① 의료기관 개설자, 의료기관의 장 또는 의료인(이하"의료인 등"이라 한다)이 아닌자 : 의료에 관한 광고(의료인 등이 신문 · 잡지 · 음성 · 음향 · 영상 · 인터넷 · 인쇄물 · 간판, 그밖의 방법에 의하여 의료행위, 의료기관 및 의료인 등에 대한 정보를 소비자에게 나타내거나 알리는 행위를 말한다. 이하 "의료광고"라 한다)를 하지 못한다.

② 의료인 등은 다음 각 호의 어느 하나에 해당하는 의료광고를 하지 못한다.

1. 제53조 : 평가를 받지 아니한 신의료기술에 관한 광고
2. 환자에 관한 치료경험담 등 소비자로 하여금 치료 효과를 오인하게 할 우려가 있는 내용의 광고
3. 거짓된 내용을 표시하는 광고
4. 다른 의료인 등의 기능 또는 진료 방법과 비교하는 내용의 광고
5. 다른 의료인 등을 비방하는 내용의 광고
6. 수술 장면 등 직접적인 시술행위를 노출하는 내용의 광고
7. 의료인 등의 기능, 진료 방법과 관련하여 심각한 부작용 등 중요한 정보를 누락하는 광고
8. 객관적인 사실을 과장하는 내용의 광고
9. 법적 근거가 없는 자격이나 명칭을 표방하는 내용의 광고
10. 신문, 방송, 잡지 등을 이용하여 기사(記事) 또는 전문가의 의견 형태로 표현되는 광고
11. 제57조 : 심의를 받지 아니하거나 심의받은 내용과 다른 내용의 광고
12. 제27조제3항 : 외국인 환자를 유치하기 위한 국내광고
13. 소비자를 속이거나 소비자로 하여금 잘못 알게 할 우려가 있는 방법으로 제45조 : 비급여 진료비용을 할인하거나 면제하는 내용의 광고
14. 각종 상장 · 감사장 등을 이용하는 광고 또는 인증 · 보증 · 추천을 받았다는 내용을 사용하거나 이와 유사한 내용을 표현하는 광고. 다만, 다음 각 목의 어느 하나에 해당하는 경우는 제외한다.

가. 제58조 : 의료기관 인증을 표시한 광고

나. 「정부조직법」 제2조부터 제4조까지의 규정 : 중앙행정기관 · 특별지방행정기관 및 그 부속기관, 「지방자치법」 제2조에 따른 지방자치단체 또는 「공공기관의 운영에 관한 법률」 제4조에 따른 공공기관으로부터 받은 인증 · 보증을 표시한 광고

다. 다른 법령에 따라 받은 인증 · 보증을 표시한 광고

라. 세계보건기구와 협력을 맺은 국제평가기구로부터 받은 인증을 표시한 광고 등 대통령령으로 정하는 광고

15. 그 밖에 의료광고의 방법 또는 내용이 국민의 보건과 건전한 의료경쟁의 질서를 해치거나

소비자에게 피해를 줄 우려가 있는 것으로서 대통령령으로 정하는 내용의 광고

③ 의료광고 : 다음 각 호의 방법으로는 하지 못한다.

1. 「방송법」 제2조제1호의 방송
2. 그 밖에 국민의 보건과 건전한 의료경쟁의 질서를 유지하기 위하여 제한할 필요가 있는 경우로서 대통령령으로 정하는 방법

④ 제2항에 따라 금지되는 의료광고의 구체적인 내용 등 의료광고에 관하여 필요한 사항 : 대통령령으로 정한다.

⑤ 보건복지부장관, 시장 · 군수 · 구청장 : 제2항 제2호부터 제5호까지 및 제7호부터 제9호까지를 위반한 의료인등에 대하여 제63조, 제64조 및 제67조에 따른 처분을 하려는 경우에는 지체 없이 그 내용을 공정거래위원회에 통보하여야 한다.

제57조(광고의 심의) ① 의료인 등이 다음 각 호의 어느 하나에 해당하는 매체를 이용하여 의료광고를 하려는 경우 미리 의료광고가 제56조제1항부터 제3항까지의 규정에 위반되는지 여부에 관하여 제2항에 따른 기관 또는 단체의 심의를 받아야 한다.

1. 「신문 등의 진흥에 관한 법률」 제2조 : 신문 · 인터넷신문 또는 「잡지 등 정기간행물의 진흥에 관한 법률」 제2조에 따른 정기간행물
2. 「옥외광고물 등의 관리와 옥외광고산업 진흥에 관한 법률」 제2조제1호 : 옥외광고물 중 현수막(懸垂幕), 벽보, 전단(傳單) 및 교통시설 · 교통수단에 표시(교통수단 내부에 표시되거나 영상 · 음성 · 음향 및 이들의 조합으로 이루어지는 광고를 포함한다)되는 것
3. 전광판
4. 대통령령으로 정하는 인터넷 매체[이동통신단말장치에서 사용되는 애플리케이션(Application)을 포함한다]
5. 그 밖에 매체의 성질, 영향력 등을 고려하여 대통령령으로 정하는 광고매체

② 다음 각 호의 기관 또는 단체는 대통령령으로 정하는 바에 따라 자율심의를 위한 조직 등을 갖추어 보건복지부장관에게 신고한 후 의료광고 심의 업무를 수행할 수 있다.

1. 제28조제1항 : 의사회 · 치과의사회 · 한의사회
2. 「소비자기본법」 제29조 : 등록한 소비자단체로서 대통령령으로 정하는 기준을 충족하는 단체

③ 의료인등은 제1항에도 불구하고 다음 각 호의 사항으로만 구성된 의료광고에 대해서는 제2항 : 보건복지부장관에게 신고한 기관 또는 단체(이하 "자율심의기구"라 한다)의 심의를 받지 아니할 수 있다.

1. 의료기관의 명칭 · 소재지 · 전화번호
2. 의료기관이 설치 · 운영하는 진료과목(제43조제5항에 따른 진료과목을 말한다)
3. 의료기관에 소속된 의료인의 성명 · 성별 및 면허의 종류
4. 그 밖에 대통령령으로 정하는 사항

④ 자율심의기구 : 제1항에 따른 심의를 할 때 적용하는 심의 기준을 상호 협의하여 마련하여야 한다.

⑤ 의료광고 심의를 받으려는 자 : 자율심의기구가 정하는 수수료를 내야 한다.

⑥ 제2항제1호 : 자율심의기구가 수행하는 의료광고 심의 업무 및 이와 관련된 업무의 수행에 관

하여는 제29조 제3항, 제30조 제1항, 제32조, 제83조제1항 및 「민법」 제37조를 적용하지 아니하며, 제2항 제2호에 따른 자율심의기구가 수행하는 의료광고 심의 업무 및 이와 관련된 업무의 수행에 관하여는 「민법」 제37조를 적용하지 아니한다.

⑦ 자율심의기구 : 의료광고 제도 및 법령의 개선에 관하여 보건복지부장관에게 의견을 제시할 수 있다.

⑧ 제1항에 따른 심의의 유효기간은 심의를 신청하여 승인을 받은 날부터 3년으로 한다.

⑨ 의료인등이 제8항에 따른 유효기간의 만료 후 계속하여 의료광고를 하려는 경우에는 유효기간 만료 6개월 전에 자율심의기구에 의료광고 심의를 신청하여야 한다.

⑩ 제1항부터 제9항까지의 규정에서 정한 것 외에 자율심의기구의 구성 · 운영 및 심의에 필요한 사항은 자율심의기구가 정한다.

⑪ 자율심의기구 : 제1항 및 제4항에 따른 심의 관련 업무를 수행할 때에는 제56조제1항부터 제3항까지의 규정에 따라 공정하고 투명하게 하여야 한다.

제57조의2(의료광고에 관한 심의위원회) ① 자율심의기구 : 의료광고를 심의하기 위하여 제2항 각 호의 구분에 따른 심의위원회(이하 이 조에서 "심의위원회"라 한다)를 설치 · 운영하여야 한다.

② 심의위원회의 종류와 심의 대상 : 다음 각 호와 같다.

1. 의료광고 심의위원회 : 의사, 의원, 의원의 개설자, 병원, 병원의 개설자, 요양병원(한의사가 개설한 경우는 제외한다), 요양병원의 개설자, 정신병원, 정신병원의 개설자, 종합병원(치과는 제외한다. 이하 이 호에서 같다), 종합병원의 개설자, 조산사, 조산원, 조산원의 개설자가 하는 의료광고의 심의
2. 치과의료 광고심의위원회 : 치과의사, 치과의원, 치과의원의 개설자, 치과병원, 치과병원의 개설자, 종합병원(치과만 해당한다. 이하 이 호에서 같다), 종합병원의 개설자가 하는 의료광고의 심의
3. 한방의료 광고심의위원회 : 한의사, 한의원, 한의원의 개설자, 한방병원, 한방병원의 개설자, 요양병원(한의사가 개설한 경우만 해당한다. 이하 이 호에서 같다), 요양병원의 개설자가 하는 의료광고의 심의

③ 제57조제2항제1호 : 자율심의기구 중 의사회는 제2항 제1호에 따른 심의위원회만, 치과 의사회는 같은 항 제2호에 따른 심의위원회만, 한의사회는 같은 항 제3호에 따른 심의위원회만 설치 · 운영하고, 제57조제2항제2호에 따른 자율심의기구는 제2항 각 호의 어느 하나에 해당하는 심의위원회만 설치 · 운영할 수 있다.

④ 심의위원회 : 위원장 1명과 부위원장 1명을 포함하여 15명 이상 25명 이하의 위원으로 구성한다. 이 경우 제2항 각 호의 심의위원회 종류별로 다음 각 호의 구분에 따라 구성하여야 한다.

1. 의료광고 심의위원회 : 제5항제2호부터 제9호까지의 사람을 각각 1명 이상 포함하되, 같은 항 제4호부터 제9호까지의 사람이 전체 위원의 3분의 1 이상이 되도록 구성하여야 한다.
2. 치과의료 광고심의위원회 : 제5항제1호 및 제3호부터 제9호까지의 사람을 각각 1명 이상 포함하되, 같은 항 제4호부터 제9호까지의 사람이 전체 위원의 3분의 1 이상이 되도록 구성하여야 한다.

3. 한방의료 광고심의위원회 : 제5항제1호 · 제2호 및 제4호부터 제9호까지의 사람을 각각 1명 이상 포함하되, 같은 항 제4호부터 제9호까지의 사람이 전체 위원의 3분의 1 이상이 되도록 구성하여야 한다.

⑤ 심의위원회 위원 : 다음 각 호의 어느 하나에 해당하는 사람 중에서 자율심의기구의 장이 위촉한다.

1. 의사　　2. 치과의사　　3. 한의사
4. 「약사법」 제2조제2호 : 약사
5. 「소비자기본법」 제2조제3호 : 소비자단체의 장이 추천하는 사람
6. 「변호사법」 제7조제1항 : 같은 법 제78조에 따른 대한변호사협회에 등록한 변호사로서 대한변호사협회의 장이 추천하는 사람
7. 「민법」 제32조 : 설립된 법인 중 여성의 사회참여 확대 및 복지 증진을 주된 목적으로 설립된 법인의 장이 추천하는 사람
8. 「비영리민간단체 지원법」 제4조 : 등록된 단체로서 환자의 권익 보호를 주된 목적으로 하는 단체의 장이 추천하는 사람
9. 그 밖에 보건의료 또는 의료광고에 관한 학식과 경험이 풍부한 사람

⑥ 제1항부터 제5항까지의 규정에서 정한 것 외에 심의위원회의 구성 및 운영에 필요한 사항은 자율심의기구가 정한다.

제57조의3(의료광고 모니터링) 자율심의기구 : 의료광고가 제56조 제1항부터 제3항까지의 규정을 준수하는지 여부에 관하여 모니터링하고, 보건복지부령으로 정하는 바에 따라 모니터링 결과를 보건복지부장관에게 제출하여야 한다.

제6장 감 독

제58조(의료기관 인증) ① 보건복지부장관 : 의료의 질과 환자 안전의 수준을 높이기 위하여 병원급 의료기관 및 대통령령으로 정하는 의료기관에 대한 인증(이하 "의료기관 인증"이라 한다)을 할 수 있다.

② 보건복지부장관 : 대통령령으로 정하는 바에 따라 의료기관 인증에 관한 업무를 제58조의11에 따른 의료기관평가인증원에 위탁할 수 있다.

③ 보건복지부장관 : 다른 법률에 따라 의료기관을 대상으로 실시하는 평가를 통합하여 제58조의11에 따른 의료기관 평가인증원으로 하여금 시행하도록 할 수 있다.

제58조의2(의료기관인증위원회) ① 보건복지부장관 : 의료기관 인증에 관한 주요 정책을 심의하기 위하여 보건복지부장관 소속으로 의료기관인증위원회(이하 이 조에서 "위원회"라 한다)를 둔다.

② 위원회 : 위원장 1명을 포함한 15인 이내의 위원으로 구성한다.

③ 위원회의 위원장 : 보건복지부차관으로 하고, 위원회의 위원은 다음 각 호의 사람 중에서 보건복지부장관이 임명 또는 위촉한다.

1. 제28조 : 의료인 단체 및 제52조에 따른 의료기관단체에서 추천하는 자
2. 노동계, 시민단체(「비영리민간단체지원법」 제2조에 따른 비영리민간단체를 말한다), 사용자단

체(「사용자기본법」 제29조에 따른 소비자단체를 말한다)에서 추천하는 자

3. 보건의료에 관한 학식과 경험이 풍부한 자
4. 시설물 안전진단에 관한 학식과 경험이 풍부한 자
5. 보건복지부 소속 3급 이상 공무원 또는 고위공무원단에 속하는 공무원

④ 위원회의 구성 및 운영, 그 밖에 필요한 사항은 대통령령으로 정한다.

第58조의3(의료기관 인증기준 및 방법 등) ① 의료기관 인증기준 : 다음 각 호의 사항을 포함하여야 한다.

1. 환자의 권리와 안전
2. 의료기관의 의료서비스 질향상 활동
3. 의료서비스의 제공과정 및 성과
4. 의료기관의 조직 · 인력관리 및 운영
5. 환자 만족도

② 인증등급 : 인증, 조건부인증 및 불인증으로 구분한다.

③ 인증의 유효기간 : 4년으로 한다. 다만, 조건부인증의 경우에는 유효기간을 1년으로 한다.

④ 조건부인증을 받은 의료기관의 장 : 유효기간 내에 보건복지부령으로 정하는 바에 따라 재인증을 받아야 한다.

⑤ 제 1항에 따른 인증기준의 세부 내용은 보건복지부장관이 정한다.

第58조의4(의료기관 인증의 신청 및 평가) ① 의료기관 인증을 받고자 하는 의료기관의 장 : 보건복지부령으로 정하는 바에 따라 보건복지부장관에게 신청할 수 있다.

② 제1항에도 불구하고 제3조제2항제3호 : 요양병원(「장애인복지법」 제58조제1항제4호에 따른 의료재활시설로서 제3조의2에 따른 요건을 갖춘 의료기관은 제외한다)의 장은 보건복지부령으로 정하는 바에 따라 보건복지부장관에게 인증을 신청하여야 한다.

③ 제2항 : 인증을 신청하여야 하는 요양병원이 조건부인증 또는 불인증을 받거나 제58조의10제1항제4호 및 제5호에 따라 인증 또는 조건부인증이 취소된 경우 해당 요양병원의 장은 보건복지부령으로 정하는 기간 내에 다시 인증을 신청하여야 한다.

④ 보건복지부장관 : 인증을 신청한 의료기관에 대하여 제58조의3제1항에 따른 인증기준 적합 여부를 평가하여야 한다. 이 경우 보건복지부장관은 보건복지부령으로 정하는 바에 따라 필요한 조사를 할 수 있고, 인증을 신청한 의료기관은 정당한 사유가 없으면 조사에 협조하여야 한다.

⑤ 보건복지부장관 : 제4항에 따른 평가 결과와 인증등급을 지체 없이 해당 의료기관의 장에게 통보하여야 한다.

第58조의5(이의신청) ① 의료기관 인증을 신청한 의료기관의 장 : 평가결과 또는 인증등급에 관하여 보건복지부장관에게 이의신청을 할 수 있다.

② 제1항 : 이의신청은 평가결과 또는 인증등급을 통보받은 날부터 30일 이내에 하여야 한다. 다만, 책임질 수 없는 사유로 그 기간을 지킬 수 없었던 경우에는 그 사유가 없어진 날부터 기산한다.

③ 제1항 : 이의신청의 방법 및 처리결과의 통보 등에 필요한 사항은 보건복지부령으로 정한다.

第58조의6(인증서와 인증마크) ① 보건복지부장관 : 인증을 받은 의료기관에 인증서를 교부하고 인증

을 나타내는 표시(이하 "인증마크"라 한다)를 제작하여 인증을 받은 의료기관이 사용하도록 할 수 있다.

② 누구든지 제58조제1항 : 인증을 받지 아니하고 인증서나 인증마크를 제작·사용하거나 그 밖의 방법으로 인증을 사칭하여서는 아니 된다.

③ 인증마크의 도안 및 표시방법 등에 필요한 사항 : 보건복지부령으로 정한다.

제58조의7(인증의 공표 및 활용) ① 보건복지부장관 : 인증을 받은 의료기관에 관하여 인증기준, 인증 유효기간 및 제58조의4제4항에 따라 평가한 결과 등 보건복지부령으로 정하는 사항을 인터넷 홈페이지 등에 공표하여야 한다.

② 보건복지부장관 : 제58조의4제4항에 따른 평가 결과와 인증등급을 활용하여 의료기관에 대하여 다음 각 호에 해당하는 행정적·재정적 지원 등 필요한 조치를 할 수 있다.

1. 제3조의4 : 상급종합병원 지정
2. 제3조의5 : 전문병원 지정
3. 의료의 질 및 환자 안전 수준 향상을 위한 교육, 컨설팅 지원
4. 그 밖에 다른 법률에서 정하거나 보건복지부장관이 필요하다고 인정한 사항

③ 제1항에 따른 공표 등에 필요한 사항은 보건복지부령으로 정한다.

제58조의8(자료의 제공요청) ① 보건복지부장관 : 인증과 관련하여 필요한 경우에는 관계 행정기관, 의료기관, 그 밖의 공공단체 등에 대하여 자료의 제공 및 협조를 요청할 수 있다.

② 제1항에 따른 자료의 제공과 협조를 요청받은 자는 정당한 사유가 없는 한 요청에 따라야 한다.

제58조의9(의료기관 인증의 사후관리) ① 보건복지부장관 : 인증의 실효성을 유지하기 위하여 보건복지부령으로 정하는 바에 따라 인증을 받은 의료기관에 대하여 제58조의3제1항에 따른 인증기준의 충족 여부를 조사할 수 있다.

제58조의10(의료기관 인증의 취소 등) ① 보건복지부장관 : 인증을 받은 의료기관이 인증 유효기간 중 다음 각 호의 어느 하나에 해당하는 경우에는 의료기관 인증 또는 조건부인증을 취소하거나 인증마크의 사용정지 또는 시정을 명할 수 있다. 다만, 제1호 및 제2호에 해당하는 경우에는 인증 또는 조건부인증을 취소하여야 한다.

1. 거짓이나 그 밖의 부정한 방법으로 인증 또는 조건부인증을 받은 경우
2. 제64조제1항에 따라 의료기관 개설 허가가 취소되거나 폐쇄명령을 받은 경우
3. 의료기관의 종별 변경 등 인증 또는 조건부인증의 전제나 근거가 되는 중대한 사실이 변경된 경우
4. 제58조의3제1항 : 인증기준을 충족하지 못하게 된 경우
5. 인증마크의 사용정지 또는 시정명령을 위반한 경우

② 제1항제1호 : 인증이 취소된 의료기관은 인증 또는 조건부인증이 취소된 날부터 1년 이내에 인증 신청을 할 수 없다.

③ 제1항 : 의료기관 인증 또는 조건부인증의 취소 및 인증마크의 사용정지 등에 필요한 절차와 처분의 기준 등은 보건복지부령으로 정한다.

제58조의11(의료기관평가인증원의 설립 등) ① 의료기관 인증에 관한 업무와 의료기관을 대상으로

실시하는 각종 평가 업무를 효율적으로 수행하기 위하여 의료기관평가인증원(이하 "인증원"이라 한다)을 설립한다.

② 인증원 : 다음 각 호의 업무를 수행한다.

1. 의료기관 인증에 관한 업무로서 제58조제2항 : 위탁받은 업무
2. 다른 법률에 따라 의료기관을 대상으로 실시하는 평가 업무로서 보건복지부장관으로부터 위탁받은 업무
3. 그 밖에 이 법 또는 다른 법률에 따라 보건복지부장관으로부터 위탁받은 업무

③ 인증원 : 법인으로 하고, 주된 사무소의 소재지에 설립등기를 함으로써 성립한다.

④ 인증원 : 정관으로 정하는 바에 따라 임원과 필요한 직원을 둔다.

⑤ 보건복지부장관 : 인증원의 운영 및 사업에 필요한 경비를 예산의 범위에서 지원할 수 있다.

⑥ 인증원 : 보건복지부장관의 승인을 받아 의료기관 인증을 신청한 의료기관의 장으로부터 인증에 소요되는 비용을 징수할 수 있다.

⑦ 인증원 : 제2항에 따른 업무 수행에 지장이 없는 범위에서 보건복지부령으로 정하는 바에 따라 교육, 컨설팅 등 수익사업을 할 수 있다.

⑧ 인증원 : 이 법 및 「공공기관의 운영에 관한 법률」에서 정하는 사항 외에는 「민법」 중 재단법인에 관한 규정을 준용한다.

제59조(지도와 명령) ① 보건복지부장관 또는 시 · 도지사 : 보건의료정책을 위하여 필요하거나 국민보건에 중대한 위해(危害)가 발생하거나 발생할 우려가 있으면 의료기관이나 의료인에게 필요한 지도와 명령을 할 수 있다.

② 보건복지부장관, 시 · 도지사 또는 시장 · 군수 · 구청장 : 의료인이 정당한 사유 없이 진료를 중단하거나 의료기관 개설자가 집단으로 휴업하거나 폐업하여 환자 진료에 막대한 지장을 초래하거나 초래할 우려가 있다고 인정할 만한 상당한 이유가 있으면 그 의료인이나 의료기관 개설자에게 업무개시 명령을 할 수 있다.

③ 의료인과 의료기관 개설자 : 정당한 사유 없이 제2항의 명령을 거부할 수 없다.

제60조(병상 수급계획의 수립 등) ① 보건복지부장관 : 병상의 합리적인 공급과 배치에 관한 기본시책을 5년마다 수립하여야 한다.

② 시 · 도지사 : 제1항에 따른 기본시책에 따라 지역 실정을 고려하여 특별시 · 광역시 또는 도 단위의 지역별 · 기능별 · 종별 의료기관 병상 수급 및 관리계획을 수립한 후 보건복지부장관에게 제출하여야 한다.

③ 보건복지부장관 : 제2항에 따라 제출된 병상 수급 및 관리계획이 제1항에 따른 기본시책에 맞지 아니하는 등 보건복지부령으로 정하는 사유가 있으면 시 · 도지사와 협의하여 보건복지부령으로 정하는 바에 따라 이를 조정하여야 한다.

제60조의2(의료인 수급계획 등) ① 보건복지부장관 : 우수한 의료인의 확보와 적절한 공급을 위한 기본시책을 수립하여야 한다.

② 제1항에 따른 기본시책 : 「보건의료기본법」 제15조에 따른 보건의료발전계획과 연계하여 수립한다.

제60조의3(간호인력 취업교육센터 설치 및 운영) ① 보건복지부장관 : 간호 · 간병통합서비스 제공 · 확대 및 간호인력의 원활한 수급을 위하여 다음 각 호의 업무를 수행하는 간호인력 취업교육센터를 지역별로 설치 · 운영할 수 있다.

1. 지역별, 의료기관별 간호인력 확보에 관한 현황 조사
2. 제7조제1항제1호 : 간호학을 전공하는 대학이나 전문대학[구제(舊制) 전문학교와 간호학교를 포함한다] 졸업예정자와 신규 간호 인력에 대한 취업교육 지원
3. 간호 인력의 지속적인 근무를 위한 경력개발 지원
4. 유휴 및 이직 간호 인력의 취업교육 지원
5. 그 밖에 간호 인력의 취업교육 지원을 위하여 보건복지부령으로 정하는 사항

② 보건복지부장관 : 간호인력 취업교육센터를 효율적으로 운영하기 위하여 그 운영에 관한 업무를 대통령령으로 정하는 절차 · 방식에 따라 관계 전문기관 또는 단체에 위탁할 수 있다.

③ 국가 및 지방자치단체 : 제2항에 따라 간호인력 취업교육센터의 운영에 관한 업무를 위탁한 경우에는 그 운영에 드는 비용을 지원할 수 있다.

④ 그 밖에 간호인력 취업교육센터의 운영 등에 필요한 사항은 보건복지부령으로 정한다.

제61조(보고와 업무 검사 등) ① 보건복지부장관, 시 · 도지사 또는 시장 · 군수 · 구청장 : 의료기관 개설자 또는 의료인에게 필요한 사항을 보고하도록 명할 수 있고, 관계 공무원을 시켜 그 업무상황, 시설 또는 진료기록부 · 조산기록부 · 간호기록부 등 관계 서류를 검사하게 하거나 관계인에게서 진술을 들어 사실을 확인받게 할 수 있다. 이 경우 의료기관 개설자 또는 의료인은 정당한 사유 없이 이를 거부하지 못한다.

② 제1항의 경우에 관계 공무원 : 권한을 증명하는 증표 및 조사기간, 조사범위, 조사담당자, 관계 법령 등이 기재된 조사명령서를 지니고 이를 관계인에게 내보여야 한다.

③ 제1항의 보고 및 제2항의 조사명령서에 관한 사항은 보건복지부령으로 정한다.

제61조의2(자료제공의 요청) ① 보건복지부장관 : 이 법의 위반 사실을 확인하기 위한 경우 등 소관 업무를 수행하기 위하여 필요한 경우에는 의료인, 의료기관의 장, 「국민건강보험법」에 따른 국민건강보험공단 및 건강보험심사평가원, 그 밖의 관계 행정기관 및 단체 등에 대하여 필요한 자료의 제출이나 의견의 진술 등을 요청할 수 있다.

② 제1항 : 자료의 제공 또는 협조를 요청받은 자는 특별한 사유가 없으면 이에 따라야 한다.

제62조(의료기관 회계기준) ① 의료기관 개설자 : 의료기관 회계를 투명하게 하도록 노력하여야 한다.

② 100병상 이상의 병원급 의료기관 : 보건복지부령으로 정하는 일정 규모 이상의 병원급 의료기관 개설자는 회계를 투명하게 하기 위하여 의료기관 회계기준을 지켜야 한다.

③ 제2항에 따른 의료기관 회계기준 : 보건복지부령으로 정한다.

제63조(시정 명령 등) ① 보건복지부장관 또는 시장 · 군수 · 구청장 : 의료기관이 제15조제1항, 제16조제2항, 제21조제1항 후단 및 같은 조 제2항 · 제3항, 제23조제2항, 제34조제2항, 제35조제2항, 제36조, 제36조의2, 제37조 제1항 · 제2항, 제38조제1항 · 제2항, 제38조의2, 제41조부터 제43조까지, 제45조, 제46조, 제47조제1항, 제58조의4제2항 및 제3항, 제62조제2항을 위반한 때, 종합병원 · 상급종합병원 · 전문병원이 각각 제3조의3제1항 · 제3조의4제1항 · 제3조의5 제2

항에 따른 요건에 해당하지 아니하게 된 때, 의료기관의 장이 제4조제5항을 위반한 때 또는 자율심의기구가 제57조제11항을 위반한 때에는 일정한 기간을 정하여 그 시설 · 장비 등의 전부 또는 일부의 사용을 제한 또는 금지하거나 위반한 사항을 시정하도록 명할 수 있다.

② 보건복지부장관 또는 시장 · 군수 · 구청장 : 의료인등이 제56조제2항 · 제3항을 위반한 때에는 다음 각 호의 조치를 명할 수 있다.

1. 위반행위의 중지
2. 위반사실의 공표
3. 정정광고

③ 제2항 제2호 · 제3호 : 조치에 필요한 사항은 대통령령으로 정한다.[시행일 : 2023.09.25]

제64조(개설허가 취소 등) ① 보건복지부장관 또는 시장 · 군수 · 구청장 : 의료기관이 다음 각 호의 어느 하나에 해당하면 그 의료업을 1년의 범위에서 정지시키거나 개설 허가의 취소 또는 의료기관 폐쇄를 명할 수 있다. 다만, 제8호에 해당하는 경우에는 의료기관 개설 허가의 취소 또는 의료기관 폐쇄를 명하여야 하며, 의료기관 폐쇄는 제33조 제3항과 제35조 제1항 본문에 따라 신고한 의료기관에만 명할 수 있다.

1. 개설 신고나 개설 허가를 한 날부터 3개월 이내에 정당한 사유 없이 업무를 시작하지 아니한 때

1의2. 제4조제2항을 위반하여 의료인이 다른 의료인 또는 의료법인 등의 명의로 의료기관을 개설하거나 운영한 때

2. 제27조제5항을 위반하여 무자격자에게 의료행위를 하게 하거나 의료인에게 면허 사항 외의 의료행위를 하게 한 때
3. 제61조에 따른 관계 공무원의 직무 수행을 기피 또는 방해하거나 제59조 또는 제63조에 따른 명령을 위반한 때
4. 제33조제2항제3호부터 제5호까지의 규정에 따른 의료법인 · 비영리법인, 준정부기관 · 지방의료원 또는 한국보훈복지의료공단의 설립허가가 취소되거나 해산된 때

4의2. 제33조제2항을 위반하여 의료기관을 개설한 때

4의3. 제33조제8항을 위반하여 둘 이상의 의료기관을 개설 · 운영한 때

5. 제33조제5항 · 제7항 · 제9항 · 제10항, 제40조, 제40조의2 또는 제56조를 위반한 때. 다만, 의료기관 개설자 본인에게 책임이 없는 사유로 제33조제7항 제4호를 위반한 때에는 그러하지 아니하다.

5의2. 정당한 사유 없이 제40조 제1항 : 폐업 · 휴업 신고를 하지 아니하고 6개월 이상 의료업을 하지 아니한 때

6. 제63조 : 시정명령(제4조제5항 위반에 따른 시정명령을 제외한다)을 이행하지 아니한 때
7. 「약사법」 제24조제2항 : 위반하여 담합행위를 한 때
8. 의료기관 개설자가 거짓으로 진료비를 청구하여 금고 이상의 형을 선고받고 그 형이 확정된 때
9. 제36조 : 준수사항을 위반하여 사람의 생명 또는 신체에 중대한 위해를 발생하게 한 때

② 제1항에 따라 개설 허가를 취소당하거나 폐쇄 명령을 받은 자는 그 취소된 날이나 폐쇄 명령을 받은 날부터 6개월 이내에, 의료업 정지처분을 받은 자는 그 업무 정지기간 중에 각각 의료기관을

개설 · 운영하지 못한다. 다만, 제1항제8호에 따라 의료기관 개설 허가를 취소당하거나 폐쇄 명령을 받은 자는 취소당한 날이나 폐쇄 명령을 받은 날부터 3년 안에는 의료기관을 개설 · 운영하지 못한다.

③ 보건복지부장관 또는 시장 · 군수 · 구청장 : 의료기관이 제1항에 따라 그 의료업이 정지되거나 개설 허가의 취소 또는 폐쇄 명령을 받은 경우 해당 의료기관에 입원 중인 환자를 다른 의료기관으로 옮기도록 하는 등 환자의 권익을 보호하기 위하여 필요한 조치를 하여야 한다.

[시행일 : 2023.03.05]

第65조(면허 취소와 재교부) ① 보건복지부장관 : 의료인이 다음 각 호의 어느 하나에 해당할 경우에는 그 면허를 취소할 수 있다. 다만, 제1호의 경우에는 면허를 취소하여야 한다.

1. 제8조 각 호의 어느 하나에 해당하게 된 경우
2. 제66조 : 자격 정지 처분 기간 중에 의료행위를 하거나 3회 이상 자격 정지 처분을 받은 경우
3. 제11조제1항 : 면허 조건을 이행하지 아니한 경우
4. 제4조의3제1항 : 위반하여 면허를 대여한 경우
6. 제4조제6항 : 위반하여 사람의 생명 또는 신체에 중대한 위해를 발생하게 한 경우
7. 제27조제5항 : 위반하여 사람의 생명 또는 신체에 중대한 위해를 발생하게 할 우려가 있는 수술, 수혈, 전신마취를 의료인 아닌 자에게 하게 하거나 의료인에게 면허 사항 외로 하게 한 경우

② 보건복지부장관 : 제1항에 따라 면허가 취소된 자라도 취소의 원인이 된 사유가 없어지거나 개전(改悛)의 정이 뚜렷하다고 인정되면 면허를 재교부할 수 있다. 다만, 제1항 제3호에 따라 면허가 취소된 경우에는 취소된 날부터 1년 이내, 제1항 제2호에 따라 면허가 취소된 경우에는 취소된 날부터 2년 이내, 제1항 제4호 · 제6호 · 제7호 또는 제8조제4호에 따른 사유로 면허가 취소된 경우에는 취소된 날부터 3년 이내에는 재교부하지 못한다.

第66조(자격정지 등) ① 보건복지부장관 : 의료인이 다음 각 호의 어느 하나에 해당하면 1년의 범위에서 면허자격을 정지시킬 수 있다. 이 경우 의료기술과 관련한 판단이 필요한 사항에 관하여는 관계 전문가의 의견을 들어 결정할 수 있다.

1. 의료인의 품위를 심하게 손상시키는 행위를 한 때
2. 의료기관 개설자가 될 수 없는 자에게 고용되어 의료행위를 한 때

2의2. 제4조제6항을 위반한 때

3. 제17조제1항 및 제2항에 따른 진단서 · 검안서 또는 증명서를 거짓으로 작성하여 내주거나 제22조제1항에 따른 진료기록부등을 거짓으로 작성하거나 고의로 사실과 다르게 추가기재 · 수정한 때
4. 제20조를 위반한 경우
6. 의료기사가 아닌 자에게 의료기사의 업무를 하게 하거나 의료기사에게 그 업무 범위를 벗어나게 한 때
7. 관련 서류를 위조 · 변조하거나 속임수 등 부정한 방법으로 진료비를 거짓 청구한 때
9. 제23조의5 : 위반하여 경제적 이익 등을 제공받은 때
10. 그 밖에 이 법 또는 이 법에 따른 명령을 위반한 때

② 제1항제1호 : 행위의 범위는 대통령령으로 정한다.

③ 의료기관 : 그 의료기관 개설자가 제1항제7호에 따라 자격정지 처분을 받은 경우에는 그 자격정지 기간 중 의료업을 할 수 없다.

④ 보건복지부장관 : 의료인이 제25조에 따른 신고를 하지 아니한 때에는 신고할 때까지 면허의 효력을 정지할 수 있다.

⑤ 제1항제2호 : 위반한 의료인이 자진하여 그 사실을 신고한 경우에는 제1항에도 불구하고 보건복지부령으로 정하는 바에 따라 그 처분을 감경하거나 면제할 수 있다.

⑥ 제1항에 따른 자격정지처분 : 그 사유가 발생한 날부터 5년(제1항 제5호 · 제7호에 따른 자격정지처분의 경우에는 7년으로 한다)이 지나면 하지 못한다. 다만, 그 사유에 대하여 「형사소송법」 제246조에 따른 공소가 제기된 경우에는 공소가 제기된 날부터 해당 사건의 재판이 확정된날까지의 기간은 시효 기간에 산입하지 아니 한다.

제66조의2(중앙회의 자격정지 처분 요구 등) 각 중앙회의 장 : 의료인이 제66조제1항제1호에 해당하는 경우에는 각 중앙회의 윤리위원회의 심의 · 의결을 거쳐 보건복지부장관에게 자격정지 처분을 요구할 수 있다.

제67조(과징금 처분) ① 보건복지부장관이나 시장 · 군수 · 구청장 : 의료기관이 제64조 제1항 각 호의 어느 하나에 해당할 때에는 대통령령으로 정하는 바에 따라 의료업 정지 처분을 갈음하여 10억원 이하의 과징금을 부과할 수 있으며, 이 경우 과징금은 3회까지만 부과할 수 있다. 다만, 동일한 위반행위에 대하여 「표시 · 광고의 공정화에 관한 법률」 제9조에 따른 과징금 부과처분이 이루어진 경우에는 과징금(의료업 정지 처분을 포함한다)을 감경하여 부과하거나 부과하지 아니할 수 있다.

② 제1항 : 과징금을 부과하는 위반 행위의 종류와 정도 등에 따른 과징금의 액수와 그 밖에 필요한 사항은 대통령령으로 정한다.

③ 보건복지부장관이나 시장 · 군수 · 구청장 : 제1항에 따른 과징금을 기한 안에 내지 아니한 때에는 지방세 체납처분의 예에 따라 징수한다.

제68조(행정처분의 기준) 제63조, 제64조 제1항, 제65조 제1항, 제66조 제1항 : 행정처분의 세부적인 기준은 보건복지부령으로 정한다.

제69조(의료지도원) ① 제61조 : 관계 공무원의 직무를 행하게 하기 위하여 보건복지부, 시 · 도 및 시 · 군 · 구에 의료지도원을 둔다.

② 의료지도원 : 보건복지부장관, 시 · 도지사 또는 시장 · 군수 · 구청장이 그 소속 공무원 중에서 임명하되, 자격과 임명 등에 필요한 사항은 보건복지부령으로 정한다.

③ 의료지도원 및 그 밖의 공무원 : 직무를 통하여 알게 된 의료기관, 의료인, 환자의 비밀을 누설하지 못한다.

제8장 보 칙

제77조(전문의) ① 의사 · 치과의사 또는 한의사로서 전문의가 되려는 자 : 대통령령으로 정하는 수련

을 거쳐 보건복지부장관에게 자격 인정을 받아야 한다.

② 제1항 : 전문의 자격을 인정받은 자가 아니면 전문 과목을 표시하지 못한다. 다만, 보건복지부장관은 의료체계를 효율적으로 운영하기 위하여 전문의 자격을 인정받은 치과의사와 한의사에 대하여 종합병원 · 치과병원 · 한방병원 중 보건복지부령으로 정하는 의료기관에 한하여 전문 과목을 표시하도록 할 수 있다.

④ 전문의 자격인정과 전문과목에 관한 사항 : 대통령령으로 정한다.

第78조(전문간호사) ① 보건복지부장관 : 간호사에게 간호사 면허 외에 전문 간호사 자격을 인정할 수 있다.

② 전문간호사가 되려는 사람 : 다음 각 호의 어느 하나에 해당하는 사람으로서 보건복지부장관이 실시하는 전문 간호사 자격시험에 합격한 후 보건복지부장관의 자격인정을 받아야 한다.

1. 보건복지부령으로 정하는 전문 간호사 교육과정을 이수한 자
2. 보건복지부장관이 인정하는 외국의 해당 분야 전문 간호사 자격이 있는 자

③ 전문 간호사 : 제2항에 따라 자격을 인정받은 해당 분야에서 간호 업무를 수행하여야 한다.

④ 전문 간호사의 자격 구분, 자격 기준, 자격시험, 자격증, 업무 범위, 그 밖에 필요한 사항은 보건복지부령으로 정한다.

第79조(한지 의료인) ① 이 법이 시행되기 전의 규정에 따라 면허를 받은 한지 의사(限地 醫師), 한지 치과의사 및 한지 한의사는 허가받은 지역에서 의료 업무에 종사하는 경우 의료인으로 본다.

② 보건복지부장관 : 제1항에 따른 의료인이 허가받은 지역 밖에서 의료행위를 하는 경우에는 그 면허를 취소할 수 있다.

③ 제1항에 따른 의료인의 허가지역 변경, 그 밖에 필요한 사항은 보건복지부령으로 정한다.

④ 한지 의사, 한지 치과의사, 한지 한의사로서 허가받은 지역에서 10년 이상 의료 업무에 종사한 경력이 있는 자 또는 이 법 시행 당시 의료 업무에 종사하고 있는 자 중 경력이 5년 이상인 자에게는 제5조에도 불구하고 보건복지부령으로 정하는 바에 따라 의사, 치과의사 또는 한의사의 면허를 줄 수 있다.

第80조(간호조무사 자격) ① 간호조무사가 되려는 사람 : 다음 각 호의 어느 하나에 해당하는 사람으로서 보건복지부령으로 정하는 교육과정을 이수하고 간호조무사 국가시험에 합격한 후 보건복지부장관의 자격인정을 받아야 한다. 이 경우 자격시험의 제한에 관하여는 제10조를 준용한다.

1. 초 · 중등교육법령에 따른 특성화고등학교의 간호 관련 학과를 졸업한 사람(간호조무사 국가시험 응시일로부터 6개월 이내에 졸업이 예정된 사람을 포함한다)
2. 「초 · 중등교육법」 제2조에 따른 고등학교 졸업자(간호조무사 국가시험 응시일로부터 6개월 이내에 졸업이 예정된 사람을 포함한다) 또는 초 · 중등교육법령에 따라 같은 수준의 학력이 있다고 인정되는 사람(이하 이 조에서 "고등학교 졸업학력 인정자"라 한다)으로서 보건복지부령으로 정하는 국 · 공립 간호조무사양성소의 교육을 이수한 사람
3. 고등학교 졸업학력 인정자로서 평생교육법령에 따른 평생교육시설에서 고등학교 교과 과정에 상응하는 교육과정 중 간호 관련 학과를 졸업한 사람(간호조무사 국가시험 응시일로부터 6개월 이내에 졸업이 예정된 사람을 포함한다)

4. 고등학교 졸업학력 인정자로서 「학원의 설립 · 운영 및 과외교습에 관한 법률」 제2조의2제2항에 따른 학원의 간호조무사 교습과정을 이수한 사람
5. 고등학교 졸업학력 인정자로서 외국의 간호조무사 교육과정(보건복지부장관이 정하여 고시하는 인정기준에 해당하는 교육과정을 말한다)을 이수하고 해당 국가의 간호조무사 자격을 취득한 사람
6. 제7조제1항제1호 또는 제2호에 해당하는 사람

② 제1항제1호부터 제4호까지에 따른 간호조무사 교육훈련기관 : 보건복지부장관의 지정 · 평가를 받아야 한다. 이 경우 보건복지부장관은 간호조무사 교육훈련기관의 지정을 위한 평가업무를 대통령령으로 정하는 절차 · 방식에 따라 관계 전문기관에 위탁할 수 있다.

③ 보건복지부장관 : 제2항에 따른 간호조무사 교육훈련기관이 거짓이나 그 밖의 부정한 방법으로 지정받는 등 대통령령으로 정하는 사유에 해당하는 경우에는 그 지정을 취소할 수 있다.

④ 간호조무사 : 최초로 자격을 받은 후부터 3년마다 그 실태와 취업상황 등을 보건복지부장관에게 신고하여야 한다.

⑤ 제1항 : 간호조무사의 국가시험 · 자격인정, 제2항에 따른 간호조무사 교육훈련기관의 지정 · 평가, 제4항에 따른 자격신고 및 간호조무사의 보수교육 등에 관하여 필요한 사항은 보건복지부령으로 정한다.

第80조의2(간호조무사 업무) ① 간호조무사 : 제27조에도 불구하고 간호사를 보조하여 제2조제2항제5호 가목부터 다 목까지의 업무를 수행할 수 있다.

② 제1항에도 불구하고 간호조무사 : 제3조 제2항에 따른 의원급 의료기관에 한하여 의사, 치과의사, 한의사의 지도하에 환자의 요양을 위한 간호 및 진료의 보조를 수행할 수 있다.

③ 제1항 및 제2항 : 구체적인 업무의 범위와 한계에 대하여 필요한 사항은 보건복지부령으로 정한다

第80조의3(준용규정) 간호조무사 : 제8조, 제9조, 제12조, 제16조, 제19조, 제20조, 제22조, 제23조, 제59조제1항, 제61조, 제65조, 제66조, 제68조, 제83조제1항, 제84조, 제85조, 제87조, 제87조의2, 제88조, 제88조의2 및 제91조를 준용하며, 이 경우 "면허"는 "자격"으로, "면허증"은 "자격증"으로 본다.

第81조(의료유사업자) ① 이 법이 시행되기 전의 규정에 따라 자격을 받은 접골사(接骨士), 침사(鍼士), 구사(灸士)(이하 "의료유사업자"라 한다)는 제27조에도 불구하고 각 해당 시술소에서 시술(施術)을 업(業)으로 할 수 있다.

② 의료유사업자 : 이 법 중 의료인과 의료기관에 관한 규정을 준용한다. 이 경우 "의료인"은 "의료유사업자"로, "면허"는 "자격"으로, "면허증"은 "자격증"으로, "의료기관"은 "시술소"로 한다.

③ 의료유사업자의 시술행위, 시술업무의 한계 및 시술소의 기준 등에 관한 사항은 보건복지부령으로 정한다.

第82조(안마사) ① 안마사 : 「장애인복지법」에 따른 시각장애인 중 다음 각 호의 어느 하나에 해당하는 자로서 시 · 도지사에게 자격인정을 받아야 한다.
1. 「초 · 중등교육법」 제2조제5호 : 특수학교 중 고등학교에 준한 교육을 하는 학교에서 제4항에

따른 안마사의 업무한계에 따라 물리적 시술에 관한 교육과정을 마친 자

2. 중학교 과정 이상의 교육을 받고 보건복지부장관이 지정하는 안마수련기관에서 2년 이상의 안마수련과정을 마친 자

② 제1항의 안마사 : 제27조에도 불구하고 안마업무를 할 수 있다.

③ 안마사 : 이 법 중 제8조, 제25조, 제28조부터 제32조까지, 제33조 제2항 제1호 · 제3항 · 제5항 · 제8항 본문, 제36조, 제40조, 제59조제1항, 제61조, 제63조(제36조를 위반한 경우만을 말한다), 제64조부터 제66조까지, 제68조, 제83조, 제84조를 준용한다. 이 경우 "의료인"은 "안마사"로, "면허"는 "자격"으로, "면허증"은 "자격증"으로, "의료기관"은 "안마시술소 또는 안마원"으로, "해당 의료관계단체의 장"은 "안마사회장"으로 한다.

④ 안마사의 업무한계, 안마시술소나 안마원의 시설기준 등에 관한 사항은 보건복지부령으로 정한다.

제83조(경비 보조 등) ① 보건복지부장관 또는 시 · 도지사 : 국민보건 향상을 위하여 필요하다고 인정될 때에는 의료인 · 의료기관 · 중앙회 또는 의료 관련 단체에 대하여 시설, 운영 경비, 조사 · 연구 비용의 전부 또는 일부를 보조할 수 있다.

② 보건복지부장관 : 다음 각 호의 의료기관이 인증을 신청할 때 예산의 범위에서 인증에 소요되는 비용의 전부 또는 일부를 보조할 수 있다.

1. 제58조의4 제2항 및 제3항 : 인증을 신청하여야 하는 의료기관
2. 300병상 미만인 의료기관(종합병원은 제외한다) 중 보건복지부장관이 정하는 기준에 해당하는 의료기관

제84조(청문) 보건복지부장관, 시 · 도지사 또는 시장 · 군수 · 구청장 : 다음 각 호의 어느 하나에 해당하는 처분을 하려면 청문을 실시하여야 한다.

1. 제23조의2제4항 : 인증의 취소
2. 제51조 : 설립허가의 취소
3. 제58조의10 : 의료기관 인증 또는 조건부인증의 취소
4. 제63조 : 시설 · 장비 등의 사용금지 명령
5. 제64조제1항 : 개설허가 취소나 의료기관 폐쇄 명령
6. 제65조제1항 : 면허의 취소

제85조(수수료) ① 이 법에 따른 의료인의 면허나 면허증을 재교부 받으려는 자, 국가시험 등에 응시하려는 자, 진단용 방사선 발생장치의 검사를 받으려는 자, 진단용 방사선 발생장치 안전관리책임자 교육을 받으려는 자는 보건복지부령으로 정하는 바에 따라 수수료를 내야 한다.

② 제9조제2항 : 한국보건의료인국가시험원은 제1항에 따라 납부받은 국가시험 등의 응시수수료를 보건복지부장관의 승인을 받아 시험관리에 필요한 경비에 직접 충당할 수 있다.

제86조(권한의 위임 및 위탁) ① 이 법에 따른 보건복지부장관 또는 시 · 도지사의 권한 : 그 일부를 대통령령으로 정하는 바에 따라 질병관리청장, 시 · 도지사 또는 시장 · 군수 · 구청장이나 보건소장에게 위임할 수 있다.

② 보건복지부장관 : 이 법에 따른 업무의 일부를 대통령령으로 정하는 바에 따라 관계 전문기관에 위탁할 수 있다.

제86조의2(벌칙 적용에서 공무원 의제) 제57조의2제4항 : 심의위원회 위원은 「형법」 제129조로부터 제132조까지의 규정을 적용할 때에는 공무원으로 본다.

제86조의3(기록의 보존 · 보관 의무에 대한 면책) 제22조 제2항, 제23조 제1항 또는 제40조의2제1항 : 보존 · 보관하여야 하는 기록이 천재지변이나 그 밖의 불가항력으로 멸실된 경우에는 해당 기록의 보존 · 보관의무자는 제64조, 제66조, 제90조에 따른 책임을 면한다.
[시행일 : 2023.03.05]

제9장 벌 칙

제87조(벌칙) 제33조제2항을 위반하여 의료기관을 개설하거나 운영하는 자 : 10년 이하의 징역이나 1억원 이하의 벌금에 처한다.

제87조의2(벌칙) ① 제12조 제3항 : 위반한 죄를 범하여 사람을 상해에 이르게 한 경우 : 7년 이하의 징역 또는 1천만원 이상 7천만원 이하의 벌금에 처하고, 중 상해에 이르게 한 경우에는 3년 이상 10년 이하의 징역에 처하며, 사망에 이르게 한 경우에는 무기 또는 5년 이상의 징역에 처한다.
② 다음 각 호의 어느 하나에 해당하는 자 : 5년 이하의 징역이나 5천만원 이하의 벌금에 처한다.
1. 제4조의3제1항을 위반 : 면허를 대여한 사람
1의2. 제4조의3제2항을 위반 : 면허를 대여받거나 면허 대여를 알선한 사람
2. 제12조 제2항 및 제3항, 제18조 제3항, 제21조의2 제5항 · 제8항, 제23조 제3항, 제27조 제1항, 제33조 제2항(제82조제3항에서 준용하는 경우만을 말한다) · 제8항(제82조제3항에서 준용하는 경우를 포함한다) · 제10항을 위반한 자. 다만, 제12조제3항의 죄는 피해자의 명시한 의사에 반하여 공소를 제기할 수 없다.
3. 제27조 제5항을 위반 : 의료인이 아닌 자에게 의료행위를 하게 하거나 의료인에게 면허 사항 외의 의료행위를 하게 한 자
4. 제40조의3 제3항을 위반 : 직접 보관한 진료기록부등 외 진료기록보관시스템에 보관된 정보를 열람하는 등 그 내용을 확인한 사람
5. 제40조의3 제7항을 위반 : 정당한 접근 권한 없이 또는 허용된 접근 권한을 넘어 진료기록보관시스템에 보관된 정보를 훼손 · 멸실 · 변경 · 위조 · 유출하거나 검색 · 복제한 사람

[시행일 : 2023.03.05]

제88조(벌칙) 다음 각 호의 어느 하나에 해당하는 자 : 3년 이하의 징역이나 3천만원 이하의 벌금에 처한다.
1. 제19조, 제21조제2항(제40조의2제4항에서 준용하는 경우를 포함한다), 제22조제3항, 제27조 제3항 · 제4항, 제33조제4항, 제35조제1항 단서, 제38조제3항, 제47조제11항, 제59조제3항, 제64조제2항(제82조제3항에서 준용하는 경우를 포함한다), 제69조제3항을 위반한 자. 다만, 제19조, 제21조제2항(제40조의2제4항에서 준용하는 경우를 포함한다) 또는 제69조제3항을 위반한 자에 대한 공소는 고소가 있어야 한다.
2. 제23조의5를 위반한 자. : 이 경우 취득한 경제적 이익등은 몰수하고, 몰수할 수 없을 때에는

그 가액을 추징한다.

3. 제82조제1항 : 안마사의 자격인정을 받지 아니하고 영리를 목적으로 안마를 한 자

[시행일 : 2023.03.05]

제88조의2(벌칙) 다음 각 호의 어느 하나에 해당하는 자 : 2년 이하의 징역이나 2천만원 이하의 벌금에 처한다.

1. 제20조 : 위반한 자
2. 제38조의2 제4항을 위반 : 안전성 확보에 필요한 조치를 하지 아니하여 폐쇄회로 텔레비전으로 촬영한 영상정보를 분실 · 도난 · 유출 · 변조 또는 훼손당한 자
3. 제47조제12항을 위반 : 자율보고를 한 사람에게 불리한 조치를 한 자[시행일 : 2023.09.25]

제89조(벌칙) 다음 각 호의 어느 하나에 해당하는 자 : 1년 이하의 징역이나 1천만원 이하의 벌금에 처한다.

1. 제15조제1항, 제17조제1항 · 제2항(제1항 단서 후단과 제2항 단서는 제외한다), 제17조의2제1항 · 제2항(처방전을 교부하거나 발송한 경우만을 말한다), 제23조의2제3항 후단, 제33조제9항, 제56조제1항부터 제3항까지 또는 제58조의6제2항을 위반한 자
2. 정당한 사유 없이 제40조제4항에 따른 권익보호조치를 하지 아니한 자
3. 제51조의2를 위반 : 의료법인의 임원 선임과 관련하여 금품 등을 주고받거나 주고받을 것을 약속한 자
4. 제61조제1항에 따른 검사를 거부 · 방해 또는 기피한 자(제33조제2항 · 제10항 위반 여부에 관한 조사임을 명시한 경우에 한정한다)

제90조(벌칙) 제16조제1항 · 제2항, 제17조제3항 · 제4항, 제17조의2제1항 · 제2항(처방전을 수령한 경우만을 말한다), 제18조제4항, 제21조제1항 후단(제40조의2제4항에서 준용하는 경우를 포함한다), 제21조의2제1항 · 제2항, 제22조제1항 · 제2항(제40조의2제4항에서 준용하는 경우를 포함한다), 제23조제4항, 제26조, 제27조제2항, 제33조제1항 · 제3항(제82조제3항에서 준용하는 경우를 포함한다) · 제5항(허가의 경우만을 말한다), 제35조제1항 본문, 제41조, 제42조제1항, 제48조제3항 · 제4항, 제77조제2항을 위반한 자나 제63조에 따른 시정명령을 위반한 자와 의료기관 개설자가 될 수 없는 자에게 고용되어 의료행위를 한 자는 500만원 이하의 벌금에 처한다. [시행일 : 2023.03.05]

제90조의2(「형법」 상 감경규정에 관한 특례) 음주로 인한 심신장애 상태에서 제12조제3항을 위반하는 죄를 범한 때에는 「형법」 제10조제1항을 적용하지 아니할 수 있다.

제91조(양벌규정) 법인의 대표자나 법인 또는 개인의 대리인, 사용인, 그 밖의 종업원이 그 법인 또는 개인의 업무에 관하여 제87조, 제87조의2, 제88조, 제88조의2, 제89조 또는 제90조의 위반행위를 하면 그 행위자를 벌하는 외에 그 법인 또는 개인에게도 해당 조문의 벌금형을 과(科)한다. 다만, 법인 또는 개인이 그 위반행위를 방지하기 위하여 해당 업무에 관하여 상당한 주의와 감독을 게을리하지 아니한 경우에는 그러하지 아니하다.

제92조(과태료) ① 다음 각 호의 어느 하나에 해당하는 자 : 300만원 이하의 과태료를 부과한다.

② 다음 각 호의 어느 하나에 해당하는 자 : 300만원 이하의 과태료를 부과한다.

1. 제16조제3항 : 교육을 실시하지 아니한 자
1의2. 제23조의3제1항을 위반 : 진료정보 침해사고를 통지하지 아니한 자
1의3. 제24조의2제1항을 위반 : 환자에게 설명을 하지 아니하거나 서면 동의를 받지 아니한 자
1의4. 제24조의2제4항을 위반하여 환자에게 변경 사유와 내용을 서면으로 알리지 아니한 자
2. 제37조제1항 : 신고를 하지 아니하고 진단용 방사선 발생장치를 설치 · 운영한 자
3. 제37조제2항 : 안전관리책임자를 선임하지 아니하거나 정기검사와 측정 또는 방사선 관계 종사자에 대한 피폭관리를 실시하지 아니한 자
5. 제49조제3항을 위반 : 신고하지 아니한 자
② 다음 각 호의 어느 하나에 해당하는 자 : 200만원 이하의 과태료를 부과한다.
1. 제21조의2제6항 후단을 위반 : 자료를 제출하지 아니하거나 거짓 자료를 제출한 자
2. 제45조의2제1항을 위반 : 보고를 하지 아니하거나 거짓으로 보고한 자
3. 제45조의2제3항을 위반 : 자료를 제출하지 아니하거나 거짓으로 제출한 자
4. 제61조제1항 : 보고를 하지 아니하거나 검사를 거부 · 방해 또는 기피한 자(제89조제4호에 해당하는 경우는 제외한다)
③ 다음 각 호의 어느 하나에 해당하는 자 : 100만원 이하의 과태료를 부과한다.
1. 제16조제3항 : 기록 및 유지를 하지 아니한 자
1의2. 제16조제4항 : 변경이나 휴업 · 폐업 또는 재개업을 신고하지 아니한 자
2. 제33조제5항(제82조제3항에서 준용하는 경우를 포함한다) : 변경신고를 하지 아니한 자
2의2. 제37조제3항 : 안전관리책임자 교육을 받지 아니한 사람
3. 제40조제1항(제82조제3항에서 준용하는 경우를 포함한다) : 휴업 또는 폐업 신고를 하지 아니한 자
3의2. 제40조의2제1항을 위반 : 진료기록부등을 관할 보건소장에게 넘기지 아니하거나 수량 및 목록 등을 거짓으로 보고한 자
3의3. 제40조의2제2항을 위반 : 변경신고를 하지 아니하거나 거짓으로 변경신고를 한 자
3의4. 제40조의2제2항을 위반 : 진료기록부등의 보존 및 열람을 대행할 책임자를 지정하지 아니하거나 진료기록부등을 관할 보건소장에게 넘기지 아니한 자
3의5. 제40조의2제3항 : 준수사항을 위반한 자
4. 제42조제3항을 위반 : 의료기관의 명칭 또는 이와 비슷한 명칭을 사용한 자
5. 제43조제5항 : 진료과목 표시를 위반한 자
6. 제4조제3항 : 환자의 권리 등을 게시하지 아니한 자
7. 제52조의2제6항을 위반 : 대한민국의학한림원 또는 이와 유사한 명칭을 사용한 자
8. 제4조제5항을 위반 : 그 위반행위에 대하여 내려진 제63조에 따른 시정명령을 따르지 아니한 사람
④ 제1항부터 제3항까지의 과태료 : 대통령령으로 정하는 바에 따라 보건복지부장관 또는 시장 · 군수 · 구청장이 부과 · 징수한다.[시행일 : 2023.03.05]

02 의료분쟁 사례

1. 의료분쟁 사례

의료분쟁의 원인은 의사의 오진, 검사 판독오류, 의료기기 오작동으로 인한 부상 등 주요 진료과별, 상황별로 의료분쟁의 원인은 다양하다. 한국의료분쟁조정중재원(의료중재원)은 주요 진료과별 대표적인 의료분쟁 사례 150건의 사례집을 발간했다. 2012년 4월~12월까지 접수된 26,831건의 상담 중 진료과별 대표적인 의료분쟁 사례와 의료현장에서 빈번히 발생하는 여러가지 상담사례를 정리했다. 사례집은 각 상담사례에 대한 질문과 답변형식으로 구성되었다.

각 진료과별 주요 내용으로 가장 많은 사례건수 과목은 정형외과, 외과, 산부인과 순이다.

① 내과 : 암 오진, 내시경 후 천공, 항생제 부작용 등이다.

② 정형외과 : 척추수술 후 마비, 부정 유합, 주사부작용 등이다.

③ 외과 : 치질수술 후 합병증, 장파열 오진, 조직검사 문제 등이다.

④ 신경외과 : 뇌수술 후 감염, 뇌경색 진단지연 등이다.

⑤ 피부과 : 요즘 유행하는 필러시술, 지방분해술, 얼굴제모시술, 레이저시술 후의 문제 등에 대한 사례가 있다.

⑥ 성형외과 : 지방이식 수술과 쌍커풀 수술, 광대뼈 축소술, 코성형술 등이 의료분쟁으로 이어졌다.

⑦ 기타 상담사례 : 입원 중 화장실에서 넘어져 대퇴부 골절, 비의료인으로부터 쌍커풀 수술 후 이상, 치료비 선결제 후 의료기관 폐업, 정신병원 강제입원 후 사망 등이 있다.

⑧ 의료분쟁의 해결방식 : 법원의 개입을 통한 사법적 해결과 분쟁당사자 사이의 합의를 통하여 해결하는 비사법적 해결방식으로 구분할 수 있다.

⑨ 사법적 해결방식 : 민사적 해결과 형사적 해결이 있으며, 비사법적 해결방식은 우리나라에서 시행되고 있는 것은 법원의 조정위원회, 한국 사용자원의 사용자 분쟁조정위원회, 의료법상 의료심사조정위원회, 대한의사협회, 공제회전문과별 의사책임 보험제도 등이 있다.

2. 외국인 환자 의료분쟁 사례분석

의료관광(Medical Tourism)은 진료시 기다리는 시간의 단축, 저렴한 의료비용, 다양한 의료행위 및 치료행위에 대한 높은 만족도, 요양기간 동안의 쇼핑 및 관광 등의 여행을 기반으로 최근 몇 년간 싱가포르, 인도, 태국, 말레이시아 등의 아시아 국가와 요르단을 비롯한 중동국가, 벨기에, 폴란드, 스페인 등의 유럽 및 멕시코, 코스타리카, 브라질 등의 남미국가에서 일어나고 있다. 그 대상국은 미국, 캐나다, 러시아, 중국, 일본, 몽골, 사우디아라비아, 서유럽 국가 등 점차 그 행위가 넓어지고 있다.

① 우리나라 환자 일부도 해외에서 성형이나 장기이식, 암 치료 등으로 해외로 이동하고 있다.
② 의료서비스 : 자국민만을 대상으로 하는 공공의 성격을 띤 행위가 아니라 전세계의 모든 국가 및 그 국민을 대상으로 하는 글로벌 비즈니스가 되었다.
③ 의료산업 : 국민 전체의 건강을 생각하고, 사회의 안녕과 국가의 존립기반을 튼튼하게 다져주는 가장 기본적인 제도이다. 또한 생명공학 · 의학 및 의 공학, 의약품개발 등 관련 분야 학문의 높은 질적성장을 견인하고, 관광산업과의 연계로 인한 국가의 경제에도 기여하고 있다.
④ 세계적인 의료서비스 산업화 추세와 반대로 우리나라의 현행 의료법은 의료기관 및 의료인이 의료비 할인, 금품 및 교통편의 제공 등 환자를 유치하기 위한 일체의 소개, 알선, 유치행위를 하는 것을 원천적으로 금지하는 의료법이다. 그러므로 의료서비스에 대한 국가 간 경쟁이 치열해지고 있는 현 상황에서 외국인 환자의 유치를 위한 적극적인 마케팅을 할 수 없어 "우리나라 의료서비스의 경쟁력을 떨어지고 의료산업을 통한 이윤창출의 통로를 제한하고 있다"라는 문제가 지속적으로 제기되고 있다.
⑤ 보건복지부 : 의료산업선진화 방안의 하나로 외국인 환자 유치를 위한 유인, 알선행위를 일부분 허용함으로써 의료기관의 자율성과 의료서비스의 경쟁력을 가지려는 의료법 개정안을 검토중에 있다.
⑥ 개정 의료법이 국회를 통과하면 외국인 환자 유치사업으로 외국인의 국내 의료이용이 활성화되고 여러 의료관광 유관산업들이 동시에 발전하게 된다.
⑦ 새로운 법적인 문제점 : 의료사고와 같은 의료분쟁의 발생이다.
⑧ 외국인 환자의 국내 의료이용으로 발생할 수 있는 의료분쟁의 사전 예방대책과 의료분쟁이 발생한 후의 해결방안은 무엇인지 우리의 법제도를 기준으로 하여 미국, 영국, 일본 등 외국의 법제도와 비교 분석하여 연구한 결과의 사례를 바탕으로 분쟁해결에 가장 적절한 해결방안을 생각하여 본다.

1) 교통사고로 체류기간을 초과한 환자

환자는 일본인으로 한국에 여행자 신분으로 입국하여 체류 중, 만료기간인 2015년 4월 10일까지 대한민국 출입국관리사무소에 체류연장신청을 하는 등의 절차를 하여야 하나 연장하지 아니하고, 2015년 4월 5일 15시경 한국에서 사귄 친구소유의 자동차를 운전하다가 교통사고를 일으켜 큰 부상을 입었다.

→ 부상치료를 하기 위해 응급실에 내원하여 수술 및 입원진료를 받고 의식이 회복되어 가고 있었다. 교통사고와 관련하여 의식을 회복한 후 경찰관이 사고경위를 조사하던 중 불법체류 사실이 확인되어 한국 출입국관리법상 강제퇴거 대상이 되었다.

① 해결 : 여행자가 비자 연장신청을 하지 않던 중, 교통사고를 당하여 연장신청 기간이 초과한 경우이다.

→ 비자 연장의 책임은 본인에게 있으므로, 처음부터 의료관광의 목적으로 내원하지 않은 여행자의 비자 연장신청에 관한 책임을 의료기관에 묻는 것은 불합리하다.

→ 환자는 체류 만료기간 전 교통사고를 당한 바, 정상적으로 비자 연장신청을 할 수 없으므로 비록 비자 연장신청을 미루었다는 본인의 책임을 피할 수는 없지만, 치료종료시까지 직접적인 강제퇴거는 어려울 것이다.

② 대책 : 불법체류로 인하여 「출입국관리법」 제62조①에 의거 강제퇴거명령을 받는 경우라 하더라도 그 집행이 불가능한 경우에는 「출입국관리법 시행령」 제77조③항에 의해 그 사유서를 사무소장, 출장소장, 보호소장 등에게 제출하여야 한다.

→ 교통사고의 경우 불법체류자인 환자는 「출입국관리법」 제63조 ①에 의거하여 송환이 가능할 때까지 외국인보호실이나 외국인보호소, 기타 법무부장관이 지정하는 장소에서 보호될 수 있다.

2) 진료설계 오류로 인한 환자의 자의적인 치료중단

캐나다인 환자 N은 수술을 위해 입원하여 첫날 몇 가지 검사를 시행하고 입원실에 돌아와서는 시설 등 본인이 유치업자로부터 설명들었던 내용과 현격한 차이가 있다고 주장하며 치료와 검사를 중단 후 퇴원하겠다고 의료기관에 통보하였다.

→ 의료기관에서는 일부 시행한 검사와 입원비의 계산을 요청하였으나, 환자는 이미 유치업자에게 초기비용으로 상당한 금액을 지불했다고 주장하며 지불거절 후 퇴원하였다. 유치업자는 에이전시 비용은 환불이 불가능하며 치료에 대한 비용청구는 의료기관이 해결하여야 한다고 주장하며 책임을 회피하였다.

① 해결 : 유치업자의 계약위반을 이유로 검사비와 입원비 지급을 거절한 환자의 자의적인

치료중단에 따른 진료 및 검사비 지불의 책임소재를 파악한다.

→ 유치업자와 환자 사이의 계약내용을 자세히 검토하고 정확한 책임소재를 규명한다.

→ 의료관광과 관련하여 진료비 지급은 원칙적으로 의료기관과 환자 사이의 계약에 따라 이루어져야 한다.

→ 환자가 유치업자에게 수수료를 포함한 진료비 전액을 선불 지급하는 등의 계약은 환자에게 매우 불리하다. 결국 진료비 지급에 대한 책임은 환자에게 있고, 유치업자의 계약위반에 대한 채무불이행 책임을 환자가 직접적 유치업자에게 별도로 청구해야 한다.

② 대책 : 예상했던 진료비보다 많이 청구될 경우에는 환자와의 분쟁이 예상된다. 따라서 처음 진료상담을 할 때부터 예상되는 진료비의 최저금액과 최대금액을 제시하고, 검사 결과에 따라 추가시술 및 비용이 청구될 수 있음을 확실하게 인지시켜야 한다.

3) 병원 내에서의 안전사고

병원 내에서의 안전사고 사례로 2가지 고장시설물에 의한 사고, 병동에서 환자 보호자의 사고사례는 다음과 같다.

① 고장시설물에 의한 사고 : 환자 H는 운동 중 넘어져 좌측 상완골 골절상을 입고, 앰뷸런스로 응급실로 내원하여 치료 후 퇴원하였다.

→ 환자는 3주 후 병원 정형외과 외래진료를 위해 병원 건물입구에 들어오던 중, 자동출입문의 센서의 고장으로 문이 열렸다가 바로 닫히는 바람에 골절상을 입은 팔에 심한 충격이 가해졌다.

㉠ 쟁점 : 의료기관 내 자동출입문의 오작동으로 환자가 상해를 입었다.

㉡ 해결 : 의료기관 내 자동출입문의 안전상태 및 관리는 전적으로 의료기관의 책임이다. 자동출입문 고장의 책임은 의료기관에 있으며 환자의 상해에 대해 병원이 전적으로 책임을 진다.

② 병동에서 환자 보호자의 사고사례 : 병동에서 환자를 간호하던 보호자가 병동 바닥에서 미끄러져 골절상을 입었다.

㉠ 쟁점 : 의료기관 내에서 발생한 안전사고에 대한 책임소재이다.

㉡ 해결 : 의료기관에서 일어난 안전사고는 누구에게 과실이 있는지는 불명확한 사안이다. 일반적으로 환자측의 과실이 어느 정도 있다 하더라도 고객만족(CS) 차원에서 병원측이 손해배상을 해주기도 한다.

→ 상해의 정도가 매우 큰 경우, 피해자가 사망한 경우, 인과 관계가 복잡한 경우에는 각 당사자의 과실 정도와 책임의 범위를 보다 정확하게 하기 위하여 법적인 처리절차를 밟기도 한다.

4) 진료과목 결정의 오류사례

중국인 P환자가 병원에 내원하여 진료접수를 하면서 빈혈로 인한 진료를 위해 내원했음을 수납창구 직원에게 구체적으로 설명하였으나 통역과정에서 '머리아픔'으로 해석하여 이비인후과로 접수하였다가 재차 신경과로 전과하였다.

① 쟁점 : 환자의 진료과목에 대한 사전합의의 중요성과 사전합의가 없을 경우, 진료과목 결정의 주체가 누구인가에 대한 것이 쟁점이다.

② 해결 : 진료과목에 대해 환자와 의료기관 사이에 사전합의가 없었고, 그 결정을 비의료인인 수납직원이 결정을 한 사례이다.

→ 진료과목의 결정은 의료인과 환자가 충분히 상담한 이후에 하는 것이 보다 안전하고 올바른 과정이다. 더구나 증상은 한쪽 진료과목의 사유만으로 발생하는 것으로 쉽게 단정 지을 수 없으므로 보다 세심한 문진이 필요하다. 진료과목의 결정을 수납직원에게 맡긴 의료기관에게 책임이 있다.

③ 대책 : 진료과목에 대한 결정은 외국인 환자(대리인, 유치업자)가 진료를 받게 될 의료기관에서 의료인의 상담을 통해 이루어져야 한다.

→ 진료과목에 대한 사전결정 없이 내원한 경우, 일반의가 먼저 문진 등을 하고 이후 전문의에게 의뢰하여 결정하도록 한다.

5) 진료 입원검사시 의사소통 오류

미국 국적 한국인 B씨는 X-ray 검사를 받으려고 검사실 앞에서 촬영을 위해 대기중이었으나, 촬영기사는 이름만 보고 서양인의 얼굴을 가진 환자를 찾았지만, 보이지 않아 영문으로 호명을 하였으나 본래 이름과 다르게 발음하여 결국 환자가 장시간 기다리게 되었다.

① 쟁점 : 이름을 잘못 호명한 경우의 책임문제의 쟁점이다.

② 해결 : 외모가 동양인이라 하더라도 이름은 서양식 이름을 가질 수도 있다는 생각을 직원은 하지 않았다.

→ 아직 우리 사회는 동양인은 동양식 이름, 서양인은 서양식 이름을 사용할 것이라는 고정관념으로 외국인 환자 유치사업을 진행하면서 담당자들은 보다 개방적인 사고방식을 가져야 한다. 이 문제는 단지 서비스 과정의 문제로 담당자가 정중하게 예의를 갖추어 사과한다.

③ 대책 : 의료관광 주무 담당자와 진료 및 검사를 담당하는 이들은 환자의 이름 등에서 혼선을 빚을 수 있음을 상기하여 세심한 주의를 기울여야 한다. 혼선을 방지하기 위해 본인을 확인할 수 있는 Tag 등을 손목 등에 착용시키거나 관련 서류에 사진을 부착하는 등의 방안을 강구해야 한다.

6) 약 이름의 오역으로 발생

입원 전에 복용중인 약에 대해 환자가 이미 이야기하였으나 의료진의 약 이름 오역(誤譯)으로 수술 전 일정기간 동안 복용을 중지하여야 하는 '혈액 순환제'를 수술 직전까지 복용토록 방치하였다. 입원 후 복용상태를 확인하고 즉각 복용 중단시켰으나 그로 인해 수술날짜를 다시 잡아야 했고, 환자는 입원기간이 연장되어 추가비용이 발생한 것에 대한 불만을 토로하였다.

① 쟁점 : 수술 전 주의사항에 대한 안내고지 의무와 복용중인 약에 대한 정확한 확인 의무이다.
② 해결 : 의료진의 약 이름 오역으로 불가피하게 수술이 지연되고 입원기간이 길어지게 되었다. 약 이름을 잘못 이해한 의료진의 과실이 명백하므로 입원기간의 연장으로 발생한 추가비용은 의료기관에서 부담해야 한다.
③ 대책 : 의료인은 수술 전 주의사항에 대하여 환자에게 설명하고 고지하여야 한다(주의사항을 체크리스트로 만들어 하나씩 체크한다). 약 이름을 환자로부터 직접 듣고 받아적은 과정에서 오류발생의 가능성이 있으므로 반드시 진료의뢰서와 문서화된 처방전을 받아놓아야 한다.

7) 환자의 건강상태 파악과정에서의 오류

중국인 환자가 무턱교정술을 받기 위하여 시술 전 검사를 받았고, 검사결과 이상이 없어 의료진은 전신마취 후 수술을 하였다. 그러나 환자는 사전 질문에서 과거질환이 있었다는 사실을 의사에게 이야기하지 않았으며, 시술중에 과다출혈로 인한 쇼크상태가 발생하여 사망하였다.

① 쟁점 : 환자가 이야기하지 않은 사실로 인한 결과가 발생한 경우 책임소재를 갖느냐의 쟁점이다.
② 해결 : 환자는 진료 전 자신의 과거병력과 특이체질 등에 대해 상세하게 의료인에게 이야기할 의무가 있다. 그러나 환자가 이야기하지 않았다 하더라도 의료인은 문진표 등을 통하여 세밀하게 환자의 상태에 대한 의학적 체크를 하여야 하므로 의료인의 설명의무에 대한 책임을 피하기는 어렵다. 환자가 고지하지 않은 사실로 인한 피해에 대해서는 손해배상금 산정시 과실상계로 감액될 것으로 판단된다.
③ 대책 : 환자의 과거병력이나 특이체질은 환자 본인의 이야기만으로는 정확하게 판단할 수 없는 경우도 많으므로 시술 전 검사 및 테스트를 통해 예상되는 부작용에 대한 충분한 설명을 환자에게 한다.

8) 검사 중 환자의 오해로 인한 분쟁

직장내시경 검사를 위해 내원한 환자가 직장내시경 직전 시행된 직장수지검사 중에 본인이 성추행을 당했으며, 검사시 발생한 통증에도 적절한 케어를 받지 못했다고 항의를 하였다. 당시 검사중에 의사가 영어로 설명을 했으나 알아듣지 못하였으며, 직원들 간의 이야기를 본인을 모욕하는 대화로 오해하여 수차례 이야기 끝에 검사진행 내용을 이해하고 진행하게 되었다.

① 쟁점 : 환자가 오해를 할 만한 치료상황에 대해서 검사시 사전에 설명을 충분히 설명을 하여야 한다.
② 해결 : 의료진의 불충분한 설명 또는 환자의 오해로 인한 불만표출 사안이다. 의료행위 전 의료진은 환자에게 검사 및 시술의 필요성과 그 과정, 부작용 등에 대하여 환자가 충분히 이해할 수 있도록 설명해야 할 의무가 있다. 의료진의 설명을 환자가 충분히 이해하였는지에 대한 확인절차가 부재한 경우이므로 정중한 사과와 충분한 설명을 한다.
③ 대책 : 환자의 이해도 증진 및 시술에 대한 동의 전에 관련 사항을 문서화하고, 설명과 함께 확인 후 서명을 받는 것이 필요하다.

9) 부작용에 대한 대처 미흡

얼굴 성형을 위해 내원한 R씨는 수술을 위한 전신마취를 한 후 병실로 돌아왔으나 기도의 근육경련으로 갑자기 호흡곤란 상태에 빠졌다. 의료진은 계속 심호흡을 하도록 유도하였으나 환자는 좀처럼 안정되지 않고, 결국 기관절개를 시행하려 했으나 이후 안정제 투여 후 호흡이 안정을 되찾았다.

① 쟁점 : 마취 전 충분한 설명을 하였는가 여부이다. 전신마취 후의 근육경련으로 인한 호흡곤란은 사실관계가 불명확하여 그 원인이 어디에 있는지를 판단하기가 쉽지 않다.
② 해결 : 의료진은 마취 전과 마취 후에 발생할 수 있는 건강상태에 대하여 환자가 충분히 이해할 수 있도록 설명해야 할 의무가 있다.
③ 대책 : 외국인 환자의 특성상 내국인과는 다른 체질과 유전적 요인이 있을 수 있음을 항상 인지하고 그에 따른 준비를 해야 한다.

10) 수술 후 부작용 발생

환자 P씨는 수술 전 수술에 대한 설명을 듣고 동의서에 사인을 하는 과정에서 담당의사로부터 수술로 인한 모든 부작용에 대하여 설명을 듣지 못하고, 주요 부작용에 대해서만 설명을 듣고 동의서에 사인을 한 후 수술을 받았다.

→ 수술이 성공적이어서 퇴원 후 본국으로 돌아갔으나, 8개월 뒤 수술 후 부작용을 호소하며 국제 클리닉센터로 연락을 하였다.

→ 확인결과 환자에게 생긴 부작용은 드물지만 수술로 인해 생길 수 있는 부작용 중의 하나로, 환자는 이에 대해 보상을 요구하였지만 의사의 자세한 설명을 듣고서 합병증에 대한 적절한 치료 후 귀국하였다.

① 쟁점 : 시술행위 전 부작용 등에 대한 의료진의 설명 준수 여부이다.

② 해결 : 드물게 발생하는 부작용에 대한 의료인의 설명이 결여된 바, 사후치료에 대한 확실한 보장 및 양해를 통해 환자가 의료진의 입장을 수용한 것으로 보인다. 의료기관에서 환자의 합병증에 대한 치료비 및 입원비 등 일체를 부담할 것으로 판단된다.

③ 대책 : 흔치 않은 부작용이라 하더라도 발생가능성이 있다면 반드시 환자에게 설명한다. 치료 후에 의료분쟁으로 발전할 가능성을 줄여주기 때문이다.

11) 비용정산시 오류

진료비 지불과정에서 결제시스템에 대한 사전안내 부족으로 발생한 경우이다. 일본인 N씨는 진료비를 결제하려 했으나, 자국인 일본에서만 사용이 가능한 체크카드는 결제가 불가능하였다.

→ 환자는 다른 카드는 없고, 현금 또한 부족하여 타인을 통한 국제송금도 개인사정상 어려운 상태여서 귀국 후 진료비를 직접 송금하기로 합의하였다. 담당직원은 환자의 여권과 연락처의 정보를 재확인하고, 환자는 일본 도착 3일 후 국제송금으로 병원에 진료비를 입금하였다.

① 쟁점 : 진료비에 대한 지불보증 문제가 있다.

② 해결 : 의료기관에서는 최초 외국인 환자와 진료상담을 하고 예약할 때부터 진료비 지불방법을 환자에게 충분히 설명을 해야 한다(예 현금지급방법, 통장 계좌이체방법, 사용가능한 신용카드의 종류 등). 사례에서는 진료비를 받았지만, 받지 못할 경우를 대비하여 진료비 추심방법에 관하여 연구가 필요하다.

③ 대책 : 진료비 지불보증과 관련하여 유치업자는 환자의 경제력(현재의 소득 및 통장잔고확인 등)을 정확히 파악하여 진료비가 미납 또는 체납되지 않도록 진료비 수납을 위한 여러 대책 등을 수립해야 한다.

12) 한방치료

한방치료의 사례로 [그림 5-1]과 같이 침 치료, 한방 약찜질, 봉침치료, 한약복용 후 부작용의 사례이다.

① 침 치료 : 목디스크 환자가 침을 맞은 후 갑자기 어지러워하며 쓰러지면서 벽에 머리를 부딪히게 되었다.

㉠ 사례 : 침을 놓기 전에 침을 맞은 후의 증상에 대하여 환자에게 충분히 설명해야 하고, 침을 뺀 이후에 한 시간 정도는 침상에 누워 휴식을 취할 수 있도록 안내한다(체력이 약하거나, 전날 과로 등 긴 여행으로 인해 피로한 경우 안정된 상태에서 휴식을 취할 경우 말끔히 좋아지게 된다).

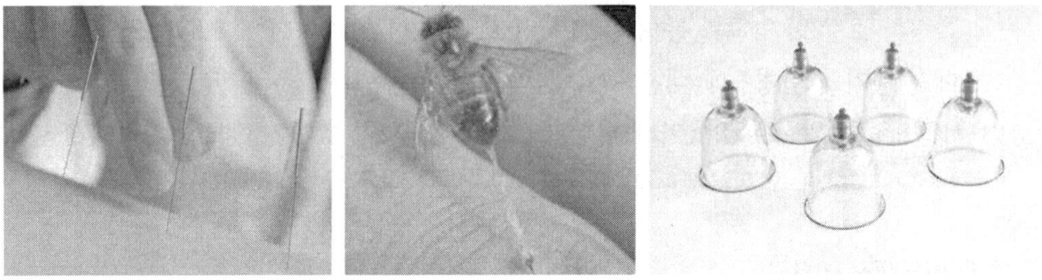

(a) 한방 침치료 (b) 봉침치료 (c) 부항치료

[그림 5-1] 한방치료

㉡ 대책 : 침을 맞은 후에는 일정시간 충분한 휴식을 취하도록 한다.

② 한방 약찜질 : 허리디스크 환자가 허리에 한방 약찜질을 받으면서 뜨거운 것을 참고 찜질을 받다가 피부에 수포가 발생하였다.

㉠ 사례 : 찜질을 받기 전에 환자에게 주의할 점 등을 설명하고, 이상증세가 나타나면 바로 의료진에게 알리도록 안내한다(의료기관의 부담으로 화상치료 완료시까지 적합한 치료를 받도록 한다).

㉡ 대책 : 찜질시 화상예방을 위하여 반드시 수건을 감아 찜질기가 직접 피부에 닿지 않게 해야 한다.

③ 봉침치료 : 봉침을 맞은 환자가 전신 두드러기와 가려움증을 호소하였다.

㉠ 사례 : 봉침 과민반응 현상으로 봉침을 이용하여 염증을 치료하는 과정에서 봉침에 대한 개인적 취약성으로 과민반응을 보이는 경우에 발생하므로 미리 이 사실에 대하여 환자가 충분히 이해할 수 있도록 안내한다(허리봉침 시술부위에서 시작하여 전신에 봉침 과민성 두드러기와 홍반이 나타나는데, 일반적인 경우에는 봉침시술부위의 가려움증만 주로 호소하게 된다. 봉침 과민반응을 최소화할 수 있는 주사제 처치 등으로 호전된다).

④ 한약복용 후 부작용 : 환자가 보약을 처방받아 본국에 가서 약을 복용한 이후부터 설사 증세를 보이기 시작했다.

㉠ 사례 : 한약 처방전에 환자의 체질과 상태에 대한 정확한 진단이 필요하다. 또한 복용 전에 주의사항 등에 대하여 환자가 충분히 이해할 수 있도록 안내한다(환자 본인의 체질에 맞는 맞춤처방을 했기 때문에 약에는 문제가 없을 거라 판단되지만, 약 먹은 후에 발생한 증상에 대해 전액 환불처리해주고 위장보호를 위한 치료약을 서비스로 발송해 주었다).

㉡ 대책 : 한약처방의 경우 맛에 대한 것도 설명한다.

⑤ 쟁점 : 한방치료 후 부작용에 대한 책임소재에 대한 쟁점이다.

⑥ 해결 : 한방치료(침, 찜질, 한약처방 등)를 하는 경우에 후유증이나 환자가 주의해야 할 사항에 대한 사전설명 의무준수 여부에 관한 해결방안이다.

13) 대리처방에 따른 사례

타국적의 여자 환자가 복부 통증으로 내원하여 상담한 결과, 복부 단층촬영 및 복부 초음파, 내시경, 혈액검사 등을 권유받았으나 비용부담으로 인해 혈액검사와 내시경검사만 하게 되었다. 검사결과 위염 증상이 있어 3개월분 약만 타서 귀국하였다. 3개월 후 국내에 거주하던 환자의 친언니가 내원하여 약효능이 좋아 동생의 건강이 회복되어 가고 있다면서 환자의 사정상 국내에 들어오기 어려우니 대리처방을 강력이 원하여 3개월분의 약을 조제해 갔다. 그로부터 다시 3개월 후 몽골에서 E-mail로 "복부통증이 다시 심해져 몽골 현지 병원에서 복부 초음파와 단층촬영을 시행한 결과 간암진단을 받았으며, 한국병원에서 검사시 암을 발견하지 못해 치료시기를 놓쳤으니 손해배상을 청구하겠다"고 통보하였다.

① 쟁점 : 대리처방의 허용범위와 환자의 사정에 의한 검사축소와 진단착오의 연관성의 쟁점이다.

② 해결 : 환자의 사정으로 제대로 된 검사가 되지 않았고 그로 인해 정확한 진단을 하지 못하게 된 경우이다. 필요한 검사를 다 하지 않은 상태에서 암이라는 병을 찾아내거나 진단은 현실적으로 어려우며, 진단오류에 대한 과실이 의료진에게는 없다.

→ 대리처방과 관련하여 원칙적으로는 허용되지 않으나(「의료법」 제18조), 「약사법」 제23조제4항에 의거, 예외적 허용이 가능한지는 사안별로 보건복지부의 유권해석이 필요하다.) 이 사례에서는 대리처방이 원칙적으로 금지되어 있음에도 불구하고 환자의 사정과 편의를 봐주어 의사가 위법함을 감수하고 처방을 해주었는데, 후에 오진이라 주장하며 손해배상을 청구하는 것은 지나친 권리남용으로

보인다.

③ 대책 : 대리처방이 허용되지 않을 경우에는 한국에서 처방전만 보내고 현지에서 약을 탈 수 있게 한다. 약을 대리처방을 할 수 있다 하더라도 진통제 중 몰핀 같은 향정신성 의약품은 외부로의 유출을 방지하기 위해 환자가 직접 현지에서 탈 수 있도록 한다.

03 의료관광 관련 기타 법규

의료법 시행규칙

[시행 2022.09.14.] [보건복지부령 제910호 일부개정 2022.09.14.]

제19조의2(유치행위를 할 수 없는 국내 거주 외국인의 범위) 법 제27조 제3항 제2호에 따라 외국인 환자를 유치할 수 있는 대상에서 제외되는 국내에 거주하는 외국인은 「국민건강보험법」 제93조에 따른 가입자나 피부양자가 아닌 국내에 거주하는 외국인으로서 다음 각 호의 어느 하나에 해당하는 외국인을 말한다.

1. 「출입국관리법」 제31조에 따라 외국인등록을 한 사람[「출입국관리법 시행령」 제12조 및 별표 1에 따른 기타(G-1)의 체류자격을 가진 사람은 제외한다]
2. 「재외동포의 출입국과 법적지위에 관한 법률」 제6조에 따라 국내거소신고를 한 외국국적동포

의료법 시행령

대통령 제32842호(규제재검토기한 설정 등 규제정비를 위한 건축법 시행령 등) 일부개정 2022.08.02.

제42조(업무의 위탁) ① 보건복지부장관은 법 제86조 제2항에 따라 법 제4조의2 제7항에 따른 간호·간병통합서비스의 제공·확대 등을 위한 지원에 관한 업무의 일부를 다음 각 호의 기관에 위탁할 수 있다.

1. 「공공기관의 운영에 관한 법률」 제4조에 따른 공공기관 중 그 설립 목적이 보건의료와 관련되는 공공기관
2. 위탁업무 수행에 필요한 조직·인력 및 전문성 등을 갖춘 전문기관으로서 보건복지부장관이 정하여 고시하는 기관

② 보건복지부장관은 법 제86조 제2항에 따라 법 제22조 제4항에 따른 의학용어와 진료기록부

등의 서식 및 세부내용에 관한 표준 마련에 관한 업무를 다음 각 호의 기관에 위탁할 수 있다.

1. 「공공기관의 운영에 관한 법률」 제4조에 따른 공공기관 중 그 설립 목적이 보건의료 또는 보건산업과 관련되는 공공기관
2. 위탁업무 수행에 필요한 조직 · 인력 및 전문성 등을 갖춘 전문기관으로서 보건복지부장관이 정하여 고시하는 기관

③ 보건복지부장관은 법 제86조 제2항에 따라 법 제23조의2 제2항에 따른 전자의무기록시스템의 인증 신청 접수, 인증 기준 적합 여부에 관한 검토 · 확인, 인증 결과 통보 및 인증서 발급에 관한 업무와 같은 조 제5항에 따른 전자의무기록시스템의 기술 개발 및 활용 촉진에 관한 업무를 다음 각 호의 기관에 위탁할 수 있다.

1. 「공공기관의 운영에 관한 법률」 제4조 : 공공기관 중 그 설립목적이 보건의료 또는 사회보장과 관련되는 공공기관
2. 위탁 업무 수행에 필요한 조직 · 인력 및 전문성 등을 고려하여 보건복지부장관이 정하여 고시하는 기관

④ 보건복지부장관 : 법 제86조 제2항에 따라 법 제45조의2 제1항에 따른 비급여 진료비용등과 관련된 보고의 접수와 같은 조 제2항에 따른 비급여 진료비용등의 현황에 대한 조사 · 분석 및 그 결과 공개에 관한 업무를 다음 각 호의 전문기관에 위탁할 수 있다.

1. 법 제28조 : 의사회, 치과의사회 또는 한의사회
2. 「공공기관의 운영에 관한 법률」 제4조 : 공공기관 중 그 설립 목적이 보건의료와 관련되는 공공기관
3. 그 밖에 위탁 업무 수행에 필요한 조직 · 인력 및 전문성 등을 고려하여 보건복지부장관이 고시하는 기관

⑤ 보건복지부장관 : 법 제86조 제2항에 따라 법 제62조 제2항에 따른 의료기관 회계기준의 운영에 관한 업무를 다음 각 호의 기관에 위탁할 수 있다.

1. 「공공기관의 운영에 관한 법률」 제4조 : 공공기관 중 그 설립 목적이 보건의료 또는 보건산업과 관련되는 공공기관
2. 위탁업무 수행에 필요한 조직 · 인력 및 전문성 등을 갖춘 전문기관으로서 보건복지부장관이 정하여 고시하는 기관

⑥ 보건복지부장관 : 법 제86조 제2항에 따라 법 제80조 제2항에 따른 간호조무사 교육훈련기관의 지정 신청 접수 및 지정서 발급에 관한 업무를 다음 각 호의 기관에 위탁할 수 있다.

1. 「공공기관의 운영에 관한 법률」 제4조 : 공공기관 중 그 설립 목적이 보건의료 또는 인력개발과 관련되는 공공기관
2. 위탁업무 수행에 필요한 조직 · 인력 및 전문성 등을 갖춘 전문기관으로서 보건복지부장관이 정하여 고시하는 기관

⑦ 보건복지부장관 : 법 제86조 제2항에 따라 법 제80조 제4항에 따른 간호조무사 실태 · 취업상황 등에 관한 신고 및 법 제80조 제5항에 따른 간호조무사 보수교육에 관한 업무를 다음 각 호의 기관에 위탁할 수 있다.

1. 「공공기관의 운영에 관한 법률」 제4조 : 공공기관 중 그 설립 목적이 보건의료 또는 인력개발과 관련되는 공공기관
2. 간호조무사를 구성원으로 하여 설립된 기관으로서 전국적 조직을 갖추고 있는 기관
3. 위탁 업무 수행에 필요한 조직 · 인력 및 전문성 등을 갖춘 전문기관으로서 보건복지부장관이 정하여 고시하는 기관(법 제80조 제5항에 따른 간호조무사 보수교육만 해당한다)

⑧ 보건복지부장관 : 법 제86조제2항에 따라 제1항부터 제7항까지의 규정에 따른 업무를 위탁하는 경우에 그 위탁 기준 등의 공고, 위탁 내용 등의 고시 또는 위탁 업무의 보고 등에 관하여는 제31조의6제2항부터 제5항까지의 규정을 준용한다.

제42조의2(민감정보 및 고유식별정보의 처리) 보건복지부장관(제10조의4 제1항, 제11조 제2항, 제31조의6 제1항 및 제42조 제3항 · 제4항에 따라 보건복지부장관의 업무를 위탁받은 자를 포함한다), 질병관리청장, 시 · 도지사 및 시장 · 군수 · 구청장(해당 권한이 위임 · 위탁된 경우에는 그 권한을 위임 · 위탁받은 자를 포함한다), 의료인, 의료기관의 장, 의료기관 종사자, 법 제37조에 따른 의료기관 개설자 · 관리자 또는 국가시험등관리기관은 다음 각 호의 사무를 수행하기 위하여 불가피한 경우 「개인정보 보호법」 제23조에 따른 건강에 관한 정보, 같은 법 시행령 제18조 제2호에 따른 범죄경력자료에 해당하는 정보, 같은 영 제19조 제1호 또는 제4호에 따른 주민등록번호 또는 외국인등록번호가 포함된 자료를 처리할 수 있다.

1. 법 제9조(법 제80조의3에서 준용하는 경우를 포함한다) : 국가시험등의 관리에 관한 사무
2. 법 제10조(법 제80조의3에서 준용하는 경우를 포함한다) : 국가시험등의 응시자격의 확인에 관한 사무
3. 법 제11조 : 면허증 발급에 관한 사무

3의2. 법 제17조 및 제18조 : 진단서 · 검안서 · 증명서 또는 처방전의 작성, 교부 또는 발송(전자처방전만 해당한다)에 관한 사무

3의3. 법 제21조 : 환자에 관한 기록의 내용 확인에 관한 사무

3의4. 법 제21조의2 제1항 : 진료기록의 내용 확인이나 진료기록의 사본 및 환자의 진료경과에 대한 소견 등의 송부 또는 전송에 관한 사무

3의5. 법 제21조의2제2항 : 진료기록의 사본 등의 이송에 관한 사무

3의6. 법 제22조 : 진료기록부등의 기록에 관한 사무

3의7. 법 제23조의2 제2항 : 전자의무기록시스템의 인증에 관한 사무

4. 법 제25조 : 의료인의 실태와 취업상황 등의 신고에 관한 사무

4의2. 법 제33조 및 제35조 : 의료기관의 개설 등에 관한 사무

5. 법 제37조 : 진단용 방사선 발생장치의 방사선 관계 종사자에 대한 피폭관리(被曝管理)에 관한 사무

5의2. 법 제45조의2 제2항 : 비급여진료비용등의 현황에 대한 조사 · 분석 및 결과 공개에 관한 사무

5의3. 법 제60조의3 제1항 제1호부터 제5호까지의 규정 : 간호인력 확보에 관한 현황 조사와 간호 인력에 대한 취업교육 및 경력개발 지원에 관한 사무

6. 법 제63조부터 제66조까지의 규정 : 행정처분에 관한 사무

7. 법 제67조 : 과징금의 부과 · 징수에 관한 사무
8. 법 제77조 : 전문의의 자격 인정에 관한 사무
9. 법 제78조 : 전문 간호사의 자격 인정에 관한 사무
10. 법 제80조 제1항 : 간호조무사의 자격 인정에 관한 사무

제43조(과징금의 산정 기준) 법 제67조 : 과징금의 금액은 위반행위의 종류와 위반 정도 등을 고려하여 보건복지부령으로 정하는 의료업 정지처분 기준에 따라 별표 1의2의 과징금 산정 기준을 적용하여 산정한다.

제44조(과징금의 부과 · 징수 절차) ① 보건복지부장관, 시 · 도지사 또는 시장 · 군수 · 구청장은 법 제67조 : 과징금을 부과하려면 그 위반행위의 종류와 과징금의 금액을 서면으로 명시하여 이를 낼 것을 통지하여야 한다.

② 과징금의 징수 절차 : 보건복지부령으로 정한다.

제44조의2(규제의 재검토) ① 보건복지부장관 : 다음 각 호의 사항에 대하여 다음 각 호의 기준일을 기준으로 3년마다(매 3년이 되는 해의 기준일과 같은 날 전까지를 말한다) 그 타당성을 검토하여 개선 등의 조치를 하여야 한다.

1. 제43조 및 별표 1의2 : 과징금 산정 기준
2. 제45조 및 별표 2 : 과태료의 부과기준

② 보건복지부장관은 제23조 : 의료광고 금지기준에 대하여 2015년 1월 1일을 기준으로 2년마다(매 2년이 되는 해의 1월 1일 전까지를 말한다) 그 타당성을 검토하여 개선 등의 조치를 하여야 한다.

제45조(과태료의 부과기준) 법 제92조 제1항부터 제3항까지의 규정 : 과태료의 부과기준은 별표 2와 같다.

국민건강 보험법

[법률 제18895호(정부조직법) 일부개정 2022.06.10.]

제109조(외국인 등에 대한 특례) ① 정부는 외국 정부가 사용자인 사업장의 근로자의 건강보험에 관하여는 외국 정부와 한 합의에 따라 이를 따로 정할 수 있다.

② 국내에 체류하는 재외국민 또는 외국인(이하 "국내체류 외국인등"이라 한다)이 적용대상 사업장의 근로자, 공무원 또는 교직원이고 제6조 제2항 각 호의 어느 하나에 해당하지 아니하면서 다음 각 호의 어느 하나에 해당하는 경우에는 제5조에도 불구하고 직장가입자가 된다.

1. 「주민등록법」 제6조제1항 제3호 : 등록한 사람
2. 「재외동포의 출입국과 법적 지위에 관한 법률」 제6조 : 국내거소 신고를 한 사람
3. 「출입국관리법」 제31조 : 외국인등록을 한 사람

③ 제2항 : 직장가입자에 해당하지 아니하는 국내체류 외국인등이 다음 각 호의 요건을 모두 갖춘 경우에는 제5조에도 불구하고 지역가입자가 된다.

1. 보건복지부령으로 정하는 기간 동안 국내에 거주하였거나 해당 기간 동안 국내에 지속적으로 거주할 것으로 예상할 수 있는 사유로서 보건복지부령으로 정하는 사유에 해당될 것
2. 다음 각 목의 어느 하나에 해당할 것
   가. 제2항제1호 또는 제2호에 해당하는 사람
   나. 「출입국관리법」 제31조 : 외국인등록을 한 사람으로서 보건복지부령으로 정하는 체류자격이 있는 사람

④ 제2항 각 호의 어느 하나에 해당하는 국내체류 외국인등이 다음 각 호의 요건을 모두 갖춘 경우에는 제5조에도 불구하고 공단에 신청하면 피부양자가 될 수 있다.
1. 직장가입자와의 관계가 제5조제2항 각 호의 어느 하나에 해당할 것
2. 제5조제3항 : 피부양자 자격의 인정 기준에 해당할 것

⑤ 제2항부터 제4항까지의 규정에도 불구하고 다음 각 호에 해당되는 경우에는 가입자 및 피부양자가 될 수 없다.
1. 국내체류가 법률에 위반되는 경우로서 대통령령으로 정하는 사유가 있는 경우
2. 국내체류 외국인등이 외국의 법령, 외국의 보험 또는 사용자와의 계약 등에 따라 제41조에 따른 요양급여에 상당하는 의료보장을 받을 수 있어 사용자 또는 가입자가 보건복지부령으로 정하는 바에 따라 가입 제외를 신청한 경우

⑥ 제2항부터 제5항까지의 규정에서 정한 사항 외에 국내체류 외국인등의 가입자 또는 피 부양자 자격의 취득 및 상실에 관한 시기 · 절차 등에 필요한 사항은 제5조부터 제11조까지의 규정을 준용한다. 다만, 국내체류 외국인등의 특성을 고려하여 특별히 규정해야 할 사항은 대통령령으로 다르게 정할 수 있다.

⑦ 가입자인 국내체류 외국인등이 매월 2일 이후 지역가입자의 자격을 취득하고 그 자격을 취득한 날이 속하는 달에 보건복지부장관이 고시하는 사유로 해당 자격을 상실한 경우에는 제69조 제2항 본문에도 불구하고 그 자격을 취득한 날이 속하는 달의 보험료를 부과하여 징수한다.

⑧ 국내체류 외국인등(제9항 단서의 적용을 받는 사람에 한정한다)에 해당하는 지역가입자의 보험료는 제78조 제1항 본문에도 불구하고 그 직전 월 25일까지 납부하여야 한다. 다만, 다음 각 호에 해당되는 경우에는 공단이 정하는 바에 따라 납부하여야 한다.
1. 자격을 취득한 날이 속하는 달의 보험료를 징수하는 경우
2. 매월 26일 이후부터 말일까지의 기간에 자격을 취득한 경우

⑨ 제7항과 제8항에서 정한 사항 외에 가입자인 국내체류 외국인등의 보험료 부과 · 징수에 관한 사항은 제69조부터 제86조까지의 규정을 준용한다. 다만, 대통령령으로 정하는 국내체류 외국인 등의 보험료 부과 · 징수에 관한 사항은 그 특성을 고려하여 보건복지부장관이 다르게 정하여 고시할 수 있다.

⑩ 공단 : 지역가입자인 국내체류 외국인등(제9항 단서의 적용을 받는 사람에 한정한다)이 보험료를 체납한 경우에는 제53조 제3항에도 불구하고 체납일 부터 체납한 보험료를 완납할 때까지 보험급여를 하지 아니한다. 이 경우 제53조 제3항 각 호 외의 부분 단서 및 같은 조 제5항 · 제6항은 적용하지 아니한다.

제6장

의료 관련 법규 해설

01 의료법

모든 국민이 수준 높은 의료혜택을 받을 수 있도록 국민의료에 필요한 사항을 규정함으로써 국민의 건강을 보호하고 증진하는 데에 목적이 있다.

① 의료인은 그 종별에 따라 임무를 수행함으로써 국민보건의 향상을 도모하고 국민의 건강한 생활 확보에 기여함을 사명으로 한다.

㉠ 의료기관은 종합병원, 병원, 치과병원, 한방병원, 요양병원, 의원, 치과의원, 한의원 및 조산원으로 나뉜다.

㉡ 의료인이 되고자 하는 자는 해당 국가시험에 합격한 후 보건복지부장관의 면허를 받아야 한다.

㉢ 보건복지부장관은 의료인의 면허에 있어서 3년 이내의 기간을 정하여 특정지역 또는 특정업무에 종사할 것을 면허의 조건으로 붙일 수 있다.

② 의료인이 행하는 의료, 조산, 간호 등 의료행위는 누구든지 간섭하지 못한다.

→ 의료인은 의료기재의 압류금지, 기구 등의 우선공급, 진료의 거부금지, 세탁물처리, 진단서, 처방전의 작성 및 교부, 비밀누설의 금지, 태아의 성 감별행위 등의 금지, 기록열람, 진료기록부, 전자의무기록, 요양방법의 지도, 변사체의 신고 등에 대한 권리와 의무가 있다.

③ 의사, 치과의사, 한의사, 조산사 및 간호사는 각각 전국적 조직을 가지는 의사회, 치과의사회, 한의사회, 조산사회 및 간호사회를 보건복지부장관의 허가를 받아 법인으로 설립하여야 한다.

④ 의료인은 정보통신기술을 활용하여 먼 곳에 있는 의료인에게 의료지식이나 기술을 지원하는 원격의료를 하는 경우를 제외하고는 의료기관을 개설하지 않고 의료업을 행할 수 없다.

㉠ 의원, 한의원 또는 조산원을 개설하고자 하는 자는 시장, 군수, 구청장에게 신고하여야 한다. 또한 종합병원, 병원, 치과병원 또는 요양병원을 개설하고자 하는 자는 시・도지사의 허가를 받아야 한다.

㉡ 의료인은 하나의 의료기관만 개설할 수 있으며, 의료기관의 종류에 따르는 명칭 외의 명칭을 사용하지 못한다.

㉢ 의료법인을 설립하고자 하는 자는 당해 법인의 주된 사무소의 소재지를 관할하는 시・도지사의 허가를 받아야 한다.

⑤ 보건복지부장관 또는 시・도지사는 의료기관 또는 의료인에 대하여 필요한 지도와 명

령을 할 수 있다.

㉠ 보건복지부장관 소속하에 중앙의료심사조정위원회를, 시 · 도지사 소속하에 지방의료심사 조정위원회를 둔다.

㉡ 의사, 치과의사 또는 한의사로서 전문의가 되고자 하는 자는 수련을 거쳐 보건복지부장관의 자격인정을 받아야 한다.

㉢ 보건복지부장관은 간호사에 대하여 전문간호사의 자격을 진정(眞情)할 수 있다.

㉣ 간호조무사 또는 안마사가 되고자 하는 자는 시 · 도지사의 자격인증을 받아야 한다.

㉤ 종전의 규정에 의하여 자격을 받은 접골사, 침사, 구사는 그 시술소에서 시술행위를 업으로 할 수 있다.

⑥ 국민의료법의 제정으로는 우리나라 의료에 관한 보편적 사항을 규정하는 모법으로서의 의미를 가지는 국민의료법은 1951년 9월 25일 한국전쟁의 와중에 제정 · 공포되었다.

㉠ 국민의료법의 내용 : 의료업자의 규정, 의료기관의 유형, 의료인력의 자격 및 면허, 의료업자 업무의 한시적 지정, 의료업자의 의무, 의료업자 아닌 자의 의료기관 개설, 의료기관에 대한 감독사항, 의료기관 개설허가 및 영업세 면제, 공의의 주무부장관에 의한 지방배치 등에 관한 규정이다. 세부 내용은 현재의 의료법 규정과 많은 차이를 보인다.

㉡ 의료법으로 개정 : 1962년 3월 20일에는 국민의료법의 명칭이 의료법으로 개정되었다. 이와 함께 변경된 내용으로는 의료기관의 분류가 의원이상 급을 중심으로 보다 세분화되어 종합병원, 병원, 의원, 치과병원, 치과의원, 한의원으로 구분되었다.

- 의원에서 입원환자를 치료할 때에는 별도의 시설규정을 준수하도록 하여 의원의 입원환자 수용을 인정하였다. 특히 한의사의 자격 및 응시자격 규정으로 국립 · 공립대학교 의과대학에서 의과대학 과정 중 최종 2년간 한방의학과에서 한방의학을 전공한 자로서 한의학사의 학위를 받고 한의사 국가시험에 합격한 자로 하고 있다. 이 조항은 서양의학과 한의학의 통합을 꾀하고 있는데 이후 바로 재개정됨으로써 두 의학이 서로 별개의 것으로 발전하게 되었다.
- 국민의료의 균점을 위하여 지정업무 종사명령에 불응하는 경우 면허를 취소할 수 있도록 규정하였고, 보건복지부장관에 대한 자문기구로서 의료심의회를 설치하도록 하였다.

㉢ 1965년 3월 23일자 일부 개정 : 지정업무 종사명령 제도가 폐지됨에 따라 종전에 이에 의한 면허취소 조항이 삭제된 점과 진단서와 검안서, 증명서 및 출생과 사망에

대한 증명서 교부 요구를 금지하도록 한 점, 의료인이 의료기관을 개설할 때 시·도지사에게 신고하도록 함으로써 간소화하였다.

㉣ 유신헌법제정에 따른 전문개정 : 1973년 2월 16일자 개정(법률 제2533호)은 유신헌법의 제정에 따라 전문이 개정됨과 아울러 의료기관의 개설 및 의료기관 종별 규정이 변화되었다.

- 병원의 개설이 허가제로 변경되고 의원은 의료인만이, 병원은 의료법인만이 개설할 수 있도록 되었다.
- 의료기관의 종별 규정에는 한방병원과 조산소가 추가되었으며, 간호사 외에 간호조무사의 규정이 신설되었다.
- 한지 의료인, 의료 유사업자의 의료업무 또는 시술행위 허용 및 안마사에 대한 규정이 추가되었다. 아울러 의료광고 금지에 대한 규제를 강화하였다.

⑦ 전문개정 2년 뒤인 1975년 12월 31일자 일부 개정(법률 제2862호) : 병원급 이상 의료기관의 개설권자의 범위가 비영리법인, 정부투자기관, 의사, 치과의사, 한의사로 확대되었다. 의학교류가 활발해짐에 따라 일부 외국면허 인정에 대한 조항이 추가되었고 일반내과는 내과로 명칭이 변경되었다.

㉠ 1981년 4월 13일자 일부 개정 : 의료기관의 인허가 업무를 장관 및 도지사 권한으로부터 시장, 군수, 구청장, 보건소장 등으로 위임하도록 함으로써 국민부담의 경감 및 행정 간소화를 기하였다.

㉡ 1981년 12월 31일자 일부 개정 : 의료인의 보수교육을 의무화함으로써 자질관리 및 향상을 기하도록 하였고, 중앙의료심사조정위원회에 의한 의료분쟁의 해결을 도모하도록 규정하였다.

㉢ 전문의 자격인정 및 전문과목에 관한 사항 : 대통령령으로 정하게 함으로써 전문의 제도를 체계화하였다.

㉣ 적출물 처리를 의료기관 외에도 도지사 지정업자로 확대함으로써 위탁처리가 가능하도록 하였고, 의료기관에 대하여 환자를 소개·알선하거나 유인하는 행위를 금지하는 조항을 추가하였다.

⑧ 1986년 5월 10일자 일부 개정(법률 제3825호)의 주요 골자 : 의료인력의 충원에 따른 한지 의료인 제도의 폐지, 한의학[78] 관련 용어의 고증에 따른 수정에 관한 것이다.

㉠ 한지 의료인 : 의료인이 양성됨에 따라 무의면(無醫面)이 해소되었고 한지 의료인의

78) 한의학(漢醫學) : 한국에서 고대부터 발달해 내려온 의학이다.

의료행위에 제한이 없는 점, 그동안 한지 의료인이 무의지역 의료봉사에 대한 공적이 컸던 점을 인정하여 10년 이상 의료업무에 종사한 경력이 있는 경우 정규 의료인으로 면허할 수 있도록 하였다.

㉡ 한의학 관련 사항의 명칭변경 : 이전까지 한의학으로 사용되던 용어를 [그림 6-1]과 같이 우리나라의 전통의학 용어로 고증된 한의학으로 수정하여 민족고유의학으로 계승하고자 하는 취지에서 관련 용어인 한의사[79], 한약[80], 한의원, 한의과대학 등의 명칭을 한의사, 한약, 한의원, 한의과대학 등으로 변경하였다.

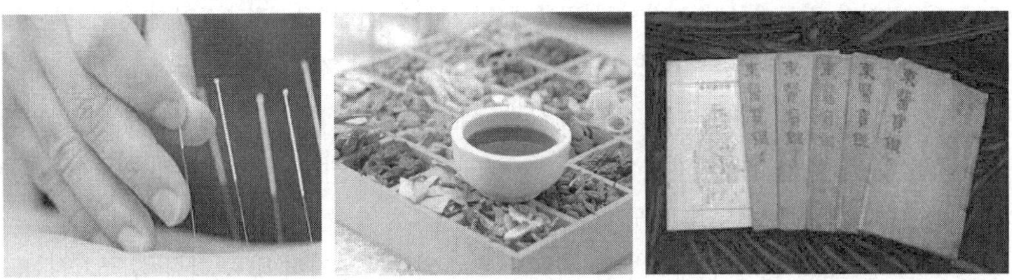

(a) 침 술 (b) 한 약 (c) 한의학

[그림 6-1] 한의학

⑨ 1987년 11월 28일자 일부 개정(법률 제3948호) : 태아의 성감별 등과 같은 비윤리적 의료행위 금지와 진료기관 간 요청에 따른 진료기록 송부의 의무화와 관련한 사항이 주요 개정내용이다.

㉠ 간호원, 조산원의 명칭이 간호사, 조산사로 변경되었고 정신질환자 치료시설 확보를 위해 일정 규모 이상의 종합병원에 정신과 설치를 의무화 하였다.

㉡ 의료인 결격사유가 되는 장애 중 농자, 아자, 맹자는 제외되어 장애인이 의료인으로 될 수 있는 문호가 상대적으로 넓어졌다.

㉢ 조산사의 자격규정이 개정되어 1년간 수습만을 마치면 면허가 주어졌으나 조산사 국가시험제도가 신설되어 시험을 거치도록 하였다.

⑩ 1991년 12월 14일 : 농어촌 등 의료 취약지역의 보건의료 제공의 효율성을 도모함으로써 의료균점(醫療均霑)을 도모하기 위한 목적으로 농어촌 등 보건의료를 위한 특별조치법이 제정됨에 따라 관련 조항을 정비하기 위한 개정이 이루어졌다.

79) 한의사(漢醫師) : 한의학으로 의료행위를 할 수 있는 법적 자격을 가진 의사이다.
80) 한약(漢藥) : 한의학의 기본이론을 바탕으로 질병의 예방이나 치료를 위해서 사용되는 천연물 또는 가공된 약제를 혼합 조제한 약물이다.

⑪ 1994년 1월 7일 : 의료법 개정의 목적은 국민생활 수준향상에 따른 의료 수요증가에 적극 대응하고, 의료인 및 의료기관에 대한 규제를 완화하는 등 운영상의 미비점을 보완하는 것이었다.

㉠ 개정된 조항 : 의료기관 종별 분류에 요양병원이 신설되어 만성질환자 등 장기요양 환자에게 저렴한 의료서비스를 제공하도록 하였다.

㉡ 의료기관의 요건 중 종합병원은 80병상 이상 규모로부터 100병상 이상으로, 병원은 20병상 이상으로부터 30병상 이상으로 규모를 상향 조정하였다.

㉢ 환자가 검사기록이나 방사선 필름 등의 사본을 요구하는 경우 : 이에 응하도록 하여 의료기관 간에 불필요하게 중복되는 검사 등을 방지하고자 하였다.

㉣ 의료법인 설립허가 : 보건복지부장관이 담당하던 것을 시 · 도지사에게 이양하였고, 의원급 의료기관의 개설신고는 시 · 도지사로부터 시 · 군구청장에게 이양하도록 하여 행정상의 편의를 도모하였다.

⑫ 1997년 12월 13일자 개정(법률 제5453호) : 의료인의 자격 및 면허취득, 국가시험, 의료인단체, 즉 중앙회에 관한 사항 및 의료기관의 개설에 관한 사항 등을 개정하였다.

⑬ 1999년 : 두 번의 개정이 있었다. 1999년 2월 8일자 개정은 적출물 처리 주무부서가 기존 보건복지부에서 환경부로 변경됨에 따라 「의료법」 제17조 제2항, 제3항에 명시된 적출물 관련 규정이 삭제되었고, 법률 제3조 제2항에서 정한 의료기관의 종별에 따른 주요 기능을 의료법에 구체적으로 명시하였다. 종합병원 및 병원은 입원환자에 대하여 의료를 목적으로 개설하는 의료기관임을, (치과, 한)의원은 외래환자에 대하여 의료를 목적으로 개설하는 의료기관 임을 규정하였다.

⑭ 2000년 2월 12일 개정 : 병원의 공동이용에 관한 규정을 신설하여 개방형 병원의 법적 근거를 마련하였으며, 의료기관의 종별명칭에 있어 종합병원의 명칭을 병원으로만 표시하도록 한 기존 법률을 개정 종합병원으로도 표시할 수 있도록 하였다.

1) 의료법 제27조제③항[81](환자 유인행위 금지)의 연력

「의료법」 제27조제③항은 1981년 12월 31자로 신설된 조항으로 신설 당시의 조문내용은

81) 제27조(무면허 의료행위 등 금지) 〈2020.12.29. 일부개정〉

① 의료인이 아니면 누구든지 의료행위를 할 수 없으며 의료인도 면허된 것 이외의 의료행위를 할 수 없다. 다만, 다음 각 호의 어느 하나에 해당하는 자는 보건복지부령으로 정하는 범위에서 의료행위를 할 수 있다.

1. 외국의 의료인 면허를 가진 자로서 일정 기간 국내에 체류하는 자
2. 의과대학, 치과대학, 한의과대학, 의학전문대학원, 치의학전문대학원, 한의학전문대학원, 종합병원 또는 외국 의료원조기관의 의료봉사 또는 연구 및 시범사업을 위하여 의료행위를 하는 자

'누구든지 영리를 목적으로 환자를 의료기관 또는 의료인에게 소개 · 알선 기타 유인하거나 이를 사주하는 행위를 할 수 없다'는 것이다.

① 직업수행의 자유를 제한하는 처벌법규는 소극적으로 적용되어야 한다.
② 헌법정신에 따라 작업수행의 자유는 최대한 보장하고, 직업수행의 자유제한은 엄격한 기준에 따라야 한다.
③ 대한민국 국회는 2002년 3월 30일 법률 제6686호로 위 조항을 개정하고 영리를 목적으로 환자를 소개, 알선, 유인하거나 이를 사주하는 행위를 구체적으로 열거함으로써 금지되는 행위의 범위와 한계를 명백히 하여 죄형 법정주의의 명확성의 원칙에 충실하게 「의료법」 제27조제③항을 개정하였다.
④ 누구든지 국민건강보험법 또는 의료급여법의 규정에 의한 본인부담금을 면제 또는 할인하는 행위, 금품 등을 제공하거나 불특정 다수인에게 교통편의를 제공하는 행위 등 영리를 목적으로 환자를 의료기관 또는 의료인에게 소개, 알선, 유인하는 행위 및 이를 사주하는 행위를 하여서는 아니 된다.

2) 의료법 제27조제③항(환자 유인행위 금지)의 운영 현실

영리를 목적으로 환자를 의료기관 또는 의료인에게 소개, 알선, 유인하는 행위 및 이를 사주하는 행위가 모두 의료법에 위반되는 것이 아니라 '국민건강보험법 또는 의료급여법의 규정에 의한 본인부담금을 면제 또는 할인하는 행위, 금품 등을 제공하거나 불특정 다수인에게 교통편의를 제공하는 행위'에 해당되는 행위만이 이른바 환자 유인행위로서 의료법에 위반되는 것이다.

「국민건강보험법」 제41조는 '제39조 제①항(요양급여)의 규정에 의한 요양급여를 받는 자

---

3. 의학 · 치과의학 · 한방의학 또는 간호학을 전공하는 학교의 학생
② 의료인이 아니면 의사 · 치과의사 · 한의사 · 조산사 또는 간호사 명칭이나 이와 비슷한 명칭을 사용하지 못한다.
③ 누구든지 「국민건강보험법」이나 「의료급여법」에 따른 본인부담금을 면제하거나 할인하는 행위, 금품 등을 제공하거나 불특정 다수인에게 교통편의를 제공하는 행위 등 영리를 목적으로 환자를 의료기관이나 의료인에게 소개 · 알선 · 유인하는 행위 및 이를 사주하는 행위를 하여서는 아니 된다. 다만, 다음 각 호의 어느 하나에 해당하는 행위는 할 수 있다.
1. 환자의 경제적 사정 등을 이유로 개별적으로 관할 시장 · 군수 · 구청장의 사전승인을 받아 환자를 유치하는 행위
2. 「국민건강보험법」 제109조 : 가입자나 피부양자가 아닌 외국인(보건복지부령으로 정하는 바에 따라 국내에 거주하는 외국인은 제외한다)환자를 유치하기 위한 행위
④ 제3항 제2호에도 불구하고 「보험업법」 제2조에 따른 보험회사, 상호회사, 보험설계사, 보험대리점 또는 보험중개사는 외국인 환자를 유치하기 위한 행위를 하여서는 아니 된다.
⑤ 누구든지 의료인이 아닌 자에게 의료행위를 하게 하거나 의료인에게 면허 사항 외의 의료행위를 하게 하여서는 아니 된다. 〈신설 2020.12.29.〉

는 대통령이 정하는 바에 의하여 그 비용의 일부(이하 본인부담금이라 한다)를 본인이 부담한다'고 규정함으로써 본인부담금이 국민건강보험법상의 요양급여비용 중의 일부분임을 명시하고 있다.

① 「의료급여법」 제10조 : '급여비용은 대통령이 정하는 바에 따라 그 전부 또는 일부를 제25조의 규정에 의한 의료급여기금에서 부담하되, 의료급여기금에서 일부를 부담하는 경우 그 나머지의 비용은 본인이 부담한다'고 규정함으로써 본인부담금이 의료급여법상의 의료급여비용 중의 일부분임을 명시하고 있다.
   ㉠ 국민건강보험법상의 요양급여대상이 아니거나 의료급여법상의 의료급여대상이 아닌 경우에는 본인부담금의 할인 또는 면제행위가 문제되지 않는다.
② 대법원은 「의료법」 제27조제③항의 해석과 적용에 신중한 입장을 보이고 있다. 대법원은 의료법 제③항의 '유인'을 기망 또는 유혹을 수단으로 환자로 하여금 특정 의료기관 또는 의료인과 치료위임계약을 체결하도록 유도하는 행위라고 엄격하게 해석하였으며(대법원 1998년 5월 29일 선고 97도1126), 행위가 의료시장의 질서를 근본적으로 해할 정도에 이르러야 환자 유인행위에 해당된다고 판단하였다(대법원 2008년 2월 28일 선고 2007도10542). 위와 같은 대법원의 입장은 다음과 같다.
   ㉠ 의료기관도 영리를 목적으로 할 수밖에 없기 때문에 사용자인 환자들에 대한 접근을 완전히 봉쇄할 수 없다.
   ㉡ 의료기관 경영기법의 전문화·다변화로 의료기관이 네트워크화 되고 병원경영 지원체제(MSO)화되고 있다.
   ㉢ 의료법에 제25조제③항이 사문화되었다.
   ㉣ 의료기관의 환자 유치과정에서의 위법행위는「의료법」 56조(의료광고의 금지등) 위반으로 처벌이 가능하다는 점을 판단 배경으로 한다.

3) 외국인 환자 유치와 의료법 제27조제③항

국민건강보험법은 국내에 거주하는 모든 국민에 대하여 적용된다.

① 국내에 거주하는 국민만이 국민건강보험법에 따른 건강보험의 가입자 또는 피부양자가(이하 '가입자'라 한다)되는 것이 원칙이다(「국민건강보험법」 제5조제①항).
② 정부는 외국정부가 사용자인 사업장의 근로자 건강보험에 관하여는 외국정부와 한 합의에 따라 이를 따로 정할 수 있고, 국내에 체류하는 재외국민 또는 외국인(이하 "국내

체류 외국인 등"이라 한다)이 적용대상사업장의 근로자, 공무원 또는 교직원이고 제6조 제2항 각 호의 어느 하나에 해당하지 아니하면서 다음 각 호의 어느 하나에 해당하는 경우에는 제5조에도 불구하고 직장가입자가 된다(「국민건강보험법」 제109조).

- 대통령령인 국민건강보험법 시행령 : 재외동포의 출입국과 법적 지위에 관한 법률 제6조에 따라 국내거소(國內居所) 신고를 한 사람과 출입국관리법 제31조에 따라 외국인 등록을 한 사람은 직장가입자가 될 수 있고, 국내에 3개월 이상 거주하였거나 유학 · 취업 등의 사유로 3개월 이상 거주할 것이 명백한 사람은 지역가입자가 될 수 있음을 규정하고 있다(제76조).
- 국민건강보험법에 따른 건강보험의 가입자가 되는 재외동포와 외국인 환자 : 「의료법」 제27조제③항의 '국민건강보험법 또는 의료급여법의 규정에 의한 본인부담금을 면제 또는 할인하는 행위금지' 규정이 적용된다는 점을 유의한다.
- 외국인 환자 : 성형 또는 임플란트 시술 등의 비급여 환자라면 100[%] 자비부담의 환자이므로 국민건강보험법상의 요양급여대상이 아닐 뿐만 아니라, 의료급여법상의 의료급여대상도 역시 아니기 때문에 할인을 통한 유인행위가 성립될 여지는 없다.
- 외국인 환자에게 금품 등을 제공하거나 교통편의를 제공하는 행위는 원칙적으로 금지 대상이다.

4) 외국인 환자 유치에 대한 의료법 제27조제③항 단서의 특례

누구든지 국민건강보험법이나 의료급여법에 따른 본인부담금을 면제하거나 할인하는 행위, 금품 등을 제공하거나 불특정 다수인에게 교통편의를 제공하는 행위 등 영리를 목적으로 환자를 의료기관이나 의료인에게 소개, 알선, 유인하는 행위 및 이를 사주하는 행위를 하여서는 아니 되지만, 「국민건강보험법」 제109조에 따른 가입자나 피부양자가 아닌 외국인(보건복지부령으로 정하는 바에 따라 국내에 거주하는 외국인은 제외한다) 환자를 유치하기 위한 행위는 적용 대상이 아니다(「의료법」 제27조제③항 단서 제2호).

구 의료법이 내 · 외국인을 불문하고 환자를 의료기관이나 의료인에게 소개, 알선, 유인하는 행위를 금지하고 있어서 의료기관이 지니고 있는 대외경쟁력을 약화하게 하는 측면이 있었다. 이를 시정하기 위하여 보건복지부장관에 등록을 한 의료기관 등에게 국내에 거주하지 아니하는 외국인 환자에 대한 유치활동을 허용하려는 것이 개정입법의 취지이다.

5) 외국인 환자에 대한 원내조제의 허용

국내 지리나 언어가 익숙하지 않은 외국인 환자에게는 의사나 치과의사의 처방을 받아 약사나 한약사에게 의약품을 조제받는 것이 매우 불편하고, 정확한 복약지도가 이루어지지 않을 경우에 약화사고 등의 우려가 있어 의사나 치과의사가 의약품을 직접 조제할 수 있는 경우에 의료법에 따라 유치하는 외국인 환자에 대하여 원내조제를 허용하였다(「약사법」 제23조제④항14호, 「약사법 시행령」 제23조7호).

6) 외국인 환자 유치사업 등록 대상

① 외국인 환자를 유치하고자 하는 국내 의료기관과 유치업자로 정하며 「의료법」 제27조2에 따라 외국인 환자를 유치하고자 하는 의료기관과 유치업자는 일정 요건을 갖추어 등록하여야 한다.

② 외국인 환자 유치사업 등록업무와 사업실적 보고 : 한국보건산업진흥원이 위탁받아 수행한다. 외국인 환자 유치사업 등록접수는 한국보건산업진흥원에서 수시로 받고 있으며, 등록신청서 제출 후 20일 이내에 등록증을 교부받을 수 있다.

③ 한국보건산업진흥원 : 신청서와 구비서류를 접수 · 검토하여 보건복지부에 그 내용을 알린다.

④ 보건복지부 : 등록요건에 적합한 경우 등록증을 발행하여 한국보건산업진흥원에 송부하고, 한국보건산업진흥원은 신청자에게 통보한 후 발생된 등록증을 교부한다.

⑤ 등록신청 시 : 대표자 본인이 직접 방문할 경우는 신분증을 지참하고 대리인이 신청할 경우는 대표자의 신분증 사본과 위임장을 제출하여야 한다(우편접수 시는 대표자 신분증 사본을 제출한다).

7) 외국인 환자 유치사업의 등록요건과 구비서류

유치하고자 하는 외국인 환자 진료과목의 전문의가 1인 이상이어야 한다(재직증명서 등을 통해 진료과목 전문의가 현재 의료기관에 근무하고 있음을 증명하도록 한다).

① 진료과목 : '전문의의 수련 및 자격인정 등에 관한 규정' 제3조에 따른 전문과목이 아닌 경우는 제외된다.

② 외국인 환자 유치 관련 등록신청을 희망하는 의료기관 : 등록신청서와 함께 다음의 서류를 구비하여 제출하여야 한다.

㉠ 의료기관 개설신고 증명서 또는 개설허가증 사본 1부

㉡ 사업계획서 1부(기관소개, 사업목적 및 주요 사업내용, 업무조직 등 포함)

㉢ 진료하고자 하는 외국인 환자 진료과목 전문의의 명단 및 자격증 사본(치과, 한의과 등은 의사명단과 자격증 사본 제출)

㉣ 사업자등록증 사본 1부

㉤ 등록요건과 구비서류 : 등록요건과 구비서류는 〈표 6-1〉과 같다.

〈표 6-1〉 의료기관 유치업자의 등록요건과 구비서류

의료기관	유치업자
등 록 요 건	
• 유치하고자 하는 진료과목의 전문의 1인 이상(진료과목이 '전문의의 수련 및 자격인정 등에 관한 규정' 제3조에 따른 전문과목이 아닌 경우는 제외함) • 해당 전문의의 재직증명서 • 치과, 한의과 등은 의사명단 및 자격증 사본	• 보증보험 가입(1억원 이상, 가입기간 1년 이상) • 자본금 규모(1억원, 단 관광진흥법에 의하여 등록된 일반여행업자는 추가 증자 필요없음) • 국내에 사무실을 둘 것
첨 부 서 류	
• 사업계획서 1부 • 의료기관 개설신고증명서 또는 개설허가증 사본 1부 • 유치하고자 하는 외국인 환자 전문의의 명단과 자격증 사본 • 사업자등록증 사본 1부	• 정관 1부(법인인 경우) • 자본금 규모를 증명할 수 있는 서류 • 사업계획서 1부 • 보증보험에 가입된 사실을 증명할 수 있는 서류 1부(보증보험증권 원본) • 사무실에 대한 소유권이나 사용권이 있음을 증명하는 서류 · 사업자등록증 사본 1부

8) 외국인 환자 유치사업의 등록절차의 추진배경

「의료법」 개정 제27조의2에 따라 외국인 환자를 유치하려는 의료기관 및 유치업자는 의료법 및 보건복지부령에서 정한 요건을 갖추어 의무적으로 등록하여야 한다.

① 사업목적 : 외국인 환자를 유치하려는 의료기관 및 유치업자에게 일정요건을 갖춰 등록하게 함으로써 무분별한 외국인 환자 유치행위로 인한 국내 의료시장 질서 혼탁화를 방지하고, 지속적으로 관리할 수 있는 제도적 장치로 활용하기 위함이다.

② 외국인 환자 유치 과다경쟁으로 인한 공공 의료서비스의 질적 저하를 막고 미자격 의료기관 및 유치업자의 난립으로 인해 발생할 수 있는 한국의료서비스의 대외 이미지 실추를 방지하기 위함이다.

③ 「의료법」 제27조(무면허 의료행위 등 금지) : 누구든지 「국민건강보험법」이나 「의료급여법」에 따른 본인부담금을 면제하거나 할인하는 행위, 금품 등을 제공하거나 불특정 다수인에게 교통편의를 제공하는 행위 등 영리를 목적으로 환자를 의료기관이나 의료인에게 소개, 알선, 유인하는 행위 및 이를 사주하는 행위를 하여서는 아니 된다. 그러나 환자의 경제사정 등 특정한 사정이 있어서 관할 시장, 군수, 구청장의 사전승인을 받을 경우에는 그러지 아니한다.

④ 외국인 환자 유치사업 등록 대상 및 접수방법 : 「국민건강보험법」 제93조에 따른 가입자나 피부양자가 아닌 외국인 환자에 대한 유치활동을 허용하는 내용으로 「의료법」이 개정(법률 제9386호, 2009년 1월 30일 공포, 5.1시행)됨에 따라 외국인 환자 유치사업 등록을 위한 사전접수를 받고 있다(등기우편 또는 방문접수).

⑤ 외국인 환자 유치사업 등록 대상 : 외국인 환자를 유치하고자 하는 국내 의료기관 및 유치업자로 정하며, 「의료법」 제27조의2에 따라 외국인 환자를 유치하고자 하는 의료기관 및 유치업자는 일정 요건을 갖추어 등록하여야 한다.

9) 외국인 환자 유치사업 등록업무 및 사업실적 보고

한국보건산업진흥원이 위탁받아 수행하고 외국인 환자 유치사업 등록접수는 한국보건산업진흥원에서 수시로 받고 있으며, 등록신청서 제출 후 20일 이내에 등록증을 교부받을 수 있다.

① 처리기간 : 일단위로 계산하고 초일을 산입하되 공휴일을 산입하지 않는다(「민원사무처리에 관한 법률」 제6조 제2항). 한국보건산업진흥원은 〈표 6-2〉와 같이 신청서 및 구비서류를 접수, 검토하여 보건복지부에 그 내용을 알린다.

② 복건복지부 : 등록요건에 적합한 경우 등록증을 발행하여 한국보건산업진흥원에 송부하고, 한국보건산업진흥원은 발행된 등록증을 신청자에게 통보 및 교부한다. 또한 등록신청시 대표자 본인이 직접 방문할 경우는 신분증을 지참하고, 대리인이 신청할 경우는 대표자의 신분증 사본 및 위임장을 제출한다(우편접수시 대표자 신분증 사본 제출).

〈표 6-2〉 한국보건산업진흥원 위탁 업무내용

한국보건산업진흥원 위탁 업무내용	• 외국인 환자 유치 의료기관 및 유치업자 등록업무 위탁수행 • 신청서 접수, 검토 및 등록증 교부, 통보 등
	• 외국인 환자의 유치사업 실적보고 업무수행 • 외국인 환자 국적, 성별 및 출생년도, 진료과목, 입원기간 등 실적보고

③ 외국인 환자 유치사업 등록과 사업실적 보고업무 : 한국보건산업진흥원이 위탁받는다(「의료법 시행령」 제42조).

④ 외국인 환자 유치 희망 의료기관과 유치업자 : 다음 순서에 따라 한국보건산업진흥원에 등록을 신청할 수 있다.

〈표 6-3〉 등록 관련 체크리스트 의료기관 등록요건

의료기관	등록요건	• 유치하고자 하는 진료과목의 전문의 1인 이상(진료과목이 '전문의의 수련 및 자격인정 등에 관한 규정' 제3조에 따른 전문과목이 아닌 경우는 제외함) • 해당 전문의의 재직증명서 • 치과, 한의과 등은 의사명단과 자격증 사본
	첨부서류	• 사업계획서 1부 • 의료기관 개설신고증명서 또는 개설허가증 사본 1부 • 유치하고자 하는 외국인 환자 전문의의 명단 및 자격증 사본 • 사업자등록증 사본 1부

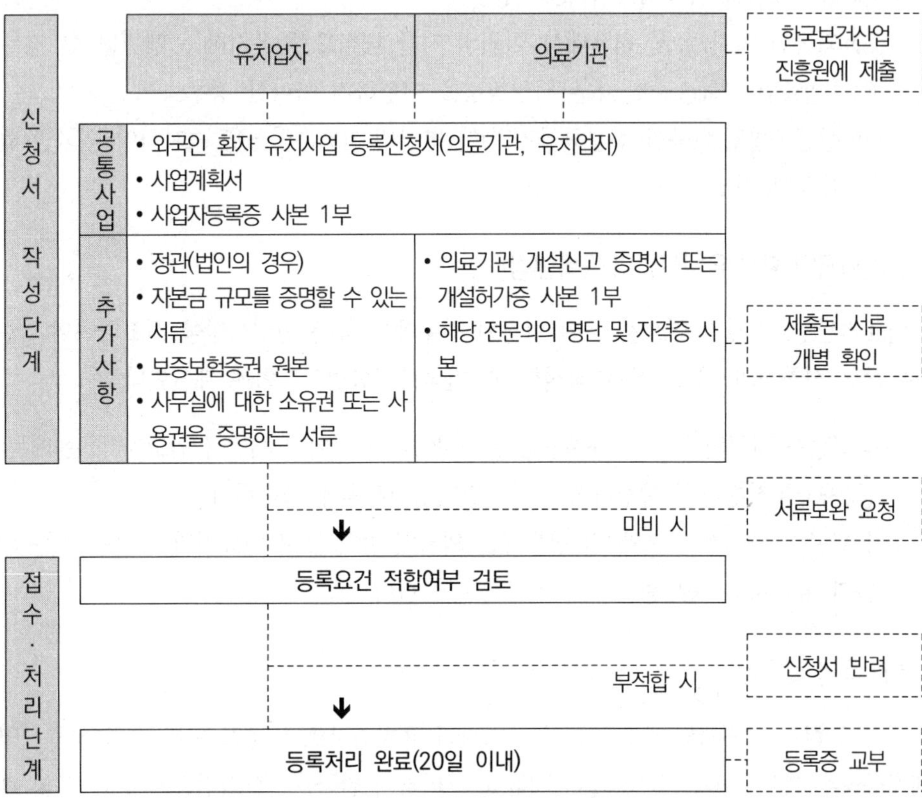

㉠ 신청인 : 등록요건을 확인하고 등록신청서와 구비서류를 준비하여 한국보건산업진흥원에 신청한다.

㉡ 한국보건산업진흥원 : 신청인의 서류를 접수하고 검토 후 그 내용을 보건복지부에 알린다.

㉢ 보건복지부 : 등록요건에 적합한 경우 등록증을 발행하여 한국보건산업진흥원에 송부한다.

㉣ 한국보건산업진흥원 : 접수일로부터 20일 이내에 발행된 등록증을 신청인에게 통보 및 교부하고 신청인은 등록증을 수령한다.

⑤ 외국인 환자 유치를 희망하는 의료기관과 유치업자 : 반드시 등록요건을 갖추어 등록업무 위탁기관인 한국보건산업진흥원에 접수해야 하며, 〈표 6-3〉과 같이 등록기준에 적합할 경우 등록증을 발부받아 외국인 환자 유치사업을 시작할 수 있다.

⑥ 외국인 환자 유치업자와 의료기관의 등록 : 다음과 같은 경우에 취소될 수 있다.

㉠ 등록요건을 충족시키지 못할 경우

㉡ 외국인 환자 유치 허용대상 이외의 자를 대상으로 유치하는 행위를 한 경우

㉢ 「의료법」 제63조에 따른 시정명령을 이행하지 아니한 경우

㉣ 상급종합병원(종합 전문요양기관)이 병상의 100분의 5를 초과하여 외국인 환자를 유치한 경우

10) 외국인 환자 유치사업의 등록변경

의료기관명, 소재지 대표자 등이 변경된 경우에는 등록 변경사항을 신고하여야 하는 데, 등록변경 신청서의 변경내용을 작성한 후 한국보건산업진흥원에 제출한다.

① 등록증을 발급받은 자가 등록증을 분실하였거나 낡아서 재발급 받고자 하는 때는 등록증 재교부신청서를 작성하여 한국보건산업진흥원에 제출한다.

② 등록증이 낡아서 못쓰게 된 경우에는 외국인 환자 유치 의료기관 등록증 또는 외국인 환자 유치사업 등록증 1부를 첨부하여야 한다.

11) 휴업 및 폐업

외국인 환자 유치사업에 등록한 의료기관과 유치업자로서 휴업 또는 폐업하거나 영업을 재개하려는 자는 〈표 6-4〉와 같이 서류를 구비하여 한국보건산업진흥원에 휴업 및 폐업을 신고하여야 한다.

〈표 6-4〉 의료기관 휴업 및 폐업 등 서류구비

	휴 업	폐 업	휴업 후 영업재개
의료기관 및 유치업자	• 휴업신고서 • 등록증	• 폐업신고서 • 등록증	• 재개업신고서

휴업에는 외국인 환자 유치사업의 등록 후 영업을 개시하지 아니하는 경우도 포함된다.

① 유치업자가 폐업 또는 휴업을 할 경우 또는 현재 계약체결자 등 유치·소개 중에 있는 환자가 없는 경우에는 본인확인서를 제출하여야 한다.

② 외국인 환자 유치사업의 변경, 휴업, 폐업의 신고(재발급 포함)를 대리인이 수행할 경우에는 대표자의 위임장과 신분증 사본을 제출하여야 한다.

(1) 외국인 환자 유치사업 실적보고

「의료법」 제27조의2제 외국인 환자의 국적·인원, 진료과목, 외국인 환자의 병상이용률 등을 파악하여 체계적인 외국인 환자 유치행위를 위한 기본 통계데이터로 활용함과 동시에 의료시장 질서유지 및 외국인 환자 유치사업 전략수립에 있어 마케팅 자료로 활용하기 위함이다. 또한 외국인 환자 유치실적에 대한 지속적인 모니터링을 통하여 내국인에 대한 역차별 여부 및 사업지원 대책을 마련하기 위해서도 필요한 절차이다.

(2) 외국인 환자 유치사업 실적보고 내용

외국인 환자 유치사업의 실적보고 대상은 외국인 환자 유치사업을 위하여 등록한 의료기관이다.

① 외국인 환자 유치사업의 실적보고 접수기관 : 한국보건산업진흥원이 위탁받아 수행한다.

② 외국인 환자 유치사업의 실적보고 주요 내용 : 다음과 같다.

㉠ 외국인 환자 유치사업을 위하여 등록한 의료기관과 유치업자는 매년 3월 31일까지 전년도 사업실적을 보고하여야 한다.

㉡ 보고내용 : 의료기관에 내원한 외국인 환자의 국적, 성별 및 출생년도, 진료과목, 입원기간, 주상병명 및 외래 방문일수이다.

㉢ 해당 의료기관과 유치업자 : 관련 양식을 한국보건산업진흥원 홈페이지(www.khidi.or.kr)를 통해 확인한 후 매년 3월 31까지 한국보건산업진흥원에 제출하여야 한다.

12) 외국인 환자 유치 아이디병원

보건복지부가 '외국인 환자 유치실적 주요 결과'를 발표한 자료는 병원급(치과병원 포함)에서 청심국제병원, 성애병원, 연세대치과병원에 이어 아이디병원이 높은 외국인 환자 유치 실적결과를 보였다.

① 아이디병원은 [그림 6-2]와 같이 "의원급 의료기관이 대부분인 성형외과 분야에서 본원은 병원급 시설과 규모를 갖추고 있다"며 "쁘띠성형부터 양악수술까지 외국인 환자들이 믿고 찾을 수 있는 의료진의 실력과 시스템이 준비되어 있다"고 하였다.

② 아이디병원은 턱관절센터, 안면윤곽센터, 눈·코 성형센터, 치아교정센터, 마취통증센터 등 국내에는 없는 전문화된 8대 전문센터를 운영하고 있다. 또한 30병상 이상의 입원실, 자가발전시설, 만약의 출혈에 대비한 혈액은행, 구급차 등 의료법상의 기준과 규격을 완벽히 갖추고 있다.

③ 임상경험이 풍부한 대학병원 교수출신 전문의들이 모여 환자에게 질 높은 의료서비스를 제공하고 있다.

④ 외국인 환자를 위한 다양한 서비스와 활동을 한다.

⑤ 아이디병원은 영어, 중국어로 된 병원홈페이지 구축은 물론 다양한 외국어를 구사하는 코디네이터와 간호사가 상주해 외국인 환자의 문의에 신속한 답변을 제공하고, 불편함 없이 상담과 치료를 받을 수 있도록 돕고 있다.

⑥ 베트남 안면기형 아동들에게 바른 얼굴을 찾아주기 위한 무료수술 자원봉사, 한국 성형에 관심이 많은 중국 환자와 의료진을 위한 중국 상하이 심포지엄 개최 등 해외에서도 활발한 활동을 하고 있다.

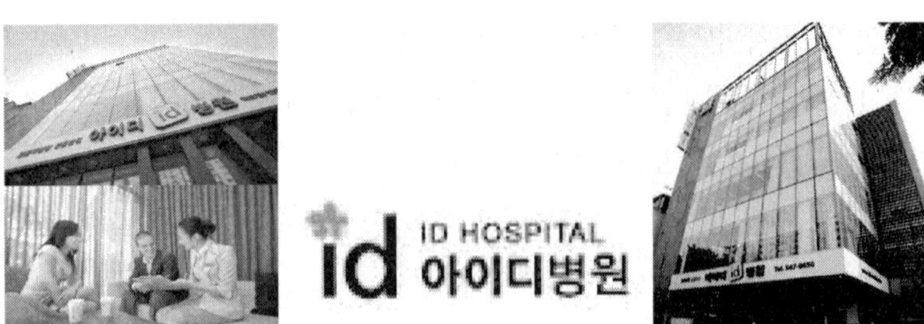

[그림 6-2] 아이디병원

제7장

관광 관련 법규

01 관광진흥법

02 출입국관리법(출입국 절차 및 비자발급 등)

03 재외동포의 출입국과 법적 지위에 관한 법률

04 재외동포의 출입국과 법적 지위에 관한 법률해설

05 재외동포 거소신고 대상

관광법규는 관광행정에 관한 국내공법으로 관광활동에 관한 질서유지와 권리, 의무관계를 규율하며, 행정기관의 관광행정행위에 관하여 규정한 법이다. 관광행정법으로서의 행정법 공동의 특성에서 관광행정행위의 공공성으로 다수의 개인에 대한 획일적 · 강행적인 규율을 원칙으로 하고 있기 때문에 개인의 권리, 의무에 대한 일방적 규율의 예측 가능성을 보장하고 법적 생활의 안정성을 도모하여야 한다.

① 관광법규 : 내용을 개인이 명확히 알 수 있도록 성문화 하는 것이 필요하다. 관광행정주체가 관광행정행위의 공공성에 입각하여 관광행정목적을 실용성 있게 수행할 수 있도록 관광사업자나 관광객 등 개개인에 대하여 우월한 위치에서 일방적으로 명령, 강제하게 된다. 공공의 이익을 도모하기 위한 법으로서 공익이 훼손되지 않는 범위 내에서 사익과 합리적인 조화를 이루어 나간다.

② 관광법규 : 많은 사람을 규율대상으로 하기 때문에 많은 사람들에 대하여는 공평하게 법적용이 이루어져야 하고, 일정한 국가목적의 실현을 위하여 개인에 대한 관계뿐만 아니라 관광행정주체에 대한 관계에 있어서도 획일적 · 강제적으로 규율을 원칙으로 한다.

③ 관광법규의 기술성 : 일반적으로 사회공공의 입장, 개인의 입장을 고려함으로써 양자 간의 피해와 충돌을 최소화하는 기술적인 법이다.

④ 관광 : 특정한 분야에 국한하여 적용되는 법으로써 관광분야에 관하여 적용되고 있는 관광법규 이외의 다른 법과의 관계에 있어서 이들 법보다 관광법규가 우선 적용되고 있으며 특별법으로서의 성격을 가진다.

⑤ 여가활동 : 국민의 삶을 풍요롭게 함으로써 사회복지를 실현하는 데 기여하는 복지 지향적법이다.

⑥ 관광법규가 규율하는 관광분야 : 사회현상 전체와 연관되어 있는 복합적인 성격을 가지고 있기에 다른 분야를 규율하는 행정법과 직접 · 간접적으로 연관을 맺고 있다.

01 관광진흥법

[법률 제18982호 일부개정 2022.09.27.]

제1장 총 칙

제1조(목적) 이 법은 관광 여건을 조성하고 관광자원을 개발하며 관광 사업을 육성하여 관광 진흥에 이바지하는 것을 목적으로 한다.

제2조(정의) 이 법에서 사용하는 용어의 뜻은 다음과 같다.

1. "관광사업" : 관광객을 위하여 운송 · 숙박 · 음식 · 운동 · 오락 · 휴양 또는 용역을 제공하거나 그 밖에 관광에 딸린 시설을 갖추어 이를 이용하게 하는 업(業)을 말한다.
2. "관광사업자" : 관광 사업을 경영하기 위하여 등록 · 허가 또는 지정(이하 "등록 등"이라 한다)을 받거나 신고를 한 자를 말한다.
3. "기획여행" : 여행업을 경영하는 자가 국외여행을 하려는 여행자를 위하여 여행의 목적지 · 일정, 여행자가 제공받을 운송 또는 숙박 등의 서비스 내용과 그 요금 등에 관한 사항을 미리 정하고 이에 참가하는 여행자를 모집하여 실시하는 여행을 말한다.
4. "회원" : 관광사업의 시설을 일반 이용자보다 우선적으로 이용하거나 유리한 조건으로 이용하기로 해당 관광사업자(제15조 제1항 및 제2항에 따른 사업계획의 승인을 받은 자를 포함한다)와 약정한 자를 말한다.
5. "공유자" : 단독 소유나 공유(共有)의 형식으로 관광사업의 일부 시설을 관광사업자(제15조제1항 및 제2항에 따른 사업계획의 승인을 받은 자를 포함한다)로부터 분양받은 자를 말한다.
6. "관광지" : 자연적 또는 문화적 관광자원을 갖추고 관광객을 위한 기본적인 편의시설을 설치하는 지역으로서 이 법에 따라 지정된 곳을 말한다.
7. "관광단지" : 관광객의 다양한 관광 및 휴양을 위하여 각종 관광시설을 종합적으로 개발하는 관광 거점 지역으로서 이 법에 따라 지정된 곳을 말한다.
8. "민간개발자" : 관광단지를 개발하려는 개인이나 「상법」 또는 「민법」에 따라 설립된 법인을 말한다.
9. "조성계획" : 관광지나 관광단지의 보호 및 이용을 증진하기 위하여 필요한 관광시설의 조성과 관리에 관한 계획을 말한다.
10. "지원시설" : 관광지나 관광단지의 관리 · 운영 및 기능 활성화에 필요한 관광지 및 관광단지 안팎의 시설을 말한다.
11. "관광특구" : 외국인 관광객의 유치 촉진 등을 위하여 관광활동과 관련된 관계 법령의 적용이 배제되거나 완화되고, 관광활동과 관련된 서비스 · 안내체계 및 홍보 등 관광 여건을 집중적으로 조성할 필요가 있는 지역으로 이 법에 따라 지정된 곳을 말한다.

11의2. “여행이용권” : 관광취약계층이 관광활동을 영위할 수 있도록 금액이나 수량이 기재(전자적 또는 자기적 방법에 의한 기록을 포함한다. 이하 같다)된 증표를 말한다.

12. “문화관광해설사” : 관광객의 이해와 감상, 체험기회를 제고하기 위하여 역사 · 문화 · 예술 · 자연 등 관광자원 전반에 대한 전문적인 해설을 제공하는 자를 말한다.

제2장 관광사업

제1절 통 칙

제3조(관광사업의 종류) ① 관광사업의 종류 : 다음 각 호와 같다.

1. 여행업 : 여행자 또는 운송시설 · 숙박시설, 그 밖에 여행에 딸리는 시설의 경영자 등을 위하여 그 시설 이용 알선이나 계약 체결의 대리, 여행에 관한 안내, 그 밖의 여행 편의를 제공하는 업
2. 관광숙박업 : 다음 각 목에서 규정하는 업
   가. 호텔업 : 관광객의 숙박에 적합한 시설을 갖추어 이를 관광객에게 제공하거나 숙박에 딸리는 음식 · 운동 · 오락 · 휴양 · 공연 또는 연수에 적합한 시설 등을 함께 갖추어 이를 이용하게 하는 업
   나. 휴양 콘도미니엄업 : 관광객의 숙박과 취사에 적합한 시설을 갖추어 이를 그 시설의 회원이나 공유자, 그 밖의 관광객에게 제공하거나 숙박에 딸리는 음식 · 운동 · 오락 · 휴양 · 공연 또는 연수에 적합한 시설 등을 함께 갖추어 이를 이용하게 하는 업
3. 관광객 이용시설업 : 다음 각 목에서 규정하는 업
   가. 관광객을 위하여 음식 · 운동 · 오락 · 휴양 · 문화 · 예술 또는 레저 등에 적합한 시설을 갖추어 이를 관광객에게 이용하게 하는 업
   나. 대통령령으로 정하는 2종 이상의 시설과 관광숙박업의 시설(이하 “관광숙박시설”이라 한다) 등을 함께 갖추어 이를 회원이나 그 밖의 관광객에게 이용하게 하는 업
   다. 야영장업 : 야영에 적합한 시설 및 설비 등을 갖추고 야영편의를 제공하는 시설(「청소년활동 진흥법」 제10조제1호마목에 따른 청소년야영장은 제외한다)을 관광객에게 이용하게 하는 업
4. 국제 회의업 : 대규모 관광 수요를 유발하여 관광산업 진흥에 기여하는 국제회의(세미나 · 토론회 · 전시회 · 기업회의 등을 포함한다. 이하 같다)를 개최할 수 있는 시설을 설치 · 운영하거나 국제회의의 기획 · 준비 · 진행 및 그 밖에 이와 관련된 업무를 위탁받아 대행하는 업
5. 카지노업 : 전문 영업장을 갖추고 주사위 · 트럼프 · 슬롯머신 등 특정한 기구 등을 이용하여 우연의 결과에 따라 특정인에게 재산상의 이익을 주고 다른 참가자에게 손실을 주는 행위 등을 하는 업
6. 유원 시설업(遊園施設業) : 유기시설(遊技施設)이나 유기기구(遊技機具)를 갖추어 이를 관광객에게 이용하게 하는 업(다른 영업을 경영하면서 관광객의 유치 또는 광고 등을 목적으로 유기시설이나 유기기구를 설치하여 이를 이용하게 하는 경우를 포함한다)
7. 관광 편의 시설업 : 제1호부터 제6호까지의 규정에 따른 관광사업 외에 관광 진흥에 이바지할

수 있다고 인정되는 사업이나 시설 등을 운영하는 업

② 제1항 제1호부터 제4호까지, 제6호 및 제7호에 따른 관광 사업은 대통령령으로 정하는 바에 따라 세분할 수 있다.

제4조(등록) ① 제3조 제1항 제1호부터 제4호까지의 규정에 따른 여행업, 관광숙박업, 관광객 이용시설업 및 국제회의업을 경영하려는 자는 특별자치시장 · 특별자치도지사 · 시장 · 군수 · 구청장(자치구의 구청장을 말한다. 이하 같다)에게 등록하여야 한다.

③ 제1항에 따른 등록을 하려는 자 : 대통령령으로 정하는 자본금 · 시설 및 설비 등을 갖추어야 한다.

④ 제1항 : 등록한 사항 중 대통령령으로 정하는 중요 사항을 변경하려면 변경등록을 하여야 한다.

⑤ 제1항 및 제4항 : 등록 또는 변경등록의 절차 등에 필요한 사항은 문화체육관광부령으로 정한다.

제5조(허가와 신고) ① 제3조 제1항 제5호에 따른 카지노업을 경영하려는 자 : 전용영업장 등 문화체육관광부령으로 정하는 시설과 기구를 갖추어 문화체육관광부장관의 허가를 받아야 한다.

② 제3조 제1항 제6호 : 유원시설업 중 대통령령으로 정하는 유원시설업을 경영하려는 자는 문화체육관광부령으로 정하는 시설과 설비를 갖추어 특별자치시장 · 특별자치도지사 · 시장 · 군수 · 구청장의 허가를 받아야 한다.

③ 제1항과 제2항 : 허가받은 사항 중 문화체육관광부령으로 정하는 중요 사항을 변경하려면 변경허가를 받아야 한다. 다만, 경미한 사항을 변경하려면 변경신고를 하여야 한다.

④ 제2항 : 대통령령으로 정하는 유원 시설업 외의 유원 시설업을 경영하려는 자는 문화체육관광부령으로 정하는 시설과 설비를 갖추어 특별자치시장 · 특별자치도지사 · 시장 · 군수 · 구청장에게 신고하여야 한다. 신고한 사항 중 문화체육관광부령으로 정하는 중요 사항을 변경하려는 경우에도 또한 같다.

⑤ 문화체육관광부장관 또는 특별자치시장 · 특별자치도지사 · 시장 · 군수 · 구청장 : 제3항 단서에 따른 변경신고나 제4항에 따른 신고 또는 변경신고를 받은 경우 그 내용을 검토하여 이법에 적합하면 신고를 수리하여야 한다.

⑥ 제1항부터 제5항 : 규정에 따른 허가 및 신고의 절차 등에 필요한 사항은 문화체육관광부령으로 정한다.

제6조(지정) ① 제3조 제1항 제7호 : 관광 편의 시설업을 경영하려는 자는 문화체육관광부령으로 정하는 바에 따라 특별시장 · 광역시장 · 특별자치시장 · 도지사 · 특별자치도지사(이하 "시 · 도지사"라 한다) 또는 시장 · 군수 · 구청장의 지정을 받을 수 있다.

② 제1항 : 관광 편의 시설업으로 지정을 받으려는 자는 관광객이 이용하기 적합한 시설이나 외국어 안내서비스 등 문화체육관광부령으로 정하는 기준을 갖추어야 한다.

제7조(결격사유) ① 다음 각 호의 어느 하나에 해당하는 자 : 관광사업의 등록등을 받거나 신고를 할 수 없고, 제15조 제1항 및 제2항에 따른 사업계획의 승인을 받을 수 없다. 법인의 경우 그 임원 중에 다음 각 호의 어느 하나에 해당하는 자가 있는 경우에도 또한 같다.

1. 피성년 후견인 · 피한정후견인
2. 파산선고를 받고 복권되지 아니한 자

3. 이 법에 따라 등록등 또는 사업계획의 승인이 취소되거나 제36조제1항에 따라 영업소가 폐쇄된 후 2년이 지나지 아니한 자
4. 이 법을 위반하여 징역 이상의 실형을 선고받고 그 집행이 끝나거나 집행을 받지 아니하기로 확정된 후 2년이 지나지 아니한 자 또는 형의 집행유예 기간 중에 있는 자

② 관광사업의 등록등을 받거나 신고를 한 자 또는 사업계획의 승인을 받은 자 : 제1항 각 호의 어느 하나에 해당하면 문화체육관광부장관, 시 · 도지사 또는 시장 · 군수 · 구청장(이하 "등록기관등의 장"이라 한다)은 3개월 이내에 그 등록등 또는 사업계획의 승인을 취소하거나 영업소를 폐쇄하여야 한다. 다만, 법인의 임원 중 그 사유에 해당하는 자가 있는 경우 3개월 이내에 그 임원을 바꾸어 임명한 때에는 그러하지 아니하다.

제8조(관광사업의 양수 등) ① 관광 사업을 양수(讓受)한 자 또는 관광 사업을 경영하는 법인이 합병한 때에는 합병 후 존속하거나 설립되는 법인은 그 관광사업의 등록등 또는 신고에 따른 관광사업자의 권리 · 의무(제20조 제1항에 따라 분양이나 회원 모집을 한 경우에는 그 관광사업자와 공유자 또는 회원 간에 약정한 사항을 포함한다)를 승계한다.

② 다음 각 호의 어느 하나에 해당하는 절차에 따라 문화체육관광부령으로 정하는 주요한 관광사업 시설의 전부(제20조 제1항에 따라 분양한 경우에는 분양한 부분을 제외한 나머지 시설을 말한다)를 인수한 자는 그 관광사업자의 지위(제20조 제1항에 따라 분양이나 회원 모집을 한 경우에는 그 관광사업자와 공유자 또는 회원 간에 약정한 권리 및 의무 사항을 포함한다)를 승계 한다.

1. 「민사집행법」에 따른 경매
2. 「채무자 회생 및 파산에 관한 법률」에 따른 환가(換價)
3. 「국세징수법」, 「관세법」 또는 「지방세징수법」에 따른 압류 재산의 매각
4. 그 밖에 제1호부터 제3호까지의 규정에 준하는 절차

③ 관광사업자가 제35조제1항 및 제2항 : 취소 · 정지처분 또는 개선명령을 받은 경우 그 처분 또는 명령의 효과는 제1항에 따라 관광사업자의 지위를 승계한 자에게 승계되며, 그 절차가 진행 중인 때에는 새로운 관광사업자에게 그 절차를 계속 진행할 수 있다. 다만, 그 승계한 관광사업자가 양수나 합병 당시 그 처분 · 명령이나 위반 사실을 알지 못하였음을 증명하면 그러하지 아니하다.

④ 제1항과 제2항 : 관광사업자의 지위를 승계한 자는 승계한 날부터 1개월 이내에 관할 등록기관등의 장에게 신고하여야 한다.

⑤ 관할 등록기관등의 장 : 제4항에 따른 신고를 받은 경우 그 내용을 검토하여 이 법에 적합 하면 신고를 수리하여야 한다.

⑥ 제15조 제1항 및 제2항 : 사업계획의 승인을 받은 자의 지위승계에 관하여는 제1항부터 제5항까지의 규정을 준용한다.

⑦ 제1항과 제2항 : 관광사업자의 지위를 승계하는 자에 관하여는 제7조를 준용하되, 카지노사업자의 경우에는 제7조 및 제22조를 준용한다.

⑧ 관광사업자가 그 사업의 전부 또는 일부를 휴업하거나 폐업한 때에는 관할 등록기관등의 장에게 알려야 한다. 다만, 카지노사업자가 카지노업을 휴업 또는 폐업하고자 하는 때에는 문화체육관광부령으로 정하는 바에 따라 미리 신고하여야 한다.

⑨ 관할 등록기관등의 장 : 관광사업자가 「부가가치세법」 제8조에 따라 관할 세무서장에게 폐업신고를 하거나 관할 세무서장이 사업자등록을 말소한 경우에는 등록등 또는 신고 사항을 직권으로 말소하거나 취소할 수 있다. 다만, 카지노업에 대해서는 그러하지 아니하다.

⑩ 관할 등록기관등의 장 : 제9항에 따른 직권말소 또는 직권취소를 위하여 필요한 경우 관할 세무서장에게 관광사업자의 폐업 여부에 대한 정보를 제공하도록 요청할 수 있다. 이 경우 요청을 받은 관할 세무서장은 「전자정부법」 제36조제1항에 따라 관광사업자의 폐업 여부에 대한 정보를 제공하여야 한다.

제9조(보험가입 등) 관광사업자 : 해당 사업과 관련하여 사고가 발생하거나 관광객에게 손해가 발생하면 문화체육관광부령으로 정하는 바에 따라 피해자에게 보험금을 지급할 것을 내용으로 하는 보험 또는 공제에 가입하거나 영업보증금을 예치(이하 "보험 가입 등")이라 한다)하여야 한다.

제10조(관광표지의 부착 등) ① 관광사업자 : 사업장에 문화체육관광부령으로 정하는 관광표지를 붙일 수 있다.

② 관광사업자 : 사실과 다르게 제1항에 따른 관광표지(이하 "관광표지"라 한다)를 붙이거나 관광표지에 기재되는 내용을 사실과 다르게 표시 또는 광고하는 행위를 하여서는 아니 된다.

③ 관광사업자가 아닌 자 : 제1항에 따른 관광표지를 사업장에 붙이지 못하며, 관광사업자로 잘못 알아볼 우려가 있는 경우에는 제3조에 따른 관광사업의 명칭 중 전부 또는 일부가 포함되는 상호를 사용할 수 없다.

④ 제3항 : 관광사업자가 아닌 자가 사용할 수 없는 상호에 포함되는 관광사업의 명칭 중 전부 또는 일부의 구체적인 범위에 관하여는 대통령령으로 정한다.

제11조(관광시설의 타인 경영 및 처분과 위탁 경영) ① 관광사업자 : 관광사업의 시설 중 다음 각 호의 시설 및 기구 외의 부대시설을 타인에게 경영하도록 하거나, 그 용도로 계속하여 사용하는 것을 조건으로 타인에게 처분할 수 있다.

1. 제4조제3항 : 관광숙박업의 등록에 필요한 객실
2. 제4조제3항 : 관광객 이용시설업의 등록에 필요한 시설 중 문화체육관광부령으로 정하는 시설
3. 제23조 : 카지노업의 허가를 받는 데 필요한 시설과 기구
4. 제33조제1항 : 안전성검사를 받아야 하는 유기시설 및 유기기구

② 관광사업자 : 관광사업의 효율적 경영을 위하여 제1항에도 불구하고 제1항 제1호에 따른 관광숙박업의 객실을 타인에게 위탁하여 경영하게 할 수 있다. 이 경우 해당 시설의 경영은 관광사업자의 명의로 하여야 하고, 이용자 또는 제3자와의 거래행위에 따른 대외적 책임은 관광사업자가 부담하여야 한다.

제2절 여행업

제11조의2(결격사유) ① 관광사업의 영위와 관련하여 「형법」 제347조, 제347조의2, 제348조, 제355조 또는 제356조에 따라 금고 이상의 실형을 선고받고 그 집행이 끝나거나 집행을 받지 아니하기로 확정된 후 2년이 지나지 아니한 자 또는 형의 집행유예 기간 중에 있는 자는 여행업의 등록을 할 수 없다.

② 특별자치시장 · 특별자치도지사 · 시장 · 군수 · 구청장은 여행업자가 제1항에 해당하면 3개월 이내에 그 등록을 취소하여야 한다. 다만, 법인의 임원 중 그 사유에 해당하는 자가 있는 경우 3개월 이내에 그 임원을 바꾸어 임명한 때에는 그러하지 아니하다.

제12조(기획여행의 실시) 제4조제1항 : 여행업의 등록을 한 자(이하 "여행업자"라 한다)는 문화체육관광부령으로 정하는 요건을 갖추어 문화체육관광부령으로 정하는 바에 따라 기획여행을 실시할 수 있다.

제12조의2(의료관광 활성화) ① 문화체육관광부장관 : 외국인 의료관광(의료관광이란 국내 의료기관의 진료, 치료, 수술 등 의료서비스를 받는 환자와 그 동반자가 의료서비스와 병행하여 관광하는 것을 말한다. 이하 같다)의 활성화를 위하여 대통령령으로 정하는 기준을 충족하는 외국인 의료관광 유치 · 지원 관련 기관에 「관광진흥개발기금법」에 따른 관광진흥개발기금을 대여하거나 보조할 수 있다.

② 제1항에 규정된 사항 외에 외국인 의료관광 지원에 필요한 사항 : 대통령령으로 정할 수 있다.

제13조(국외여행 인솔자) ① 여행업자 : 내국인의 국외여행을 실시할 경우 여행자의 안전 및 편의 제공을 위하여 그 여행을 인솔하는 자를 둘 때에는 문화체육관광부령으로 정하는 자격요건에 맞는 자를 두어야 한다.

② 제1항 : 국외여행 인솔자의 자격요건을 갖춘 자가 내국인의 국외여행을 인솔하려면 문화체육관광부장관에게 등록하여야 한다.

③ 문화체육관광부장관 : 제2항에 따라 등록한 자에게 국외여행 인솔자 자격증을 발급하여야 한다.

④ 제2항 및 제3항 : 등록의 절차 및 방법, 자격증의 발급 등에 필요한 사항은 문화체육관광부령으로 정한다.

제13조의2(자격취소) 문화체육관광부장관 : 제13조 제4항을 위반하여 다른 사람에게 국외여행 인솔자 자격증을 빌려준 사람에 대하여 그 자격을 취소하여야 한다.

제14조(여행계약 등) ① 여행업자 : 여행자와 계약을 체결할 때에는 여행자를 보호하기 위하여 문화체육관광부령으로 정하는 바에 따라 해당 여행지에 대한 안전정보를 서면으로 제공하여야 한다. 해당 여행지에 대한 안전정보가 변경된 경우에도 또한 같다.

② 여행업자 : 여행자와 여행계약을 체결하였을 때에는 그 서비스에 관한 내용을 적은 여행계약서(여행일정표 및 약관을 포함한다. 이하 같다) 및 보험가입 등을 증명할 수 있는 서류를 여행자에게 내주어야 한다.

③ 여행업자 : 여행일정(선택관광 일정을 포함한다)을 변경하려면 문화체육관광부령으로 정하는 바에 따라 여행자의 사전 동의를 받아야 한다.

제3절 관광숙박업 및 관광객 이용 시설업 등

제15조(사업계획의 승인) ① 관광숙박업을 경영하려는 자 : 제4조 제1항에 따른 등록을 하기 전에 그 사업에 대한 사업계획을 작성하여 특별자치시장 · 특별자치도지사 · 시장 · 군수 · 구청장의 승인을 받아야 한다. 승인을 받은 사업계획 중 부지, 대지 면적, 건축 연면적의 일정 규모 이상의 변경 등 대통령령으로 정하는 사항을 변경하려는 경우에도 또한 같다.

② 대통령령으로 정하는 관광객 이용 시설업이나 국제 회의업을 경영하려는 자 : 제4조제1항에 따른 등록을 하기 전에 그 사업에 대한 사업계획을 작성하여 특별자치시장 · 특별자치도지사 · 시장 · 군수 · 구청장의 승인을 받을 수 있다. 승인을 받은 사업계획 중 부지, 대지 면적, 건축 연면적의 일정 규모 이상의 변경 등 대통령령으로 정하는 사항을 변경하려는 경우에도 또한 같다.

③ 제1항과 제2항 : 사업계획의 승인 또는 변경승인의 기준 · 절차 등에 필요한 사항은 대통령령으로 정한다.

제16조(사업계획 승인 시의 인가 · 허가 의제 등) ① 제15조 제1항 및 제2항 : 사업계획의 승인을 받은 때에는 다음 각 호의 허가 또는 해제를 받거나 신고를 한 것으로 본다.

1. 「농지법」 제34조 제1항 : 농지전용의 허가
2. 「산지관리법」 제14조 · 제15조 : 산지전용허가 및 산지전용신고, 같은 법 제15조의2에 따른 산지일시사용허가 · 신고, 「산림자원의 조성 및 관리에 관한 법률」 제36조 제1항 · 제4항 및 제45조제1항 · 제2항에 따른 입목벌채 등의 허가 · 신고
3. 「사방사업법」 제20조 : 사방지(砂防地) 지정의 해제
4. 「초지법」 제23조 : 초지전용(草地轉用)의 허가
5. 「하천법」 제30조 : 하천공사 등의 허가 및 실시계획의 인가, 같은 법 제33조에 따른 점용허가(占用許可) 및 실시계획의 인가
6. 「공유수면 관리 및 매립에 관한 법률」 제8조 : 공유수면의 점용 · 사용허가 및 같은 법 제17조에 따른 점용 · 사용 실시계획의 승인 또는 신고
7. 「사도법」 제4조 : 사도개설(私道開設)의 허가
8. 「국토의 계획 및 이용에 관한 법률」 제56조 : 개발행위의 허가
9. 「장사 등에 관한 법률」 제8조 제3항 : 분묘의 개장신고(改葬申告) 및 같은 법 제27조에 따른 분묘의 개장허가(改葬許可)

② 특별자치시장 · 특별자치도지사 · 시장 · 군수 · 구청장 : 제1항 각 호의 어느 하나에 해당하는 사항이 포함되어 있는 사업계획을 승인하려면 미리 소관 행정기관의 장과 협의하여야 하고, 그 사업계획을 승인한 때에는 지체 없이 소관 행정기관의 장에게 그 내용을 통보하여야 한다.

③ 특별자치시장 · 특별자치도지사 · 시장 · 군수 · 구청장 : 제15조 제1항 및 제2항에 따른 사업계획의 변경승인을 하려는 경우 건축물의 용도변경이 포함되어 있으면 미리 소관 행정기관의 장과 협의하여야 한다.

④ 관광사업자(관광숙박업만 해당한다)가 제15조 제1항 후단 : 사업계획의 변경승인을 받은 경우에는 「건축법」에 따른 용도변경의 허가를 받거나 신고를 한 것으로 본다.

⑤ 제15조 제1항 : 사업계획의 승인 또는 변경승인을 받은 경우 그 사업계획에 따른 관광숙박시설 및 그 시설 안의 위락시설로서 「국토의 계획 및 이용에 관한 법률」에 따라 지정된 다음 각 호의 용도지역의 시설에 대하여는 같은 법 제76조 제1항을 적용하지 아니한다. 다만, 주거지역에서는 주거환경의 보호를 위하여 대통령령으로 정하는 사업계획승인기준에 맞는 경우에 한한다.

1. 상업지역
2. 주거지역 · 공업지역 및 녹지지역 중 대통령령으로 정하는 지역

⑥ 제15조 제1항 : 사업계획의 승인을 받은 경우 그 사업계획에 따른 관광숙박시설로서 대통령령으로 정하는 지역 내 위치하면서 「학교보건법」 제2조에 따른 학교 출입문 또는 학교설립예정지 출입문으로부터 직선거리로 75미터 이내에 위치한 관광숙박시설의 설치와 관련하여서는 「학교보건법」 제6조제1항 각 호 외의 부분 단서를 적용하지 아니한다.

⑦ 제15조제1항 : 사업계획의 승인 또는 변경승인을 받은 경우 그 사업계획에 따른 관광숙박시설로서 다음 각 호에 적합한 시설에 대해서는 「학교보건법」 제6조 제1항 제13호를 적용하지 아니한다.

1. 관광숙박시설에서 「학교보건법」 제6조 제1항 제12호, 제14호부터 제16호까지 또는 제18호부터 제20호까지의 규정에 따른 행위 및 시설 중 어느 하나에 해당하는 행위 및 시설이 없을 것
2. 관광숙박시설의 객실이 100실 이상일 것
3. 대통령령으로 정하는 지역 내 위치할 것
4. 대통령령으로 정하는 바에 따라 관광숙박시설 내 공용공간을 개방형 구조로 할 것
5. 「학교보건법」 제2조 : 학교 출입문 또는 학교설립예정지 출입문으로부터 직선거리로 75미터 이상에 위치할 것

⑧ 제7항 각 호의 요건을 충족하여 「학교보건법」 제6조 제1항 제13호를 적용받지 아니하고 관광숙박시설을 설치하려는 자는 「건축법」 제4조에 따른 건축위원회의 교육환경 저해여부에 관한 심의를 받아야 한다.

⑨ 특별자치시장 · 특별자치도지사 · 시장 · 군수 · 구청장 : 제15조 제1항에 따른 사업계획(제7항 각 호의 요건을 충족하여 「학교보건법」 제6조 제1항 제13호를 적용받지 아니하고 관광숙박시설을 설치하려는 자의 사업계획에 한정한다)의 승인 또는 변경승인을 하려는 경우에는 교육환경 보호 및 교통안전 보호조치를 취하도록 하는 조건을 붙일 수 있다.

제17조(관광숙박업 등의 등록심의위원회) ① 제4조제1항 : 관광숙박업 및 대통령령으로 정하는 관광객 이용시설업이나 국제회의업의 등록(등록 사항의 변경을 포함한다. 이하 이 조에서 같다)에 관한 사항을 심의하기 위하여 특별자치시장 · 특별자치도지사 · 시장 · 군수 · 구청장(권한이 위임된 경우에는 그 위임을 받은 기관을 말한다. 이하 이 조 및 제18조에서 같다) 소속으로 관광숙박업 및 관광객 이용시설업 등록심의위원회(이하 "위원회"라 한다)를 둔다.

② 위원회 : 위원장과 부위원장 각 1명을 포함한 위원 10명 이내로 구성하되, 위원장은 특별자치시 · 특별자치도 · 시 · 군 · 구(자치구만 해당한다. 이하 같다)의 부지사 · 부시장 · 부군수 · 부구청장이 되고, 부위원장은 위원 중에서 위원장이 지정하는 자가 되며, 위원은 제18조제1항 각호에 따른 신고 또는 인 · 허가 등의 소관 기관의 직원이 된다.

③ 위원회 : 다음 각 호의 사항을 심의한다.

1. 관광숙박업 및 대통령령으로 정하는 관광객 이용시설업이나 국제회의업의 등록기준 등에 관한 사항
2. 제18조제1항 각 호에서 정한 사업이 관계 법령상 신고 또는 인 · 허가 등의 요건에 해당하는지에 관한 사항
3. 제15조제1항 : 사업계획 승인 또는 변경승인을 받고 관광사업 등록(제16조 제7항에 따라 「학

교보건법」 제6조 제1항 제13호를 적용받지 아니하고 관광숙박시설을 설치하려는 경우에 한정한다)을 신청한 경우 제16조 제7항 각 호의 요건을 충족하는지에 관한 사항

④ 특별자치시장 · 특별자치도지사 · 시장 · 군수 · 구청장 : 제1항에 따른 관광숙박업, 관광객 이용시설업, 국제회의업의 등록을 하려면 미리 위원회의 심의를 거쳐야 한다. 다만, 대통령령으로 정하는 경미한 사항의 변경에 관하여는 위원회의 심의를 거치지 아니할 수 있다.

⑤ 위원회의 회의 : 재적위원 3분의 2 이상의 출석과 출석위원 3분의 2 이상의 찬성으로 의결한다.

⑥ 위원회의 구성 · 운영이나 그 밖에 위원회에 필요한 사항 : 대통령령으로 정한다.

제18조(등록 시의 신고 · 허가 의제 등) ① 특별자치시장 · 특별자치도지사 · 시장 · 군수 · 구청장이 위원회의 심의를 거쳐 등록을 하면 그 관광사업자 : 다음 각 호의 신고를 하였거나 인 · 허가 등을 받은 것으로 본다.

1. 「공중위생관리법」 제3조 : 숙박업 · 목욕장업 · 이용업 · 미용업 또는 세탁업의 신고
2. 「식품위생법」 제36조 : 식품접객업으로서 대통령령으로 정하는 영업의 허가 또는 신고
3. 「주류 면허 등에 관한 법률」 제5조 : 주류판매업의 면허 또는 신고
4. 「외국환거래법」 제8조제3항 제1호 : 외국환업무의 등록
5. 「담배사업법」 제16조 : 담배소매인의 지정
7. 「체육시설의 설치 · 이용에 관한 법률」 제10조 : 신고 체육시설업으로서 같은 법 제20조에 따른 체육시설업의 신고
8. 「해사안전법」 제34조 제3항 : 해상 레저 활동의 허가
9. 「의료법」 제35조 : 부속의료기관의 개설신고 또는 개설허가

② 특별자치시장 · 특별자치도지사 · 시장 · 군수 · 구청장 : 제1항에 따라 관광숙박업, 관광객 이용시설업 및 국제회의업의 등록을 한 때에는 지체 없이 제1항 각 호의 신고 또는 인 · 허가 등의 소관 행정기관의 장에게 그 내용을 통보하여야 한다.

제18조의2(관광숙박업자의 준수사항) 제4조제1항 : 등록한 관광숙박업자 중 제16조 제7항에 따라 「학교보건법」 제6조 제1항 제13호를 적용받지 아니하고 관광숙박시설을 설치한 자 : 다음 각 호의 사항을 준수하여야 한다.

1. 관광숙박시설에서 「학교보건법」 제6조 제1항 제12호, 제14호부터 제16호까지 또는 제18호부터 제20호까지의 규정에 따른 행위 및 시설 중 어느 하나에 해당하는 행위 및 시설이 없을 것
2. 관광숙박시설의 객실이 100실 이상일 것
3. 대통령령으로 정하는 지역 내 위치할 것
4. 대통령령으로 정하는 바에 따라 관광숙박시설 내 공용공간을 개방형 구조로 할 것
5. 「학교보건법」 제2조 : 학교 출입문 또는 학교설립예정지 출입문으로부터 직선거리로 75미터 이상에 위치할 것

제19조(관광숙박업의 등급) ① 문화체육관광부장관 : 관광숙박시설 이용자의 편의를 돕고, 관광숙박시설 및 서비스의 수준을 효율적으로 유지 · 관리하기 위하여 관광숙박업자의 신청을 받아 관광숙박업에 대한 등급을 정할 수 있다. 다만, 제4조제1항에 따라 호텔업 등록을 한 자 중 대통령령으로

정하는 자는 등급결정을 신청하여야 한다.

② 문화체육관광부장관은 제1항 : 관광숙박업에 대한 등급결정을 하는 경우 유효기간을 정하여 등급을 정할 수 있다.

③ 문화체육관광부장관 : 제1항에 따른 등급결정을 위하여 필요한 경우에는 관계 전문가에게 관광숙박업의 시설 및 운영 실태에 관한 조사를 의뢰할 수 있다.

④ 문화체육관광부장관 : 제1항에 따른 등급결정 결과에 관한 사항을 공표할 수 있다.

⑤ 문화체육관광부장관 : 감염병 확산으로 「재난 및 안전관리 기본법」 제38조제2항에 따른 경계 이상의 위기경보가 발령된 경우 제1항에 따른 등급결정을 연기하거나 제2항에 따른 기존의 등급결정의 유효기간을 연장할 수 있다.

⑥ 관광숙박업 및 야영장업 등급의 구분에 관한 사항 : 대통령령으로 정하고, 등급결정의 유효기간·신청 시기·절차, 등급결정 결과 공표, 등급결정의 연기 및 유효기간 연장 등에 관한 사항은 문화체육관광부령으로 정한다.

제20조(분양 및 회원모집) ① 관광숙박업이나 관광객 이용시설업으로서 대통령령으로 정하는 종류의 관광사업을 등록한 자 또는 그 사업계획의 승인을 받은 자가 아니면 그 관광사업의 시설에 대하여 분양(휴양 콘도미니엄만 해당한다. 이하 같다) 또는 회원모집을 하여서는 아니 된다.

② 누구든지 다음 각 호의 어느 하나에 해당하는 행위를 하여서는 아니 된다.

1. 제1항 : 분양 또는 회원모집을 할 수 없는 자가 관광숙박업이나 관광객 이용시설업으로서 대통령령으로 정하는 종류의 관광사업 또는 이와 유사한 명칭을 사용하여 분양 또는 회원모집을 하는 행위
2. 관광숙박시설과 관광숙박시설이 아닌 시설을 혼합 또는 연계하여 이를 분양하거나 회원을 모집하는 행위. 다만, 대통령령으로 정하는 종류의 관광숙박업의 등록을 받은 자 또는 그 사업계획의 승인을 얻은 자가 「체육시설의 설치·이용에 관한 법률」 제12조에 따라 골프장의 사업계획을 승인받은 경우에는 관광숙박시설과 해당 골프장을 연계하여 분양하거나 회원을 모집할 수 있다.
3. 공유자 또는 회원으로부터 제1항에 따른 관광사업의 시설에 관한 이용 권리를 양도받아 이를 이용할 수 있는 회원을 모집하는 행위

③ 제1항 : 분양 또는 회원모집을 하려는 자가 사용하는 약관에는 제5항 각 호의 사항이 포함되어야 한다.

④ 제1항 : 분양 또는 회원모집을 하려는 자는 대통령령으로 정하는 분양 또는 회원모집의 기준 및 절차에 따라 분양 또는 회원모집을 하여야 한다.

⑤ 분양 또는 회원모집을 한 자 : 공유자·회원의 권익을 보호하기 위하여 다음 각 호의 사항에 관하여 대통령령으로 정하는 사항을 지켜야 한다.

1. 공유지분(共有持分) 또는 회원자격의 양도·양수
2. 시설의 이용
3. 시설의 유지·관리에 필요한 비용의 징수
4. 회원 입회금의 반환

5. 회원증의 발급과 확인
6. 공유자 · 회원의 대표기구 구성
7. 그 밖에 공유자 · 회원의 권익 보호를 위하여 대통령령으로 정하는 사항

제20조의2(야영장업자의 준수사항) 제4조 제1항 : 야영장업의 등록을 한 자는 문화체육관광부령으로 정하는 안전 · 위생기준을 지켜야 한다.

제4절 카지노업

제21조(허가요건 등) ① 문화체육관광부장관 : 제5조 제1항에 따른 카지노업(이하 "카지노업"이라 한다)의 허가신청을 받으면 다음 각 호의 어느 하나에 해당하는 경우에만 허가할 수 있다.

1. 국제공항이나 국제여객선터미널이 있는 특별시 · 광역시 · 특별자치시 · 도 · 특별자치도(이하 "시 · 도"라 한다)에 있거나 관광특구에 있는 관광숙박업 중 호텔업 시설(관광숙박업의 등급 중 최상 등급을 받은 시설만 해당하며, 시 · 도에 최상 등급의 시설이 없는 경우에는 그 다음 등급의 시설만 해당한다) 또는 대통령령으로 정하는 국제회의업 시설의 부대시설에서 카지노업을 하려는 경우로서 대통령령으로 정하는 요건에 맞는 경우
2. 우리나라와 외국을 왕래하는 여객선에서 카지노업을 하려는 경우로서 대통령령으로 정하는 요건에 맞는 경우

② 문화체육관광부장관이 공공의 안녕, 질서유지 또는 카지노업의 건전한 발전을 위하여 필요하다고 인정하면 대통령령으로 정하는 바에 따라 제1항에 따른 허가를 제한할 수 있다.

제21조의2(허가의 공고 등) ① 문화체육관광부장관 : 카지노업의 신규허가를 하려면 미리 다음 각 호의 사항을 정하여 공고하여야 한다.

1. 허가 대상지역
2. 허가 가능업체 수
3. 허가절차 및 허가방법
4. 세부 허가기준
5. 카지노업의 건전한 운영과 관광산업의 진흥을 위하여 문화체육관광부장관이 정하는 사항

② 문화체육관광부장관 : 제1항에 따른 공고를 실시한 결과 적합한 자가 없을 경우에는 카지노업의 신규허가를 하지 아니할 수 있다.

제22조(결격사유) ① 다음 각 호의 어느 하나에 해당하는 자는 카지노업의 허가를 받을 수 없다.

1. 19세 미만인 자
2. 「폭력행위 등 처벌에 관한 법률」 제4조에 따른 단체 또는 집단을 구성하거나 그 단체 또는 집단에 자금을 제공하여 금고 이상의 형을 선고받고 형이 확정된 자
3. 조세를 포탈(逋脫)하거나 「외국환거래법」을 위반하여 금고 이상의 형을 선고받고 형이 확정된 자
4. 금고 이상의 실형을 선고받고 그 집행이 끝나거나 집행을 받지 아니하기로 확정된 후 2년이 지나지 아니한 자
5. 금고 이상의 형의 집행유예를 선고받고 그 유예기간 중에 있는 자
6. 금고 이상의 형의 선고유예를 받고 그 유예기간 중에 있는 자

7. 임원 중에 제1호부터 제6호까지의 규정 중 어느 하나에 해당하는 자가 있는 법인

② 문화체육관광부장관 : 카지노업의 허가를 받은 자(이하 "카지노사업자"라 한다)가 제1항 각 호의 어느 하나에 해당하면 그 허가를 취소하여야 한다. 다만, 법인의 임원 중 그 사유에 해당하는 자가 있는 경우 3개월 이내에 그 임원을 바꾸어 임명한 때에는 그러하지 아니하다.

제23조(카지노업의 시설기준 등) ① 카지노업의 허가를 받으려는 자 : 문화체육관광부령으로 정하는 시설 및 기구를 갖추어야 한다.

② 카지노사업자에 대하여는 문화체육관광부령으로 정하는 바에 따라 제1항에 따른 시설 중 일정 시설에 대하여 문화체육관광부장관이 지정·고시하는 검사기관의 검사를 받게 할 수 있다.

③ 카지노사업자 : 제1항에 따른 시설 및 기구를 유지·관리하여야 한다.

제24조(조건부 영업허가) ① 문화체육관광부장관 : 카지노업을 허가할 때 1년의 범위에서 대통령령으로 정하는 기간에 제23조 제1항에 따른 시설 및 기구를 갖출 것을 조건으로 허가할 수 있다. 다만, 천재지변이나 그 밖의 부득이한 사유가 있다고 인정하는 경우에는 해당 사업자의 신청에 따라 한 차례에 한하여 6개월을 넘지 아니하는 범위에서 그 기간을 연장할 수 있다.

② 문화체육관광부장관 : 제1항에 따른 허가를 받은 자가 정당한 사유 없이 제1항에 따른 기간에 허가 조건을 이행하지 아니하면 그 허가를 즉시 취소하여야 한다.

③ 제1항에 따른 허가를 받은 자는 제1항에 따른 기간 내에 허가 조건에 해당하는 필요한 시설 및 기구를 갖춘 경우 그 내용을 문화체육관광부장관에게 신고하여야 한다.

④ 문화체육관광부장관 : 제3항에 따른 신고를 받은 경우 그 내용을 검토하여 이 법에 적합하면 신고를 수리하야 한다.

제25조(카지노기구의 규격 및 기준 등) ① 문화체육관광부장관 : 카지노업에 이용되는 기구(이하 "카지노기구"라 한다)의 형상·구조·재질 및 성능 등에 관한 규격 및 기준(이하 "공인기준 등"이라 한다)을 정하여야 한다.

② 문화체육관광부장관 : 문화체육관광부령으로 정하는 바에 따라 문화체육관광부장관이 지정하는 검사기관의 검정을 받은 카지노기구의 규격 및 기준을 공인기준 등으로 인정할 수 있다.

③ 카지노사업자가 카지노기구를 영업장소(그 부대시설 등을 포함한다)에 반입·사용하는 경우에는 문화체육관광부령으로 정하는 바에 따라 그 카지노기구가 공인기준 등에 맞는지에 관하여 문화체육관광부장관의 검사를 받아야 한다.

④ 제3항 : 검사에 합격된 카지노기구에는 문화체육관광부령으로 정하는 바에 따라 검사에 합격하였음을 증명하는 증명서(이하 "검사합격증명서"이라 한다)를 붙이거나 표시하여야 한다.

제26조(카지노업의 영업종류와 영업방법 등) ① 카지노업의 영업종류 : 문화체육관광부령으로 정한다.

② 카지노사업자 : 문화체육관광부령으로 정하는 바에 따라 제1항에 따른 카지노업의 영업종류별 영업방법 및 배당금 등에 관하여 문화체육관광부장관에게 미리 신고하여야 한다. 신고한 사항을 변경하려는 경우에도 또한 같다.

③ 문화체육관광부장관 : 제2항에 따른 신고 또는 변경신고를 받은 경우 그 내용을 검토하여 이 법에 적합하면 신고를 수리하여야 한다.

제27조(지도와 명령) 문화체육관광부장관 : 지나친 사행심 유발을 방지하는 등 그 밖에 공익을 위하여

필요하다고 인정하면 카지노사업자에게 필요한 지도와 명령을 할 수 있다.

제28조(카지노사업자 등의 준수사항) ① 카지노사업자(대통령령으로 정하는 종사원을 포함한다. 이하 이 조에서 같다) : 다음 각 호의 어느 하나에 해당하는 행위를 하여서는 아니 된다.

1. 법령에 위반되는 카지노기구를 설치하거나 사용하는 행위
2. 법령을 위반하여 카지노기구 또는 시설을 변조하거나 변조된 카지노기구 또는 시설을 사용하는 행위
3. 허가받은 전용영업장 외에서 영업을 하는 행위
4. 내국인(「해외이주법」 제2조에 따른 해외이주자는 제외한다)을 입장하게 하는 행위
5. 지나친 사행심을 유발하는 등 선량한 풍속을 해칠 우려가 있는 광고나 선전을 하는 행위
6. 제26조제1항 : 영업종류에 해당하지 아니하는 영업을 하거나 영업방법 및 배당금 등에 관한 신고를 하지 아니하고 영업하는 행위
7. 총매출액을 누락시켜 제30조 제1항에 따른 관광진흥개발기금 납부금액을 감소시키는 행위
8. 19세 미만인 자를 입장시키는 행위
9. 정당한 사유 없이 그 연도 안에 60일 이상 휴업하는 행위

② 카지노사업자 : 카지노업의 건전한 육성·발전을 위하여 필요하다고 인정하여 문화체육관광부령으로 정하는 영업 준칙을 지켜야 한다. 이 경우 그 영업 준칙에는 다음 각 호의 사항이 포함되어야 한다.

1. 1일 최소 영업시간
2. 게임 테이블의 집전함(集錢函) 부착 및 내기금액 한도액의 표시 의무
3. 슬롯머신 및 비디오게임의 최소배당률
4. 전산시설·환전소·계산실·폐쇄회로의 관리기록 및 회계와 관련된 기록의 유지 의무
5. 카지노 종사원의 게임 참여 불가 등 행위금지사항

제29조(카지노영업소 이용자의 준수사항) 카지노영업소에 입장하는 자 : 카지노사업자가 외국인(「해외이주법」 제2조에 따른 해외 이주자를 포함한다)임을 확인하기 위하여 신분확인에 필요한 사항을 묻는 때에는 이에 응하여야 한다.

제30조(기금 납부) ① 카지노사업자 : 총매출액의 100분의 10의 범위에서 일정 비율에 해당하는 금액을 「관광진흥개발기금법」에 따른 관광진흥개발기금에 내야 한다.

② 카지노사업자 : 제1항에 따른 납부금을 납부기한까지 내지 아니하면 문화체육관광부장관은 10일 이상의 기간을 정하여 이를 독촉하여야 한다. 이 경우 체납된 납부금에 대하여는 100분의 3에 해당하는 가산금을 부과하여야 한다.

③ 제2항에 따른 독촉을 받은 자 : 그 기간에 납부금을 내지 아니하면 국세 체납처분의 예에 따라 징수한다.

④ 제1항 : 총매출액, 징수비율 및 부과·징수절차 등에 필요한 사항은 대통령령으로 정한다.

⑤ 제1항 : 납부금 또는 제2항 후단에 따른 가산금을 부과받은 자가 부과된 납부금 또는 가산금에 대하여 이의가 있는 경우에는 부과받은 날부터 30일 이내에 문화체육관광부장관에게 이의를 신청할 수 있다.

⑥ 문화체육관광부장관 : 제5항에 따라 이의신청을 받았을 때에는 그 신청을 받은 날부터 15일 이내에 이를 심의하여 그 결과를 신청인에게 서면으로 알려야 한다.

제5절 유원시설업

제31조(조건부 영업허가) ① 특별자치시장 · 특별자치도지사 · 시장 · 군수 · 구청장 : 유원시설업 허가를 할 때 5년의 범위에서 대통령령으로 정하는 기간에 제5조 제2항에 따른 시설 및 설비를 갖출 것을 조건으로 허가할 수 있다. 다만, 천재지변이나 그 밖의 부득이한 사유가 있다고 인정하는 경우에는 해당 사업자의 신청에 따라 한 차례에 한하여 1년을 넘지 아니하는 범위에서 그 기간을 연장할 수 있다.

② 특별자치시장 · 특별자치도지사 · 시장 · 군수 · 구청장은 제1항에 따른 허가를 받은 자가 정당한 사유 없이 제1항에 따른 기간에 허가 조건을 이행하지 아니하면 그 허가를 즉시 취소하여야 한다.

③ 제1항 : 허가를 받은 자는 제1항에 따른 기간 내에 허가 조건에 해당하는 필요한 시설 및 기구를 갖춘 경우 그 내용을 특별자치시장 · 특별자치도지사 · 시장 · 군수 · 구청장에게 신고하여야 한다.

④ 특별자치시장 · 특별자치도지사 · 시장 · 군수 · 구청장 : 제3항에 따른 신고를 받은 날부터 문화체육관광부령으로 정하는 기간 내에 신고수리 여부를 신고인에게 통지하여야 한다.

⑤ 특별자치시장 · 특별자치도지사 · 시장 · 군수 · 구청장이 제4항에서 정한 기간 내에 신고수리 여부 또는 민원 처리 관련 법령에 따른 처리기간의 연장을 신고인에게 통지하지 아니하면 그 기간(민원 처리 관련 법령에 따라 처리기간이 연장 또는 재연장된 경우에는 해당 처리기간을 말한다)이 끝난 날의 다음 날에 신고를 수리한 것으로 본다.

제32조(물놀이형 유원시설업자의 준수사항) 제5조제2항 또는 제4항 : 유원시설업의 허가를 받거나 신고를 한 자(이하 "유원시설업자"라 한다) 중 물놀이형 유기시설 또는 유기기구를 설치한 자는 문화체육관광부령으로 정하는 안전 · 위생기준을 지켜야 한다.

제33조(안전성검사 등) ① 유원시설업자 및 유원시설업의 허가 또는 변경허가를 받으려는 자(조건부 영업허가를 받은 자로서 그 조건을 이행한 후 영업을 시작하려는 경우를 포함한다) : 문화체육관광부령으로 정하는 안전성검사 대상 유기시설 또는 유기기구에 대하여 문화체육관광부령에서 정하는 바에 따라 특별자치시장 · 특별자치도지사 · 시장 · 군수 · 구청장이 실시하는 안전성검사를 받아야 하고, 안전성검사 대상이 아닌 유기시설 또는 유기기구에 대하여는 안전성검사 대상에 해당되지 아니함을 확인하는 검사를 받아야 한다. 이 경우 특별자치시장 · 특별자치도지사 · 시장 · 군수 · 구청장은 성수기 등을 고려하여 검사 시기를 지정할 수 있다.

② 제1항 : 안전성검사를 받아야 하는 유원시설업자는 유기시설 및 유기기구에 대한 안전관리를 위하여 사업장에 안전 관리자를 항상 배치하여야 한다.

③ 제2항 : 안전 관리자는 문화체육관광부장관이 실시하는 유기시설 및 유기기구의 안전관리에 관한 교육(이하 "안전교육"이라 한다)을 정기적으로 받아야 한다.

④ 제2항 : 유원시설업자는 제2항에 따른 안전 관리자가 안전교육을 받도록 하여야 한다.

⑤ 제2항 : 안전관리자의 자격 · 배치기준 및 임무, 안전교육의 내용 · 기간 및 방법 등에 필요한 사항은 문화체육관광부령으로 정한다.

제33조의2(사고보고의무 및 사고조사) ① 유원시설업자 : 그가 관리하는 유기시설 또는 유기기구로 인하여 대통령령으로 정하는 중대한 사고가 발생한 때에는 즉시 사용중지 등 필요한 조치를 취하고 문화체육관광부령으로 정하는 바에 따라 특별자치시장 · 특별자치도지사 · 시장 · 군수 · 구청장에게 통보하여야 한다.

② 제1항 : 통보를 받은 특별자치시장 · 특별자치도지사 · 시장 · 군수 · 구청장은 필요하다

고 판단하는 경우에는 대통령령으로 정하는 바에 따라 유원시설업자에게 자료의 제출을 명 하거나 현장조사를 실시할 수 있다.

③ 특별자치시장 · 특별자치도지사 · 시장 · 군수 · 구청장 : 제2항에 따른 자료 및 현장조사 결과에 따라 해당 유기시설 또는 유기기구가 안전에 중대한 침해를 줄 수 있다고 판단하는 경우에는 그 유원시설업자에게 대통령령으로 정하는 바에 따라 사용중지 · 개선 또는 철거를 명할 수 있다.

제34조(영업질서 유지 등) ① 유원시설업자 : 영업질서 유지를 위하여 문화체육관광부령으로 정하는 사항을 지켜야 한다.

② 유원시설업자 : 법령을 위반하여 제조한 유기시설 · 유기기구 또는 유기기구의 부분품(部分品)을 설치하거나 사용하여서는 아니 된다.

제34조의2(유원시설안전정보시스템의 구축 · 운영 등) ① 문화체육관광부장관 : 유원시설의 안전과 관련된 정보를 종합적으로 관리하고 해당 정보를 유원시설업자 및 관광객에게 제공하기 위하여 유원시설안전정보시스템을 구축 · 운영할 수 있다.

② 제1항 : 유원시설안전정보시스템에는 다음 각 호의 정보가 포함되어야 한다.

1. 제5조제2항 : 유원시설업의 허가(변경허가를 포함한다) 또는 같은 조 제4항에 따른 유원시설업의 신고(변경신고를 포함한다)에 관한 정보
2. 제9조 : 유원시설업자의 보험 가입 등에 관한 정보
3. 제32조 : 물놀이형 유원시설업자의 안전 · 위생에 관한 정보
4. 제33조 제1항 : 안전성검사 또는 안전성검사 대상에 해당하지 아니함을 확인하는 검사에 관한 정보
5. 제33조 제3항 : 안전관리자의 안전교육에 관한 정보
6. 제33조의2 제1항 : 통보한 사고 및 그 조치에 관한 정보
7. 유원시설업자 : 이 법을 위반하여 받은 행정처분에 관한 정보
8. 그 밖에 유원시설의 안전관리를 위하여 대통령령으로 정하는 정보

③ 문화체육관광부장관 : 특별자치시장 · 특별자치도지사 · 시장 · 군수 · 구청장, 제80조 제3항에 따라 업무를 위탁받은 기관의 장 및 유원시설업자에게 유원시설안전정보시스템의 구축 · 운영에 필요한 자료를 제출 또는 등록하도록 요청할 수 있다. 이 경우 요청을 받은 자는 정당한 사유가 없으면 이에 따라야 한다.

④ 문화체육관광부장관 : 제2항 제3호 및 제4호에 따른 정보 등을 유원시설안전정보시스템을 통

하여 공개할 수 있다.

⑤ 제4항 : 공개의 대상, 범위, 방법 및 그 밖에 유원시설안전정보시스템의 구축 · 운영에 필요한 항은 문화체육관광부령으로 정한다.

제6절 영업에 대한 지도와 감독

제35조(등록취소 등) ① 관할 등록기관등의 장 : 관광사업의 등록 등을 받거나 신고를 한 자 또는 사업계획의 승인을 받은 자가 다음 각 호의 어느 하나에 해당하면 그 등록등 또는 사업계획의 승인을 취소하거나 6개월 이내의 기간을 정하여 그 사업의 전부 또는 일부의 정지를 명하거나 시설 · 운영의 개선을 명할 수 있다.

1. 제4조 : 등록기준에 적합하지 아니하게 된 경우 또는 변경등록기간 내에 변경등록을 하지 아니하거나 등록한 영업범위를 벗어난 경우

1의2. 제5조 제2항 및 제4항 : 문화체육관광부령으로 정하는 시설과 설비를 갖추지 아니하게 되는 경우

2. 제5조 제3항 및 제4항 후단 : 변경허가를 받지 아니하거나 변경신고를 하지 아니한 경우

2의2. 제6조 제2항 : 지정 기준에 적합하지 아니하게 된 경우

3. 제8조 제4항(같은 조 제6항에 따라 준용하는 경우를 포함한다) : 기한 내에 신고를 하지 아니한 경우

3의2. 제8조 제8항 : 위반하여 휴업 또는 폐업을 하고 알리지 아니하거나 미리 신고하지 아니한 경우

4. 제9조 : 보험 또는 공제에 가입하지 아니하거나 영업보증금을 예치하지 아니한 경우

4의2. 제10조제2항 : 위반하여 사실과 다르게 관광표지를 붙이거나 관광표지에 기재되는 내용을 사실과 다르게 표시 또는 광고하는 행위를 한 경우

5. 제11조를 위반 : 관광사업의 시설을 타인에게 처분하거나 타인에게 경영하도록 한 경우

6. 제12조 : 기획여행의 실시요건 또는 실시방법을 위반하여 기획여행을 실시한 경우

7. 제14조를 위반 : 안전정보 또는 변경된 안전정보를 제공하지 아니하거나, 여행계약서 및 보험 가입 등을 증명할 수 있는 서류를 여행자에게 내주지 아니한 경우 또는 여행자의 사전 동의 없이 여행일정(선택 관광 일정을 포함한다)을 변경하는 경우

8. 제15조 : 사업계획의 승인을 얻은 자가 정당한 사유 없이 대통령령으로 정하는 기간 내에 착공 또는 준공을 하지 아니하거나 같은 조를 위반하여 변경승인을 얻지 아니하고 사업계획을 임의로 변경한 경우

8의2. 제18조의2 : 준수사항을 위반한 경우

8의3. 제19조제1항 단서를 위반 : 등급결정을 신청하지 아니한 경우

9. 제20조제1항 및 제4항을 위반 : 분양 또는 회원모집을 하거나 같은 조 제5항에 따른 공유자 · 회원의 권익을 보호하기 위한 사항을 준수하지 아니한 경우

9의2. 제20조의2 : 준수사항을 위반한 경우

10. 제21조 : 카지노업의 허가 요건에 적합하지 아니하게 된 경우

11. 제23조 제3항을 위반 : 카지노 시설 및 기구에 관한 유지 · 관리를 소홀히 한 경우
12. 제28조제1항 및 제2항 : 준수사항을 위반한 경우
13. 제30조를 위반 : 관광진흥개발기금을 납부하지 아니한 경우
14. 제32조 : 물놀이형 유원시설 등의 안전 · 위생기준을 지키지 아니한 경우
15. 제33조 제1항 : 유기시설 또는 유기기구에 대한 안전성검사 및 안전성검사 대상에 해당되지 아니함을 확인하는 검사를 받지 아니하거나 같은 조 제2항에 따른 안전 관리자를 배치하지 아니한 경우
16. 제34조제1항 : 영업질서 유지를 위한 준수사항을 지키지 아니하거나 같은 조 제2항을 위반하여 불법으로 제조한 부분품을 설치하거나 사용한 경우

16의2. 제38조제1항 단서를 위반 : 해당 자격이 없는 자를 종사하게 한 경우

18. 제78조 : 보고 또는 서류제출명령을 이행하지 아니하거나 관계 공무원의 검사를 방해한 경우
19. 관광사업의 경영 또는 사업계획을 추진함에 있어서 뇌물을 주고받은 경우
20. 고의로 여행계약을 위반한 경우(여행업자만 해당한다)

② 관할 등록기관등의 장 : 관광사업의 등록등을 받은 자가 다음 각 호의 어느 하나에 해당하면 6개월 이내의 기간을 정하여 그 사업의 전부 또는 일부의 정지를 명할 수 있다.

1. 제13조제2항 : 등록을 하지 아니한 자에게 국외여행을 인솔하게 한 경우
2. 제27조 : 문화체육관광부장관의 지도와 명령을 이행하지 아니한 경우

③ 제1항 및 제2항 : 취소 · 정지처분 및 시설 · 운영개선명령의 세부적인 기준은 그 사유와 위반 정도를 고려하여 대통령령으로 정한다.

④ 관할 등록기관등의 장 : 관광사업에 사용할 것을 조건으로 「관세법」 등에 따라 관세의 감면을 받은 물품을 보유하고 있는 관광사업자로부터 그 물품의 수입면허를 받은 날부터 5년 이내에 그 사업의 양도 · 폐업의 신고 또는 통보를 받거나 그 관광사업자의 등록등의 취소를 한 경우에는 관할 세관장에게 그 사실을 즉시 통보하여야 한다.

⑤ 관할 등록기관등의 장 : 관광사업자에 대하여 제1항 및 제2항에 따라 등록등을 취소하거나 사업의 전부 또는 일부의 정지를 명한 경우에는 제18조 제2항에 따라 소관 행정기관의 장(외국인투자기업인 경우에는 기획재정부장관을 포함한다)에게 그 사실을 통보할 수 있다.

⑥ 관할 등록기관등의 장 외의 소관 행정기관의 장이 관광사업자에 대하여 그 사업의 정지나 취소 또는 시설의 이용을 금지하거나 제한하려면 미리 관할 등록기관등의 장과 협의하여야 한다.

⑦ 제1항 각 호의 어느 하나에 해당하는 관광숙박업자의 위반행위가 「공중위생관리법」 제11조 제1항에 따른 위반행위에 해당하면 「공중위생관리법」의 규정에도 불구하고 이 법을 적용한다.

제36조(폐쇄조치 등) ① 관할 등록기관 등의 장 : 제5조 제1항 · 제2항 또는 제4항에 따른 허가 또는 신고 없이 영업을 하거나 제24조 제2항 · 제31조 제2항 또는 제35조에 따른 허가의 취소 또는 사업의 정지명령을 받고 계속하여 영업을 하는 자에 대하여는 그 영업소를 폐쇄하기 위하여 관계 공무원에게 다음 각 호의 조치를 하게 할 수 있다.

1. 해당 영업소의 간판이나 그 밖의 영업표지물의 제거 또는 삭제
2. 해당 영업소가 적법한 영업소가 아니라는 것을 알리는 게시물 등의 부착

3. 영업을 위하여 꼭 필요한 시설물 또는 기구 등을 사용할 수 없게 하는 봉인(封印)

② 관할 등록기관 등의 장 : 제35조 제1항 제4호의2에 따라 행정처분을 한 경우에는 관계 공무원으로 하여금 이를 인터넷 홈페이지 등에 공개하게 하거나 사실과 다른 관광표지를 제거 또는 삭제하는 조치를 하게 할 수 있다.

③ 관할 등록기관 등의 장 : 제1항 제3호에 따른 봉인을 한 후 다음 각 호의 어느 하나에 해당하는 사유가 생기면 봉인을 해제할 수 있다. 제1항 제2호에 따라 게시를 한 경우에도 또한 같다.

1. 봉인을 계속할 필요가 없다고 인정되는 경우
2. 해당 영업을 하는 자 또는 그 대리인이 정당한 사유를 들어 봉인의 해제를 요청하는 경우

④ 관할 등록기관 등의 장 : 제1항 및 제2항에 따른 조치를 하려는 경우에는 미리 그 사실을 그 사업자 또는 그 대리인에게 서면으로 알려주어야 한다. 다만, 급박한 사유가 있으면 그러하지 아니하다.

⑤ 제1항 : 조치는 영업을 할 수 없게 하는 데에 필요한 최소한의 범위에 그쳐야 한다.

⑥ 제1항 및 제2항 : 영업소를 폐쇄하거나 관광표지를 제거 · 삭제하는 관계 공무원은 그 권한을 표시하는 증표를 지니고 이를 관계인에게 내보여야 한다.

第37조(과징금의 부과) ① 관할 등록기관 등의 장 : 관광사업자가 제35조 제1항 각 호 또는 제2항 각 호의 어느 하나에 해당되어 사업정지를 명하여야 하는 경우로서 그 사업의 정지가 그 이용자 등에게 심한 불편을 주거나 그 밖에 공익을 해칠 우려가 있으면 사업정지 처분을 갈음하여 2천만 원 이하의 과징금(過徵金)을 부과할 수 있다.

② 제1항 : 과징금을 부과하는 위반 행위의 종류 · 정도 등에 따른 과징금의 금액과 그 밖에 필요한 사항은 대통령령으로 정한다.

③ 관할 등록기관 등의 장 : 제1항에 따른 과징금을 내야 하는 자가 납부기한까지 내지 아니하면 국세 체납처분의 예 또는 「지방행정제재 · 부과금의 징수 등에 관한 법률」에 따라 징수한다.

제7절 관광종사원

第38조(관광종사원의 자격 등) ① 관할 등록기관 등의 장 : 대통령령으로 정하는 관광 업무에는 관광종사원의 자격을 가진 자가 종사하도록 해당 관광사업자에게 권고할 수 있다. 다만, 외국인 관광객을 대상으로 하는 여행업자는 관광통역안내의 자격을 가진 사람을 관광안내에 종사하게 하여야 한다.

② 제1항 : 관광종사원의 자격을 취득하려는 자는 문화체육관광부령으로 정하는 바에 따라 문화체육관광부장관이 실시하는 시험에 합격한 후 문화체육관광부장관에게 등록하여야 한다. 다만, 문화체육관광부령으로 따로 정하는 자는 시험의 전부 또는 일부를 면제할 수 있다.

③ 문화체육관광부장관 : 제2항에 따라 등록을 한 자에게 관광종사원 자격증을 내주어야 한다.

④ 관광종사원 자격증을 가진 자 : 그 자격증을 잃어버리거나 못쓰게 되면 문화체육관광부장관에게 그 자격증의 재교부를 신청할 수 있다.

⑤ 제2항 : 시험의 최종합격자 발표일을 기준으로 제7조 제1항 각 호(제3호는 제외한다)의 어느 하나에 해당하는 자는 제1항에 따른 관광종사원의 자격을 취득하지 못한다.

⑥ 관광통역안내의 자격이 없는 사람 : 외국인 관광객을 대상으로 하는 관광안내(제1항 단서에

따라 외국인 관광객을 대상으로 하는 여행업에 종사하여 관광안내를 하는 경우에 한정한다. 이하 이 조에서 같다)를 하여서는 아니 된다.

⑦ 관광통역안내의 자격을 가진 사람이 관광안내를 하는 경우 : 제3항에 따른 자격증을 패용하여야 한다.

⑧ 제3항 : 자격증은 다른 사람에게 빌려주거나 빌려서는 아니 되며, 이를 알선해서도 아니 된다.

⑨ 문화체육관광부장관 : 제2항에 따른 시험에서 다음 각 호의 어느 하나에 해당하는 사람에 대하여는 그 시험을 정지 또는 무효로 하거나 합격결정을 취소하고, 그 시험을 정지하거나 무효로 한 날 또는 합격결정을 취소한 날부터 3년간 시험응시자격을 정지한다.

1. 부정한 방법으로 시험에 응시한 사람
2. 시험에서 부정한 행위를 한 사람

제39조(교육) 문화체육관광부장관 또는 시 · 도지사 : 관광종사원과 그 밖에 관광 업무에 종사하는 자의 업무능력 향상을 위한 교육에 필요한 지원을 할 수 있다.

제40조(자격취소 등) 문화체육관광부장관(관광종사원 중 대통령령으로 정하는 관광종사원에 대하여는 시 · 도지사) : 제38조 제1항에 따라 자격을 가진 관광종사원이 다음 각 호의 어느 하나에 해당하면 문화체육관광부령으로 정하는 바에 따라 그 자격을 취소하거나 6개월 이내의 기간을 정하여 자격의 정지를 명할 수 있다. 다만, 제1호 및 제5호에 해당하면 그 자격을 취소하여야 한다.

1. 거짓이나 그 밖의 부정한 방법으로 자격을 취득한 경우
2. 제7조제1항 각 호(제3호는 제외한다)의 어느 하나에 해당하게 된 경우
3. 관광종사원으로서 직무를 수행하는 데에 부정 또는 비위(非違)사실이 있는 경우

제3장 관광사업자 단체

제41조(한국관광협회중앙회 설립) ① 제45조 : 지역별 관광협회 및 업종별 관광협회는 관광사업의 건전한 발전을 위하여 관광업계를 대표하는 한국관광협회중앙회(이하 "협회"라 한다)를 설립할 수 있다.

② 협회를 설립하려는 자 : 대통령령으로 정하는 바에 따라 문화체육관광부장관의 허가를 받아야 한다.

③ 협회 : 법인으로 한다.

④ 협회 : 설립등기를 함으로써 성립한다.

제42조(정관) 협회의 정관 : 다음 각 호의 사항을 적어야 한다.

1. 목적
2. 명칭
3. 사무소의 소재지
4. 회원 및 총회에 관한 사항
5. 임원에 관한 사항
6. 업무에 관한 사항
7. 회계에 관한 사항
8. 해산(解散)에 관한 사항
9. 그 밖에 운영에 관한 중요 사항

제43조(업무) ① 협회 : 다음 각 호의 업무를 수행한다.

1. 관광사업의 발전을 위한 업무
2. 관광사업 진흥에 필요한 조사 · 연구 및 홍보
3. 관광 통계
4. 관광종사원의 교육과 사후관리
5. 회원의 공제사업
6. 국가나 지방자치단체로부터 위탁받은 업무
7. 관광안내소의 운영
8. 제1호부터 제7호까지의 규정에 의한 업무에 따르는 수익사업

② 제1항 제5호 : 공제사업은 문화체육관광부장관의 허가를 받아야 한다.

③ 제2항 : 공제사업의 내용 및 운영에 필요한 사항은 대통령령으로 정한다.

제44조(민법의 준용) 협회에 관하여 이 법에 규정된 것 외에는 「민법」 중 사단법인(社團法人)에 관한 규정을 준용한다.

제45조(지역별 · 업종별 관광협회) ① 관광사업자 : 지역별 또는 업종별로 그 분야의 관광사업의 건전한 발전을 위하여 대통령령으로 정하는 바에 따라 지역별 또는 업종별 관광협회를 설립할 수 있다.

② 제1항에 따른 업종별 관광협회는 문화체육관광부장관의 설립허가를, 지역별 관광협회는 시 · 도지사의 설립허가를 받아야 한다.

제46조(협회에 관한 규정의 준용) 지역별 관광협회 및 업종별 관광협회의 설립 · 운영 등에 관하여는 제41조부터 제44조까지의 규정을 준용한다.

제4장 관광의 진흥과 홍보

제47조(관광정보 활용 등) ① 문화체육관광부장관 : 관광에 관한 정보의 활용과 관광을 통한 국제 친선을 도모하기 위하여 관광과 관련된 국제기구와의 협력 관계를 증진하여야 한다.

② 문화체육관광부장관 : 제1항에 따른 업무를 원활히 수행하기 위하여 관광사업자 · 관광사업자 단체 또는 한국관광공사(이하 "관광사업자 등"이라 한다)에게 필요한 사항을 권고 · 조정할 수 있다.

③ 관광사업자 등 : 특별한 사유가 없으면 제2항에 따른 문화체육관광부장관의 권고나 조정에 협조하여야 한다.

제47조의2(관광통계) ① 문화체육관광부장관과 지방자치단체의 장 : 제49조 제1항 및 제2항에 따른 관광개발기본계획 및 권역별 관광개발계획을 효과적으로 수립 · 시행하고 관광산업에 활용하도록 하기 위하여 국내외의 관광통계를 작성할 수 있다.

② 문화체육관광부장관과 지방자치단체의 장 : 관광통계를 작성하기 위하여 필요하면 실태조사를 하거나, 공공기관 · 연구소 · 법인 · 단체 · 민간기업 · 개인 등에게 협조를 요청할 수 있다.

③ 제1항 및 제2항에서 규정한 사항 외에 관광통계의 작성 · 관리 및 활용에 필요한 사항은 대통령령으로 정한다.

제47조의3(장애인 관광활동의 지원) ① 국가 및 지방자치단체 : 장애인의 여행기회를 확대하고 장애인의 관광활동을 장려 · 지원하기 위하여 관련 시설을 설치하는 등 필요한 시책을 강구하여야 한다.

② 국가 및 지방자치단체 : 장애인의 여행 및 관광활동 권리를 증진하기 위하여 장애인의 관광지원 사업과 장애인 관광지원 단체에 대하여 경비를 보조하는 등 필요한 지원을 할 수 있다.

제47조의4(관광취약계층의 관광복지증진 시책 강구) 국가 및 지방자치단체 : 경제적 · 사회적 여건 등

으로 관광활동에 제약을 받고 있는 관광취약계층의 여행기회를 확대하고 관광활동을 장려하기 위하여 필요한 시책을 강구하여야 한다.

제47조의5(여행이용권의 지급 및 관리) ① 국가 및 지방자치단체 : 「국민기초생활 보장법」에 따른 수급권자, 그 밖에 소득수준이 낮은 저소득층 등 대통령령으로 정하는 관광취약계층에게 여행이용권을 지급할 수 있다.

② 국가 및 지방자치단체 : 여행이용권의 수급자격 및 자격유지의 적정성을 확인하기 위하여 필요한 가족관계증명 · 국세 · 지방세 · 토지 · 건물 · 건강보험 및 국민연금에 관한 자료 등 대통령령으로 정하는 자료를 관계 기관의 장에게 요청할 수 있고, 해당 기관의 장은 특별한 사유가 없으면 요청에 따라야 한다. 다만, 「전자정부법」 제36조 제1항에 따른 행정정보 공동이용을 통하여 확인할 수 있는 사항은 예외로 한다.

③ 국가 및 지방자치단체 : 제2항에 따른 자료의 확인을 위하여 「사회복지사업법」 제6조의2 제2항에 따른 정보시스템을 연계하여 사용할 수 있다.

④ 국가 및 지방자치단체 : 여행이용권의 발급, 정보시스템의 구축 · 운영 등 여행이용권 업무의 효율적 수행을 위하여 대통령령으로 정하는 바에 따라 전담기관을 지정할 수 있다.

⑤ 제1항부터 제4항까지에서 규정한 사항 외에 여행이용권의 지급 · 이용 등에 필요한 사항 : 대통령령으로 정한다.

⑥ 문화체육관광부장관 : 여행이용권의 이용 기회 확대 및 지원 업무의 효율성을 제고하기 위하여 여행이용권을 「문화예술진흥법」 제15조의4에 따른 문화이용권 등 문화체육관광부령으로 정하는 이용권과 통합하여 운영할 수 있다.

제47조의6(국제협렵 및 해외진출 지원) ① 문화체육관광부장관 : 관광산업의 국제협력 및 해외시장 진출을 촉진하기 위하여 다음 각 호의 사업을 지원할 수 있다.

1. 국제전시회의 개최 및 참가 지원
2. 외국자본의 투자유치
3. 해외마케팅 및 홍보활동
4. 해외진출에 관한 정보제공
5. 수출 관련 협력체계의 구축
6. 그 밖에 국제협력 및 해외진출을 위하여 필요한 사업

② 문화체육관광부장관 : 제1항에 따른 사업을 효율적으로 지원하기 위하여 대통령령으로 정하는 관계 기관 또는 단체에 이를 위탁하거나 대행하게 할 수 있으며, 이에 필요한 비용을 보조할 수 있다.

제47조의7(관광산업 진흥 사업) 문화체육관광부장관 : 관광산업의 활성화를 위하여 대통령령으로 정하는 바에 따라 다음 각 호의 사업을 추진할 수 있다.

1. 관광산업 발전을 위한 정책 · 제도의 조사 · 연구 및 기획
2. 관광 관련 창업 촉진 및 창업자의 성장 · 발전 지원
3. 관광산업 전문 인력 수급분석 및 육성
4. 관광산업 관련 기술의 연구개발 및 실용화
5. 지역에 특화된 관광 상품 및 서비스 등의 발굴 · 육성
6. 그 밖에 관광산업 진흥을 위하여 필요한 사항

제47조의8(스마트관광산업의 육성) ① 국가와 지방자치단체 : 기술기반의 관광산업 경쟁력을 강화하고 지역관광을 활성화하기 위하여 스마트관광산업(관광에 정보통신기술을 융합하여 관광객에게 맞춤형 서비스를 제공하고 관광콘텐츠 · 인프라를 지속적으로 발전시킴으로써 경제적 또는 사회적 부가가치를 창출하는 산업을 말한다. 이하 같다)을 육성하여야 한다.

② 문화체육관광부장관 : 스마트관광산업의 육성을 위하여 다음 각 호의 사업을 추진 · 지원할 수 있다.

1. 스마트관광산업 발전을 위한 정책 · 제도의 조사 · 연구 및 기획
2. 스마트관광산업 관련 창업 촉진 및 창업자의 성장 · 발전 지원
3. 스마트관광산업 관련 기술의 연구개발 및 실용화
4. 스마트관광산업 기반 지역관광 개발
5. 스마트관광산업 진흥에 필요한 전문인력 양성
6. 그 밖에 스마트관광산업 육성을 위하여 필요한 사항

제48조(관광홍보 및 관광자원 개발) ① 문화체육관광부장관 또는 시 · 도지사 : 국제 관광의 촉진과 국민관광의 건전한 발전을 위하여 국내외 관광홍보 활동을 조정하거나 관광 선전물을 심사하거나 그 밖에 필요한 사항을 지원할 수 있다.

② 문화체육관광부장관 또는 시 · 도지사 : 제1항에 따라 관광홍보를 원활히 추진하기 위하여 필요하면 문화체육관광부령으로 정하는 바에 따라 관광사업자 등에게 해외관광시장에 대한 정기적인 조사, 관광홍보물의 제작, 관광안내소의 운영 등에 필요한 사항을 권고하거나 지도할 수 있다.

③ 지방자치단체의 장, 관광사업자 또는 제54조제1항 : 관광지 · 관광단지의 조성 계획승인을 받은 자는 관광지 · 관광단지 · 관광특구 · 관광시설 등 관광자원을 안내하거나 홍보하는 내용의 옥외광고물(屋外廣告物)을 「옥외광고물 등의 관리와 옥외 광고산업 진흥에 관한 법률」의 규정에도 불구하고 대통령령으로 정하는 바에 따라 설치할 수 있다.

④ 문화체육관광부장관과 지방자치단체의 장 : 관광객의 유치, 관광복지의 증진 및 관광 진흥을 위하여 대통령령으로 정하는 바에 따라 다음 각 호의 사업을 추진할 수 있다.

1. 문화, 체육, 레저 및 산업시설 등의 관광자원화사업
2. 해양관광의 개발사업 및 자연생태의 관광자원화사업
3. 관광상품의 개발에 관한 사업
4. 국민의 관광복지 증진에 관한 사업
5. 유휴자원을 활용한 관광자원화사업

제48조의2(지역축제 등) ① 문화체육관광부장관 : 지역축제의 체계적 육성 및 활성화를 위하여 지역축제에 대한 실태조사와 평가를 할 수 있다.

② 문화체육관광부장관 : 지역축제의 통폐합 등을 포함한 그 발전방향에 대하여 지방자치단체의 장에게 의견을 제시하거나 권고할 수 있다.

③ 문화체육관광부장관 : 다양한 지역관광자원을 개발 · 육성하기 위하여 우수한 지역축제를 문화관광축제로 지정하고 지원할 수 있다.

④ 제3항 : 문화관광축제의 지정기준 및 지원방법 등에 필요한 사항은 대통령령으로 정한다.

제48조의3(지속가능한 관광활성화) ① 문화체육관광부장관 : 에너지 · 자원의 사용을 최소화하고 기후변화에 대응하며 환경 훼손을 줄이고, 지역주민의 삶과 균형을 이루며 지역경제와 상생발전 할 수 있는 지속가능한 관광자원의 개발을 장려하기 위하여 정보제공 및 재정지원 등 필요한 조치를 강구할 수 있다.

② 시 · 도지사나 시장 · 군수 · 구청장 : 수용 범위를 초과한 관광객의 방문으로 자연환경이 훼손되거나 주민의 평온한 생활환경을 해칠 우려가 있어 관리할 필요가 있다고 인정되는 지역을 조례로 정하는 바에 따라 특별관리 지역으로 지정할 수 있다. 이 경우 특별관리 지역이 같은 시 · 도 내에서 둘 이상의 시 · 군 · 구에 걸쳐 있는 경우에는 시 · 도지사가 지정하고, 둘 이상의 시 · 도에 걸쳐 있는 경우에는 해당 시 · 도지사가 공동으로 지정한다.

③ 문화체육관광부장관 : 특별관리 지역으로 지정할 필요가 있다고 인정하는 경우에는 시 · 도지사 또는 시장 · 군수 · 구청장으로 하여금 해당 지역을 특별관리 지역으로 지정하도록 권고할 수 있다.

④ 시 · 도지사나 시장 · 군수 · 구청장 : 특별관리 지역을 지정 · 변경 또는 해제할 때에는 대통령령으로 정하는 바에 따라 미리 주민의 의견을 들어야 하며, 문화체육관광부장관 및 관계 행정기관의 장과 협의하여야 한다. 다만, 대통령령으로 정하는 경미한 사항을 변경하려는 경우에는 예외로 한다.

⑤ 시 · 도지사나 시장 · 군수 · 구청장은 특별관리 지역을 지정 · 변경 또는 해제할 때에는 특별관리 지역의 위치, 면적, 지정일시, 지정 · 변경 · 해제 사유, 특별관리 지역 내 조치사항, 그 밖에 조례로 정하는 사항을 해당 지방자치단체 공보에 고시하고, 문화체육관광부장관에게 제출하여야 한다.

⑥ 시 · 도지사나 시장 · 군수 · 구청장 : 특별관리 지역에 대하여 조례로 정하는 바에 따라 관광객 방문시간 제한, 이용료 징수, 차량 · 관광객 통행 제한 등 필요한 조치를 할 수 있다.

⑦ 시 · 도지사나 시장 · 군수 · 구청장 : 제6항에 따른 조례를 위반한 사람에게 「지방자치법」 제27조에 따라 1천만원 이하의 과태료를 부과 · 징수할 수 있다.

⑧ 시 · 도지사나 시장 · 군수 · 구청장 : 특별관리지역에 해당 지역의 범위, 조치사항 등을 표시한 안내판을 설치하여야 한다.

⑨ 문화체육관광부장관 : 특별관리 지역 지정 현황을 관리하고 이와 관련된 정보를 공개하여야 하며, 특별관리 지역을 지정 · 운영하는 지방자치단체와 그 주민 등을 위하여 필요한 지원을 할 수 있다.

⑩ 그 밖에 특별관리 지역의 지정 요건, 지정 절차 등 특별관리 지역 지정 및 운영에 필요한 사항은 해당 지방자치단체의 조례로 정한다.

제48조의4(문화관광해설사의 양성 및 활용계획 등) ① 문화체육관광부장관 : 문화관광해설사를 효과적이고 체계적으로 양성 · 활용하기 위하여 해마다 문화관광해설사의 양성 및 활용계획을 수립하고, 이를 지방자치단체의 장에게 알려야 한다.

② 지방자치단체의 장 : 제1항에 따른 문화관광해설사 양성 및 활용계획에 따라 관광객의 규모, 관광자원의 보유현황, 문화관광해설사에 대한 수요 등을 고려하여 해마다 문화관광해설사 운영계획을 수립 · 시행하여야 한다. 이 경우 문화관광해설사의 양성 · 배치 · 활용 등에 관한 사항을 포함

하여야 한다.

제48조의5(관광체험교육 프로그램 개발) 문화체육관광부장관 또는 지방자치단체의 장 : 관광객에게 역사 · 문화 · 예술 · 자연 등의 관광자원과 연계한 체험기회를 제공하고, 관광을 활성화하기 위하여 관광체험교육 프로그램을 개발 · 보급할 수 있다. 이 경우 장애인을 위한 관광체험교육 프로그램을 개발하여야 한다.

제48조의6(문화관광해설사 양성교육과정의 개설 · 운영) ① 문화체육관광부장관 또는 시 · 도지사 : 문화관광해설사 양성을 위한 교육과정을 개설(開設)하여 운영할 수 있다.

② 제1항 : 교육과정의 개설 · 운영에 필요한 사항은 문화체육관광부령으로 정한다.

제48조의8(문화관광해설사의 선발 및 활용) ① 문화체육관광부장관 또는 지방자치단체의 장 : 제48조의6 제1항에 따른 교육과정을 이수한 자를 문화관광해설사로 선발하여 활용할 수 있다.

② 문화체육관광부장관 또는 지방자치단체의 장 : 제1항에 따라 문화관광해설사를 선발하는 경우 문화체육관광부령으로 정하는 바에 따라 이론 및 실습을 평가하고, 3개월 이상의 실무수습을 마친 자에게 자격을 부여할 수 있다.

③ 문화체육관광부장관 또는 지방자치단체의 장 : 예산의 범위에서 문화관광해설사의 활동에 필요한 비용 등을 지원할 수 있다.

④ 그 밖에 문화관광해설사의 선발, 배치 및 활용 등에 필요한 사항은 문화체육관광부령으로 정한다.

제48조의9(지역관광협의회 설립) ① 관광사업자, 관광 관련 사업자, 관광 관련 단체, 주민 등은 공동으로 지역의 관광진흥을 위하여 광역 및 기초 지방자치단체 단위의 지역관광협의회(이하 "협의회"라 한다)를 설립할 수 있다.

② 협의회 : 지역 내 관광진흥을 위한 이해 관련자가 고루 참여하여야 하며, 협의회를 설립하려는 자는 해당 지방자치단체의 장의 허가를 받아야 한다.

③ 협의회 : 법인으로 한다.

④ 협의회 : 다음 각 호의 업무를 수행한다.

1. 지역의 관광수용태세 개선을 위한 업무
2. 지역관광 홍보 및 마케팅 지원 업무
3. 관광사업자, 관광 관련 사업자, 관광 관련 단체에 대한 지원
4. 제1호부터 제3호까지의 업무에 따르는 수익사업
5. 지방자치단체로부터 위탁받은 업무

⑤ 협의회의 운영 등에 필요한 경비 : 회원이 납부하는 회비와 사업 수익금 등으로 충당하며, 지방자치단체의 장은 협의회의 운영 등에 필요한 경비의 일부를 예산의 범위에서 지원할 수 있다.

⑥ 협의회의 설립 및 지원 등에 필요한 사항 : 해당 지방자치단체의 조례로 정한다.

⑦ 협의회에 관하여 이 법에 규정된 것 외에는 「민법」 중 사단법인에 관한 규정을 준용한다.

제48조의10(한국관광 품질인증) ① 문화체육관광부장관 : 관광객의 편의를 돕고 관광서비스의 수준을 향상시키기 위하여 관광사업 및 이와 밀접한 관련이 있는 사업으로서 대통령령으로 정하는 사업을 위한 시설 및 서비스 등(이하 "시설등"이라 한다)을 대상으로 품질인증(이하 "한국관광 품질인증"

이라 한다)을 할 수 있다.

② 한국관광 품질인증을 받은 자 : 대통령령으로 정하는 바에 따라 인증 표지를 하거나 그 사실을 홍보할 수 있다.

③ 한국관광 품질인증을 받은 자가 아니면 인증표지 또는 이와 유사한 표지를 하거나 한국관광 품질인증을 받은 것으로 홍보하여서는 아니 된다.

④ 문화체육관광부장관 : 한국관광 품질인증을 받은 시설 등에 대하여 다음 각 호의 지원을 할 수 있다.

1. 「관광진흥 개발기금법」에 따른 관광진흥 개발기금의 대여 또는 보조
2. 국내 또는 국외에서의 홍보
3. 그 밖에 시설 등의 운영 및 개선을 위하여 필요한 사항

⑤ 문화체육관광부장관 : 한국관광 품질인증을 위하여 필요한 경우에는 특별자치시장 · 특별자치도지사 · 시장 · 군수 · 구청장 및 관계 기관의 장에게 자료 제출을 요청할 수 있다. 이 경우 자료 제출을 요청받은 특별자치시장 · 특별자치도지사 · 시장 · 군수 · 구청장 및 관계 기관의 장은 특별한 사유가 없으면 이에 따라야 한다.

⑥ 한국관광 품질인증의 인증 기준 · 절차 · 방법, 인증표지 및 그 밖에 한국관광 품질인증 제48조의11(한국관광 품질인증의 취소) 문화체육관광부장관 : 한국관광 품질인증을 받은 자가 다음 각 호의 어느 하나에 해당하는 경우에는 그 인증을 취소할 수 있다. 다만, 제1호에 해당하는 경우에는 인증을 취소하여야 한다.

1. 거짓이나 그 밖의 부정한 방법으로 인증을 받은 경우
2. 제48조의10제6항 : 인증 기준에 적합하지 아니하게 된 경우

제5장 관광지 등의 개발

제1절 관광지 및 관광단지의 개발

제49조(관광개발기본계획 등) ① 문화체육관광부장관 : 관광자원을 효율적으로 개발하고 관리하기 위하여 전국을 대상으로 다음과 같은 사항을 포함하는 관광개발기본계획(이하 "기본계획"이라 한다)을 수립하여야 한다.

1. 전국의 관광 여건과 관광 동향(動向)에 관한 사항
2. 전국의 관광 수요와 공급에 관한 사항
3. 관광자원 보호 · 개발 · 이용 · 관리 등에 관한 기본적인 사항
4. 관광권역(觀光圈域)의 설정에 관한 사항
5. 관광권역별 관광개발의 기본방향에 관한 사항
6. 그 밖에 관광개발에 관한 사항

② 시 · 도지사(특별자치도지사는 제외한다) : 기본계획에 따라 구분된 권역을 대상으로 다음 각

호의 사항을 포함하는 권역별 관광개발계획(이하 "권역계획"이라 한다)을 수립하여야 한다.

1. 권역의 관광여건과 관광동향에 관한 사항
2. 권역의 관광수요와 공급에 관한 사항
3. 관광자원의 보호 · 개발 · 이용 · 관리 등에 관한 사항
4. 관광지 및 관광단지의 조성 · 정비 · 보완 등에 관한 사항

4의2. 관광지 및 관광단지의 실적 평가에 관한 사항

5. 관광지 연계에 관한 사항
6. 관광사업의 추진에 관한 사항
7. 환경보전에 관한 사항
8. 그 밖에 그 권역의 관광자원의 개발, 관리 및 평가를 위하여 필요한 사항

第50조(기본계획) ① 시 · 도지사 : 기본계획의 수립에 필요한 관광 개발 사업에 관한 요구서를 문화체육관광부장관에게 제출하여야 하고, 문화체육관광부장관은 이를 종합 · 조정하여 기본계획을 수립하고 공고하여야 한다.

② 문화체육관광부장관 : 수립된 기본계획을 확정하여 공고하려면 관계 부처의 장과 협의하여야 한다.

③ 확정된 기본계획을 변경하는 경우 : 제1항과 제2항을 준용한다.

④ 문화체육관광부장관 : 관계 기관의 장에게 기본계획의 수립에 필요한 자료를 요구하거나 협조를 요청할 수 있고, 그 요구 또는 협조요청을 받은 관계 기관의 장은 정당한 사유가 없으면 요청에 따라야 한다.

第51조(권역계획) ① 권역계획(圈域計劃) : 그 지역을 관할하는 시 · 도지사(특별자치도지사는 제외한다. 이하 이 조에서 같다)가 수립하여야 한다. 다만, 둘 이상의 시 · 도에 걸치는 지역이 하나의 권역계획에 포함되는 경우에는 관계되는 시 · 도지사와의 협의에 따라 수립하되, 협의가 성립되지 아니한 경우에는 문화체육관광부장관이 지정하는 시 · 도지사가 수립하여야 한다.

② 시 · 도지사 : 제1항에 따라 수립한 권역계획을 문화체육관광부장관의 조정과 관계 행정기관의 장과의 협의를 거쳐 확정하여야 한다. 이 경우 협의요청을 받은 관계 행정기관의 장은 특별한 사유가 없는 한 그 요청을 받은 날부터 30일 이내에 의견을 제시하여야 한다.

③ 시 · 도지사 : 권역계획이 확정되면 그 요지를 공고하여야 한다.

④ 확정된 권역계획을 변경하는 경우 : 제1항부터 제3항까지의 규정을 준용한다. 다만, 대통령령으로 정하는 경미한 사항의 변경에 대하여는 관계 부처의 장과의 협의를 갈음하여 문화체육관광부장관의 승인을 받아야 한다.

⑤ 그 밖에 권역계획의 수립 기준 및 방법 등에 필요한 사항 : 대통령령으로 정하는 바에 따라 문화체육관광부장관이 정한다.

第52조(관광지의 지정 등) ① 관광지 및 관광단지(이하 "관광지 등"이라 한다) : 문화체육관광부령으로 정하는 바에 따라 시장 · 군수 · 구청장의 신청에 의하여 시 · 도지사가 지정한다. 다만, 특별자치시 및 특별자치도의 경우에는 특별자치시장 및 특별자치도지사가 지정한다.

② 시 · 도지사 : 제1항에 따른 관광지 등을 지정하려면 사전에 문화체육관광부장관 및 관계 행정

기관의 장과 협의하여야 한다. 다만, 「국토의 계획 및 이용에 관한 법률」 제30조에 따라 같은 법 제36조 제1항 제2호다목에 따른 계획관리지역(같은 법의 규정에 따라 도시·군 관리계획으로 결정되지 아니한 지역인 경우에는 종전의 「국토이용관리법」 제8조에 따라 준도시지역으로 결정·고시된 지역을 말한다)으로 결정·고시된 지역을 관광지 등으로 지정하려는 경우에는 그러하지 아니하다.

③ 문화체육관광부장관 및 관계 행정기관의 장 : 「환경영향평가법」 등 관련 법령에 특별한 규정이 있거나 정당한 사유가 있는 경우를 제외하고는 제2항 본문에 따른 협의를 요청받은 날부터 30일 이내에 의견을 제출하여야 한다.

④ 문화체육관광부장관 및 관계 행정기관의 장 : 제3항에서 정한 기간(「민원 처리에 관한 법률」 제20조 제2항에 따라 회신기간을 연장한 경우에는 그 연장된 기간을 말한다) 내에 의견을 제출하지 아니하면 협의가 이루어진 것으로 본다.

⑤ 관광지등의 지정 취소 또는 그 면적의 변경 : 관광지등의 지정에 관한 절차에 따라야 한다. 이 경우 대통령령으로 정하는 경미한 면적의 변경은 제2항 본문에 따른 협의를 하지 아니할 수 있다.

⑥ 시·도지사 : 제1항 또는 제5항에 따라 지정, 지정취소 또는 그 면적변경을 한 경우에는 이를 고시하여야 한다.

第52조의2(행위 등의 제한) ① 제52조에 따라 관광지등으로 지정·고시된 지역에서 건축물의 건축, 공작물의 설치, 토지의 형질 변경, 토석의 채취, 토지분할, 물건을 쌓아놓는 행위 등 대통령령으로 정하는 행위를 하려는 자는 특별자치시장·특별자치도지사·시장·군수·구청장의 허가를 받아야 한다. 허가받은 사항을 변경하려는 경우에도 또한 같다.

② 제1항에도 불구하고 재해복구 또는 재난수습에 필요한 응급조치를 위하여 하는 행위는 제1항에 따른 허가를 받지 아니하고 할 수 있다.

③ 제1항 : 허가를 받아야 하는 행위로서 관광지등의 지정 및 고시 당시 이미 관계 법령에 따라 허가를 받았거나 허가를 받을 필요가 없는 행위에 관하여 그 공사 또는 사업에 착수한 자는 대통령령으로 정하는 바에 따라 특별자치시장·특별자치도지사·시장·군수·구청장에게 신고한 후 이를 계속 시행할 수 있다.

④ 특별자치시장·특별자치도지사·시장·군수·구청장 : 제1항을 위반한 자에게 원상회복을 명할 수 있으며, 명령을 받은 자가 그 의무를 이행하지 아니하면 「행정대집행법」에 따라 이를 대집행(代執行)할 수 있다.

⑤ 제1항 : 허가에 관하여 이 법에서 규정한 것을 제외하고는 「국토의 계획 및 이용에 관한 법률」 제57조부터 제60조까지 및 제62조를 준용한다.

⑥ 제1항 : 허가를 받은 경우에는 「국토의 계획 및 이용에 관한 법률」 제56조에 따라 허가를 받은 것으로 본다.

第53조(조사·측량 실시) ① 시·도지사 : 기본계획 및 권역계획을 수립하거나 관광지 등의 지정을 위하여 필요하면 해당 지역에 대한 조사와 측량을 실시할 수 있다.

② 제1항 : 조사와 측량을 위하여 필요하면 타인이 점유하는 토지에 출입할 수 있다.

③ 제2항 : 타인이 점유하는 토지에의 출입에 관하여는 「국토의 계획 및 이용에 관한 법률」 제130조와 제131조를 준용한다.

제54조(조성계획의 수립 등) ① 관광지 등을 관할하는 시장 · 군수 · 구청장 : 조성계획을 작성하여 시 · 도지사의 승인을 받아야 한다. 이를 변경(대통령령으로 정하는 경미한 사항의 변경은 제외한다)하려는 경우에도 또한 같다. 다만, 관광단지를 개발하려는 공공기관 등 문화체육관광부령으로 정하는 공공법인 또는 민간개발자(이하 "관광단지개발자"라 한다)는 조성계획을 작성하여 대통령령으로 정하는 바에 따라 시 · 도지사의 승인을 받을 수 있다.

② 시 · 도지사는 제1항에 따른 조성계획을 승인하거나 변경승인을 하고자 하는 때에는 관계 행정기관의 장과 협의하여야 한다. 이 경우 협의요청을 받은 관계 행정기관의 장은 특별한 사유가 없는 한 그 요청을 받은 날부터 30일 이내에 의견을 제시하여야 한다.

③ 시 · 도지사 : 제1항에 따라 조성계획을 승인 또는 변경승인한 때에는 지체 없이 이를 고시하여야 한다.

④ 민간개발자가 관광단지를 개발하는 경우 : 제58조 제13호 및 제61조를 적용하지 아니한다. 다만, 조성계획상의 조성 대상 토지면적 중 사유지의 3분의 2 이상을 취득한 경우 남은 사유지에 대하여는 그러하지 아니하다.

⑤ 제1항부터 제3항까지에도 불구하고 관광지등을 관할하는 특별자치시장 및 특별자치도지사는 관계 행정기관의 장과 협의하여 조성계획을 수립하고, 조성계획을 수립한 때에는 지체 없이 이를 고시하여야 한다.

⑥ 제1항 : 조성계획의 승인을 받은 자(제5항에 따라 특별자치시장 및 특별자치도지사가 조성계획을 수립한 경우를 포함한다. 이하 "사업시행자"라 한다)가 아닌 자로서 조성계획을 시행하기 위한 사업(이하 "조성사업"이라 한다)을 하려는 자가 조성하려는 토지면적 중 사유지의 3분의 2 이상을 취득한 경우에는 대통령령으로 정하는 바에 따라 사업시행자(사업시행자가 관광단지 개발자인 경우는 제외한다)에게 남은 사유지의 매수를 요청할 수 있다.

제55조(조성계획의 시행) ① 조성사업 : 이 법 또는 다른 법령에 특별한 규정이 있는 경우 외에는 사업시행자가 행한다.

② 제54조 : 조성계획의 승인을 받아 관광지등을 개발하려는 자가 관광지등의 개발 촉진을 위하여 조성계획의 승인 전에 대통령령으로 정하는 바에 따라 시 · 도지사의 승인을 받아 그 조성사업에 필요한 토지를 매입한 경우에는 사업시행자로서 토지를 매입한 것으로 본다.

③ 사업시행자가 아닌 자 : 조성사업을 하려는 자는 대통령령으로 정하는 기준과 절차에 따라사업시행자가 특별자치시장 · 특별자치도지사 · 시장 · 군수 · 구청장인 경우에는 특별자치시장 · 특별자치도지사 · 시장 · 군수 · 구청장의 허가를 받아서 조성사업을 할 수 있고, 사업시행자가 관광단지개발자인 경우에는 관광단지개발자와 협의하여 조성사업을 할 수 있다.

④ 사업시행자가 아닌 자 : 조성사업(시장 · 군수 · 구청장이 조성계획의 승인을 받은 사업만 해당한다. 이하 이 항에서 같다)을 시행하려는 자가 제15조 제1항 및 제2항에 따라 사업계획의 승인을 받은 경우에는 제3항에도 불구하고 특별자치시장 · 특별자치도지사 · 시장 · 군수 · 구청장의 허가를 받지 아니하고 그 조성사업을 시행할 수 있다.

⑤ 관광단지를 개발하려는 공공기관 등 문화체육관광부령으로 정하는 관광단지개발자 : 필요하면 용지의 매수 업무와 손실보상 업무(민간개발자인 경우에는 제54조 제4항 단서에 따라 남은 사유지를 수용하거나 사용하는 경우만 해당한다)를 대통령령으로 정하는 바에 따라 관할 지방자치단체의 장에게 위탁할 수 있다.

第56조(관광지 등 지정 등의 실효 및 취소 등) ① 제52조 : 관광지 등으로 지정 · 고시된 관광지 등에 대하여 그 고시일 부터 2년 이내에 제54조 제1항에 따른 조성계획의 승인신청이 없으면 그 고시일 부터 2년이 지난 다음 날에 그 관광지 등 지정은 효력을 상실한다. 제2항에 따라 조성계획의 효력이 상실된 관광지 등에 대하여 그 조성계획의 효력이 상실된 날부터 2년 이내에 새로운 조성계획의 승인신청이 없는 경우에도 또한 같다.

② 제54조 제1항 : 조성계획의 승인을 받은 관광지 등 사업시행자(제55조제3항에 따른 조성사업을 하는 자를 포함한다)가 같은 조 제3항에 따라 조성계획의 승인 고시일 부터 2년 이내에 사업을 착수하지 아니하면 조성계획 승인 고시일 부터 2년이 지난 다음 날에 그 조성계획의 승인은 효력을 상실한다.

③ 시 · 도지사 : 제54조 제1항에 따라 조성계획 승인을 받은 민간개발자가 사업 중단 등으로 환경 · 미관을 크게 해치거나 제49조 제2항 제4호의2에 따른 관광지 및 관광단지의 실적 평가 결과 조성사업의 완료가 어렵다고 판단되는 경우에는 조성계획의 승인을 취소하거나 이의 개선을 명할 수 있다.

④ 시 · 도지사 : 제1항과 제2항에도 불구하고 행정절차의 이행 등 부득이한 사유로 조성계획 승인 신청 또는 사업 착수기한의 연장이 불가피하다고 인정되면 1년 이내의 범위에서 한 번만 그 기한을 연장할 수 있다.

⑤ 시 · 도지사 : 제1항이나 제2항에 따라 지정 또는 승인의 효력이 상실된 경우 및 제3항에 따라 승인이 취소된 경우에는 지체 없이 그 사실을 고시하여야 한다.

第57조(공공시설의 우선 설치) 국가 · 지방자치단체 또는 사업시행자 : 관광지 등의 조성사업과 그 운영에 관련되는 도로, 전기, 상 · 하수도 등 공공시설을 우선하여 설치하도록 노력하여야 한다.

第57조의2(관광단지의 전기시설 설치) ① 관광단지에 전기를 공급하는 자 : 관광단지 조성사업의 시행자가 요청하는 경우 관광단지에 전기를 공급하기 위한 전기 간선시설(電氣幹線施設) 및 배전시설(配電施設)을 관광단지 조성계획에서 도시 · 군 계획시설로 결정된 도로까지 설치하되, 구체적인 설치범위는 대통령령으로 정한다.

② 제1항 : 관광단지에 전기를 공급하는 전기 간선시설 및 배전시설의 설치비용은 전기를 공급하는 자가 부담한다. 다만, 관광단지 조성사업의 시행자 · 입주기업 · 지방자치단체 등의 요청에 의하여 전기 간선시설 및 배전시설을 땅속에 설치하는 경우에는 전기를 공급하는 자와 땅속에 설치할 것을 요청하는 자가 각각 100분의 50의 비율로 설치비용을 부담한다.

第58조(인 · 허가 등의 의제) ① 제54조 제1항 : 조성계획의 승인 또는 변경승인을 받거나 같은 조 제5항에 따라 특별자치시장 및 특별자치도지사가 관계 행정기관의 장과 협의하여 조성계획을 수립한 때에는 다음 각 호의 인 · 허가 등을 받거나 신고를 한 것으로 본다.

1. 「국토의 계획 및 이용에 관한 법률」 제30조 : 도시 · 군 관리계획(같은 법 제2조 제4호다목의

계획 중 대통령령으로 정하는 시설 및 같은 호 마목의 계획 중 같은 법 제51조에 따른 지구단위계획구역의 지정 계획 및 지구단위계획만 해당한다)의 결정, 같은 법 제32조 제2항에 따른 지형도면의 승인, 같은 법 제36조에 따른 용도지역 중 도시지역이 아닌 지역의 계획관리지역 지정, 같은 법 제37조에 따른 용도지구 중 개발진흥지구의 지정, 같은 법 제56조에 따른 개발행위의 허가, 같은 법 제86조에 따른 도시 · 군 계획시설사업 시행자의 지정 및 같은 법 제88조에 따른 실시계획의 인가

2. 「수도법」 제17조 : 일반수도사업의 인가 및 같은 법 제52조에 따른 전용 상수도설치시설의 인가
3. 「하수도법」 제16조 : 공공하수도 공사시행 등의 허가
4. 「공유수면 관리 및 매립에 관한 법률」 제8조 : 공유수면 점용 · 사용허가, 같은 법 제17조에 따른 점용 · 사용 실시계획의 승인 또는 신고, 같은 법 제28조에 따른 공유수면의 매립면허, 같은 법 제35조에 따른 국가 등이 시행하는 매립의 협의 또는 승인 및 같은 법 제38조에 따른 공유수면매립실시계획의 승인
6. 「하천법」 제30조 : 하천공사 등의 허가 및 실시계획의 인가, 같은 법 제33조에 따른 점용허가 및 실시계획의 인가
7. 「도로법」제36조 : 도로관리청이 아닌 자에 대한 도로공사 시행의 허가 및 같은 법 제61조에 따른 도로의 점용 허가
8. 「항만법」 제9조제2항 : 항만개발사업 시행의 허가 및 같은 법 제10조제2항에 따른 항만개발사업실시계획의 승인
9. 「사도법」 제4조 : 사도개설의 허가
10. 「산지관리법」 제14조 · 제15조 : 산지전용허가 및 산지전용신고, 같은 법 제15조의2에 따른 산지일시사용허가 · 신고, 「산림자원의 조성 및 관리에 관한 법률」 제36조 제1항 · 제4항 및 제45조 제1항 · 제2항에 따른 입목벌채 등의 허가와 신고
11. 「농지법」 제34조제1항 : 농지 전용허가
12. 「자연공원법」 제20조 : 공원사업 시행 및 공원시설관리의 허가와 같은 법 제23조에 따른 행위 허가
13. 「공익사업을 위한 토지 등의 취득 및 보상에 관한 법률」 제20조제1항 : 사업인정
14. 「초지법」 제23조 : 초지전용의 허가
15. 「사방사업법」 제20조 : 사방지 지정의 해제
16. 「장사 등에 관한 법률」 제8조제3항 : 분묘의 개장신고 및 같은 법 제27조에 따른 분묘의 개장허가
17. 「폐기물관리법」 제29조 : 폐기물 처리시설의 설치승인 또는 신고
18. 「온천법」 제10조 : 온천개발계획의 승인
19. 「건축법」 제11조 : 건축허가, 같은 법 제14조에 따른 건축신고, 같은 법 제20조에 따른 가설건축물 건축의 허가 또는 신고
20. 제15조제1항 : 관광숙박업 및 제15조 제2항에 따른 관광객 이용 시설업 · 국제회의업의 사업

계획 승인. 다만, 제15조에 따른 사업계획의 작성자와 제55조 제1항에 따른 조성사업의 사업시행자가 동일한 경우에 한한다.

21. 「체육시설의 설치 · 이용에 관한 법률」 제12조 : 등록 체육시설업의 사업계획 승인. 다만, 제15조에 따른 사업계획의 작성자와 제55조 제1항에 따른 조성사업의 사업시행자가 동일한 경우에 한한다.

22. 「유통산업발전법」 제8조 : 대규모점포의 개설등록

23. 「공간정보의 구축 및 관리 등에 관한 법률」 제86조제1항 : 사업의 착수 · 변경의 신고

② 제1항 : 인 · 허가 등의 의제를 받고자 하는 자는 조성계획의 승인 또는 변경승인 신청을 하는 때에 해당 법률에서 정하는 관련 서류를 제출하여야 한다.

③ 시 · 도지사 : 제1항 각 호의 어느 하나의 사항이 포함되어 있는 조성계획을 승인 또는 변경승인 하고자 하는 때에는 미리 관계 행정기관의 장과 협의하여야 하며, 그 조성계획을 승인 또는 변경승인한 때에는 지체 없이 관계 행정기관의 장에게 그 내용을 통보하여야 한다.

第58조의2(준공검사) ① 사업시행자 : 관광지 등 조성사업의 전부 또는 일부를 완료한 때에는 대통령령으로 정하는 바에 따라 지체 없이 시 · 도지사에게 준공검사를 받아야 한다. 이 경우 시 · 도지사는 해당 준공검사 시행에 관하여 관계 행정기관의 장과 미리 협의하여야 한다.

② 사업시행자 : 제1항에 따라 준공검사를 받은 경우에는 제58조제1항 각 호에 규정된 인 · 허가 등에 따른 해당 사업의 준공검사 또는 준공인가 등을 받은 것으로 본다.

第58조의3(공공시설 등의 귀속) ① 사업시행자 : 조성사업의 시행으로 「국토의 계획 및 이용에 관한 법률」 제2조 제13호에 따른 공공시설을 새로 설치하거나 기존의 공공시설에 대체되는 시설을 설치한 경우 그 귀속에 관하여는 같은 법 제65조를 준용한다. 이 경우 "행정청이 아닌 경우"는 "사업시행자인 경우"로 본다.

② 제1항 : 공공시설 등을 등기하는 경우에는 조성계획승인서와 준공검사증명서로써 「부동산등기법」의 등기원인을 증명하는 서면을 갈음할 수 있다.

③ 제1항 : 「국토의 계획 및 이용에 관한 법률」을 준용할 때 관리청이 불분명한 재산중 도로 · 도랑 등에 대하여는 국토교통부장관을, 하천에 대하여는 환경부장관을, 그 밖의 재산에 대하여는 기획재정부장관을 관리청으로 본다.

第59조(관광지 등의 처분) ① 사업시행자 : 조성한 토지, 개발된 관광시설 및 지원시설의 전부 또는 일부를 매각하거나 임대하거나 타인에게 위탁하여 경영하게 할 수 있다.

② 제1항 : 토지 · 관광시설 또는 지원시설을 매수 · 임차하거나 그 경영을 수탁한 자는 그 토지나 관광시설 또는 지원시설에 관한 권리 · 의무를 승계한다.

第60조(「국토의 계획 및 이용에 관한 법률」의 준용) 조성계획의 수립, 조성사업의 시행 및 관광지 등의 처분에 관하여는 이 법에 규정되어 있는 것 외에는 「국토의 계획 및 이용에 관한 법률」 제90조 · 제100조 · 제130조 및 제131조를 준용한다. 이 경우 "국토교통부장관 또는 시 · 도지사"는 "시 · 도지사"로, "실시계획"은 "조성계획"으로, "인가"는 "승인"으로, "도시 · 군 계획시설사업의 시행지구"는 "관광지 등"으로, "도시 · 군 계획시설사업의 시행자"는 "사업시행자"로, "도시 · 군 계획시설사업"은 "조성사업"으로, "국토교통부장관"은 "문화체육관광부장관"으로, "광역도시

계획 또는 도시 · 군 계획"은 "조성계획"으로 본다.

제61조(수용 및 사용) ① 사업시행자 : 제55조 : 조성사업의 시행에 필요한 토지와 다음 각 호의 물건 또는 권리를 수용하거나 사용할 수 있다. 다만, 농업 용수권(用水權)이나 그 밖의 농지개량 시설을 수용 또는 사용하려는 경우에는 미리 농림축산식품부장관의 승인을 받아야 한다.

1. 토지에 관한 소유권 외의 권리
2. 토지에 정착한 입목이나 건물, 그 밖의 물건과 이에 관한 소유권 외의 권리
3. 물의 사용에 관한 권리
4. 토지에 속한 토석 또는 모래와 조약돌

② 제1항 : 수용 또는 사용에 관한 협의가 성립되지 아니하거나 협의를 할 수 없는 경우에는 사업시행자는 「공익사업을 위한 토지 등의 취득 및 보상에 관한 법률」 제28조 제1항에도 불구하고 조성사업 시행 기간에 재결(裁決)을 신청할 수 있다.

③ 제1항 : 수용 또는 사용의 절차, 그 보상 및 재결 신청에 관하여는 이 법에 규정되어 있는 것 외에는 「공익사업을 위한 토지 등의 취득 및 보상에 관한 법률」을 적용한다.

제63조(선수금) 사업시행자는 그가 개발하는 토지 또는 시설을 분양받거나 시설물을 이용하려는 자로부터 그 대금의 전부 또는 일부를 대통령령으로 정하는 바에 따라 미리 받을 수 있다.

제64조(이용자 분담금 및 원인자 부담금) ① 사업시행자 : 지원시설 건설비용의 전부 또는 일부를 대통령령으로 정하는 바에 따라 그 이용자에게 분담하게 할 수 있다.

② 지원시설 건설의 원인이 되는 공사 또는 행위가 있으면 사업시행자 : 대통령령으로 정하는 바에 따라 그 공사 또는 행위의 비용을 부담하여야 할 자에게 그 비용의 전부 또는 일부를 부담하게 할 수 있다.

③ 사업시행자 : 관광지 등의 안에 있는 공동시설의 유지 · 관리 및 보수에 드는 비용의 전부 또는 일부를 대통령령으로 정하는 바에 따라 관광지 등에서 사업을 경영하는 자에게 분담하게 할 수 있다.

④ 제1항 : 분담금 또는 제2항에 따른 부담금을 부과 받은 자가 부과된 분담금 또는 부담금에 대하여 이의가 있는 경우에는 부과 받은 날부터 30일 이내에 사업시행자에게 이의를 신청할 수 있다.

⑤ 사업시행자 : 제4항에 따른 이의신청을 받았을 때에는 그 신청을 받은 날부터 15일 이내에 이를 심의하여 그 결과를 신청인에게 서면으로 알려야 한다.

제65조(강제징수) ① 제64조 : 이용자 분담금 · 원인자 부담금 또는 유지 · 관리 및 보수에 드는 비용을 내야 할 의무가 있는 자가 이를 이행하지 아니하면 사업시행자는 대통령령으로 정하는 바에 따라 그 지역을 관할하는 특별자치시장 · 특별자치도지사 · 시장 · 군수 · 구청장에게 그 징수를 위탁할 수 있다.

② 제1항 : 징수를 위탁받은 특별자치시장 · 특별자치도지사 · 시장 · 군수 · 구청장은 지방세 체납처분의 예에 따라 이를 징수할 수 있다. 이 경우 특별자치시장 · 특별자치도지사 · 시장 · 군수 · 구청장에게 징수를 위탁한 자는 특별자치시장 · 특별자치도지사 · 시장 · 군수 · 구청장이 징수한 금액의 100분의 10에 해당하는 금액을 특별자치시 · 특별자치도 · 시 · 군 · 구에 내야 한다.

第66조(이주대책) ① 사업시행자 : 조성사업의 시행에 따른 토지 · 물건 또는 권리를 제공함으로써 생활의 근거를 잃게 되는 자를 위하여 대통령령으로 정하는 내용이 포함된 이주대책을 수립 · 실시하여야 한다.

② 제1항 : 이주대책의 수립에 관하여는 「공익사업을 위한 토지 등의 취득 및 보상에 관한 법률」 제78조 제2항 · 제3항과 제81조를 준용한다.

第67조(입장료 등의 징수와 사용) ① 관광지 등에서 조성사업을 하거나 건축, 그 밖의 시설을 한 자는 관광지 등에 입장하는 자로부터 입장료를 징수할 수 있고, 관광시설을 관람하거나 이용하는 자로부터 관람료나 이용료를 징수할 수 있다.

② 제1항 : 입장료 · 관람료 또는 이용료의 징수 대상의 범위와 그 금액은 관광지 등이 소재하는 지방자치단체의 조례로 정한다.

③ 지방자치단체 : 제1항에 따라 입장료 · 관람료 또는 이용료를 징수하면 이를 관광지 등의 보존 · 관리와 그 개발에 필요한 비용에 충당하여야 한다.

第69조(관광지 등의 관리) ① 사업시행자 : 관광지 등의 관리 · 운영에 필요한 조치를 하여야 한다.

② 사업시행자 : 필요하면 관광사업자 단체 등에 관광지 등의 관리 · 운영을 위탁할 수 있다.

제2절 관광특구

第70조(관광특구의 지정) ① 관광특구 : 다음 각 호의 요건을 모두 갖춘 지역 중에서 시장 · 군수 · 구청장의 신청(특별자치시 및 특별자치도의 경우는 제외한다)에 따라 시 · 도지사가 지정한다. 이 경우 관광특구로 지정하려는 대상지역이 같은 시 · 도 내에서 둘 이상의 시 · 군 · 구에 걸쳐 있는 경우에는 해당 시장 · 군수 · 구청장이 공동으로 지정을 신청하여야 하고, 둘 이상의 시 · 도에 걸쳐 있는 경우에는 해당 시장 · 군수 · 구청장이 공동으로 지정을 신청하고 해당 시 · 도지사가 공동으로 지정하여야 한다.

1. 외국인 관광객 수가 대통령령으로 정하는 기준 이상일 것
2. 문화체육관광부령으로 정하는 바에 따라 관광안내시설, 공공편익시설 및 숙박시설 등이 갖추어져 외국인 관광객의 관광수요를 충족시킬 수 있는 지역일 것
3. 관광활동과 직접적인 관련성이 없는 토지의 비율이 대통령령으로 정하는 기준을 초과하지 아니할 것
4. 제1호부터 제3호까지의 요건을 갖춘 지역이 서로 분리되어 있지 아니할 것

② 제1항 각 호 외의 부분 전단에도 불구하고 「지방자치법」 제198조 제2항 제1호에 따른 인구 100만 이상 대도시(이하 "특례시"라 한다)의 시장은 관할 구역 내에서 제1항 각 호의 요건을 모두 갖춘 지역을 관광특구로 지정할 수 있다.

③ 관광특구의 지정 · 취소 · 면적변경 및 고시에 관하여는 제52조 제2항 · 제3항 · 제5항 및 제6항을 준용한다. 이 경우 "시 · 도지사"는 "시 · 도지사 또는 특례시의 시장"으로 본다.

[시행일 : 2023.05.04.]

第70조의2(관광특구 지정을 위한 조사 · 분석) 제70조 제1항 및 제2항 : 시 · 도지사 또는 특례시의 시장이 관광특구를 지정하려는 경우에는 같은 조 제1항 각 호의 요건을 갖추었는지 여부와 그 밖에

관광특구의 지정에 필요한 사항을 검토하기 위하여 대통령령으로 정하는 전문기관에 조사·분석을 의뢰하여야 한다. [시행일 : 2023.05.04.]

제71조(관광특구의 진흥계획) ① 특별자치시장·특별자치도지사·시장·군수·구청장은 관할 구역 내 관광특구를 방문하는 외국인 관광객의 유치촉진 등을 위하여 관광특구진흥계획을 수립하고 시행하여야 한다.

② 제1항 : 관광특구진흥계획에 포함될 사항 등 관광특구진흥계획의 수립·시행에 필요한 사항은 대통령령으로 정한다.

제72조(관광특구에 대한 지원) ① 국가나 지방자치단체 : 관광특구를 방문하는 외국인 관광객의 관광 활동을 위한 편의증진 등 관광특구 진흥을 위하여 필요한 지원을 할 수 있다.

② 문화체육관광부장관 : 관광특구를 방문하는 관광객의 편리한 관광 활동을 위하여 관광특구 안의 문화·체육·숙박·상가·교통·주차시설로서 관광객 유치를 위하여 특히 필요하다고 인정되는 시설에 대하여 「관광진흥개발기금법」에 따라 관광진흥개발기금을 대여하거나 보조할 수 있다.

제73조(관광특구에 대한 평가 등) ① 시·도지사 또는 특례시의 시장 : 대통령령으로 정하는 바에 따라 제71조에 따른 관광특구진흥계획의 집행 상황을 평가하고, 우수한 관광특구에 대하여는 필요한 지원을 할 수 있다.

② 시·도지사 또는 특례시의 시장 : 제1항에 따른 평가 결과 제70조에 따른 관광특구 지정 요건에 맞지 아니하거나 추진 실적이 미흡한 관광특구에 대하여는 대통령령으로 정하는 바에 따라 관광특구의 지정취소·면적조정·개선권고 등 필요한 조치를 하여야 한다.

③ 문화체육관광부장관 : 관광특구의 활성화를 위하여 관광특구에 대한 평가를 3년마다 실시 하여야 한다.

④ 문화체육관광부장관 : 제3항에 따른 평가 결과 우수한 관광특구에 대하여는 필요한 지원을 할 수 있다.

⑤ 문화체육관광부장관 : 제3항에 따른 평가 결과 제70조에 따른 관광특구 지정 요건에 맞지 아니하거나 추진 실적이 미흡한 관광특구에 대하여는 대통령령으로 정하는 바에 따라 해당 시·도지사 또는 특례시의 시장에게 관광특구의 지정취소·면적조정·개선권고 등 필요한 조치를 할 것을 요구할 수 있다.

⑥ 제3항 : 평가의 내용, 절차 및 방법 등에 필요한 사항은 대통령령으로 정한다.[시행일 : 2023.05.04.]

제74조(다른 법률에 대한 특례) ① 관광특구 안에서는 「식품위생법」 제43조에 따른 영업제한에 관한 규정을 적용하지 아니한다.

② 관광특구 안에서 대통령령으로 정하는 관광사업자 : 「건축법」 제43조에도 불구하고 연간 180일 이내의 기간 동안 해당 지방자치단체의 조례로 정하는 바에 따라 공개 공지(空地 : 공터)를 사용하여 외국인 관광객을 위한 공연 및 음식을 제공할 수 있다. 다만, 울타리를 설치하는 등 공중(公衆)이 해당 공개 공지를 사용하는 데에 지장을 주는 행위를 하여서는 아니 된다.

③ 관광특구 관할 지방자치단체의 장 : 관광특구의 진흥을 위하여 필요한 경우에는 시·도 경찰청장 또는 경찰서장에게 「도로교통법」 제2조에 따른 차마(車馬) 또는 노면전차의 도로통행금지 또는

제한 등의 조치를 하여줄 것을 요청할 수 있다. 이 경우 요청받은 시·도 경찰청장 또는 경찰서장은 「도로교통법」 제6조에도 불구하고 특별한 사유가 없으면 지체 없이 필요한 조치를 하여야 한다.

제6장 보 칙

第76조(재정지원) ① 문화체육관광부장관 : 관광에 관한 사업을 하는 지방자치단체, 관광사업자 단체 또는 관광사업자에게 대통령령으로 정하는 바에 따라 보조금을 지급할 수 있다.

② 지방자치단체 : 그 관할 구역 안에서 관광에 관한 사업을 하는 관광사업자 단체 또는 관광사업자에게 조례로 정하는 바에 따라 보조금을 지급할 수 있다.

③ 국가 및 지방자치단체 : 「국유재산법」, 「공유재산 및 물품 관리법」, 그 밖의 다른 법령에도 불구하고 관광지 등의 사업시행자에 대하여 국유·공유 재산의 임대료를 대통령령으로 정하는 바에 따라 감면할 수 있다.

第76조의2(감염병 확산 등에 따른 지원) 국가와 지방자치단체 : 감염병 확산 등으로 관광사업자에게 경영상 중대한 위기가 발생한 경우 필요한 지원을 할 수 있다.

第77조(청문) 관할 등록기관등의 장 : 다음 각 호의 어느 하나에 해당하는 처분을 하려면 청문을 하여야 한다.

1. 제13조의2 : 국외여행 인솔자 자격의 취소
2. 제24조 제2항·제31조 제2항 또는 제35조 제1항에 따른 관광사업의 등록 등이나 사업계획승인의 취소
3. 제40조 : 관광종사원 자격의 취소
4. 제48조의11 : 한국관광 품질인증의 취소
5. 제56조 제3항 : 조성계획 승인의 취소
6. 제80조제5항 : 카지노기구의 검사 등의 위탁 취소

第78조(보고·검사) ① 지방자치단체의 장 : 문화체육관광부령으로 정하는 바에 따라 관광진흥정책의 수립·집행에 필요한 사항과 그 밖에 이 법의 시행에 필요한 사항을 문화체육관광부장관에게 보고하여야 한다.

② 관할 등록기관 등의 장 : 관광진흥시책의 수립·집행 및 이 법의 시행을 위하여 필요하면 관광사업자 단체 또는 관광사업자에게 그 사업에 관한 보고를 하게 하거나 서류를 제출하도록 명할 수 있다.

③ 관할 등록기관 등의 장 : 관광 진흥시책의 수립·집행 및 이 법의 시행을 위하여 필요하다고 인정하면 소속 공무원에게 관광사업자 단체 또는 관광사업자의 사무소·사업장 또는 영업소 등에 출입하여 장부·서류나 그 밖의 물건을 검사하게 할 수 있다.

④ 제3항의 경우 해당 공무원 : 그 권한을 표시하는 증표를 지니고 이를 관계인에게 내보여야 한다.

第79조(수수료) 다음 각 호의 어느 하나에 해당하는 자는 문화체육관광부령으로 정하는 바에 따라 수수료를 내야 한다.

1. 제4조 제1항 및 제4항 : 여행업, 관광숙박업, 관광객 이용시설업 및 국제회의업의 등록 또는 변경등록을 신청하는 자
2. 제5조 제1항 및 제3항 : 카지노업의 허가 또는 변경허가를 신청하는 자
3. 제5조 제2항부터 제4항까지의 규정 : 유원시설업의 허가 또는 변경허가를 신청하거나 유원시설업의 신고 또는 변경신고를 하는 자
4. 제6조 : 관광 편의시설업 지정을 신청하는 자
5. 제8조 제4항 및 제6항 : 지위 승계를 신고하는 자
6. 제15조 제1항 및 제2항 : 관광숙박업, 관광객 이용시설업 및 국제회의업에 대한 사업계획의 승인 또는 변경승인을 신청하는 자
7. 제19조 : 관광숙박업의 등급 결정을 신청하는 자
8. 제23조 제2항 : 카지노시설의 검사를 받으려는 자
9. 제25조 제2항 : 카지노기구의 검정을 받으려는 자
10. 제25조 제3항 : 카지노기구의 검사를 받으려는 자
11. 제33조 제1항 : 안전성검사 또는 안전성검사 대상에 해당되지 아니함을 확인하는 검사를 받으려는 자
12. 제38조 제2항 : 관광종사원 자격시험에 응시하려는 자
13. 제38조 제2항 : 관광종사원의 등록을 신청하는 자
14. 제38조 제4항 : 관광종사원 자격증의 재교부를 신청하는 자
16. 제48조의10 : 한국관광 품질인증을 받으려는 자

제80조(권한의 위임 · 위탁 등) ① 이 법에 따른 문화체육관광부장관의 권한은 대통령령으로 정하는 바에 따라 그 일부를 시 · 도지사에게 위임할 수 있다.

② 시 · 도지사(특별자치시장은 제외한다) : 제1항에 따라 문화체육관광부장관으로부터 위임받은 권한의 일부를 문화체육관광부장관의 승인을 받아 시장(「제주특별자치도 설치 및 국제자유도시 조성을 위한 특별법」 제11조제2항에 따른 행정시장을 포함한다) · 군수 · 구청장에게 재위임할 수 있다.

③ 문화체육관광부장관 또는 시 · 도지사 및 시장 · 군수 · 구청장 : 다음 각 호의 권한의 전부 또는 일부를 대통령령으로 정하는 바에 따라 한국관광공사, 협회, 지역별 · 업종별 관광협회 및 대통령령으로 정하는 전문 연구 · 검사기관, 자격검정기관이나 교육기관에 위탁할 수 있다.

1. 제6조 : 관광 편의시설업의 지정 및 제35조에 따른 지정 취소

1의2. 제13조제2항 및 제3항 : 국외여행 인솔자의 등록 및 자격증 발급

2. 제19조 제1항 : 관광숙박업의 등급 결정
3. 제25조 제3항 : 카지노기구의 검사
4. 제33조 제1항 : 안전성검사 또는 안전성검사 대상에 해당되지 아니함을 확인하는 검사

4의2. 제33조 제3항 : 안전관리자의 안전교육

5. 제38조 제2항 : 관광종사원 자격시험 및 등록
6. 제47조 의7 : 사업의 수행

6의2. 제47조의8 제2항 : 사업의 수행
7. 제48조의6 제1항 : 문화관광해설사 양성을 위한 교육과정의 개설 · 운영
8. 제48조의10 및 제48조의11 : 한국관광 품질인증 및 그 취소
9. 제73조 제3항 : 관광특구에 대한 평가

④ 제3항 : 위탁받은 업무를 수행하는 한국관광공사, 협회, 지역별 · 업종별 관광협회 및 전문 연구 · 검사기관이나 자격검정기관의 임원 및 직원과 제23조 제2항 · 제25조 제2항에 따라 검사기관의 검사 · 검정 업무를 수행하는 임원 및 직원은 「형법」 제129조부터 제132조까지의 규정을 적용하는 경우 공무원으로 본다.

⑤ 문화체육관광부장관 또는 특별자치시장 · 특별자치도지사 · 시장 · 군수 · 구청장 : 제3항 제3호 및 제4호에 따른 검사에 관한 권한을 위탁받은 자가 다음 각 호의 어느 하나에 해당하면 그 위탁을 취소하거나 6개월 이내의 기간을 정하여 업무의 전부 또는 일부의 정지를 명하거나 업무의 개선을 명할 수 있다. 다만, 제1호에 해당하는 경우에는 그 위탁을 취소하여야 한다.

1. 거짓이나 그 밖의 부정한 방법으로 위탁사업자로 선정된 경우
2. 거짓이나 그 밖의 부정한 방법으로 제25조 제3항 또는 제33조 제1항에 따른 검사를 수행한 경우
3. 정당한 사유 없이 검사를 수행하지 아니한 경우
4. 문화체육관광부령으로 정하는 위탁 요건을 충족하지 못하게 된 경우

⑥ 제5항에 따른 위탁 취소, 업무 정지의 기준 및 절차 등에 필요한 사항은 문화체육관광부령으로 정한다.

제7장 벌 칙

제81조(벌칙) 다음 각 호의 어느 하나에 해당하는 자는 5년 이하의 징역 또는 5천만원 이하의 벌금에 처한다. 이 경우 징역과 벌금은 병과(倂科)할 수 있다.

1. 제5조 제1항 : 카지노업의 허가를 받지 아니하고 카지노업을 경영한 자
2. 제28조 제1항제1호 또는 제2호를 위반한 자

제82조(벌칙) 다음 각 호의 어느 하나에 해당하는 자는 3년 이하의 징역 또는 3천만원 이하의 벌금에 처한다. 이 경우 징역과 벌금은 병과할 수 있다.

1. 제4조제1항 : 등록을 하지 아니하고 여행업 · 관광숙박업(제15조제1항에 따라 사업계획의 승인을 받은 관광숙박업만 해당한다) · 국제회의업 및 제3조 제1항 제3호나목의 관광객 이용시설업을 경영한 자
2. 제5조제2항 : 허가를 받지 아니하고 유원시설업을 경영한 자
3. 제20조제1항 및 제2항을 위반 : 시설을 분양하거나 회원을 모집한 자
4. 제33조의2제3항 : 사용중지 등의 명령을 위반한 자

제83조(벌칙) 다음 각 호의 어느 하나에 해당하는 카지노사업자(제28조제1항 본문에 따른 종사원을 포함한다)는 2년 이하의 징역 또는 2천만원 이하의 벌금에 처한다. 이 경우 징역과 벌금은 병과할 수 있다.

1. 제5조 제3항 : 변경허가를 받지 아니하거나 변경신고를 하지 아니하고 영업을 한 자

2. 제8조 제4항을 위반 : 지위승계신고를 하지 아니하고 영업을 한 자
3. 제11조 제1항을 위반 : 관광사업의 시설 중 부대시설 외의 시설을 타인에게 경영하게 한 자
4. 제23조 제2항 : 검사를 받아야 하는 시설을 검사를 받지 아니하고 이를 이용하여 영업을 한 자
5. 제25조 제3항 : 검사를 받지 아니하거나 검사결과 공인기준 등에 맞지 아니한 카지노기구를 이용하여 영업을 한 자
6. 제25조 제4항 : 검사합격증명서를 훼손하거나 제거한 자
7. 제28조 제1항제3호부터 제8호까지의 규정을 위반한 자
8. 제35조 제1항 본문에 따른 사업정지처분을 위반하여 사업정지 기간에 영업을 한 자
9. 제35조 제1항 본문에 따른 개선명령을 위반한 자
10. 제35조 제1항 제19호를 위반한 자
11. 제78조 제2항 : 보고 또는 서류의 제출을 하지 아니하거나 거짓으로 보고를 한 자나 같은 조 제3항에 따른 관계 공무원의 출입 · 검사를 거부 · 방해하거나 기피한 자

② 제4조제1항 : 등록을 하지 아니하고 야영장업을 경영한 자는 2년 이하의 징역 또는 2천만원 이하의 벌금에 처한다. 이 경우 징역과 벌금은 병과 할 수 있다.

제84조(벌칙) 다음 각 호의 어느 하나에 해당하는 자는 1년 이하의 징역 또는 1천만원 이하의 벌금에 처한다.

1. 제5조 제3항 : 유원시설업의 변경허가를 받지 아니하거나 변경신고를 하지 아니하고 영업을 한 자
2. 제5조 제4항 전단 : 유원시설업의 신고를 하지 아니하고 영업을 한 자

2의2. 제13조 제4항을 위반 : 자격증을 빌려주거나 빌린 자 또는 이를 알선한 자

2의3. 거짓이나 그 밖의 부정한 방법으로 제25조 제3항 또는 제33조 제1항 : 검사를 수행한 자

3. 제33조를 위반 : 안전성검사를 받지 아니하고 유기시설 또는 유기기구를 설치한 자

3의2. 거짓이나 그 밖의 부정한 방법으로 제33조 제1항에 따른 검사를 받은 자

4. 제34조 제2항을 위반 : 유기시설 · 유기기구 또는 유기기구의 부분품(部分品)을 설치하거나 사용한 자

4의2. 제35조 제1항 제14호에 해당되어 관할 등록기관등의 장이 발한 명령을 위반한 자

5. 제35조 제1항 제20호에 해당되어 관할 등록기관등의 장이 발한 개선명령을 위반한 자

5의2. 제38조 제8항을 위반 : 자격증을 빌려주거나 빌린 자 또는 이를 알선한 자

5의3. 제52조의2 제1항에 따른 허가 또는 변경허가를 받지 아니하고 같은 항에 규정된 행위를 한 자

5의4. 제52조의2 제1항에 따른 허가 또는 변경허가를 거짓이나 그 밖의 부정한 방법으로 받은 자

5의5. 제52조의2 제4항 : 원상회복명령을 이행하지 아니한 자

6. 제55조 제3항을 위반하여 조성사업을 한 자

제85조(양벌규정) 법인의 대표자나 법인 또는 개인의 대리인, 사용인, 그 밖의 종업원이 그 법인 또는

개인의 업무에 관하여 제81조부터 제84조까지의 어느 하나에 해당하는 위반행위를 하면 그 행위자를 벌하는 외에 그 법인 또는 개인에게도 해당 조문의 벌금형을 과(科)한다. 다만, 법인 또는 개인이 그 위반행위를 방지하기 위하여 해당 업무에 관하여 상당한 주의와 감독을 게을리하지 아니한 경우에는 그러하지 아니하다.

제86조(과태료) ① 다음 각 호의 어느 하나에 해당하는 자에게는 500만원 이하의 과태료를 부과한다.

1. 제33조의2 제1항에 따른 통보를 하지 아니한 자
2. 제38조 제6항을 위반하여 관광통역안내를 한 자

② 다음 각 호의 어느 하나에 해당하는 자에게는 100만원 이하의 과태료를 부과한다.

2. 제10조제3항을 위반한 자
4. 제28조 제2항 전단을 위반 : 영업 준칙을 지키지 아니한 자

4의2. 제33조 제3항을 위반 : 안전교육을 받지 아니한 자

4의3. 제33조 제4항을 위반 : 안전관리자에게 안전교육을 받도록 하지 아니한 자

4의5. 제38조 제7항을 위반 : 자격증을 패용하지 아니한 자

6. 제48조의10 제3항을 위반 : 인증표지 또는 이와 유사한 표지를 하거나 한국관광 품질인증을 받은 것으로 홍보한 자

③ 제1항 및 제2항 : 과태료는 대통령령으로 정하는 바에 따라 관할 등록기관등의 장이 부과 · 징수한다.

02 출입국관리법(출입국 절차 및 비자발급 등)

1. 출입국관리법

[시행 2022.08.18.] [법률 제18397호, 2021.08.17. 일부개정]

제1장 총 칙

제1조(목적) 이 법은 대한민국에 입국하거나 대한민국에서 출국하는 모든 국민 및 외국인의 출입국관리를 통한 안전한 국경관리, 대한민국에 체류하는 외국인의 체류관리와 사회통합 등에 관한 사항을 규정함을 목적으로 한다.

제2조(정의) 이 법에서 사용하는 용어의 뜻은 다음과 같다.

1. "국민" : 대한민국의 국민을 말한다.
2. "외국인" : 대한민국의 국적을 가지지 아니한 사람을 말한다.
3. "난민" : 「난민법」 제2조제1호에 따른 난민을 말한다.
4. "여권" : 대한민국정부 · 외국정부 또는 권한 있는 국제기구에서 발급한 여권 또는 난민여행증

명서나 그 밖에 여권을 갈음하는 증명서로서 대한민국정부가 유효하다고 인정하는 것을 말한다.

5. "선원신분증명서" : 대한민국정부나 외국정부가 발급한 문서로서 선원임을 증명하는 것을 말한다.
6. "출입국항" : 출국하거나 입국할 수 있는 대한민국의 항구 · 공항과 그 밖의 장소로서 대통령령으로 정하는 곳을 말한다.
7. "재외공관의 장" : 외국에 주재하는 대한민국의 대사(大使), 공사(公使), 총영사(總領事), 영사(領事) 또는 영사업무를 수행하는 기관의 장을 말한다.
8. "선박등" : 대한민국과 대한민국 밖의 지역 사이에서 사람이나 물건을 수송하는 선박, 항공기, 기차, 자동차, 그 밖의 교통기관을 말한다.
9. "승무원" : 선박등에서 그 업무를 수행하는 사람을 말한다.
10. "운수업자" : 선박등을 이용하여 사업을 운영하는 자와 그를 위하여 통상 그 사업에 속하는 거래를 대리하는 자를 말한다.

10의2. "지방출입국 · 외국인관서" : 출입국 및 외국인의 체류 관리업무를 수행하기 위하여 법령에 따라 각 지역별로 설치된 관서와 외국인보호소를 말한다.

11. "보호" : 출입국관리공무원이 제46조제1항 각 호에 따른 강제퇴거 대상에 해당된다고 의심할 만한 상당한 이유가 있는 사람을 출국시키기 위하여 외국인보호실, 외국인보호소 또는 그 밖에 법무부장관이 지정하는 장소에 인치(引致)하고 수용하는 집행활동을 말한다.
12. "외국인보호실" : 이 법에 따라 외국인을 보호할 목적으로 지방출입국 · 외국인관서에 설치한 장소를 말한다.
13. "외국인보호소" : 지방출입국 · 외국인관서 중 이 법에 따라 외국인을 보호할 목적으로 설치한 시설로서 대통령령으로 정하는 곳을 말한다.
14. "출입국사범" : 제93조의2, 제93조의3, 제94조부터 제99조까지, 제99조의2, 제99조의3 및 제100조에 규정된 죄를 범하였다고 인정되는 자를 말한다.
15. "생체정보" : 이 법에 따른 업무에서 본인 일치 여부 확인 등에 활용되는 사람의 지문 · 얼굴 · 홍채 및 손바닥 정맥 등의 개인정보를 말한다.
16. "출국대기실" : 지방출입국 · 외국인관서의 장이 제76조제1항 각 호의 어느 하나에 해당하는 외국인의 인도적 처우 및 원활한 탑승수속과 보안구역 내 안전 확보를 위하여 그 외국인이 출국하기 전까지 대기하도록 출입국 항에 설치한 시설을 말한다.

제7조(외국인의 입국) ① 외국인이 입국할 때에는 유효한 여권과 법무부장관이 발급한 사증(査證)을 가지고 있어야 한다.

② 다음 각 호의 어느 하나에 해당하는 외국인은 제1항에도 불구하고 사증 없이 입국할 수 있다.

1. 재입국허가를 받은 사람 또는 재입국허가가 면제된 사람으로서 그 허가 또는 면제받은 기간이 끝나기 전에 입국하는 사람
2. 대한민국과 사증면제협정을 체결한 국가의 국민으로서 그 협정에 따라 면제대상이 되는 사람
3. 국제친선, 관광 또는 대한민국의 이익 등을 위하여 입국하는 사람으로서 대통령령으로 정하는

바에 따라 따로 입국허가를 받은 사람

4. 난민여행증명서를 발급받고 출국한 후 그 유효기간이 끝나기 전에 입국하는 사람

③ 법무부장관 : 공공질서의 유지나 국가이익에 필요하다고 인정하면 제2항 제2호에 해당하는 사람에 대하여 사증면제협정의 적용을 일시 정지할 수 있다.

④ 대한민국과 수교(修交)하지 아니한 국가나 법무부장관이 외교부장관과 협의하여 지정한 국가의 국민은 제1항에도 불구하고 대통령령으로 정하는 바에 따라 재외공관의 장이나 지방출입국·외국인관서의 장이 발급한 외국인입국허가서를 가지고 입국할 수 있다.

제7조의2(허위초청 등의 금지) 누구든지 외국인을 입국시키기 위한 다음 각 호의 어느 하나의 행위를 하여서는 아니 된다.

1. 거짓된 사실의 기재나 거짓된 신원보증 등 부정한 방법으로 외국인을 초청하거나 그러한 초청을 알선하는 행위
2. 거짓으로 사증 또는 사증발급 인정서를 신청하거나 그러한 신청을 알선하는 행위

제7조의3(사전여행허가) ① 법무부장관 : 공공질서의 유지나 국가이익에 필요하다고 인정하면 다음 각 호의 어느 하나에 해당하는 외국인에 대하여 입국하기 전에 허가(이하 "사전여행허가"라 한다)를 받도록 할 수 있다.

1. 제7조 제2항 제2호 또는 제3호에 해당하는 외국인
2. 다른 법률에 따라 사증 없이 입국할 수 있는 외국인

② 사전여행허가를 받은 외국인은 입국할 때에 사전여행허가서를 가지고 있어야 한다.

③ 사전여행허가서 발급에 관한 기준 및 절차·방법은 법무부령으로 정한다.

제8조(사증) ① 제7조에 따른 사증 : 1회만 입국할 수 있는 단수사증(單數査證)과 2회 이상 입국할 수 있는 복수사증(複數査證)으로 구분한다.

② 법무부장관 : 사증발급에 관한 권한을 대통령령으로 정하는 바에 따라 재외공관의 장에게 위임할 수 있다.

③ 사증발급에 관한 기준과 절차 : 법무부령으로 정한다.

제9조(사증발급인정서) ① 법무부장관 : 제7조 제1항에 따른 사증을 발급하기 전에 특히 필요하다고 인정할 때에는 입국하려는 외국인의 신청을 받아 사증발급 인정서를 발급할 수 있다.

② 제1항 : 사증발급인정서 발급신청은 그 외국인을 초청하려는 자가 대리할 수 있다.

③ 제1항 : 사증발급인정서의 발급대상·발급기준 및 발급절차는 법무부령으로 정한다.

제10조(체류자격) ① 입국하려는 외국인 : 대통령령으로 정하는 체류자격을 가져야 한다.

② 1회에 부여할 수 있는 체류자격별 체류기간의 상한은 법무부령으로 정한다.

제10조의2(일반체류자격) ① 제10조 제1호에 따른 일반체류자격(이하 "일반체류자격"이라 한다)은 다음 각 호의 구분에 따른다.

1. 단기체류자격 : 관광, 방문 등의 목적으로 대한민국에 90일 이하의 기간(사증면제협정이나 상호주의에 따라 90일을 초과하는 경우에는 그 기간) 동안 머물 수 있는 체류자격
2. 장기체류자격 : 유학, 연수, 투자, 주재, 결혼 등의 목적으로 대한민국에 90일을 초과하여 법무부령으로 정하는 체류기간의 상한 범위에서 거주할 수 있는 체류자격

② 제1항 : 단기체류자격 및 장기체류자격의 종류, 체류자격에 해당하는 사람 또는 그 체류자격에 따른 활동범위는 체류목적, 취업활동 가능 여부 등을 고려하여 대통령령으로 정한다.

제10조의3(영주자격) ① 제10조 제2호 : 영주자격(이하 "영주자격"이라 한다)을 가진 외국인은 활동범위 및 체류기간의 제한을 받지 아니한다.

② 영주자격을 취득하려는 사람 : 대통령령으로 정하는 영주의 자격에 부합한 사람으로서 다음 각 호의 요건을 모두 갖추어야 한다.

1. 대한민국의 법령을 준수하는 등 품행이 단정할 것
2. 본인 또는 생계를 같이하는 가족의 소득, 재산 등으로 생계를 유지할 능력이 있을 것
3. 한국어능력과 한국사회 · 문화에 대한 이해 등 대한민국에서 계속 살아가는 데 필요한 기본소양을 갖추고 있을 것

③ 법무부장관 : 제2항 제2호 및 제3호에도 불구하고 대한민국에 특별한 공로가 있는 사람, 과학 · 경영 · 교육 · 문화예술 · 체육 등 특정 분야에서 탁월한 능력이 있는 사람, 대한민국에 일정금액 이상을 투자한 사람 등 대통령령으로 정하는 사람에 대해서는 대통령령으로 정하는 바에 따라 제2항 제2호 및 제3호의 요건의 전부 또는 일부를 완화하거나 면제할 수 있다.

④ 제2항 각 호에 따른 요건의 기준 · 범위 등에 필요한 사항은 법무부령으로 정한다.

제11조(입국의 금지 등) ① 법무부장관 : 다음 각 호의 어느 하나에 해당하는 외국인에 대하여는 입국을 금지할 수 있다.

1. 감염병환자, 마약류중독자, 그 밖에 공중위생상 위해를 끼칠 염려가 있다고 인정되는 사람
2. 「총포 · 도검 · 화약류 등의 안전관리에 관한 법률」에서 정하는 총포 · 도검 · 화약류 등을 위법하게 가지고 입국하려는 사람
3. 대한민국의 이익이나 공공의 안전을 해치는 행동을 할 염려가 있다고 인정할 만한 상당한 이유가 있는 사람
4. 경제 질서 또는 사회질서를 해치거나 선량한 풍속을 해치는 행동을 할 염려가 있다고 인정할 만한 상당한 이유가 있는 사람
5. 사리분별력이 없고 국내에서 체류활동을 보조할 사람이 없는 정신장애인, 국내체류비용을 부담할 능력이 없는 사람, 그 밖에 구호(救護)가 필요한 사람
6. 강제퇴거명령을 받고 출국한 후 5년이 지나지 아니한 사람
7. 1910년 8월 29일부터 1945년 8월 15일까지 사이에 다음 각 목의 어느 하나에 해당하는 정부의 지시를 받거나 그 정부와 연계하여 인종, 민족, 종교, 국적, 정치적 견해 등을 이유로 사람을 학살 · 학대하는 일에 관여한 사람
   가. 일본 정부
   나. 일본 정부와 동맹 관계에 있던 정부
   다. 일본 정부의 우월한 힘이 미치던 정부
8. 제1호부터 제7호까지의 규정에 준하는 사람으로서 법무부장관이 그 입국이 적당하지 아니하다고 인정하는 사람

② 법무부장관 : 입국하려는 외국인의 본국(本國)이 제1항 각 호 외의 사유로 국민의 입국을 거부

할 때에는 그와 동일한 사유로 그 외국인의 입국을 거부할 수 있다.

제12조(입국심사) ① 외국인이 입국하려는 경우에는 입국하는 출입국항에서 출입국관리공무원의 입국심사를 받아야 한다.

② 제1항에 관하여는 제6조 제1항 단서 및 같은 조 제3항을 준용한다.

③ 출입국관리공무원 : 입국심사를 할 때에 다음 각 호의 요건을 갖추었는지를 심사하여 입국을 허가한다.

1. 여권과 사증이 유효할 것. 다만, 사증은 이 법에서 요구하는 경우만을 말한다.

1의2. 제7조의3 제2항 : 사전여행허가서가 유효할 것

2. 입국목적이 체류자격에 맞을 것

3. 체류기간이 법무부령으로 정하는 바에 따라 정하여졌을 것

4. 제11조 : 입국의 금지 또는 거부의 대상이 아닐 것

④ 출입국관리공무원 : 외국인이 제3항 각 호의 요건을 갖추었음을 증명하지 못하면 입국을 허가하지 아니할 수 있다.

⑤ 출입국관리공무원 : 제7조 제2항 제2호 또는 제3호에 해당하는 사람에게 입국을 허가할 때에는 대통령령으로 정하는 바에 따라 체류자격을 부여하고 체류기간을 정하여야 한다.

⑥ 출입국관리공무원 : 제1항이나 제2항에 따른 심사를 하기 위하여 선박 등에 출입할 수 있다.

제12조의2(입국 시 생체정보의 제공 등) ① 입국하려는 외국인 : 제12조에 따라 입국심사를 받을 때 법무부령으로 정하는 방법으로 생체정보를 제공하고 본인임을 확인하는 절차에 응하여야 한다. 다만, 다음 각 호의 어느 하나에 해당하는 사람은 그러하지 아니하다.

1. 17세 미만인 사람
2. 외국정부 또는 국제기구의 업무를 수행하기 위하여 입국하는 사람과 그 동반 가족
3. 외국과의 우호 및 문화교류 증진, 경제활동 촉진 또는 대한민국의 이익 등을 고려하여 생체정보의 제공을 면제하는 것이 필요하다고 대통령령으로 정하는 사람

② 출입국관리공무원 : 외국인이 제1항 본문에 따라 생체정보를 제공하지 아니하는 경우에는 그의 입국을 허가하지 아니할 수 있다.

③ 법무부장관 : 입국심사에 필요한 경우에는 관계 행정기관이 보유하고 있는 외국인의 생체정보의 제출을 요청할 수 있다.

④ 제3항에 따라 협조를 요청받은 관계 행정기관 : 정당한 이유 없이 그 요청을 거부하여서는 아니 된다.

⑤ 출입국관리공무원 : 제1항 또는 제3항에 따라 제공 또는 제출받은 생체정보를 입국심사에 활용할 수 있다.

⑥ 법무부장관 : 제1항 또는 제3항에 따라 제공 또는 제출받은 생체정보를 「개인정보 보호법」에 따라 보유하고 관리한다.

제12조의3(선박 등의 제공금지) ① 누구든지 외국인을 불법으로 입국 또는 출국하게 하거나 대한민국을 거쳐 다른 국가에 불법으로 입국하게 할 목적으로 다음 각 호의 행위를 하여서는 아니 된다.

1. 선박등이나 여권 또는 사증, 탑승권이나 그 밖에 출입국에 사용될 수 있는 서류 및 물품을

제공하는 행위

2. 제1호의 행위를 알선하는 행위

② 누구든지 불법으로 입국한 외국인에 대하여 다음 각 호의 행위를 하여서는 아니 된다.

1. 해당 외국인을 대한민국에서 은닉 또는 도피하게 하거나 그러한 목적으로 교통수단을 제공하는 행위
2. 제1호의 행위를 알선하는 행위

제12조의4(외국인의 여권 등의 보관) ① 위조되거나 변조된 외국인의 여권·선원신분증명서에 관하여는 제5조를 준용한다.

② 출입국관리공무원 : 이 법을 위반하여 조사를 받고 있는 사람으로서 제46조에 따른 강제퇴거 대상자에 해당하는 출입국사범의 여권·선원신분증명서를 발견하면 회수하여 보관할 수 있다.

제13조(조건부 입국허가) ① 지방출입국·외국인관서의 장 : 다음 각 호의 어느 하나에 해당하는 외국인에 대하여는 대통령령으로 정하는 바에 따라 조건부 입국을 허가할 수 있다.

1. 부득이한 사유로 제12조 제3항 제1호의 요건을 갖추지 못하였으나 일정 기간 내에 그 요건을 갖출 수 있다고 인정되는 사람
2. 제11조 제1항 각 호의 어느 하나에 해당된다고 의심되거나 제12조 제3항 제2호의 요건을 갖추지 못하였다고 의심되어 특별히 심사할 필요가 있다고 인정되는 사람
3. 제1호 및 제2호에서 규정한 사람 외에 지방출입국·외국인관서의 장이 조건부 입국을 허가할 필요가 있다고 인정되는 사람

② 지방출입국·외국인관서의 장 : 제1항에 따른 조건부 입국을 허가할 때에는 조건부입국허가서를 발급하여야 한다. 이 경우 그 허가서에는 주거의 제한, 출석요구에 따를 의무 및 그 밖에 필요한 조건을 붙여야 하며, 필요하다고 인정할 때에는 1천만원 이하의 보증금을 예치(預置)하게 할 수 있다.

③ 지방출입국·외국인관서의 장 : 제1항에 따른 조건부 입국허가를 받은 외국인이 그 조건을 위반하였을 때에는 그 예치된 보증금의 전부 또는 일부를 국고(國庫)에 귀속시킬 수 있다.

④ 제2항과 제3항 : 보증금의 예치 및 반환과 국고귀속 절차는 대통령령으로 정한다.

제17조(외국인의 체류 및 활동범위) ① 외국인 : 그 체류자격과 체류기간의 범위에서 대한민국에 체류할 수 있다.

② 대한민국에 체류하는 외국인 : 이 법 또는 다른 법률에서 정하는 경우를 제외하고는 정치활동을 하여서는 아니 된다.

③ 법무부장관 : 대한민국에 체류하는 외국인이 정치활동을 하였을 때에는 그 외국인에게 서면으로 그 활동의 중지명령이나 그 밖에 필요한 명령을 할 수 있다.

제23조(체류자격 부여) ① 다음 각 호의 어느 하나에 해당하는 외국인이 제10조에 따른 체류자격을 가지지 못하고 대한민국에 체류하게 되는 경우에는 다음 각 호의 구분에 따른 기간 이내에 대통령령으로 정하는 바에 따라 체류자격을 받아야 한다.

1. 대한민국에서 출생한 외국인 : 출생한 날부터 90일
2. 대한민국에서 체류 중 대한민국의 국적을 상실하거나 이탈하는 등 그 밖의 사유가 발생한 외국

인 : 그 사유가 발생한 날부터 60일

② 제1항 : 체류자격 부여의 심사기준은 법무부령으로 정한다.

第24조(체류자격 변경허가) ① 대한민국에 체류하는 외국인이 그 체류자격과 다른 체류자격에 해당하는 활동을 하려면 대통령령으로 정하는 바에 따라 미리 법무부장관의 체류자격 변경허가를 받아야 한다.

② 제31조 제1항 각 호의 어느 하나에 해당하는 사람으로서 그 신분이 변경되어 체류자격을 변경하려는 사람은 신분이 변경된 날부터 30일 이내에 법무부장관의 체류자격 변경허가를 받아야 한다.

③ 제1항 : 체류자격 변경허가의 심사기준은 법무부령으로 정한다.

第25조(체류기간 연장허가) ① 외국인이 체류기간을 초과하여 계속 체류 : 대통령령으로 정하는 바에 따라 체류기간이 끝나기 전에 법무부장관의 체류기간 연장허가를 받아야 한다.

② 제1항 : 체류기간 연장허가의 심사기준은 법무부령으로 정한다.

第25조의2(결혼이민자에 대한 특칙) ① 법무부장관 : 「가정폭력범죄의 처벌 등에 관한 특례법」 제2조 제1호의 가정폭력을 이유로 법원의 재판, 수사기관의 수사 또는 그 밖의 법률에 따른 권리구제 절차가 진행 중인 대한민국 국민의 배우자인 외국인이 체류기간 연장허가를 신청한 경우에는 그 권리구제 절차가 종료할 때까지 체류기간 연장을 허가할 수 있다.

② 법무부장관 : 제1항에 따른 체류 연장기간 만료 이후에도 피해 회복 등을 위하여 필요하다고 인정하는 경우 체류기간 연장허가를 할 수 있다.

第28조(출국심사) ① 외국인이 출국할 때에는 유효한 여권을 가지고 출국하는 출입국항에서 출입국관리공무원의 출국심사를 받아야 한다.

② 제1항의 경우에 출입국항 이 아닌 장소에서의 출국심사에 관하여는 제3조제1항 단서를 준용한다.

③ 제1항과 제2항의 경우에 위조되거나 변조된 외국인의 여권 · 선원신분증명서에 관하여는 제5조를 준용한다.

④ 제1항과 제2항의 경우에 선박 등의 출입에 관하여는 제12조제6항을 준용한다.

⑤ 외국인의 출국심사에 관하여는 제3조제2항을 준용한다.

⑥ 출입국관리공무원 : 제12조의2제1항 또는 제3항에 따라 제공 또는 제출받은 생체정보를 출국심사에 활용할 수 있다.

第29조(외국인 출국의 정지) ① 법무부장관 : 제4조제1항 또는 제2항 각 호의 어느 하나에 해당하는 외국인에 대하여는 출국을 정지할 수 있다.

② 제1항의 경우에 제4조 제3항부터 제5항까지와 제4조의2부터 제4조의5까지의 규정을 준용한다. 이 경우 "출국금지"는 "출국정지"로 본다.

第29조의2(외국인 긴급출국정지) ① 수사기관 : 범죄 피의자인 외국인이 제4조의6 제1항에 해당하는 경우에는 제29조 제2항에도 불구하고 출국심사를 하는 출입국관리공무원에게 출국정지를 요청할 수 있다.

② 제1항 : 외국인의 출국정지에 관하여는 제4조의6 제2항부터 제6항까지의 규정을 준용한다. 이 경우 "출국금지"는 "출국정지"로, "긴급출국금지"는 "긴급출국정지"로 본다.

第30조(재입국허가) ① 법무부장관 : 제31조에 따라 외국인등록을 하거나 그 등록이 면제된 외국인이 체류기간 내에 출국하였다가 재입국하려는 경우 그의 신청을 받아 재입국을 허가할 수 있다. 다만, 영주자격을 가진 사람과 재입국허가를 면제하여야 할 상당한 이유가 있는 사람으로서 법무부령으로 정하는 사람에 대하여는 재입국허가를 면제할 수 있다.

② 제1항 : 재입국허가는 한 차례만 재입국할 수 있는 단수재입국허가와 2회 이상 재입국할 수 있는 복수재입국허가로 구분한다.

③ 외국인이 질병이나 그 밖의 부득이한 사유로 제1항에 따라 허가받은 기간 내에 재입국할 수 없는 경우에는 그 기간이 끝나기 전에 법무부장관의 재입국허가기간 연장허가를 받아야 한다.

④ 법무부장관 : 재입국허가기간 연장허가에 관한 권한을 대통령령으로 정하는 바에 따라 재외공관의 장에게 위임할 수 있다.

⑤ 재입국허가 및 그 기간의 연장허가와 재입국허가의 면제에 관한 기준과 절차는 법무부령으로 정한다.

2. 출입국관리법 시행령

[대통령령 제32871호 일부개정 2022.08.16.]

第7조(사증발급) ① 법 제7조제1항 : 사증(査證)을 발급받으려는 외국인은 사증발급 신청서에 법무부령으로 정하는 서류를 첨부하여 법무부장관에게 제출해야 한다.

② 법무부장관 : 외국인이 제1항에 따라 사증발급 신청을 하면 법무부령으로 정하는 바에 따라 사증을 발급한다. 이 경우 그 사증에는 법 제10조에 따른 체류자격과 체류기간 등 필요한 사항을 적어야 한다.

③ 법무부장관 : 제2항에 따라 사증을 발급하는 경우 전자통신매체를 이용할 수 있다.

④ 법무부장관 : 제2항에 따라 사증을 발급하는 경우 사증을 발급한 사실을 확인하는 서류를 그 외국인에게 발급할 수 있다. 이 경우 그 서류에는 법 제10조에 따른 체류자격과 체류기간 등 필요한 사항을 적어야 한다.

⑤ 법무부장관 : 사증 발급에 필요하다고 인정하는 때에는 사증을 발급받으려는 외국인에게 관계 중앙행정기관의 장으로부터 추천서를 발급받아 제출하게 하거나 관계 중앙행정기관의 장에게 의견을 물을 수 있다.

⑥ 제5항에 따른 추천서 발급기준 : 관계 중앙행정기관의 장이 법무부장관과 협의하여 따로 정한다.

⑦ 법무부장관 : 취업활동을 할 수 있는 체류자격에 해당하는 사증을 발급하는 경우에는 국내 고용사정을 고려하여야 한다.

제7조의2(온라인에 의한 사증발급 신청 등) ① 법무부장관 : 법 제7조제1항에 따른 사증 또는 법 제9조제1항에 따른 사증발급인정서(이하 "사증 등"이라 한다)의 온라인 발급 신청 등을 위하여 정보통신망을 설치 · 운영할 수 있다.

② 제1항 : 정보통신망을 통하여 사증 등의 발급을 신청하려는 사람은 신청서와 법무부령으로 정

하는 서류를 온라인으로 제출할 수 있다.

③ 제2항 : 정보통신망을 통하여 사증 등의 발급을 신청하려는 사람은 미리 사용자 등록을 하여야 한다.

④ 법무부장관 : 법무부령으로 정하는 외국인이 제2항에 따라 온라인으로 법 제7조제1항에 따른 사증의 발급을 신청한 경우에는 그 외국인에게 온라인으로 사증을 발급할 수 있다.

⑤ 제4항 : 온라인으로 발급하는 사증(이하 "전자사증"이라 한다)의 발급 신청과 수수료의 납부는 그 외국인을 초청하려는 자가 대리할 수 있다.

⑥ 제1항의 정보통신망 설치 · 운영, 제2항의 온라인에 의한 사증 등 발급 신청서의 서식 및 제4항의 전자사증발급 등에 필요한 세부사항은 법무부장관이 정한다.

제7조의3(단체전자사증) ① 법무부장관 : 구성원의 수가 일정 인원 이상에 해당하는 등 법무부장관이 정하는 요건을 갖춘 단체여행객이 제7조의2제1항에 따른 정보통신망을 통하여 사증 발급을 신청하는 경우 전자사증을 발급할 수 있다.

② 단체여행객 유치 실적, 업체규모 등 법무부장관이 정하는 요건을 갖춘 법인 · 단체 등은 제1항에 따라 단체여행객에 대하여 발급하는 전자사증(이하 "단체전자사증"이라 한다) 신청업무를 대행할 수 있다.

③ 법무부장관 : 제2항에 따라 단체전자사증 신청업무를 대행할 수 있는 법인 · 단체 및 그 업무범위 등을 인터넷 홈페이지 등을 통하여 공개하여야 한다.

제8조(국제친선 등을 위한 입국허가) ① 법 제7조제2항 제3호 : 사증 없이 입국할 수 있는 외국인은 다음 각 호의 어느 하나에 해당하는 사람으로 한다.

1. 외국정부 또는 국제기구의 업무를 수행하는 사람으로서 부득이한 사유로 사증을 가지지 아니하고 입국하려는 사람
2. 법무부령으로 정하는 기간 내에 대한민국을 관광하거나 통과할 목적으로 입국하려는 사람
3. 그 밖에 법무부장관이 대한민국의 이익 등을 위하여 입국이 필요하다고 인정하는 사람

② 법 제7조 제2항 제3호에 따라 사증 없이 입국할 수 있는 외국인의 입국허가 절차는 법무부령으로 정한다.

③ 법 제7조 제2항 제3호에 따라 사증 없이 입국할 수 있는 외국인의 구체적인 범위는 법무부장관이 국가와 사회의 안전 또는 외국인의 체류질서를 고려하여 따로 정한다.

제9조(사증면제협정 적용의 일시 정지) ① 법무부장관 : 법 제7조 제3항에 따라 사증면제협정의 적용을 일시 정지하려면 외교부장관과 미리 협의하여야 한다.

② 법무부장관 : 제1항에 따라 사증면제협정의 적용을 일시 정지하기로 결정한 때에는 지체 없이 그 사실을 외교부장관을 거쳐 당사국에 통고하여야 한다.

제10조(외국인입국허가서의 발급 등) ① 법무부장관 : 법 제7조 제4항에 따라 외교부장관과 협의하여 국가를 지정하면 지체 없이 그 사실을 재외공관의 장, 청장 · 사무소장 및 출장소장에게 통보하여야 한다.

② 법 제7조 제4항 : 외국인입국허가서를 발급받으려는 사람은 사증발급 신청서에 법무부령으로 정하는 서류를 첨부하여 재외공관의 장, 청장 · 사무소장 또는 출장소장에게 제출하여야 한다.

③ 재외공관의 장, 청장 · 사무소장 또는 출장소장 : 제2항에 따른 외국인 입국허가 신청을 한 사람에게 법무부령으로 정하는 바에 따라 외국인입국허가서를 발급하여야 한다. 이 경우 그 외국인입국허가서에는 체류자격, 체류기간 및 근무처 등을 적어야 한다.

④ 외국인입국허가서의 유효기간 : 3개월로 하며, 1회 입국에만 효력을 가진다. 다만, 별표 1의2 중 1. 외교(A-1)부터 3. 협정(A-3)까지의 체류자격에 해당하는 사람으로서 대한민국에 주재하기 위하여 입국하려는 사람에 대한 외국인입국허가서의 유효기간은 3년으로 하며, 2회 이상 입국할 수 있는 효력을 가진다.

⑤ 출입국관리공무원 : 제3항에 따라 외국인입국허가서를 발급받아 입국한 외국인이 출국할 때에는 외국인입국허가서를 회수하여야 한다. 다만, 제4항 단서에 해당하는 외국인입국허가서를 발급받아 입국한 외국인에 대해서는 최종적으로 출국할 때에 회수하여야 한다.

제11조(사증발급 권한의 위임) ① 법무부장관 : 법 제8조 제2항에 따라 별표 1의2 중 1. 외교(A-1)부터 3. 협정(A-3)까지의 체류자격에 해당하는 사람에 대한 사증발급 권한을 재외공관의 장에게 위임한다.

② 법무부장관 : 법 제8조 제2항에 따라 별표 1 중 3. 일시취재(C-1)부터 5. 단기취업(C-4)까지, 별표 1의2 중 4. 문화예술(D-1)부터 30. 기타(G-1)까지 또는 별표 1의3 영주(F-5)의 체류자격에 해당하는 사람에 대한 사증발급 권한(전자사증 발급권한은 제외한다)을 법무부령으로 그 범위를 정하여 재외공관의 장에게 위임한다.

제11조의2(사증발급 신청서류의 보존기간) ① 재외공관의 장 : 사증발급 심사를 위하여 신청인으로부터 접수한 사증발급 신청서류를 3년간 보존하여야 한다. 다만, 다음 각 호의 어느 하나에 해당하는 서류의 보존기간은 1년으로 한다.

1. 법무부령으로 정하는 사증발급 신청서류
2. 사증발급인정서를 통한 사증발급 관련 신청서류
3. 그 밖에 법무부장관이 지정한 정보통신망에 저장된 사증발급 신청서류로서 법무부장관이 인정하는 서류

② 제1항 : 서류의 보존기간은 그 서류의 처리가 완결된 날이 속하는 해의 다음 해 1월 1일부터 기산(起算)한다.

제15조(입국심사) ① 외국인 : 법 제12조 제1항에 따른 입국심사를 받을 때에는 여권과 입국신고서를 출입국관리공무원에게 제출하고 질문에 답하여야 한다. 다만, 다음 각 호의 어느 하나에 해당하는 경우에는 입국신고서의 제출을 생략할 수 있다.

1. 법 제31조 : 외국인등록이 유효한 경우
2. 「재외동포의 출입국과 법적지위에 관한 법률」 제6조 : 국내거소신고가 유효한 경우
3. 그 밖에 법무부장관이 정하는 경우

② 출입국관리공무원 : 제1항에 따른 입국심사를 할 때에는 입국의 적격 여부와 그 밖에 필요한 사항을 확인하여야 한다.

③ 출입국관리공무원 : 제1항 및 제2항에 따라 입국심사를 마친 때에는 제출받은 여권에 입국심사인을 찍거나 입국 심사증을 발급해야 한다. 이 경우 입국심사인 및 입국 심사증에는 허가된 체류자

격과 체류기간을 적어야 한다.

④ 다음 각 호의 요건을 모두 갖춘 외국인 : 법 제12조 제2항에 따라 정보화기기에 의한 입국심사를 받을 수 있다. 이 경우 법 제38조 제1항 제1호에 따라 지문과 얼굴에 관한 정보를 제공한 외국인으로서 정보화기기를 이용한 입국심사에 지장이 없는 경우에는 제2호의 요건을 갖춘 것으로 본다.

1. 17세 이상으로서 다음 각 목의 어느 하나에 해당하는 사람일 것
   가. 다음의 어느 하나에 해당하는 사람
      1) 법 제31조 : 외국인등록이 유효한 사람
      2)「재외동포의 출입국과 법적 지위에 관한 법률」제6조 : 국내거소신고가 유효한 사람
   나. 대한민국과 상호 간에 정보화기기를 이용한 출입국심사를 할 수 있도록 양해각서 · 협정 등을 체결하거나 그 밖의 방법으로 합의한 국가의 국민으로서 법무부장관이 정하는 사람
   다. 그 밖에 법무부장관이 정보화기기에 의한 입국심사를 받을 필요가 있다고 인정하는 사람
2. 법무부령으로 정하는 바에 따라 스스로 지문과 얼굴에 관한 정보를 등록하였을 것
3. 그 밖에 법무부장관이 정하여 고시하는 요건을 갖추고 있을 것

⑤ 제4항 : 입국심사를 마친 외국인에 대해서는 제1항 본문에 따른 입국신고서의 제출과 제3항에 따른 입국심사인의 날인 또는 입국심사 증의 발급을 생략한다.

⑥ 출입국관리공무원은 법 제12조 제4항 및 제12조의2 제2항 : 외국인의 입국을 허가하지 아니하기로 결정한 경우 그 사안이 중요하다고 인정되면 지체 없이 법무부장관에게 보고하여야 한다.

⑦ 출입국관리공무원 : 법 제7조 제2항 제2호에 해당하는 외국인의 입국을 허가할 때에는 여권에 제3항에 따른 입국심사인을 찍거나 입국심사증을 발급해야 한다. 이 경우 입국심사인 및 입국심사증에는 별표 1 중 1. 사증면제(B-1) 체류자격과 체류기간을 적어야 하되, 외교 · 관용사증면제협정 적용대상으로서 대한민국에 주재하려는 외국인의 입국을 허가할 때에는 별표 1의2 중 1. 외교(A-1) 또는 2. 공무(A-2) 체류자격과 체류기간을 적어야 한다.

⑧ 출입국관리공무원 : 입국심사를 받는 외국인이 가지고 있는 사증의 구분, 체류자격 및 체류기간 등이 잘못된 것이 명백한 경우에는 법무부령으로 정하는 바에 따라 해당 사증의 내용을 정정하여 입국을 허가할 수 있다.

⑨ 법 제12조의4 제1항 : 위조 또는 변조된 여권 · 선원신분증명서의 보관과 그 통지절차에 관하여는 제6조 제1항(발급기관의 장에 대한 통지는 제외한다) 및 제2항을 준용한다.

⑩ 대한민국의 선박등에 고용된 외국인승무원의 입국절차에 관하여는 제1조제4항을 준용한다.

제31조(체류기간 연장허가) ① 법 제25조 : 체류기간 연장허가를 받으려는 사람은 체류기간이 끝나기 전에 체류기간 연장허가 신청서에 법무부령으로 정하는 서류를 첨부하여 청장 · 사무소장 또는 출장소장에게 제출하여야 한다.

② 청장 · 사무소장 또는 출장소장 : 제1항에 따른 신청서를 제출받은 때에는 의견을 붙여 지체 없이 법무부장관에게 보내야 한다.

③ 청장 · 사무소장 또는 출장소장 : 법무부장관이 제1항에 따른 신청에 대하여 허가한 때에는 여권에 체류기간 연장허가인을 찍고 체류기간을 적거나 체류기간 연장허가 스티커를 붙여야 한다.

다만, 외국인등록을 마친 사람에 대하여 체류기간 연장을 허가한 때에는 외국인등록증에 허가기간을 적음으로써 이를 갈음한다.

제35조(출국심사) ① 법 제28조제1항 : 외국인 출국심사에 관하여는 제1조 제1항부터 제3항까지의 규정에 따른 국민의 출국심사 절차를 준용한다.

② 대한민국의 선박등에 고용된 외국인승무원이 출국하는 경우 그 출국절차에 관하여는 제1조 제4항 및 제5항을 준용한다.

③ 법 제28조 제3항 : 위조 또는 변조된 여권 · 선원신분증명서의 보관과 그 통지절차에 관하여는 제6조 제1항(발급기관의 장에 대한 통지는 제외한다) 및 제2항을 준용한다.

④ 제15조 제4항 각 호의 요건을 모두 갖춘 외국인 : 법 제28조 제5항에 따라 준용되는 법 제3조 제2항에 따라 정보화기기에 의한 출국심사를 받을 수 있다. 이 경우 법 제12조의2 제1항 또는 법 제38조 제1항 제1호에 따라 지문과 얼굴에 관한 정보를 제공한 외국인으로서 정보화기기를 이용한 출국심사에 지장이 없는 경우에는 제15조 제4항 제2호의 요건을 갖춘 것으로 본다.

⑤ 제4항 : 출국심사를 마친 외국인에 대해서는 출국심사인의 날인을 생략한다.

3. 출입국관리법 시행규칙

[법무부령 제1032호 일부개정 2022.08.18.]

제1조(출입국심사) 출입국관리공무원 : 「출입국관리법」(이하 “법”이라 한다), 「출입국관리법 시행령」(이하 “영”이라 한다) 및 이 규칙이 정하는 바에 따라 영 제1조의 규정에 의한 대한민국의 국민(이하 “국민”이라 한다)에 대한 출입국심사를 하는 때에는 여권명의인의 본인 여부 및 여권의 위 · 변조여부, 출입국규제여부 기타 법무부장관이 따로 정한 사항 등을 확인하여야 한다.

제8조(사증 등 발급의 승인) ① 재외공관의 장 : 법 제7조제4항의 규정에 의하여 대한민국과 수교하지 아니한 국가(이하 “미수교국가”라 한다)나 법무부장관이 외교부장관과 협의하여 지정한 국가(이하 “특정국가”라 한다)의 국민 및 미수교국가 또는 특정국가에 거주하는 무국적자에 대하여 외국인입국허가서를 발급하거나, 제9조의 규정에 의하여 그 발급권한이 위임되지 아니한 사증을 발급하고자 하는 때에는 법무부장관의 승인을 얻어야 한다. 다만, 국제연합기구 또는 각국 정부간의 국제기구가 주관하는 행사에 참석하는 자와 법무부장관이 따로 정하는 자에 대하여 체류기간 90일이하의 외국인입국허가서 또는 사증을 발급하는 경우에는 그러하지 아니하다.

② 재외공관의 장 : 제1항에 따른 승인을 얻고자 하는 때에는 사증발급승인신청서에 입국의 적합여부에 관한 의견을 붙여 외교부장관을 거쳐 법무부장관에게 승인요청을 하여야 한다. 다만, 긴급을 요하는 때에는 사증발급승인요청서에 의하여 전문으로 승인을 요청할 수 있으며, 이 경우 재외공관의 장은 그 신청인으로부터 실비상당의 전신료를 징수할 수 있다.

③ 법무부장관 : 사증발급에 관하여 제2항에 따른 승인요청이 있는 때에는 입국의 적합 여부를 심사한 후에 그 승인여부와 승인하는 경우 그 사증의 단수 또는 복수의 구분, 체류자격 및 체류기간을 각각 명시하여 이를 외교부장관을 거쳐 해당 재외공관의 장에게 통지한다. 이 경우 체류자격

은 문자와 기호를 함께 적고, 근무처, 연수장소, 학교명등이 있는 때에는 이를 명시하여야 한다.

④ 재외공관의 장 : 제2항의 규정에 의하여 법무부장관에게 사증발급승인을 요청한 때에는 그 승인통지를 받기 전에 제9조의 규정에 의한 사증을 발급하여서는 아니 된다.

제8조의2(전자사증 발급 대상자) 영 제7조의2제4항 : "법무부령으로 정한 외국인"이란 다음 각 호의 어느 하나에 해당하는 외국인을 말한다.

1. 영 별표 1의2 중 14. 교수(E-1), 16. 연구(E-3), 17. 기술지도(E-4) 및 18. 전문 직업(E-5) 체류자격에 해당하는 외국인
2. 그 밖에 상호주의 또는 대한민국의 이익 등을 위하여 재외공관의 장의 심사가 필요하지 아니하다고 법무부장관이 인정하는 외국인

제8조의3(사전여행허가서의 발급 기준) 법 제7조의3제2항 : 사전여행허가서(이하 "사전여행허가서"라 한다)를 발급받으려는 외국인은 다음 각 호의 요건을 모두 갖추어야 한다.

1. 유효한 여권을 가지고 있을 것
2. 법 제11조에 따른 입국의 금지 또는 거부의 대상이 아닐 것
3. 입국 목적이 체류자격에 맞을 것
4. 허가된 체류기간 내에 대한민국에서 출국할 것으로 인정될 것
5. 그 밖에 법무부장관이 정하여 고시하는 요건을 갖추고 있을 것

제8조의4(사전여행허가서의 발급 절차 및 방법) ① 법무부장관 : 사전여행허가서의 온라인 발급 신청 등을 위하여 정보통신망을 설치 · 운영해야 한다.

② 사전여행허가서를 발급받으려는 외국인 : 제1항에 따른 정보통신망을 이용하여 발급을 신청해야 한다.

③ 사전여행허가서는 제1항 : 정보통신망을 통하여 발급한다.

④ 사전여행허가서를 발급받으려는 외국인 : 법무부장관이 정하여 고시하는 자에게 제2항에 따른 신청을 대행하게 할 수 있다.

⑤ 그 밖에 사전여행허가서의 발급 등에 필요한 세부 사항 : 법무부장관이 정한다.

제16조(외국인 입국허가서 발급) ① 미수교국가 또는 특정국가의 국민 : 법 제7조제4항에 따라 긴급한 사유 그 밖에 부득이한 사유로 인하여 재외공관의 장으로부터 외국인입국허가서를 발급받지 아니하고 입국하고자 하는 때에는 청장 · 사무소장 또는 출장소장에게 외국인입국허가서 발급신청을 하여야 한다.

② 제1항에 따라 외국인입국허가서발급신청을 하고자 하는 자 : 사증발급신청서에 제76조에 따른 서류를 첨부하여 이를 청장 · 사무소장 또는 출장소장에게 제출하여야 한다.

③ 청장 · 사무소장 또는 출장소장 : 제1항 및 제2항에 따른 신청에 대하여 이를 허가하거나 거부하고자 하는 때에는 법무부장관의 승인을 얻어야 한다. 이 경우 필요하다고 인정하는 때에는 당해 출입국항에 주재하는 관계기관의 공무원에게 의견을 물을 수 있다.

④ 청장 · 사무소장 또는 출장소장 : 제3항에 따른 허가의 승인이 있는 때에는 외국인입국허가서에 허가된 체류자격과 체류기간을 기재한 후 발급기관란에 출입국 · 외국인청장인, 출입국 · 외국인사무소장인, 출입국 · 외국인청 출장소장인 또는 출입국 · 외국인사무소 출장소장인을 찍고 서명하여

야 한다. 이 경우 체류자격 및 근무처의 기재방법에 관하여는 제8조제3항 후단을 준용 한다.
제39조의7(재입국허가) ① 법 제30조제1항 : 재입국허가를 받고자 하는 자는 재입국허가신청서에 그 사유를 소명하는 서류를 첨부하여 청장 · 사무소장 또는 출장소장에게 제출하여야 한다.
② 청장 · 사무소장 또는 출장소장 : 제1항에 따른 재입국허가신청서를 받은 때에는 의견을 붙여 지체 없이 이를 법무부장관에게 송부하여야 한다.
③ 재입국허가기간 : 허가받은 체류기간을 초과하지 아니하는 범위 내에서 이를 정한다.
④ 청장 · 사무소장 또는 출장소장 : 제1항에 따른 재입국허가신청에 대하여 법무부장관의 허가가 있는 때에는 여권에 재입국허가인을 찍고 재입국허가기간을 기재하거나 재입국허가 스티커를 부착하되, 무국적자 또는 법 제7조제4항에 따른 국가의 국민에 대하여는 재입국허가서를 발급 한다.

4. 대한민국 사증

사증은 원래 일종의 배서(背書) 또는 확인으로서 국가정책에 따라 다르다. 외국인이 그 나라에 입국할 수 있음을 인정하는 '입국허가서 확인'과 외국인의 입국허가신청에 대한 영사의 '입국추천행위'로 구분한다. 우리나라에서는 후자의 "외국인의 입국허가신청에 대한 영사의 입국추천행위"로 정의하고 있다. 외국인이 사증을 소지한 경우에도 공항만 출입국관리사무소 심사관의 입국심사결과 입국허가요건에 맞지 아니한 경우 입국을 허가하지 않을 수 있다.

1) 대한민국 사증(VISA) 견본

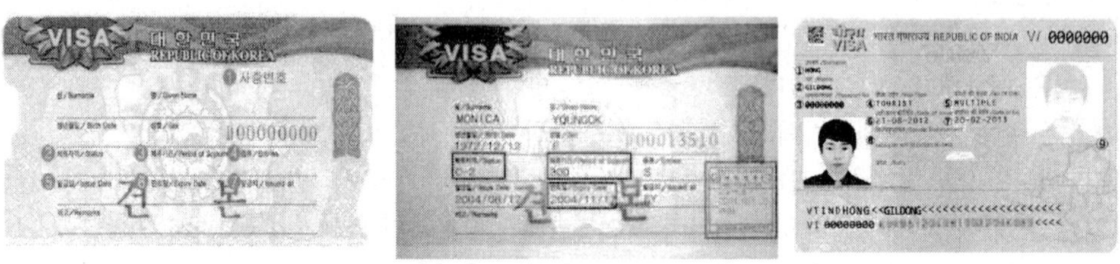

[그림 7-1] 대한민국 사증 견본

① 사증번호 : 사증발급 일련번호이다.
② 체류자격 : 외국인이 국내에 체류하면서 행할 수 있는 사회적인 활동이나 신분의 종류이다.
③ 체류기간 : 대한민국 입국일로부터 기산하여 체류할 수 있는 기간이다.
④ 종류 : 사증의 종류, 즉 단수사증인지 복수사증인지 여부를 표시(S : 단수사증, M : 복수사증)한다.
⑤ 발급일 : 사증의 발급일이다.

⑥ 만료일 : 사증의 만료일 즉, 사증 유효기간이며, 만료일 이전에 한국에 입국하여야 한다. 만료일이 지난 사증은 무효이다.

⑦ 발급지 : 사증발급지에 대한 정보이다.

2) 대한민국 사증(VISA) 종류

〈표 7-1〉 대한민국 사증 종류와 활동범위 및 해당자

사증 종류	활동범위 및 해당자
외교(A-1)	외국정부의 외교사절단이나 영사기관의 구성원, 조약 또는 국제관행에 따라 외교사절과 동등한 특권과 면제를 받은 자와 그 가족
공무(A-2)	외국정부 또는 국제기구의 공무를 수행하는 자와 그 가족
협정(A-3)	협정에 의하여 외국인 등록이 면제 또는 면제할 필요가 있다고 인정되는 자와 그 가족
사증면제(B-1)	대한민국과 사증 면제협정을 체결한 국가의 국민으로서 그 협정에 의한 활동을 하려는 자
관광통과(B-2)	관광, 통과 등의 목적으로 대한민국에 사증없이 입국하려는 자
일시취재(C-1)	외국의 신문, 방송, 잡지, 기타 보도기관으로부터 파견되어 단기간 취재 · 보도활동을 하려는 자, 외국의 보도기관과의 계약에 의하여 단기간 취재 · 보도활동을 하려는 자, 외국 언론사의 지사 설치준비를 위해 단기간 활동을 하는 자
단기방문(C-3)	시장조사, 업무연락, 상담, 계약 등의 상용활동, 관광, 통과, 요양, 친지방문, 친선경기, 각종 행사나 회의 참가 또는 참관, 문화예술, 일반연수, 강습, 종교의식 참석, 학술자료수집, 그 밖에 이와 유사한 목적으로 90일을 넘지 않는 기간 동안 체류하려는 사람
의료관광(C-3-3)	외국인 환자 유치기관[83]의 초청을 받지 않고, 국내 의료기관에서 진료 또는 요양할 목적으로 입국하고자 하는 외국인 환자 및 간병 등을 위해 동반입국이 필요한 배우자 등 동반가족
단기취업(C-4)	일시 흥행 활동, 광고 · 패션 활동, 강의 · 강연, 연구 · 기술지도, 공 · 사 기관과의 계약에 의한 직업활동, 용역제공, 정보기술 등 첨단기술분야 ※ 단순노무 직종은 단기취업(C-4) 자격에 해당되지 않는다.
문화예술(D-1)	수익을 목적으로 하지 아니하는 학술 또는 예술상의 활동
유학(D-2)	전문대학 이상의 교육 · 학술연구 기관에서의 유학 또는 연구활동
기술연수(D-3)	법무부장관이 정하는 연수조건을 갖춘 자로서 국내 산업체에서의 연수활동
일반연수(D-4)	유학(D-2) 자격에 해당하는 교육기관 또는 학술연구기관 외에 교육기관이나 기업체 · 단체 등에서 교육 또는 연수를 받거나 연구하는 활동
취재(D-5)	취재 · 보도활동
종교(D-6)	종교활동, 사회복지활동
주재(D-7)	외국기업 국내지사 등에서 주재활동, 해외진출 기업근무 외국인력 국내 본사 주재활동
기업투자(D-8)	외국인 투자기업에서의 주재활동, 벤처기업 육성에 관한 특별조치법에 따라 벤처기업을 설립한 자, 대한민국 국민이 경영하는 기업에 투자한 자, 학사 이상의 학위를 가진 사람으로서 지식 동산권을 보유하거나 이에 준하는 기술력 등을 가진 법인 창업자

사증 종류	활동범위 및 해당자
무역경영(D-9)	회사경영, 무역, 영리사업, 수출설비(기계)의 설치 · 운영 · 보수, 선박건조, 설비제작 감독, 영리사업
구직(D-10)	전문직종 취업에 필요한 연수 또는 구직활동
교수(E-1)	고등교육법에 의한 자격요건을 갖춘 외국인으로서 전문대 이상의 교육기관이나 이에 준하는 기관에서 교육 또는 연구지도, 고급 과학기술인력
회화지도(E-2)	법무부장관이 정하는 자격요건을 갖춘 외국인으로서 외국어 전문 학원, 초등학교 이상의 교육기관 및 부설어학연구소, 방송사 및 기업체 부설어학연수원 기타 이에 준하는 기관 또는 단체에서 외국어 회화지도
연구(E-3)	자연과학분야의 연구 또는 산업 고도기술의 연구개발 종사, 고급 과학기술인력
기술지도(E-4)	공 · 사기관에서 자연과학분야의 전문지식 또는 산업상의 특수 분야에 속하는 기술제공
전문직업(E-5)	대한민국의 법률에 의하여 행할 수 있도록 되어 있는 전문업무 종사
예술흥행(E-6)	수익이 따르는 음악, 미술, 문학 등의 예술활동
특정활동(E-7)	대한민국 내의 공 · 사기관 등과의 계약에 의하여 법무부장관이 특히 지정하는 활동에 종사하고자 하는 전문외국인력 및 그를 초청하고자 하는 자
비전문취업(E-9)	외국인 근로자의 고용 등에 관한 법률에 의거, 사업주에게 외국인 근로자 고용을 허가하고, 외국인 근로자에게는 당해 사업주에게 고용되는 조건으로 최장 4년 10개월간 취업을 허용하는 인력제도에 적용되는 자
선원취업(E-10)	내항선원(E-10-1), 어선원(E-10-2), 순항여객선원(E-10-3)
방문동거(F-1)	친척방문, 가족동거, 피부양, 가사정리, 기타 이와 유사한 목적의 체류
거주(F-2)	영주자격을 부여받기 위하여 국내 장기체류하려는 자
동반(F-3)	문화예술(D-1)부터 특정 활동(E-7)까지의 체류자격에 해당하는 자의 동반가족(단 기술연수(D-3)는 제외)
재외동포(F-4)	재외동포
영주(F-5)	영주권
결혼이민(F-6)	국민의 배우자, 국민과 혼인관계(사실상의 혼인관계를 포함한다)에서 출생한 자녀를 양육하고 있는 부 또는 모로서 법무부장관이 인정하는 사람, 국민의 배우자와 혼인한 상태로 국내에 체류하던 중 그 배우자의 사망이나, 실종, 그 밖에 자신에게 책임이 없는 사유로 정상적인 혼인관계를 유지할 수 없는 사람으로서 법무부장관이 인정하는 사람
기타(G-1)	외교(A-1)부터 결혼이민(F-6)까지, 관광취업(H-1) 또는 방문취업(H-2) 체류자격에 해당하지 않는 사람으로서 법무부장관이 인정하는 사람
의료관광(G-1-10)	외국인 환자 유치기관의 초청을 받지 않고, 국내 의료기관에서 진료 또는 요양할 목적으로 입국하고자 하는 외국인 환자, 외국인 환자의 간병 등을 위해 동반입국이 필요한 배우자 등 동반가족 및 간병인
관광취업(H-1)	대한민국과 관광취업에 관한 협정이나 양해각서를 체결한 국가의 국민으로서 관광을 주된 목적으로 하면서 이에 수반되는 관광경비 충당을 위해 단기간 취업활동을 하려는 자

83) 외국인 환자 유치기관 : 의료법에 따라 보건복지부장관에게 외국인 환자 유치 의료기관 또는 외국인 환자 유치업자로 등록을 마친 자

3) 대한민국 사증발급절차

(1) 신청장소 : 대한민국 대사관 또는 영사관

사증은 재외공관(대한민국대사관 또는 총영사관)에서 재외공관의 장이 법무부장관의 위임을 받아 발급한다(「출입국관리법」 제8조제2항, 「출입국관리법 시행규칙」 제9조, 제11조).

(2) 사증발급 신청시 제출서류

① 여권

② 사증발급신청서

③ 각 체류자격별 첨부서류

(3) 참고사항

재외공관장은 사증발급이 위임된 사증에 대해서만 재량으로 사증을 발급할 수 있다.

① 사증발급권한이 위임되지 아니한 사증 : 법무부장관에게 승인을 요청해야 한다(「출입국관리법 시행규칙」 제8조 제1항).

② 사증발급인정서 발급대상자가 사증발급인정서를 제출하지 아니하고 사증발급을 신청하는 경우 공관장 : 사증발급승인 요청절차에 의거 법무부장관의 승인을 받아 사증을 발급할 수 있다(그림 7-2).

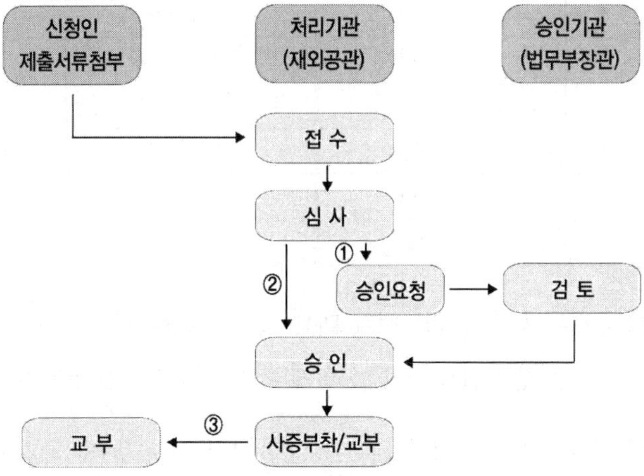

① 사증발급권한이 재외공관장에게 위임되지 아니한 사증 : 법무부장관에게 승인요청

② 사증발급권한이 재외공관장에게 위임된 경우 : 재외공관장 재량으로 사증발급

③ 체류자격, 유효기간 등이 기재된 대한민국사증을 여권에 부착하여 신청인에게 교부

[그림 7-2] 대한민국 사증발급절차

(4) 주의사항

사증발급 승인을 요청한 자가 그 승인여부가 결정되기 전에 국내에 입국하게 되면 그 신청을 포기한 것으로 간주하여 불허 처리된다.

① 사증발급 신청일 또는 사증발급에 관한 법무부장관의 승인통보를 받은 날로부터 3개월이 경과한 후 사증을 발급받고자 하는 때에는 새로이 사증발급 신청을 하여야 한다.

② 사증발급 신청시에 외국인 : 입국목적에 맞는 체류자격을 확인하여 그에 따른 첨부 서류를 재외공관에 제출하여야 한다.

4) 의료관광비자

미국, 일본 등 선진국보다는 중국, 러시아, 몽골 등에서 더 선호되고 있다. 미국, 일본은 일반비자가 잘 나오는 반면 중국, 러시아, 몽골 등에서는 일반비자를 받기 어렵기 때문이다.

의료관광비자 발급현황은 의료관광객이 국내 병원에서 치료받기로 결정이 되면 그 다음 절차로 입국 비자신청을 해야 한다. 우리나라는 의료관광객의 합법적인 장기체류를 위하여 의료관광비자를 발급하고 있다(표 7-2).

〈표 7-2〉 2011년 의료비자 국가별 발급현황

국 가	발급건수	국 가	발급건수
러시아	3,999	캄보디아	98
중국	1,757	우즈베키스탄	57
몽골	1,653	인도네시아	42
카자흐스탄	349	방글라데시	23
베트남	193	기타	88
합계	8,259		

(1) 비자면제협정 또는 무비자 입국허가 대상 국가의 의료관광객

병원의 예약상황과 비행기일정, 숙박시설예약 등 간소한 절차에 의해 입국이 가능하다.

① 우리나라의 비자면제협정 체결국은 2012년 7월 기준 96개 국가이며, 이중 외교나 관용목적이 아닌 일반 목적에 대해서도 적용되는 국가는 65개국이다(표 7-3).

〈표 7-3〉 비자면제협정국(2012년 7월 31일 기준)

비자면제기간		해당 국가
30일 면제(1)		튀니지
60일 면제(2)		포르투갈, 레소토
90일 면제	아주지역(4)	말레이시아, 싱가포르, 태국, 파키스탄
	미주지역(25)	그레나다, 니카라과, 도미니카공화국, 도미니카연방, 멕시코, 바베이도스, 바하마, 베네수엘라, 벨리즈, 볼리비아, 브라질, 세인트루이즈, 세인트빈센트 그레나딘, 세인트키츠네비스, 수리남, 아이티, 엔티가 바부다, 엘살바도르, 자메이카, 칠레, 코스타리카, 콜롬비아, 트리니다드토바고, 파나마, 페루
	유럽지역(28)	그리스, 네덜란드, 노르웨이, 덴마크, 독일, 라트비아, 루마니아, 룩셈부르크, 리투아니아, 리히텐슈타인, 몰타, 벨기에, 불가리아, 스웨덴, 스위스, 스페인, 슬로바키아, 아이슬란드, 아일랜드, 에스토니아, 영국, 오스트리아, 이탈리아, 체코, 폴란드, 프랑스, 핀란드, 헝가리
	중동, 아프리카, 기타 지역(5)	이스라엘, 터키, 라이베리아, 모로코, 뉴질랜드

② 무비자 입국허가 대상 국가 : 〈표 7-4〉와 같이 51개이며, 이중 관광 및 통과목적으로 입국이 허가되는 국가 또는 지역은 49개국이다.

〈표 7-4〉 무비자 입국 허가대상(2012년 7월 기준)

허가기간		대상 국가 및 지역
30일	아시아(8)	바레인, 브루나이, 사우디아라비아, 아랍에미리트, 예멘, 오만, 카타르, 쿠웨이트
	남미(6)	가이아나, 아르헨티나, 에콰도르, 온두라스, 우루과이, 파라과이
	유럽(10)	모나코, 몬테네그로, 바티칸, 보스니아 헤르체고비나, 사이프러스, 산미라노, 세르비아, 안도라, 알바니아, 크로아티아
	대양주(12)	괌, 나우루, 뉴칼레도니아, 마셜제도, 미크로네시아, 사모아, 솔로몬군도, 키리바시, 통가, 투발루, 팔라우, 피지
	아프리카(5)	남아프리카공화국, 모리셔스, 세이셸, 스와질란드, 이집트
90일(7)		레바논, 일본, 타이완, 홍콩, 미국, 슬로베니아, 호주
6개월(1)		캐나다

(2) 의료관광비자 발급절차

법무부는 2009년 5월 이후 출입국관리법 시행규칙을 개정하여 〈표 7-5〉와 같이 기존의 단기종합(C-3 · 90일), 일반(G-1 · 1년) 비자에 치료목적 입국의 메디컬 코드 M 표기를 더해 C-3-M, G-1-M 두 종류의 의료관광비자를 발급하고 미용치료 등 90일 이하의 간단한 진료에는 단기, 90일 이상의 장기치료와 재활이 필요한 경우엔 1년짜리 비자를 발급받으면 된다.

〈표 7-5〉 의료관광비자(C-3-M, G-1-M)를 받기 위한 준비서류

서 류	비 고	
1. 사증발급신청서	필수	사진부착
2. 여권 및 신분증	필수	원본 및 사진면 사본
3. 의료기관에서 발급한 의료목적 입증서류	필수	① 현지 진료확인서 및 진단자료(원본과 번역본) ② 의사소견서(원본과 번역본) ③ 예약확인서 혹은 의료기관 입금확인서 ④ 입국목적 사실확인서 ⑤ 향후 치료비 추정서
4. 사업자등록증	필수	의료기관 및 유치업체 사업자등록증
5. 치료 및 체류비용 조달능력을 입증할 수 있는 서류	필수	① 통장사본 ② 재직증명서 번역본 ③ 소득증명서 번역본 ④ 의료보험가입증명서
6. 초청장	선택	① 초청사유서 ② 유치기관 초청장 ③ 체류일정표 (혹은 관광일정표)
7. 동반자 서류	선택	환자 본인과의 가족관계증명서류

① 의료관광비자의 경우 불법체류자의 장기체류 방편으로 쓰이는 것을 방지하기 위하여 비자발급 심사시 병원예약확인서, 재정입증서류, 초청 의료기관의 등록증 사본 등 진위여부 확인을 위한 별도의 서류제출이 필요하고, 외국인 유치 의료기관이나 유치업체를 통해 입국한 사람 중 3명 이상이 불법체류를 하면 해당 업체의 초청 권한이 취소되므로 주의가 필요하다.

- 서류 : 일반인인 의료관광객 입장에서 개별적으로 준비하기에는 다소 부담스러워 비자와 관련해서 입국준비기간만 2~3개월이 걸린다는 불편사항이 제기됨에 따라 의료법상 외국인 환자 유치 의료기관 또는 유치업자로 등록한 자의 초청으로 사증발급인정서를 활용한 초청비자 발급이 가능해졌다.

② 의료관광 비자발급을 위해서 초청인측은 사증발급인정신청서, 초청사유서, 사업자등록증 사본, 외국인 환자 유치 의료기관 또는 유치업자의 등록증 사본, 의료기관에서 발급한 의료목적 입증서류 등을 준비해야 한다.

- 제휴공관에 준비된 서류를 보내면 해당 외국인에 대한 공관 개별심사가 아닌 유치업체의 신뢰도가 심사되는 비자절차가 이뤄진다.

③ 의료관광객들의 편의도모를 위하여 법무부에서는 [그림 7-3]과 같이 전자사증발급 시

스템인 휴넷코리아(HuNet KOREA)를 이용하여 출입국관리사무소 방문없이 온라인으로 사증발급인정서를 신청하고, 처리과정 및 처리결과를 확인할 수 있도록 운영하고 있다(www.visa.go.kr).

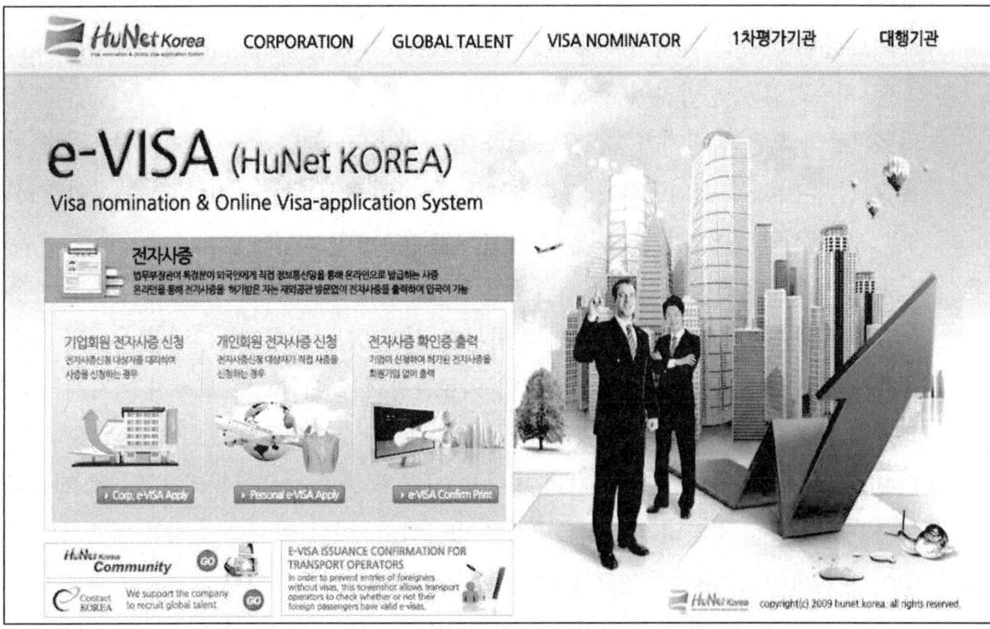

[그림 7-3] 전자사증발급 시스템 휴넷

- 의료비자발급을 위한 사증발급 인정서를 신청할 경우 3일 이내에 발급가능하며, 발급받은 사증발급인정서 번호만 해당 재외공관에 제출하면 3일 이내에 의료관광 사증을 발급받을 수 있다(그림 7-4).

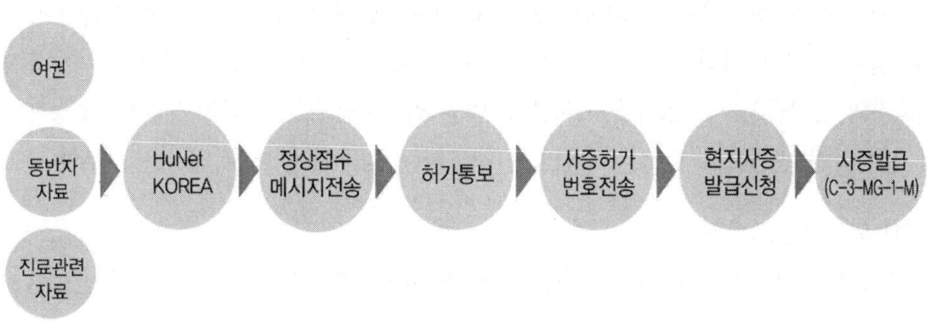

[그림 7-4] 휴넷을 통한 의료관광비자 발급절차

④ 국내 의료기관이 피 초청인인 의료관광객의 신원을 보증하면 재정입증 서류제출을 생략할 수 있으며, 의료기관이나 유치업체가 휴넷에 유치기관으로 등록하면 사증발급 시 필요한 외국인 환자 유치 의료기관 또는 유치업자 등록증을 별도로 제출하지 않아도 된다.

- 의료관광객 알선 우량업체에게는 최장 3년간 유효한 복수사증 발급이 가능해지는 등 지속적인 개선방안이 추진되고 있다.

⑤ 의료관광객 혹은 동반자가 개별적으로 의료관광 비자를 발급받기 위해서는 관련 서류를 직접 준비하여 재외공관에 제출해야 하는데 제출서류를 구비한 경우 통상 러시아 3일, 중국(선양) 5일, 몽골 14일이 소요되고 있다.84)

- 중국 의료관광객이 급격히 늘어남에 따라 중국 의료관광객들 중 의료기관 또는 유치업체가 보증하거나 의료관광비자로 방문한 적이 있는 경우에는 3년간 유효한 복수비자가 발급가능하며, 우수 유치업체의 의료관광객을 대상으로 도착지 비자제도 도입을 추진하고 있다.

⑥ 도착비자는 여행사가 입국예정자의 명단을 사전에 관할 출입국관리사무소에 전송하면 해당 사무소장이 도착비자 신청확인서를 발급하고, 이 확인서를 소지한 여행객은 비자 없이 도착하여 공항에서 입국을 허가하는 제도이다.

- 과거 의료관광비자와 복수비자를 발급받았던 사람으로서 불법체류 등 범죄경력이 없는 중국인이 다시 비자를 신청할 때에는 신청서 이외 모든 추가 서류를 면제해 비자발급절차를 간소화하고 있다.

5) 외국인 입국심사

출입국관리행정의 특징인 외국인 입국허가 여부에 대한 국가의 고유한 주권이다. 외국인 입국심사시 국가 이익보호에 최우선을 두고 있으며, 위조·변조 여권소지자 등 불법입국 기도자와 입국금지자의 입국을 저지한다. 여권 위조·변조, 입국목적 불분명, 초청자 불분명 등 불법적인 방법으로 한국으로 입국을 시도하는 외국인에 대해 입국을 거부할 수 있다.

(1) 외국인 입국요건

① 유효한 여권 등(선원의 경우에는 여권 및 선원신분증명서) : 유효기간이 만료된 여권일

84) 2012.2.7. '의료비자 얻는데 2~3개월' 보도에 대한 법무부 해명자료(http : //www.moj.go.kr/HP/COM/bbs_03/ListShowData.do?strAnsNo=A&strNbodCd=noti0006&str OrgGbnCd=100000&strRtnURL= MOJ_30300000&strWrtNo=262)

경우 입국할 수 없다.

② 유효한 사증 : 사증발급 유효기간 내에 입국하여야 하며, 발급받은 사증과 방문목적이 일치하지 않을 경우 입국이 거부될 수 있다.

③ 입국금지 사유에 해당되지 않아야 한다. 국제테러분자, 과거 한국 불법체류자 등의 사유로 입국금지 되어 있는 경우 입국할 수 없다.

(2) 사증없이 대한민국 입국

사증없이 대한민국 입국은 〈표 7-6〉에 해당하는 자는 가능하다.

〈표 7-6〉 무사증 입국 대상자

사증면제 협정체결국가	환승관광 외국인 무사증 입국
지정에 의한 무사증 입국	제주지역 무사증 입국
빈번 출입국자	재입국허가 소지자
제3국 여행 통과객	국제기구 발급여권 소지자
일본인 관광/방문	APEC 기업인 여행카드 소지자
유럽여행 중국인 관광통과	

① 사증면제 협정체결 국가 : 사증면제 협정체결국가 국민이 관광 또는 방문목적 등으로 입국하고자 하는 경우에 한하여 사증없이 입국이 가능하다.

㉠ 영리행위나 취업행위 등 하고자 할 때에는 그에 합당한 사증을 발급받고 입국하여야 한다.

② 지정에 의한 무사증(無査證) 입국 : 국제관례, 상호주의, 국가이익 등을 종합적으로 고려하여 〈표 7-7〉과 같이 무사증입국 허가대상 국가를 따로 지정하고 있다(2009년 10월 1일 현재 51개국).

㉠ 관광 또는 방문목적에 한하여 무사증 입국이 가능하며 일반적으로 30일 동안 체류할 수 있다.

㉡ 캐나다는 6개월, 마카오 · 미국 · 호주 · 홍콩 · 슬로베니아 · 타이완 · 일본은 90일 동안 체류할 수 있다.

③ 빈번 출입국자

㉠ 대상국가 : 무사증입국이 허가되지 않은 국가 중 중국, 쿠바, 마케도니아를 제외한 모든 국가 국민이다.

〈표 7-7〉 외교, 관용, 일반여권 소지자 무사증 입국허가 대상국가 · 지역

대 륙	국가명 및 지역	합계
아시아	일본(90일), 홍콩(90일), 마카오(90일), 타이완(90일), 브루나이, 카타르, 사우디아라비아, 쿠웨이트, 오만, 예멘공화국, 아랍에미리트, 바레인(90일)	12개국
북아메리카	미국(90일), 캐나다(6개월)	2개국
남아메리카	아르헨티나, 온두라스, 파라과이, 우루과이, 에콰도르, 가이아나	6개국
유럽	안도라, 모나코, 산마리노, 사이프러스, 알바니아, 크로아티아, 슬로베니아(90일), 바티칸, 보스니아, 헤르체고비나, 세르비아, 몬테네그로	11개국
오세아니아	호주(90일), 괌, 피지, 나우루, 팔라우, 키리바시, 마샬군도, 솔로몬군도, 미크로네시아, 뉴칼레도니아, 사모아, 투발루, 통가	13개국
아프리카	남아프리카공화국, 모리셔스, 세이첼, 스와질랜드, 이집트	5개국

㉡ 자격요건 : 최근 2년 이내에 4회 이상 입국하였거나, 통산 10회 이상 입국한 사실이 있는 외국인, 위 해당자 중에서 국내 체류기간중 불법체류나 기타 범법사실이 없었던 외국인

㉾ 중국인은 최근 2년 이내 4회 이상 입국자나 통산 10회 이상 입국한 사실이 있는 자로 국내 체류기간 중 불법체류나 기타 범법사실이 없었던 자에 한하여 현지 공관장 재량으로 사증을 발급한다.

④ 제3국 여행 통과객

㉠ 대상국가 : 무사증입국이 허가되지 않은 국가 중 쿠바, 마케도니아, 시리아, 수단, 이란을 제외한 모든 국가 국민

㉡ 자격요건

ⓐ 미국, 일본, 캐나다, 호주, 뉴질랜드의 입국사증(재입국허가서 포함, 일본단체사증 제외)을 소지하고 한국을 경유하여 미국, 일본, 캐나다, 호주, 뉴질랜드로 가는 자

ⓑ ⓐ항의 입국사증를 소지한 자로서 미국, 일본, 캐나다, 호주, 뉴질랜드에 체류 후 동 국가에서 출발한 한국행 직항 항공편을 이용, 한국을 경유하여 국적국 또는 제3국으로 가는 자(단, ⓐ번 해당자 중 미국령 괌, 사이판 방문자는 제외)

㉢ 허가조건 : 30일 기간 내에 출국항공편이 예약된 항공권을 소지하고 미국, 일본, 캐나다, 호주, 뉴질랜드에 입국 후 불법체류 등 위법사실이 없는 자

⑤ 유럽여행 중국인 관광통과

㉠ 대상자 : 유럽 30개국 중 1개국의 입국사증(영주권포함)을 소지하고 최종목적지 연결항공권을 소지한 중국인

예 중국→한국→유럽, 유럽→한국→중국

ⓛ 유럽 30개국 : 그리스, 네덜란드, 노르웨이, 덴마크, 독일, 라트비아, 루마니아, 룩셈부르크, 리투아니아, 리히텐슈타인, 몰타, 벨기에, 스웨덴, 스위스, 스페인, 슬로바키아, 슬로베니아, 아이슬랜드, 아일랜드, 에스토니아, 영국, 오스트리아, 이탈리아, 체코, 키프러스, 포르투칼, 폴란드, 프랑스, 핀란드, 헝가리

ⓒ 다음 해당자는 제외 : 유럽에서 중국으로 강제퇴거되는 자, 단체관광 협약에 의거 유럽을 여행하는 자

⑥ 환승관광외국인 무사증 입국허가(2014년 4월 6일)

㉠ 대상자 : 기존 제3국 여행 통과여객 무사증 입국대상자 이외에 본국 또는 제3국을 가기 위하여 인천공항에서 환승하는 외국인으로 환승관광 프로그램에 참가하는 사람(이하 "일반 환승객"이라 함)

- 제주도 무사증입국 불허국가 11개국(가나, 나이지리아, 마케도니아, 수단, 시리아, 아프가니스탄, 이라크, 이란, 코소보, 쿠바, 팔레스타인) 국민 제외
- 기존 제3국 여행 통과여객 무사증 입국 대상자 중 일본단체사증 소지 외국인으로서 환승관광 프로그램에 참가하는 사람(이하 "일반 환승객"이라 함)
- 인천 · 김해 · 양양 · 청주 · 무안공항으로 입국한 중국인 단체관광객으로서 제주 입도 조건으로 72시간 이내의 기간 동안 일정 관광가능지역에서 체류하려는 사람(이하 "제주 단체 환승객"이라 함)

ⓛ 허가조건

ⓐ 일반 환승객의 경우 72시간 이내의 환승항공권 소지하고 수도권에서 72시간 동안 체류

ⓑ 제주 단체 환승객의 경우 문화체육관광부에서 지정한 중국 단체관광객 유치 전담여행사 및 중국측 전담여행사(주중공관 단체사증신청 대행사)가 주관하고 72시간 이내의 제주행 국내선 항공권, 승선권 소지

ⓒ 체류자격 및 기간

ⓐ 일반 환승객 : 관광통과(B-2), 72시간 이내

ⓑ 제주 환승객 : 관광통과(B-2), 15일

㉣ 조 건

ⓐ 제주 입도를 조건으로 관광가능지역 체류기간은 72시간 범위 내 허용

ⓑ 환승안내 도우미 운영에 동의

ⓒ 제주 입도시 무사증입국 허가

ⓓ 출국가능공항

- 인천국제공항 입국자 : 인천 · 김포 · 제주국제공항
- 김해국제공항 입국자 : 김해 · 인천 · 김포 · 제주국제공항
- 양양공항입국자 : 양양 · 인천 · 김포 · 제주국제공항
- 청주공항입국자 : 청주 · 인천 · 김포 · 제주국제공항
- 무안공항입국자 : 무안 · 인천 · 김포 · 제주국제공항

ⓔ 관광가능지역 : 인천공항입국(수도권), 김해공항입국(김해권, 수도권), 양양공항입국(양양권, 수도권), 청주공항입국(청주권, 수도권), 무안공항입국(무안권, 수도권)

- 수도권 : 서울 · 인천 · 경기
- 김해권 : 부산 · 울산 · 대구 · 경상도
- 양양권 : 강원도
- 청주권 : 대전광역시 · 충청도
- 무안권 : 광주광역시 · 전라도

⑦ 일본인 관광 · 방문 : 한국 · 일본 양국 정부가 단기간 자국을 방문하는 상대국 국민에게 항구적으로 사증면제를 시행하기로 함에 따라, 한국 · 일본 인적교류 활성화 및 상호주의에 입각하여 우리나라를 방문하는 일본인에 대하여 다음과 같이 무사증 입국을 허가한다.

㉠ 체류기간 : 90일

㉡ 체류활동 허용범위 : 관광통과, 상용, 회의참석, 친지방문 등(단, 취업 또는 영리활동은 제외)

㉢ 제주지역 무사증 입국

㉣ 대상국가 : 무사증 입국이 허가되지 않는 국가 중 다음 국가 국민을 제외한 외국인으로서 관광 · 통과 등의 목적으로 제주도의 공항만으로 사증을 가지지 아니하고 입국하는 외국인

⑧ 제주지역 무사증 입국 불허국가(11개국) : 가나, 나이지리아, 리비아, 마케도니아, 수단, 시리아, 아프카니스탄, 이란, 이라크, 쿠바, 팔레스타인

㉠ 체류기간 : 30일

㉡ 허가지역 및 행동범위 : 제주도

㉢ 허가조건 : 허가대상자가 제주지역으로 직접 도착하는 항공기 또는 선박 등을 이용하여야 한다.

⑨ 재입국허가 소지자 : 재입국허가를 받은 사람 또는 재입국허가가 면제된 사람으로서 그 허가 또는 면제받은 기간이 끝나기 전에 입국하는 사람, 재입국허가면제협정이 체결되어 있는 13개 국가 국민으로서 외국인 등록을 필한 자는 체류기간 내에 입국하는 경우 사증없이 입국이 가능하다.

㉮ 프랑스, 수리남공화국, 벨기에, 네덜란드, 룩셈부르크, 스위스, 스웨덴, 덴마크, 노르웨이, 핀란드, 리히텐슈타인, 독일, 칠레(C-2, D-7, D-8, D-9)

⑩ 국제기구 발급 여권소지자 : 국제연합 사무국이 국제연합 또는 그 전문기구의 직원에 대하여 발급하는 여행문서인 국제연합통행증(LAISSEZ-PASSER : 라세파세) 소지자가 공무로 입국하는 경우 사증없이 입국이 가능하며, 체류기간은 30일을 부여한다.

㉠ APEC 기업인여행카드(APEC Business Travel Card : ABTC) : 경제인들의 원활한 경제활동을 지원하기 위하여 다음과 같이 사증없이 입국할 수 있도록 편의를 제공하고 있다.

㉡ 대상국가(2012년 9월 현재 19개국) : 한국, 호주, 뉴질랜드, 일본, 중국, 홍콩, 대만, 베트남, 싱가포르, 태국, 말레이시아, 인도네시아, 브루나이, 파푸아뉴기니, 필리핀, 페루, 칠레, 멕시코, 러시아

㉢ 체류자격 : APEC 기업인여행카드(ABTC, APEC Business Travel Card) 소지자가 대한민국에 입국시 체류자격 단기상용(C-3-4)과 체류기간 90일을 부여

(6) 외국인 출국심사

외국인의 출국은 자유이며, 원칙적으로 이를 제한할 수 없으나 범법행위 등 체류 중의 귀책성 있는 사유가 있는 경우에는 제한할 수 있으며, 특정한 경우에는 본인 의사와는 관계없이 강제퇴거(추방)조치를 한다.

① 외국인 출국시 유의사항은 체류기간을 넘겨(Overstay) 출국하고자 하는 외국인은 출입국관리사무소에서 소정의 절차를 거친 후 출국이 가능하다.

② 등록 외국인이 완전히 출국하고자 하는 경우 출국심사 시 외국인등록증을 반납하여야 한다.

㉠ 외국인등록증 미반납시 출입국관리법 제37조 위반으로 과태료가 부과된다.

㉡ 등록 외국인이 체류기간 내에 다시 입국하고자 하는 경우 재입국허가를 받아야 한다. 단, 재입국허가 면제국가는 제외한다(프랑스, 수리남, 벨기에, 네덜란드, 룩셈부

르크, 스위스, 리히텐슈타인, 스웨덴, 덴마크, 노르웨이, 핀란드, 독일).

(7) 체류기간 연장

이전에 허가받은 체류기간을 초과하여 계속 대한민국에 체류하고자 하는 외국인은 체류기간 연장허가를 받아야 한다.

① 체류기간 연장허가 신청기간 : 체류기간 연장을 신청하려고 하는 외국인은 현재의 체류기간이 만료하기 전 2개월부터 만료 당일까지 신청하여야 한다. 체류기간 만료일이 지난 후 체류기간 연장허가를 신청하게 되면 범칙금이 부과된다(「출입국관리법」 제25조).

② 체류기간 연장허가 신청방법 : 본인 또는 대리인(재외동포 F-4의 경우 대리인이 불가)이 [그림 7-5]와 같이 주소지 관할 출입국관리사무소에 필요한 제출서류(체류자격별 제출서류 참조)를 준비해서 신청하면 된다. 신청당일 본인이 국내에 체류하고 있는 경우 신청이 가능하다(해외에서 민원신청 및 대리는 불가).

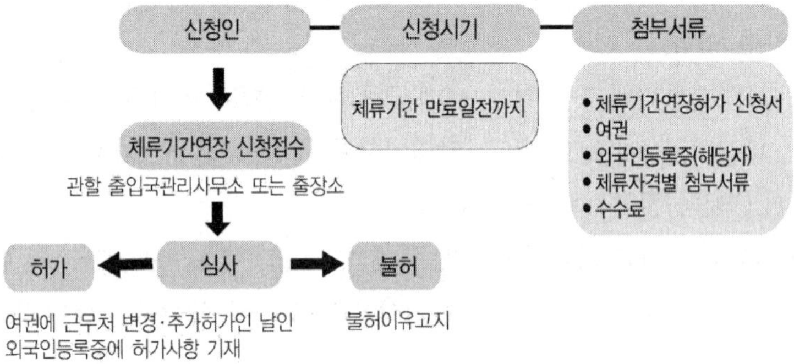

[그림 7-5] 체류기간 연장허가 절차도

03 재외동포의 출입국과 법적 지위에 관한 법률

(약칭 : 재외동포법) [법률 제16917호, 시행 2020.02.04.]

제1조(목적) 이 법은 재외동포(在外同胞)의 대한민국에의 출입국과 대한민국 안에서의 법적 지위를 보장함을 목적으로 한다.

제2조(정의) 이 법에서 "재외동포" : 다음 각 호의 어느 하나에 해당하는 자를 말한다.

1. 대한민국의 국민으로서 외국의 영주권(永住權)을 취득한 자 또는 영주할 목적으로 외국에 거주

하고 있는 자(이하 "재외국민"이라 한다)

2. 대한민국의 국적을 보유하였던 자(대한민국정부 수립 전에 국외로 이주한 동포를 포함한다) 또는 그 직계비속(直系卑屬)으로서 외국국적을 취득한 자 중 대통령령으로 정하는 자(이하 "외국국적동포"라 한다)

제3조(적용 범위) 이 법은 재외국민과 「출입국관리법」 제10조에 따른 체류자격 중 재외동포 체류자격(이하 "재외동포체류자격"이라 한다)을 가진 외국국적동포의 대한민국에의 출입국과 대한민국 안에서의 법적 지위에 관하여 적용한다.

제3조의2(다른 법률과의 관계) 재외동포체류자격을 가진 외국국적동포의 대한민국에의 출입국과 대한민국 안에서의 법적 지위에 관하여 이 법에서 정하지 아니한 사항은 「출입국관리법」에 따른다.

제4조(정부의 책무) 정부 : 재외동포가 대한민국 안에서 부당한 규제와 대우를 받지 아니하도록 필요한 지원을 하여야 한다.

제5조(재외동포체류자격의 부여) ① 법무부장관 : 대한민국 안에서 활동하려는 외국국적동포에게 신청에 의하여 재외동포체류자격을 부여할 수 있다.

② 법무부장관 : 외국국적동포에게 다음 각 호의 어느 하나에 해당하는 사유가 있으면 제1항에 따른 재외동포체류자격을 부여하지 아니한다. 다만, 법무부장관이 필요하다고 인정하는 경우에는 제1호에 해당하는 외국국적동포가 41세가 되는 해 1월 1일부터 부여할 수 있다.

1. 다음 각 목의 어느 하나에 해당하지 아니한 상태에서 대한민국 국적을 이탈하거나 상실하여 외국인이 된 남성의 경우
   가. 현역 · 상근예비역 · 보충역 또는 대체 역으로 복무를 마치거나 마친 것으로 보게 되는 경우
   나. 전시 근로역에 편입된 경우
   다. 병역면제처분을 받은 경우
2. 대한민국의 안전보장, 질서유지, 공공복리, 외교관계 등 대한민국의 이익을 해칠 우려가 있는 경우

③ 법무부장관 : 제1항과 제2항에 따라 재외동포체류자격을 부여할 때에는 대통령령으로 정하는 바에 따라 외교부장관과 협의하여야 한다.

④ 재외동포체류자격의 취득 요건과 재외동포체류자격을 취득한 자의 활동 범위 : 대통령령으로 정한다.

제6조(국내거소신고) ① 재외동포체류자격으로 입국한 외국국적동포 : 이 법을 적용받기 위하여 필요하면 대한민국 안에 거소(居所)를 정하여 그 거소를 관할하는 지방출입국 · 외국인관서의 장에게 국내거소 신고를 할 수 있다.

② 제1항 : 신고한 국내거소를 이전한 때에는 14일 이내에 그 사실을 신거소(新居所)가 소재한 시 · 군 · 구(자치구가 아닌 구를 포함한다. 이하 이 조 및 제7조에서 같다) 또는 읍 · 면 · 동의 장이나 신거소를 관할하는 지방출입국 · 외국인관서의 장에게 신고하여야 한다.

③ 제2항 : 거소 이전 신고를 받은 지방출입국 · 외국인관서의 장은 신거소가 소재한 시 · 군 · 구 또는 읍 · 면 · 동의 장에게, 시 · 군 · 구 또는 읍 · 면 · 동의 장은 신거소를 관할하는 지방출입국 · 외국인관서의 장에게 각각 이를 통보하여야 한다.

④ 국내거소 신고서의 기재 사항, 첨부 서류, 그 밖에 신고의 절차에 관하여 필요한 사항 : 대통령령으로 정한다.

제7조(국내거소 신고증의 발급 등) ① 지방출입국 · 외국인관서의 장 : 제6조에 따라 국내 거소신고를 한 외국국적동포에게 국내거소 신고번호를 부여하고, 외국국적동포 국내거소 신고증을 발급한다.

② 제1항 : 국내거소 신고증에는 다음 각 호의 사항을 적는다.

1. 국내거소 신고번호 2. 성명 3. 성별 4. 생년월일
5. 국적 6. 거주국 7. 대한민국 안의 거소 등

③ 지방출입국 · 외국인관서의 장 : 대통령령으로 정하는 바에 따라 국내거소 신고대장과 그 밖의 관계 서류를 작성하여 보존하여야 한다.

④ 제1항 : 국내거소 신고증을 발급받은 후 분실 · 훼손(毁損)하거나 그 밖에 대통령령으로 정하는 사유로 재발급을 받으려는 자는 지방출입국 · 외국인관서의 장에게 재발급 신청을 하여야 한다.

⑤ 지방출입국 · 외국인관서의 장, 시 · 군 · 구 또는 읍 · 면 · 동의 장 : 제6조에 따라 국내거소신고를 한 사실이 있는 자에게는 법무부령으로 정하는 바에 따라 국내거소 신고 사실증명을 발급하거나 열람하게 할 수 있다.

⑥ 제1항과 제4항 : 국내거소 신고증의 발급 · 재발급 및 제5항에 따른 국내거소 신고 사실증명의 발급을 신청하는 자는 법무부령으로 정하는 수수료를 내야 한다.

제8조(국내거소 신고증의 반납) 외국국적동포가 국내거소 신고증을 지닐 필요가 없게 된 때에는 대통령령으로 정하는 바에 따라 지방출입국 · 외국인관서의 장에게 국내거소 신고증을 반납하여야 한다.

제9조(주민등록 등과의 관계) 법령에 규정된 각종 절차와 거래관계 등에서 주민등록증, 주민등록표 등본 · 초본, 외국인등록증 또는 외국인등록 사실증명이 필요한 경우에는 국내거소 신고증이나 국내거소 신고 사실증명으로 그에 갈음할 수 있다.

제10조(출입국과 체류) ① 재외동포 체류자격에 따른 체류기간은 최장 3년까지로 한다.

② 법무부장관 : 제1항에 따른 체류기간을 초과하여 국내에 계속 체류하려는 외국국적 동포에게는 대통령령으로 정하는 바에 따라 체류기간 연장허가를 할 수 있다. 다만, 제5조 제2항 각 호의 어느 하나에 해당하는 사유가 있는 경우에는 그러하지 아니하다.

③ 국내거소 신고를 한 외국국적동포가 체류기간 내에 출국하였다가 재입국하는 경우에는 「출입국관리법」 제30조에 따른 재입국허가가 필요하지 아니하다.

④ 대한민국 안의 거소를 신고하거나 그 이전신고(移轉申告)를 한 외국국적동포에 대하여는 「출입국관리법」 제31조에 따른 외국인등록과 같은 법 제36조에 따른 체류지 변경신고를 한 것으로 본다.

⑤ 재외동포체류자격을 부여받은 외국국적동포의 취업이나 그 밖의 경제활동은 사회질서 또는 경제안정을 해치지 아니하는 범위에서 자유롭게 허용된다.

제11조(부동산거래 등) ① 국내거소 신고를 한 외국국적동포는 「부동산 거래신고 등에 관한 법률」 제9조 제1항 제1호에 따른 경우 외에는 대한민국 안에서 부동산을 취득 · 보유 · 이용 및 처분할 때에 대한민국의 국민과 동등한 권리를 갖는다. 다만, 「부동산 거래신고 등에 관한 법률」 제3조 제1항 및 제8조에 따른 신고를 하여야 한다.

② 국내거소 신고를 한 외국국적동포가 「부동산 실권리자명의 등기에 관한 법률」의 시행 전에 명의신탁(名義信託) 약정(約定)에 따라 명의수탁자(名義受託者) 명의(名義)로 등기하거나 등기하도록 한 부동산에 관한 물권(物權)을 이 법 시행 후 1년 이내에 「부동산 실권리자명의 등기에 관한 법률」 제11조 제1항 및 제2항에 따라 실명(實名)으로 등기하거나 매각처분 등을 한 경우에는 같은 법 제12조 제1항 및 제2항을 적용하지 아니한다.

제12조(금융거래) 주민등록을 한 재외국민과 국내거소 신고를 한 외국국적동포는 예금 · 적금의 가입, 이율의 적용, 입금과 출금 등 국내 금융기관을 이용할 때 「외국환거래법」상의 거주자인 대한민국 국민과 동등한 권리를 갖는다. 다만, 자본거래의 신고 등에 관한 「외국환거래법」 제18조의 경우에는 그러하지 아니하다.

제13조(외국환거래) 재외국민이 다음 각 호의 어느 하나에 해당하는 지급수단을 수출하거나 외국에 지급하는 경우 「외국환거래법」 제15조와 제17조를 적용할 때 재외국민은 외국국적동포와 동등한 대우를 받는다.

1. 외국에 거주하기 전부터 소유하고 있던 국내 부동산을 매각하거나 수용으로 처분하였을 경우 그 매각 또는 처분대금
2. 외국에서 국내로 수입(輸入)하거나 국내에 지급한 지급수단

제14조(건강보험) 주민등록을 한 재외국민과 국내거소 신고를 한 외국국적동포가 90일 이상 대한민국 안에 체류하는 경우에는 건강보험 관계 법령으로 정하는 바에 따라 건강보험을 적용받을 수 있다.

제16조(국가유공자 · 독립유공자와 그 유족의 보훈급여금) 외국국적동포 : 「국가유공자 등 예우 및 지원에 관한 법률」 또는 「독립유공자예우에 관한 법률」에 따른 보훈급여금을 받을 수 있다.

제17조(과태료) ① 제6조제2항을 위반 : 국내거소의 이전 사실을 신고하지 아니한 자에게는 200만원 이하의 과태료를 부과한다.

② 제8조를 위반 : 국내거소신고증을 반납하지 아니한 자에게는 100만원 이하의 과태료를 부과한다.

③ 제1항이나 제2항에 의거 과태료 : 대통령령으로 정하는 바에 따라 지방출입국 · 외국인관서의 장이 부과하고 징수한다.

04 재외동포의 출입국과 법적 지위에 관한 법률 해설

우리나라에 입국하거나 우리나라에서 출국하는 자의 출입국관리와 우리나라에 체류하는 외국인의 등록 등에 관한 사항을 규정하기 위하여 제정된 법률이다. 우리나라 국민의 출입국, 외국인의 입국과 상륙, 외국인의 체류와 출국, 외국인의 등록 등 강제퇴거, 선박 및 승무원, 보칙, 벌칙, 고발과 통고처분에 관하여 규정하고 있다. 또한 대한민국에 입국하거나 대한민국으로부터 출국하는 모든 국민 및 외국인의 출입국관리와 대한민국에 체류하는 외국인의

체류관리 및 난민의 인정절차 등에 관한 사항을 규정함을 목적으로 한다.

① 대한민국에 출국 또는 입국하고자 하는 자는 출입국 항에서 출입국관리 공무원의 출입국심사를 받아야 한다.

㉠ 법무부 장관 : 일정한 자에 대하여는 출입국을 금지할 수 있다.

㉡ 누구든지 : 외국인을 불법으로 출입국 시킬 목적으로 선박 등이나 여권 또는 사증·탑승권 등을 제공하여서는 안된다.

㉢ 출입국관리 공무원 : 일정기간 동안 외국인 승무원의 상륙허가를 할 수 있다.

㉣ 외국인 : 체류자격과 체류기간의 범위 내에서 대한민국에 체류할 수 있다.

② 외국인이 90일을 초과하여 대한민국에 체류하게 되는 경우에는 체류지를 관할하는 출입국관리 사무소장 또는 출장소장에게 외국인등록을 하여야 한다.

㉠ 사무소장·출장소장 또는 외국인 보호소장 : 일정한 외국인을 대한민국 밖으로 강제 퇴거시킬 수 있다.

㉡ 강제 퇴거명령을 받은 자 : 국적 또는 시민권을 가진 국가로 송환한다.

㉢ 사무소장 또는 출장소장 : 대한민국에 체류하는 외국인이 일정한 사유에 해당하는 경우에는 출국권고나 출국명령을 할 수 있다.

㉣ 법무부 장관 : 대한민국 안에 있는 외국인에 대하여 난민임을 인정할 수 있다.

③ 선박 등이 출입국 항에 출입항할 때에는 출입국관리 공무원의 검색을 받아야 한다.

㉠ 외국인 출국시 유의사항 : 체류기간을 넘겨(Overstay) 출국하고자 하는 외국인은 출입국관리사무소에서 소정의 절차를 거친 후 출국이 가능하다.

㉡ 등록 외국인이 완전히 출국하고자 하는 경우 : 출국심사시 외국인등록증을 반납하여야 한다.

㉢ 선박 등의 장 또는 운수업자는 입국 또는 상륙을 허가받지 않은 자 : 입국·상륙방지 등 일정한 사항을 준수하여야 한다.

㉣ 출입국관리 공무원 : 직무 집행상 무기를 사용할 수 있으며, 필요한 조사를 할 수 있다.

㉤ 법무부 장관 : 사증발급, 입국허가 등과 관련하여 초청자 기타 관계인에게 그 외국인의 신원을 보증하게 할 수 있다.

㉥ 대한민국 국민이 북한을 거쳐 출입국하는 경우 : 북한으로 가기 전 또는 남한으로 온 뒤에 출입국심사를 한다.

㉦ 외국인의 남한·북한 왕래절차에 관하여 : 특별한 사정이 있는 경우를 제외하고는 출입국절차의 규정을 준용한다.

◎ 출입국사범에 관한 사건 : 사무소장 · 출장소장 또는 외국인 보호소장의 고발이 없는 한 공소를 제기할 수 없으며, 사무소장 등은 통고처분을 할 수 있다.

④ 법제정의 취지는 법무부는 재외동포에게 출입국과 체류 및 모국에서의 경제활동에 대한 규제를 완화함으로써 그간 재외동포들의 애로사항을 해결하고, 이중국적의 요구에 담긴 애로사항을 선별 수용하며, 거주국에의 정착을 돕기 위하여 「재외동포의 출입국과 법적 지위에 관한 법률」(이하 재외동포법으로 약칭)을 제정 · 시행하고 있다.

㉠ 적용대상 : 재외동포법은 재외동포를 재외국민과 외국국적동포로 구분하고 있는바 동 법은 이들에게 적용된다.

⑤ 재외국민 : "대한민국의 국민으로서 외국의 영주권을 취득한 자 또는 영주할 목적으로 외국에 거주하고 있는 자" 즉, 거주국으로부터 영주권이나 이에 준하는 거주목적의 장기체류자격을 취득한 자 또는 해외 이주법 제2조의 규정에 의한 해외이주자(취업 · 혼인 등으로 인한 이주자)로서 아직 영주권 등을 취득하지 못한 자를 말한다.

⑥ 외국국적 동포 : "대한민국의 국적을 보유하였던 자 또는 그 직계비속으로서 외국국적을 취득한 자 중 대통령이 정하는 자", 즉 대한민국의 국적을 보유하였던 자로서 외국국적을 취득한 자와 부모 또는 조부모의 일방이 대한민국의 국적을 보유하였던 자로서 외국국적을 취득한 자를 말한다.

㉠ 외국국적 동포의 범위 : 헌법재판소가 위 법 제2조 제2호 및 동법시행령 제3조에 대하여 1948년 정부수립 시점을 기준으로 외국국적 동포를 차별하였다는 이유로 헌법 불합치 결정을 하였으므로, 위 시행령 제3조를 개정하여 해외이주 시점에 따른 외국국적 동포간 차별규정을 삭제하여 모든 외국국적 동포를 포괄하도록 한 것이다.

⑦ 현행법에 재외동포체류자격(F-4) 취득자 : 단순노무 등에 종사할 수 없도록 규정되어 있으므로, 법무부장관이 고시하는 불법체류가 많은 국가의 외국국적 동포들에 대하여는 일정한 소명자료를 추가 제출하는 경우에만 위 자격을 취득하도록 하였다.

05 재외동포 거소신고 대상

재외국민은 대한민국의 국민으로서 외국의 영주권을 취득한 자 또는 영주할 목적으로 외국에 거주하고 있는 자이다.

① 외국의 영주권을 취득한 자 : 거주국으로부터 영주권 또는 이에 준하는 거주 목적의 장기 체류자격을 취득한 자이다.

② 영주할 목적으로 외국에 거주한 자 : 해외 이주법의 규정에 의한 해외이주자로서 거주국으로부터 영주권을 취득하지 아니한 자이고, 외국국적 동포는 대한민국의 국적을 보유하였던 자 또는 그 직계비속으로서 외국국적을 취득한 자를 말한다.

③ 재외동포 거소신고시기 : 국내거소신고는 의무사항이 아니므로 원칙적으로 신고기간의 제한은 없다.

④ 외국국적 동포가 국내거소신고를 하지 않는 경우 : 입국한 날부터 90일 이내에 출입국관리법 제31조의 규정에 따라 외국인 등록을 하여야 한다.

⑤ 출입국관리법 : 재외동포체류자격(F-4)의 부여 또는 변경허가를 받은 자는 그 허가를 받은 때 거소신고를 하여야 한다.

제8장
관광 관련 법규 해설

01 관광진흥법

02 출입국관리법(출입국 절차 및 비자발급 등)

현대사회에서 관광은 인간의 일상생활에서 매우 중요한 몫을 차지하고 있다. 관광은 삶의 질을 향상시키는 인간의 기본권으로 인식되고 있으며, 경제 · 사회 · 문화 등에 미치는 영향이 크고, 국가전략사업으로 발전시켜 나가는 것이 세계 각국의 추세이다. 우리나라도 이와 같은 추세에 발맞추어 1975년에 관광산업을 국가전략산업으로 지정하고, 이를 진흥시키고자 관광행정기능의 강화, 제도의 개선 및 적극적인 관광정책을 추진하고 있다.

① 관광법규는 크게 보면 다양한 정책적 목적을 실현하기 위해 만들어진 일종의 특별법이다.
   ㉠ 관광관련법 : 관광의 매체인 관광사업에 관한 전반적인 사항, 관광의 객체인 관광자원에 관한 보전 및 개발에 관한 사항 그리고 관광주체인 관광객의 관광활동을 보장하기 위한 국가의 공권력 발동과 관련된 사항을 주요 내용으로 다루고 있다.
   ㉡ 관광사업적 측면에서 관광법규 : 관광기업들이 정상적인 투자와 합리적인 경영을 통한 이익을 보장하고 무분별한 중복투자나 과대광고, 허위광고, 서비스 질 저하 등을 방지하기 위한 규제를 담당한다.
   ㉢ 관광질서를 유지 : 관광객 상호간의 안전을 보장하고, 사업자로부터 관광객의 권리를 보호하여 관광사업의 장기적 발전을 도모하기 위한 역할도 담당한다.

② 관광법규 : 행정법으로서의 성격과 관광법규 고유의 성격을 지니고, 관광법규가 지니는 행정법으로서의 성격은 우선 자유 재량성을 가지고 행정주체가 우위를 가지며 기술성 · 명령성 · 계도성을 띠고, 관광법규만의 고유한 성격은 임무법적, 질서법적, 영리보장법적, 공시 주의적, 신뢰보장법적 성격을 지닌다.

③ 관광법규의 범위 : 실행의미상 협의의 관광법규와 광의의 관광법규로 나눌 수 있다.
   ㉠ 협의의 관광법 : 관광기본법, 관광진흥법, 관광진흥개발기금법, 한국관광공사법, 관광숙박시설 등에 관한 특별법이다.
   ㉡ 광의의 관광법 : 크게 행위제한에 관한 법규, 교통 · 운수에 관한 법규, 자원의 보존과 관리에 관한 법규로 나눈다.
      ⓐ 행위제한에 관한 법규 : 출입국관리법, 여권법, 관세법, 외화관리법, 공중위생법이 있다.
      ⓑ 교통 · 운수에 관한 법규 : 항공법, 자동차 운수사업법, 도로법, 삭도궤도 사업법이 있다.
      ⓒ 자원의 보존과 관리에 관한 법규 : 도시공원법, 문화재보호법, 환경보전법, 산림개발법 공유수면관리법, 자연공원법이 있다.

01 관광진흥법

관광여건을 조성하고 관광자원을 개발하며, 관광사업을 육성함과 동시에 관광진흥에 이바지함을 목적으로 하는 법률이다.

① 관광사업의 종류 : 여행업, 관광숙박업, 관광객 이용시설업, 국제회의업, 카지노업, 유원시설업, 관광 편의시설업으로 하며, 업종에 따라 시 · 도지사 또는 문화체육관광부장관의 허가 · 지정 · 신고 · 등록이 필요하다.

㉠ 관광사업자 : 사업과 관련하여 보험 또는 공제에 가입하거나 영업보증금을 예치하여야 한다.

㉡ 관광사업자 : 사업장에 관광표지를 붙일 수 있다.

㉢ 여행업자 : 내국인의 국외여행에는 적합한 인솔자를 두어야 한다.

㉣ 관광숙박업 : 문화체육관광부장관이 등급을 정할 수 있다.

㉤ 카지노업 : 일정한 시설 및 기구를 갖추어야 하며, 일정 매출액을 관광진흥 개발기금에 납부하여야 한다.

㉥ 유원시설업자 : 안전성검사를 받아야 한다.

㉦ 관광종사원 : 문화관광부장관이 실시하는 시험에 합격한 후 등록하고 교육을 받아야 한다. 관할 등록기관 등의 장은 관광사업자에게 관광종사원의 자격을 가진 자가 종사하도록 권고할 수 있다.

㉧ 지역별 관광협회 및 업종별 관광협회 : 관광사업의 건전한 발전을 위하여 관광업계를 대표하는 한국관광협회중앙회를 설립할 수 있다.

② 문화체육관광부장관 : 관광과 관련된 국제기구와의 협력을 증진하며, 시 · 도지사와 함께 국내외 관광 홍보활동을 조정하거나 기타 필요한 사항을 지원할 수 있다. 또한 관광정책 심의위원회의 의결을 거쳐 전국의 관광개발 기본계획을 수립하여야 하고, 시 · 도지사는 권역별 관광개발 계획을 수립하여야 한다.

㉠ 관광지 및 관광단지 : 관광특구는 시 · 도지사가 지정한다. 관광지 등의 조성사업 시행자는 이용자 분담금 및 원인자 부담금을 부과할 수 있으며, 입장료 · 관람료 또는 이용료를 징수할 수 있다(표 8-1).

〈표 8-1〉 관광지 및 관광단지 조성계획 및 지원시설

용어	내용
관광사업	관광객을 위해 운송 · 숙박 · 음식 · 운동 · 오락 · 휴양 또는 용역을 제공, 그 밖에 관광시설을 갖추어 이용하게 하는 업
관광사업자	관광사업을 위하여 등록, 허가 또는 지정을 받거나 신고한 자
기획여행	국외여행자를 위해 목적지, 일정, 제공받을 운송 · 숙박 등 서비스 내용과 요금 등을 미리 정하고 여행자를 모집하여 실시하는 여행
회 원	일반 이용자보다 우선적 이용 또는 유리한 조건으로 이용하는 관광사업자(사업승인 받은 자 포함)와 약정한 자
공유자	단독소유나 공유의 형식으로 관광시설을 관광사업자(사업승인 받은 자 포함)와 약정한 자
관광지	자연적 · 문화적 관광자원을 갖추고 기본 편의시설을 설치한 지역으로 법에 따라 지정된 곳
관광단지	각종 관광시설을 종합적으로 개발하는 관광거점지역으로 법에 따라 지정된 곳
민간개발자	관광단지를 개발하려는 개인 / 법인(상법 · 민법상)
조성계획	보호 및 이용증진을 위한 관광시설의 조성과 관리에 관한 계획
지원시설	관리, 운영 및 기능 활성화에 필요한 안팎의 시설
관광특구	외국인 유치촉진 등을 위해 관계법령의 적용이 배제되거나 완화되고, 관광여건을 집중적으로 조성할 필요가 있는 지역으로 법에 따라 지정된 곳
문화해설사	관광객을 위하여 전문해설을 제공하는 자

1. 관광진흥법 개정추진

관광법규는 관광진흥법 제1조에 의거하면 관광에 관한 사회질서를 유지하기 위하여 관광활동에 관계되는 제반현상을 규제하거나 조성하는 법으로, 관광활동이 원활하게 이루어지도록 관광여건을 조성하고 관광자원을 개발하여 관광사업의 지도 · 육성을 도모함으로써 관광진흥에 기여함을 목적으로 제정된 행정법이다.

① 1986년 12월 31일 제정 공포된 관광진흥법 : 폐지된 관광사업법의 내용을 대부분 답습하고 있으나, 법률 명칭을 관광진흥법으로 변경하고 관광단지개발촉진법을 폐지하여 그 내용을 관광진흥법에 흡수 · 통합하는 한편 현실에 맞지 않는 미비점을 보완하였다. 새로 제정된 관광진흥법의 주요내용은 법률의 명칭을 관광진흥법으로 변경하였고, 관광사업의 종류를 확대하였다.

② 1980년대 : 한국에서 개최되는 각종 국제회의가 증가됨에 따라 대규모 국제회의의 원활한 수행을 유도하기 위해 국제회의 용역업을 관광사업으로 추가하였고, 관광진흥에 이바지할 수 있다고 인정되는 관광편의 시설업을 관광사업으로 포함시켰다.

③ 관광지와 관광단지의 개발업무를 통합하였고, 대규모 국제회의나 외국인 관광객의 유치계획을 조정 · 권고할 수 있게 하였다. 대규모 국제회의나 외국인 관광객을 유치함에 있어 항공교통, 숙박 기타 수용시설의 확보가 충분히 되어 있어서 관광진흥법 개정에서 삭제하였다.

④ 관광종사원의 자격증을 5년마다 갱신하도록 하여 관광종사원의 수습관리를 원활하게 하고 자질향상을 도모하도록 하였으며, 현재 관광종사원의 수급관리에 차질이 없다고 판단하여 종사원 자격의 유효기간제도를 폐지하였고, 갱신등록에 따른 행정력의 낭비를 없게하여 관광사업자 또는 관광종사원의 부담을 경감시키기 위해 관광진흥법을 개정하여 이 조항을 삭제하였으며, 관광사업의 사업정지에 대하여 과징금을 부과할 수 있는 근거를 마련하였고 청문제도를 도입하였다.

⑤ 국토교통부장관이 관광사업의 등록 · 지정, 사업계획의 승인을 취소, 사업정지, 관광종사원의 자격 또는 정지, 과징금 부과 등의 조치를 취할 경우 등록 또는 지정을 받거나 사업계획의 승인을 받은 자 또는 관광종사원의 의견을 듣도록 하였다.

⑥ 정부조직법이 개정되기 전까지 국토교통부장관이 최고책임자로 집행되어 왔고, 이후 관광사무를 문화체육부장관이 승계하였다. 이후 실정에 맞는 내용으로 일부 개정되고 규제완화와 철폐가 이루어지고 있다.

㉠ 의료관광 관련 기관에 대한 지원과 수용태세 개선에 대한 법적 근거 마련을 위한 관광진흥법 개정을 발의(의원 입법)한다.

㉡ 의료관광 활성화를 위한 관련 유치기관 관광기금을 지원한다.

㉢ 의료관광 전문교육기관을 지정 및 지원한다.

㉣ 의료관광 안내소 설치근거를 마련한다.

㉤ 외국인 관광안내에 대한 지원이 필요한 사항에 대해서는 대통령으로 정하도록 한다.

2. 일본의 JLPT 시험

일본의 JLPT(Japanese Language Proficiency Test)시험은 1년에 2회만 치러지는 시험이기에 한 번의 기회를 놓치면 약 5~6개월 후에 시험을 볼 수 있고, 시험이 레벨별로 나누어져 있지만 결코 쉽지만은 않다(그림 8-1).

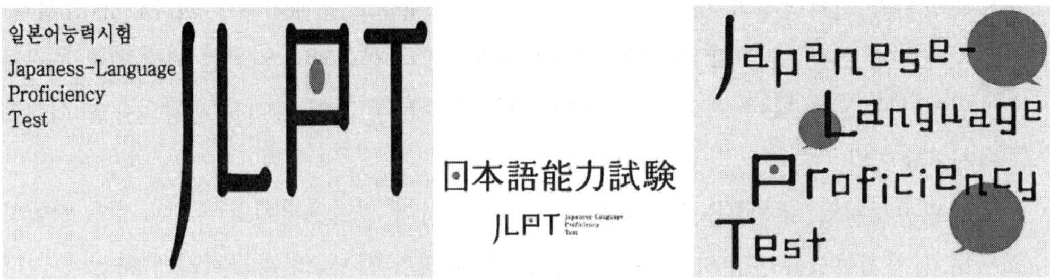

[그림 8-1] JLPT

02 출입국관리법(출입국 절차 및 비자발급 등)

한국의 출입국관리법에 의하면 외국인의 체류자격은 32개이다.

- 체류종류 : 90일 이하의 단기체류와 91일 이상의 장기체류, 그리고 체류기간의 제한이 없는 영주로 구분된다.
- 비자 혹은 사증 : 의료관광객의 자국에 있는 외국영사가 입국추천을 한 서류이다.
- 2009년에 개정된 의료법 시행 : 외국인 환자의 입국절차 간소화를 통해 유치를 지원하고자 외국인 환자 비자발급 지침이 마련되어 시행되고 있다.

① 의료관광비자는 90일 이하의 단기체류 환자와 91일 이상의 장기체류 환자용으로 2가지가 만들어졌다.

㉠ 단기체류 환자 : 단기체류 비자 C-3에 숫자 3을 추가해서 만든 C-3-3 비자가 발급된다. 한편 91일 이상의 장기체류 환자에게는 G-1-10 비자가 발급된다.

㉡ 의료관광비자의 발급대상 : 질병치료 또는 요양의 목적으로 국내 의료기관 또는 요양시설에서 치료받고자 하는 자이거나 보호자의 간병을 위하여 입국하는 환자의 배우자, 자녀 또는 직계 가족이다.

② 의료관광비자를 신청하는 방법은 2가지이다.

외국인 환자 본인이 재외공관에 사증발급인정서 없이 비자를 신청하는 방법이다.

㉠ 외국인 환자 유치기관으로 등록된 의료기관이나 유치업자가 관할 출입국관리사무소에 사증발급인정서 발급을 요청하고, 사증발급인정서 발급 후 외국인 환자가 재외공관에 비자를 신청하는 방법이다.

ⓛ 유치기관이 사증발급인정서 신청을 할 수 있는 것은 「출입국관리법」 제9조에 준한다. 2012년부터는 유치기관(의료기관이나 유치업자)이 온라인에 의한 사증발급인정서 신청을 할 수 있도록 휴넷이란 온라인 시스템(www.visa.go.kr)이 개발되었다.

③ 한국보건산업진흥원에 등록된 유치기관은 휴넷에 유치기관 회원가입을 해야 하는데 필요한 서류는 다음과 같다.

㉠ 사업자등록증 사본과 유치기관등록증 사본

ⓛ 대표자 신분증 사본

ⓒ 휴넷 이용 담당직원이 대표자가 아닌 경우, 담당직원의 재직증명서 및 전담직원 지정신청서는 휴넷 회원가입 신청 후 관할 출입국관리사무소에서 회원가입 승인에 보통 3~4일이 소요된다.

④ 사증발급인정서 신청을 할 수 있는 유치기관으로 지정되기 위한 요건은 다음과 같다.

㉠ 월별 유치실적 보고

ⓛ 소재불명 발생시 신고의무이행 동의각서 제출

ⓒ 소속 직원 중 출입국 관련 법령 등에 대한 교육을 이수한 자를 1명 이상 두어야 한다.

⑤ 외국인 환자 유치기관이 온라인(HuNet)을 통해 출입국관리사무소에 사증발급인정서 발급을 신청할 경우 필요한 서류는 다음과 같다.

㉠ 여권

ⓛ 사증발급신청서 및 사진

ⓒ 신분증 사본

ⓔ 한국 의료기관에서 발급한 예약 입증서류

ⓜ 자국에서의 병원진단서 혹은 의사소견서

ⓑ 치료 및 체류비용 조달능력을 입증할 수 있는 서류 : 유치기관이 피 초청인에 대하여 신원보증을 하는 경우는 이 서류의 제출은 생략된다. 외국인 환자 유치 의료기관 또는 유치업자 등록증 사본 및 사업자등록증 사본(단, 온라인 사증신청시스템 www.visa.go.kr에 유치기관으로 회원가입시 유치기관 등록증 및 사업자등록증 생략가능)

ⓢ 가족동반자의 경우 : 가족관계 입증서류(결혼증명서, 기록관계기록사항에 관한 증명서 또는 출생증명서 등)을 보면 이해하기 쉬울 것이다. 〈표 8-2〉은 외국인의 입국 법조항이다.

〈표 8-2〉 외국인의 입국 법조항

제7조(외국인의 입국) ① 외국인이 입국할 때에는 유효한 여권과 법무부장관이 발급한 사증을 가지고 있어야 한다.
② 다음 각 호의 어느 하나에 해당하는 외국인은 제1항에도 불구하고 사증 없이 입국할 수 있다.
1. 재입국허가를 받은 사람 또는 재입국허가가 면제된 사람으로서 그 허가 또는 면제받은 기간이 끝나기 전에 입국하는 사람
2. 대한민국과 사증면제 협정을 체결한 국가의 국민으로서 그 협정에 따라 면제 대상이 되는 사람
3. 국제친선, 관광 또는 대한민국의 이익 등을 위하여 입국하는 사람으로서 대통령령으로 정하는 바에 따라 따로 입국허가를 받은 사람
4. 난민여행증명서를 발급받고 출국한 후 그 유효기간이 끝나기 전에 입국하는 사람
③ 법무부장관은 공공질서의 유지나 국가이익에 필요하다고 인정하면 제2항 제2호에 해당하는 사람에 대하여 사증면제협정의 적용을 일시 정지할 수 있다.
④ 대한민국과 수교하지 아니한 국가나 법무부장관이 외교부장관과 협의하여 지정한 국가의 국민은 제 1항에도 불구하고 대통령령으로 정하는 바에 따라 재외공관의 장이나 지방출입국 · 외국인관서가 발급한 외국인입국허가서를 가지고 입국할 수 있다.

제9조(사증발급인정서) ① 법무부장관은 제7조 제1항에 따른 사증을 발급하기 전에 특히 필요하다고 인정할 때에는 입국하려는 외국인의 신청을 받아 사증 발급 인정서를 발급할 수 있다.
② 제1항에 따른 사증발급인정서 발급신청은 그 외국인을 초청하려는 자가 대리할 수 있다.
③ 제1항에 따른 사증발급인정서의 발급대상 · 발급기준 및 발급절차는 법무부령으로 정한다.

1. 공항출국절차

해외여행이 처음이거나 1년에 한두 차례 여행을 떠나는 사람들은 공항의 출입국절차를 어렵다고 한다. 출입국에 관한 중요한 사항들을 정리하였다.

① 세계 모든 공항의 출입국절차는 비슷하다. 출입국할 때 가장 주의해야 할 사항은 타인의 수하물을 대신 옮겨주거나 맡아주거나 같이 들고 나가서는 안 된다.
② 마약이나 관세위반 물건의 운반책으로 처벌받아 외국 감옥에 장기간 수감될 수 있다.
③ 출입국 시 안면식이 없거나 낯선 사람의 부탁은 절대 거절하여야 한다. 가방뿐만 아니라 생각지도 못한 인형, 옷가지, 책 등에도 마약을 숨기기도 한다.
④ 지인이나 주변사람으로부터 물건운반을 부탁받을 경우에도 매우 각별히 유의해야 하며 되도록이면 거절하는 것이 좋다. 선의의 마음으로 베푼 친절에 엄청난 후회를 하게 된다.

2. 탑승수속 전

공항으로 출발 전 여권과 항공권 소지 여부를 확인한다.

① 국제선 탑승을 위해서는 충분한 시간을 갖고 공항에 도착해서 여유롭게 탑승수속을 하도록 한다.

② 국제선의 경우 항공기 출발 2시간 30분 전에 도착하도록 한다. 늦어도 출발 2시간 전에는 도착해야 한다. 익숙하지 않은 외국의 큰 공항은 3시간 전에 도착하기를 권장한다.

③ 주말이나 성수기에는 탑승수속 시간이 더 많이 걸린다.

④ 공항내 면세점 쇼핑을 이용하려면 더욱 일찍 공항에 도착해야 한다.

⑤ 환전, 여행자 보험, 휴대전화 로밍은 출국장에 들어가기 전에 한다.

⑥ 출국장을 지나서 탑승구에서도 서비스를 하는 공항도 있지만 기본적으로 출국 전에 한다.

3. 탑승수속, 수하물 탁송

출국심사와 같이 어느 공항이든 일반적으로 [그림 8-2]와 같다.

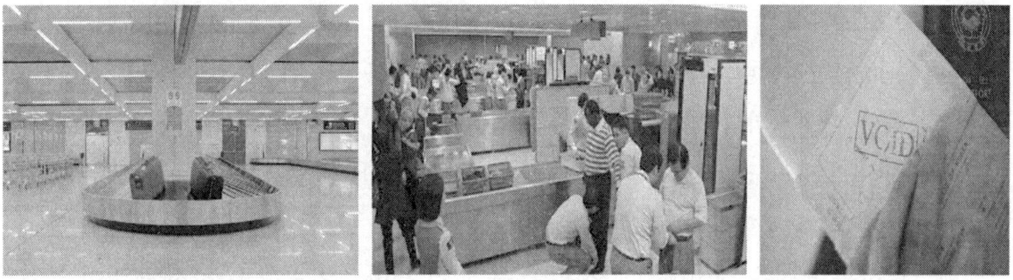

(a) 수하물 탁송 (b) 보안검색 (c) 여권 확인

[그림 8-2] 공항의 일반적인 출국심사

① 탑승수속 및 수하물 탁송 → 출국장 → 세관신고 → 보안검색 → 출국심사 → 탑승구 이동 → 탑승순이다.

㉠ 공항에 도착하면 출국층으로 먼저 간다.

㉡ 전광판에서 탑승할 항공사의 체크인 카운터를 확인한다.

㉢ 항공권에 적힌 항공편명과 출발시각, 목적지를 참고해 체크인 카운터(Check in Counter) 번호를 확인한다.

㉣ 모니터에 체크인 표시가 깜박이면 체크인 수속을 할 수 있다는 표시이다.

② 공항의 카트는 무료로 이용이 가능하다.

㉠ 공항버스 도착지 등 곳곳에 있다.

㉡ 자신의 탑승수속 카운터로 이동하여 탑승수속을 받는다.

㉢ 큰 항공사는 좌석등급별, 무인출국 시스템용 등으로 구분해서 체크인 카운터를 운영하고 있다.

㉣ 자신의 좌석등급에 해당하는 체크인 카운터에 줄 서 있다가 순서가 되면 카운터에 여권과 항공권(또는 E-ticket)을 제시한다.

㉤ 원하는 좌석을 선택한다.

㉥ 마일리지 적립을 한다.

③ 항공사마다 규격이 조금씩 다른데 항공기 출발시간 기준으로 탑승수속(Check-in)에 마감시간이 있다.

㉠ 보통 국제선은 40~60분 정도이나 항공사, 공항별로 차이가 있다.

㉡ 출국심사와 탑승구까지 이동시간, 항공기 탑승 마감시간까지 고려하면 항공사 카운터의 탑승수속을 더 일찍 마치는 것이 좋다.

④ 탑승수속 카운터에서 수하물 탁송도 같이 한다.

㉠ 이코노미석 승객이 화물칸에 실을 수 있는 짐의 무게는 20[kg], 비즈니스석 승객은 30[kg]까지이며, 기내 반입은 10[kg]까지 허용되는 것이 일반적이다.

㉡ 해당 항공사마다 기내 반입할 수 있는 규격이 조금씩 다른데 가로·세로·높이의 합이 115[cm] 이하가 일반적이다. 기내 반입할 수 없는 물건들은 모두 탁송 수하물로 부쳐야 한다.

㉢ 수하물 분실을 대비해서 자신의 짐을 미리 스마트폰 등으로 사진을 찍어 놓거나 특별한 표식을 해놓으면 좋다.

㉣ 항공사에 따라 모바일 앱, 인터넷 웹 체크인, 셀프 체크인 기기를 이용해서 빠르고 편리하게 탑승수속을 할 수 있도록 서비스를 확대하고 있다.

㉤ 좌석도 미리 배정받을 수 있고, 전용 수하물 탁송 카운터를 운영하는 항공사도 많다.

⑤ 공항에 따라서는 셀프 체크인 기기로만 출국수속을 하는 공항도 있으므로 미리 각 항공사 홈페이지를 참조해서 방법을 익혀두는 것이 좋다.

㉠ 사용법은 간단하며 공항마다 항공사마다 조금씩 다르지만 초기화면에서 항공사 선택 → 여정선택 → 수속할 인원선택 → 여권 정보입력(여권인식) → 좌석선택 → 마일

리지 번호입력 → 탑승권 발급 순으로 진행된다.

ⓒ 도시에 따라서는 도심 내에 얼리 체크인(Early Check-in) 서비스를 하고 있는 곳이 있다.

ⓒ 수하물을 부치고 나면 탑승권(Boarding Pass)에 수하물 보관표(baggage tag)를 붙여서 여권과 함께 되돌려 준다.

ⓔ 수하물에 관한 자세한 설명은 [수하물 관련 팁] 페이지를 참조하도록 한다.

ⓜ 현지 화폐로 출국세를 받는 나라들이 있다. 이 경우 만약 현지 화폐 잔돈을 없애기 위해 다 써버리면 출국할 때 크게 곤란할 때가 있어 미리 확인해야 한다.

4. 병무, 검역

여행 전 신고해야 할 내용이 있으면 병무청이나 검역대에 신고한다(그림 8-3).

① 25세 이상자인 병역의무자는 출국장에 들어가기 전에 인천공항 병무민원센터에서 국외여행허가를 받아야 한다.

② 사전에 인터넷으로 신청해도 된다.

③ 검역소에서는 외국여행자, 동물, 식물에 대한 검역 · 증명서를 발급하고 있다.

④ 도착지 국가에 따라 검역증명서를 확인하는 경우가 있으므로 반드시 확인해야 한다.

⑤ 검역 관련 절차는 탑승수속을 받기 전에 해야 신속하게 탑승할 수 있다.

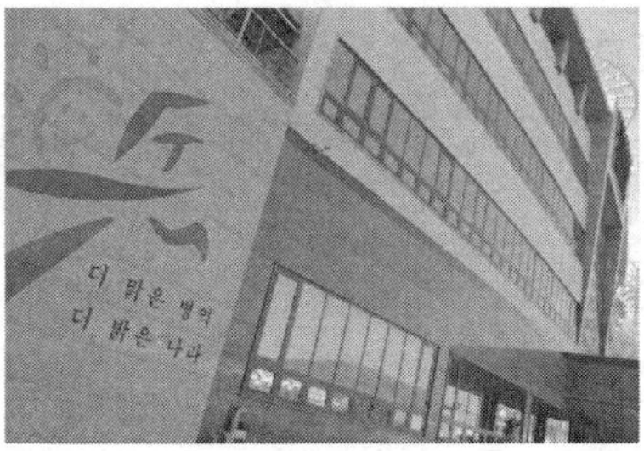

(a) 충북지방병무청 본관

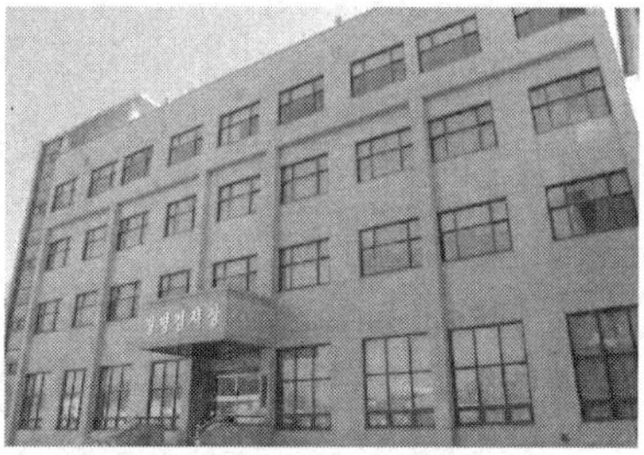

(b) 충북지방병무청 징병검사장

[그림 8-3] 병무청

5. 출국장, 세관신고

인천공항 3층에 항공사 카운터와 4개의 출국장이 있다. 어느 출국장으로 나가도 된다.

① 출국장으로 들어가면서 보안요원에게 여권과 탑승권을 보여준다.
   ㉠ 고가품 및 반입·출입 금지품목이 있는 경우에는 세관에 신고를 한다.
   ㉡ 사용하고 있는 고가품을 미리 세관에 신고해야 입국시 불이익을 당하지 않는다.
   ㉢ 미화 1만$을 초과하는 일반 해외여행경비 휴대 반출시에는 세관신고대에 신고해야 한다.
② 여행시 사용하고 다시 가져올 귀중품 또는 고가품은 출국하기 전 세관에 신고한 후 휴대물품반출신고(확인)서를 받아야 입국시에 면세를 받을 수 있다.

6. 보안검색

탑승객의 위험한 물건소지 여부 및 휴대물품의 위험성 여부를 검사하는 과정이다.

① 보안검색대를 통과하는 절차는 나눠주는 바구니에 코트, 신발, 벨트, 가방, 카메라, 핸드폰, 허리띠, 주머니 속에 들어 있는 동전, 열쇠 같은 금속물질을 모두 담아서 검사대 컨베이어 위에 올려놓는다.
   ㉠ 노트북은 가방에서 꺼내서 따로 통과시켜야 한다. 가끔 노트북만 따로 가지고 가서 검색하기도 한다.
   ㉡ 액체 휴대품은 각 용기 100[mm] 이하에 총 용량이 1[l]가 넘지 않아야 하며, 비닐팩에 넣어서 따로 놓아두어야 한다.
   ㉢ 비닐팩을 미리 준비하지 못한 경우 공항 편의점에서 판매하고 있다.
② 여권과 탑승권만 소지한 채 X-레이 검색대를 통과한다.
   ㉠ 미처 바구니에 담지 못한 금속물질이 있으면 경고음이 울리는데 검색담당 직원이 검색봉으로 다시 한번 체크한다.
   ㉡ 양팔을 들고 서 있으면 된다.
   ㉢ 기내반입 불가능 물품은 압수당할 수 있으므로 미리 수하물로 부친다.
   ㉣ 맥가이버 칼, 카메라 여분 배터리, 카메라 삼각대, 손톱 깍이도 해당 국가와 공항에 따라서 기내반입 물품으로 반입금지 당할 수 있으므로 주의한다.
③ 국토교통부는 카메라 삼각대를 기내반입을 허용하고 있으나 출발지 공항에 따라서 다를 수 있다.

7. 출국검사

법무부에서 출입국 자격을 심사하는 과정이다. 출국심사대에서 출국심사를 받는 방법은 먼저 출국심사대 앞 대기 선에서 순서를 기다린다.

① 모자(선글라스 등)는 벗고, 대기중에는 휴대폰 통화는 자제한다.
② 여권과 탑승권을 심사관에게 제시하고, 간단한 질문에 답변을 하면 출국도장을 찍어서 돌려준다.
③ 외국 공항에서 출국하는 경우에는 입국시에 썼던 출국신고서를 제출하면 된다.
④ 대한민국 국민은 우리나라 공항에서 출입국 심사를 받을 때 출입국 신고서를 작성하지 않아도 된다. 출국심사대를 통과한다.

8. 출 국

탑승권(Boarding Pass)에 탑승구(Gate) 번호와 좌석번호가 적혀 있다.

① 출국심사대에서 탑승구까지 거리가 먼 공항들이 있다.
  ㉠ 인천공항은 여객터미널 동편과 서편에 탑승구가 있었는데, 신 탑승동을 추가하였다. 101~132번의 탑승구가 이곳에 있다.
  ㉡ 신 탑승동으로 가기 위해서는 입국심사를 마친 후 표지판을 따라 지하로 가서 여객터미널과 탑승동 사이를 오가는 무인 셔틀 트레인을 타고 탑승구로 이동해야 한다. 주로 외국 공항사들의 탑승구가 이곳에 있다.
  ㉢ 셔틀 트레인은 5분 간격으로 자주 오고 이동시간도 2분 이내이다.
  ㉣ 출국심사대에서 탑승동까지 이동시간은 약 20분 정도가 소요된다.
  ㉤ 성수기에는 셔틀 트레인을 이용하는 사람이 많아 시간이 더 걸리기도 한다.
  ㉥ 미리 자신의 탑승구로 이동한다.
② 탑승시간을 고려해서 면세쇼핑을 한다.
  ㉠ 늦어도 40분 전까지 탑승구에 도착하도록 한다.
  ㉡ 가끔 탑승구를 변경하기도 하므로 주의한다.
  ㉢ 국제선의 경우는 보통 출발 20분 전까지 탑승하지 않으면 비행기는 그냥 출발하므로 늦지 않도록 한다.
③ 탑승시간이 가까워지면 공항 내 모니터에 탑승표시가 깜빡이기 시작한다. 이때 해당

탑승구로 가면 탑승이 시작된다.

④ 여권과 탑승권을 보여주고 승무원들의 지시에 따라 비행기 안으로 들어간다.

⑤ 탑승순서 : 보통 퍼스트 클래스, 비즈니스 클래스, 어린이와 임산부 노약자, 이코노미 클래스 순으로 들어간다. 기내반입 수하물은 10[kg] 정도이다.

⑥ 대한민국 국민 : 입국신고서와 출국신고서 작성이 폐지되었으므로 작성할 필요가 없다. 현재 인천공항은 입국시 공항 면세점을 이용할 수 없다. 출국시에 면세쇼핑을 한다(그림 8-4).

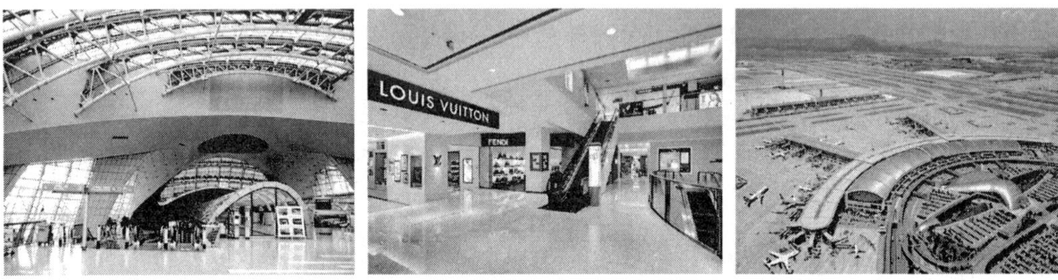

(a) 인천공항 (b) 인천공항 면세점 (c) 인천공항 전경

[그림 8-4] 인천공항

9. 무인출국 시스템

국제선의 경우 늦어도 2시간 전에는 공항에 도착해야 하는데 성수기, 주말에는 탑승수속, 출국심사, 탑승구까지의 이동시간만 해도 급하다. 인천공항에는 자동 출입국심사 시스템이 있고, 각 항공사의 모바일 앱, 웹 체크인, 키오스크(Kiosk) 등을 이용하면 전용 카운터 에서의 수속 등으로 출국절차의 시간을 상당히 단축시킬 수 있다.

1) 자동 출입국심사 시스템(SES)

출입국 심사관에게 여권을 보이고 심사를 받는 대신에 기기에 여권을 갖다 대면 자동 심사되는 시스템이다.

① 인천공항 출국장 3층 F발권 카운터 앞에 자동 출입국 등록센터가 있다. 먼저 등록센터에서 양손 지문과 얼굴사진을 등록해야 한다.

② 김포공항은 국제선 여객청사 2층 출입국 민원실에서 등록을 하고 있다.

㉠ 등록센터 근무시간 : 07 : 00~19 : 00, 출입국심사에 1분 이내의 시간이 걸린다.

㉡ 심사관을 통한 경우 15분 정도 걸린다.

③ 인천국제공항, 김포국제공항, 김해국제공항, 제주국제공항, 인천항 국제선 제1여객터미널의 출국장, 입국장에서 이용할 수 있다.

2) 무인 탑승수속 기기(Kiosk)

공항에서 카운터를 거치지 않고 예약이 확약된 E-티켓 소지 승객이 자동 발권기에서 직접 탑승권을 발급받고, 좌석도 선택할 수 있는 자동 발권 서비스이다. 수하물은 수하물 전용 카운터에서 탁송할 수 있다.

① 출국자가 많이 몰리는 시간대에 이용하면 카운터 대기시간과 수하물 탁송시간을 절약할 수 있다.

② 주의사항으로 전자항공권의 여정과 실제 탑승할 여정이 일치해야 하며, 목적지가 비자 없이 입국할 수 있어야 하며, 출발시각 1시간 전까지만 이용할 수 있다.

③ 인천공항 여객터미널에 38대가 설치되어 있다. 3분 정도면 탑승수속을 마칠 수 있다.

3) 웹 체크인

컴퓨터에서 인쇄한 탑승권은 공항 카운터에서 받은 실물 탑승권과 동일한 효력이 있어 수하물이 없는 경우 출국장으로 바로 갈 수 있다. 항공사에 따라 실물 탑승권을 요하는 곳도 있으므로 홈페이지를 참조하면 편하다.

4) 모바일 앱 체크인

국제선의 경우에는 공항 내 전용 카운터를 방문하여 모바일 탑승권과 여권확인 후 실물 탑승권으로 교환해야 하고, 국내선의 경우에는 모바일 탑승권에 표출된 바코드로 자동 출입게이트(ONEPASS)와 탑승구 통과가 가능하다.

5) 한국 · 미국 자동 출입국심사 서비스(SES-GE)

한국 · 미국 자동 출입국심사 서비스에 가입한 사람은 양국 공항에서 출입국심사를 받기 위해 줄을 서서 기다릴 필요없이 자동 출입국심사대를 이용하여 신속하고 편리하게 출입국심사를 마칠 수 있도록 제도가 마련되었다.

10. 비자발급 받는 방법

해외여행을 출발하기 전 비자발급을 받아야 하는 나라가 있다.

① 나라별 비자 : 방문하고자 하는 상대국의 정부에서 입국을 허가해주는 일종의 허가증으로 이를 비자라고 한다.

② 여행계획을 세우고 방문하고자 하는 국가가 결정 : 방문하고자 하는 나라에서 비자를 필요로 하는지를 확인해야 한다.

③ 비자가 필요한 국가들 중에는 방문목적에 따라 : 체류기간이 다를 수도 있고, 요구하는 구비서류도 다른 경우가 있다.

④ 우리나라는 많은 나라들과 비자면제협정을 맺고 있으며, 이들 국가들은 단기간의 여행 시 : 비자가 필요치 않으나, 허용하는 기간을 초과하여 체류할 때에는 반드시 체류목적에 맞는 비자를 받아야 한다.

⑤ 비자 : 입국의 종류와 목적, 체류기간 등이 명시되어 있으며, 여권의 사증 란에 스탬프나 스티커를 붙여 발급하게 된다.

⑥ 비자의 종류 : 관광비자, 학생비자, 방문비자, 주재원비자, 경유비자, 이민비자, ARRIVAL 비자, 문화공연 비자 등이 있다(표 8-3).

〈표 8-3〉 비자의 종류와 여행목적

비자종류	여 행 목 적
A-1	중앙정부 고위직 또는 미국 주재공관 파견 외교관과 그의 배우자 또는 자녀
A-2	대한민국 정부를 위해 공무로 가는 정부 공무원과 그의 배우자 또는 자녀
A-3	A-1과 A-2 비자소지자를 위한 근로자와 그의 배우자 또는 자녀
B-1	단기 상용방문
B-2	단기 관광
B-1/B-2	단기 상용방문 또는 관광
C-1	미국 경유
C-2	미국 내 위치한 UN 지역에 가기 위해 미국 경유
C-3	미국을 경유하는 중앙정부 공무원과 그의 배우자 또는 자녀 및 근로자
C-1/D	선원, 승무원과 선원명단
E-1	상사주재원과 그의 배우자 또는 자녀
E-2	투자자와 그의 배우자 또는 자녀
E-3	호주인 전문직 직원
F-1	정규교육 혹은 언어연수를 위한 유학(SEVIS I-20 필요)

비자종류	여 행 목 적
F-2	F-1 소지자의 배우자 또는 자녀(동반자 SEVIS I-20 필요)
G-1	미국 내 위치한 국제기구에서 장기 파견 근무할 정부대표와 그의 배우자 또는 자녀
G-2	미국 내 위치한 국제기구로 단기 파견 출장 가는 정부대표와 그의 배우자 또는 자녀
G-3	미국 내 위치한 국제기구에 파견 근무할 미국과 비수교국가의 정부대표와 그의 배우자 또는 자녀
G-4	국제기구 직원과 그의 배우자 또는 자녀
G-5	G-1, G-2, G-3, G-4 소지자를 위한 근로자와 그의 배우자 또는 자녀
H-1-B(청원서 필요)	간호사
H-2-A(청원서 필요)	미국 내에서 구인하기 불가능한 임시직 농업 근로자
H-2-B(청원서 필요)	미국 내에서 구인하기 불가능한 임시적 비농업 근로자
H-3(청원서 필요)	산업 연수생
H-4(청원서 필요)	H-1, H-2, H-3 소지자의 배우자 또는 자녀
I	언론 · 보도활동을 하려는 언론인, 언론기관 특파원과 그의 배우자 또는 자녀
J-1	문화 교류방문자(SEVIS DS-2019 필요)
J-2	J-1 소지자의 배우자 또는 자녀(동반자 SEVIS DS-2019 필요)
L-1(청원서 필요)	동일 회사 내 미국 지사 전근자 (국제적 기업에서 경영직, 임원직, 전문분야의 지위에 있는 직원)
L-2(청원서 필요)	L-1 소지자의 배우자 또는 자녀
M-1	직업교육 유학(SEVIS I-20M 필요)
M-2	M-1 소지자의 직계가족(동반자 SEVIS I-20M 필요)
O-1(청원서 필요)	과학, 예술, 운동, 사업, 교육분야에 특수한 재능소유자
O-2(청원서 필요)	O-1 소지자를 직업적인 분야에서 동반 혹은 보조하는 자
O-3(청원서 필요)	O-1, O-2 소지자의 배우자 또는 자녀
P-1(청원서 필요)	경기에 참여하는 운동선수와 공연을 하려는 연예인
P-2(청원서 필요)	상호 교환 프로그램에 참가하는 운동선수나 연예인
P-3(청원서 필요)	독특한 문화행사에서 공연을 할 예술인 혹은 연예인
P-4(청원서 필요)	P-1, P-2, P-3 소지자의 배우자 또는 자녀
Q-1(청원서 필요)	국제 문화교류 행사참가자
R-1(청원서 필요)	미국 내 종교활동 종사자
R-2(청원서 필요)	R-1 소지자의 직계가족
TN	NAFTA에 따라 자격있는 캐나다인과 멕시코인 무역업무종사자
TD	TN 소지자의 배우자 또는 자녀

1) 체류기간별의 비자

체류기간별의 비자로는 영주비자, 임시비자가 있다.

일본의 비자로는 2006년 3월 1일 이후 일반여권을 소지한 한국인은 단기체재 목적으로 일본에 입국하는 경우 비자가 면제, 또한 외교여권 또는 관용여권을 소지한 한국인에 대해서는 다음의 경우 사증이 면제된다(그림 8-5).

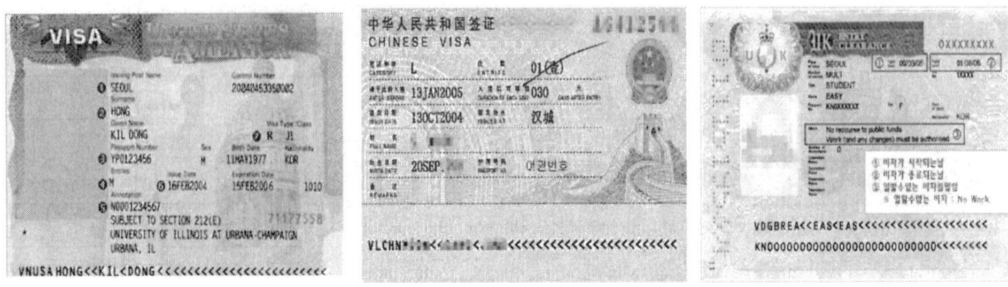

(a) 미국의 비자 (b) 중국의 비자 (c) 학생 비자

[그림 8-5] 발급된 비자 사진

① 외교 또는 공무목적으로 일본에 입국하려고 하는 경우
② 단기체재(90일 이내)의 목적으로 일본에 입국하려고 하는 경우

2) 일본 비자면제 대상

① 통과, 관광, 오락, 보양을 목적으로 하는 자이다.
② 협의회, 콘테스트 등에 아마추어로서 참가하려고 하는 자이다(아마추어 : 참가자가 아마추어로 보수를 받지 않는 경우, 주최자가 부담하는 도항비, 체재비 및 입상자에 대한 상품 등은 보수로 간주하지 아니한다).
③ 지인, 친구, 친족 등을 방문하려고 하는 자이다(병문안, 관혼상제 등의 출석을 포함).
④ 견학, 시찰 등의 목적을 가진 자이다(예 공장 등의 견학, 모범 시 등의 시찰을 행하는 자).
⑤ 민간단체 주최의 강습, 회의 등에 민간인으로서 참가하는 자이다.
⑥ 일본에 기반을 갖지 않은 상태로 상담, 계약조인, 업무연락, 에프터서비스, 선전, 시장조사, 기타 모든 단기상용의 목적을 가진 자이다.
⑦ 단기 사내강습을 받으려고 하는 자이다.
⑧ 참배, 종교회의참가, 교회설립에 관한 업무연락 등을 행하려는 목적으로 단기간 체재하려고 하는 자이다.

⑨ 보도, 취재 등의 일시적 용무(일본에 방문하는 국빈 · 공빈 또는 스포츠 선수 등과 동행해서 행하는 취재활동 등)를 목적으로 하는 자이다.

⑩ 자매도시 또는 학교의 친선 방문자(친선사절이 행하는 홍보, 선전을 포함)이다.

⑪ 단기간의 어학연수(어학연수를 90일 이내에 수료하고 또한 해당 연수수료 후 계속해서 상급코스 등을 수강할 예정이 없는 경우에만 가능하다(상급코스 수강시 취학의 재류자격을 취득하기 위한 수속 필요).

⑫ 기타 단기체재를 하려고 하는 자이다.

㉮ 회사의 설립준비를 목적으로 하는 자, 단기간 병치료를 목적으로 하는 자, 대학수험자, 외국법 사무변호사가 되기 위한 승인을 받는 등의 수속을 위해 체재하는 자이다.

3) 비자가 불필요한 국가

단기간 여행시 비자없이 방문할 수 있는 국가이다. 그러나 허용하는 기간을 초과하여 체류할 때는 체류목적에 맞는 비자를 받아야 한다. 이들 국가들은 〈표 8-4〉와 같다.

〈표 8-4〉 비자가 불필요한 국가

기 간	국 가
3개월 (90일)	• 아시아 : 태국, 파키스탄, 뉴질랜드, 말레이시아 • 미주 : 멕시코, 엘살바도르, 안티구아바뷰다, 니콰라과, 트리니다드토바고, 수리남공화국, 세인트빈센트그나딘, 세인트킷츠네비스, 세인투루시아, 도미니카연방, 자메이카, 그레나다, 콜롬비아, 아이티, 페루, 코스타리카, 바하마, 바베이도스, 브라질, 아르헨티나 • 유럽 : 그리스, 오스트리아, 스위스, 프랑스, 네덜란드, 리히텐슈타인, 영국, 벨기에, 독일, 터키, 룩셈부르크, 스페인, 핀란드, 스웨덴, 덴마크, 노르웨이, 아일랜드, 아이슬랜드, 몰타, 체코, 폴란드, 헝가리, 불가리아, 슬로바키아, 루마니아 • 특수지역 : 라이베리아, 이스라엘, 모로코
30일	튀니지, 사이판, 남아프리카공화국, 스리랑카, 칠레, 대만, 싱가포르
60일	포르투칼, 레소토, 이탈리아, 인도네시아(입국비자)
6개월	영국, 캐나다
기타	싱가포르(14일~30일), 괌(14일), 마카오(20일), 필리핀(21일), 대만(30일), 베트남(15일)

한국의 ESTA 시행에 따라 미국시민권자의 한국방문(관광목적)시 체류기간과 같이 기존에 무비자 30일~90일 체류까지 확대 적용된다(표 8-5).

〈표 8-5〉 비자면제 최대 체류기간

최대 체류기간		국 가
아시아 국가	15일	베트남, 라오스
	21일	필리핀
	30일	스리랑카, 대만, 사이판, 마이크로네시아, 브루나이, 키리바시, 통가, 투발루
	60일	사모아
	90일	태국, 말레이시아, 싱가포르, 마카오, 일본, 홍콩, 솔로몬군도, 뉴질랜드
	120일	비누아투, 피지
유럽 국가	09일	산마리노
	60일	포르투갈, 키르키즈스탄[2012년 7월 26일 체결]
	90일	그루지아, 그리스 , 네덜란드 , 노르웨이, 덴마크, 독일 , 터키, 라트비아, 루마니아, 룩셈부르크, 리투아니아, 리히텐슈타인, 마케도니아, 몰타, 벨기에, 보스니아, 불가리아, 사이프러스, 스웨덴, 스위스, 스페인, 슬로바키아, 슬로베니아, 아이슬란드, 아일랜드, 알바니아, 영국[최대 6개월], 에스토니아, 오스트리아, 우크라이나, 이탈리아, 체코, 크로아티아, 폴란드, 프랑스, 핀란드, 헝가리
중동 아프리카 국가	16일	모리셔스
	30일	오만, 튀니지, 남아프리카공화국, 세이셸
	60일	레소토
	90일	모로코, 이스라엘, 라이베리아, 보츠와나
미주 국가	15일	괌
	30일	우루과이
	90일	가이아나, 니카라과, 도미니카, 멕시코, 베네수엘라, 브라질, 세이트 킷츠네비스, 수리남, 아르헨티나, 안티구아바부다, 에콰도르, 엘살바도르, 온두라스, 우루과이, 자메이카, 칠레, 과테말라, 코스타리카, 콜롬비아, 파나마, 파라과이, 페루
	6개월	캐나다

② 미국입국시(관광/상용/친지방문) 사전 전자승인자에 대한 입국을 가능하게 한다. 미국을 경유해서 제3국을 들어갈 때 반드시 전자사전 승인 또는 미국비자를 받아야 한다. 비자(사증)면제 협정체결현황은 〈표 8-6〉과 같다.

〈표 8-6〉 비자(사증)면제 협정체결현황

총체결국	적용대상	국 가 명
93개국	외교관 (3개국)	우크라이나(90일), 우즈베키스탄(60일), 투르크메니스탄(30일)
	외교관/관용 (27개국)	필리핀(무제한), 파라과이(90일), 이란(3개월), 몽골(30일), 베넹(90일), 베트남(90일), 에콰도르(외교 : 업무수행기간, 관용 : 3개월), 사이프러스(90일), 벨리즈(90일), 이집트(90일), 파키스탄(3개월), 일본(3개월), 크로아티아(90일), 우루과이(90일), 인도(90일), 아르헨티나(90일), 러시아(90일), 알제리(90일), 벨라루스(90일), 아제르바이잔(30일),

총체결국	적용대상	국 가 명	
		캄보디아(60일), 카자흐스탄(90일), 방글라데시(90일), 라오스(90일), 미얀마(90일), 볼리비아(90일), 키르기즈(30일)	
	외교관/관용/ 일반(63개국) 외교관/관용/ 일반(63개국)	30일(1개국)	튀니지
		60일(2개국)	포르투갈, 레소토
		90일(60개국)	아주지역(4개국) : 태국, 싱가포르, 뉴질랜드, 말레이시아
			• 미주지역(25개국) : 바베이도스, 바하마, 코스타리카, 콜롬비아, 파나마, 도미니카(공), 도미니카(연),그레나다, 자메이카, 페루, 아이티, 세인트루시아, 세인트키츠네비스, 브라질, 세인트빈센트그레나딘, 트리니다드토바고, 수리남공화국, 안티구아바부다, 니카라과, 엘살바도르, 멕시코, 칠레, 과테말라, 베네수엘라(외교, 관용 30일, 일반 90일)
			• 구주지역(29개국) : [쉥겐국(25개국 중 슬로베니아 제외)] 그리스, 오스트리아(외교 · 관용 180일), 스위스, 프랑스, 네덜란드, 벨기에, 룩셈부르크, 독일, 스페인, 몰타, 폴란드, 헝가리, 체코, 슬로바키아, 이탈리아, 라트비아 리투아니아, (이하 180일 중 90일) 에스토니아, 핀란드, 스웨덴, 덴마크, 노르웨이, 아이슬랜드(포르투갈은 60일에 해당) • [비쉥겐국] 리히텐슈타인, 영국, 아일랜드, 불가리아, 루마니아, 터키, 중동 · 아프리카지역(3개국), 모로코, 라이베리아, 이스라엘

구 분	가능한 나라
아주(11)	동티모르(외교 · 관용, 30일), 마카오(90일), 라오스(15일), 홍콩(90일), 몽골(최근 2년 이내 4회, 통산 10회 이상 입국자, 30일), 베트남(15일), 브루나이(30일), 인도네시아(외교 · 관용/14일), 일본(90일), 대만(30일), 필리핀(21일)
미주(9)	미국(90일)*, 캐나다(6개월), 가이아나, 아르헨티나(90일), 에콰도르(90일), 온두라스(90일), 우루과이(30일), 파라과이(30일), 북마리아나연방(30일)
구주(15)	사이프러스(90일), 산마리노(9일), 세르비아(90일), 모나코(90일), 몬테네그(90일), 슬로베니아(90일, 쉥겐국), 크로아티아(90일), 안도라(90일), 보스니아 · 헤르체고비나(90일), 우크라이나(90일), 조지아(90일), 코소보(90일), 마케도니아(1년 중 누적 90일), 알바니아(90일), 영국(최대 6개월)
대양주(11)	괌(45일/VWP 90일), 바누아투(1년내 120일), 사모아(60일), 솔로몬군도(1년 내 90일), 통가(30일), 팔라우(30일), 피지(4개월), 마샬군도(30일), 키리바시(30일), 마이크로네시아(30일), 투발루(30일)
아프리카 중동(7)	남아프리카공화국(30일), 모리셔스(16일), 세이쉘(30일), 오만(30일), 스와질랜드(60일), 보츠와나(60일), 아랍에미리트(30일)

③ 이탈리아는 협정상의 체류기간은 60일이나 상호주의로 90일간 체류기간을 부여했다(그림 8-6).

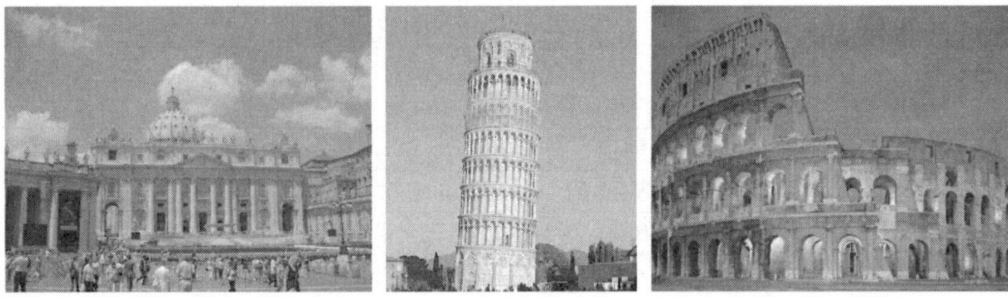

(a) 바티칸에 있는 성 베드로 대성당 (b) 이탈리아 피사의 사탑 (c) 이탈리아 콜로세움

[그림 8-6] 이탈리아

④ 미국은 사증 자체는 필요 없으나, 비자면제 프로그램에 의해 전자여권으로 https://esta.cbp.dhs.gov에서 전자여행 허가를 미리 받아야 한다(그림 8-7).

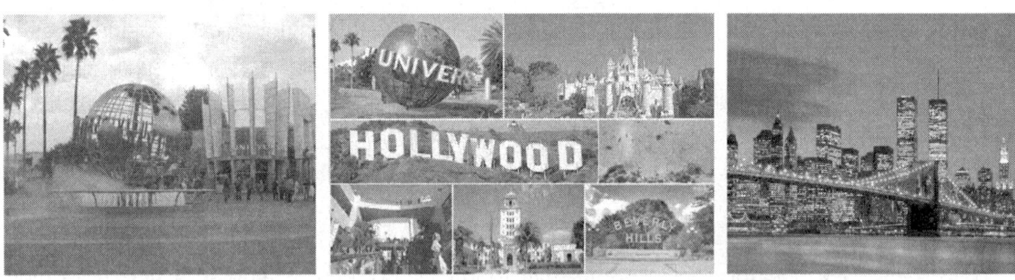

(a) LA 유니버셜 스튜디오 (b) LA 할리우드 (c) 뉴욕

[그림 8-7] 미 국

⑤ 영국은 무사증 입국시 신분증명서, 재정증명서, 귀국항공권, 숙소정보, 여행계획 등의 제시가 필요(주영국대사관 홈페이지 참조)하다(그림 8-8).

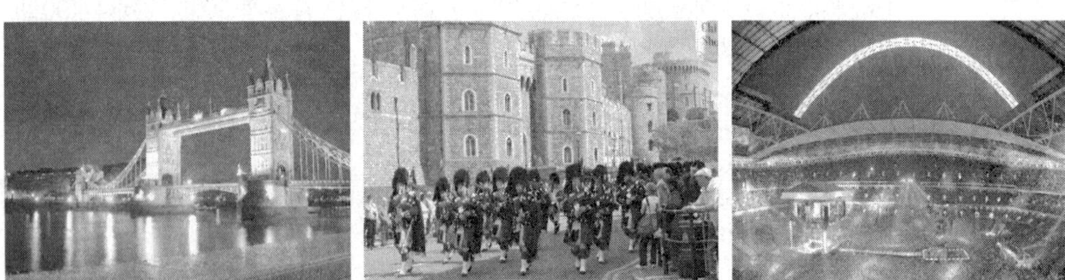

(a) 런던 타워 브릿지 (b) Windsor Castle(윈저성) (c) 웸블리 스타디움

[그림 8-8] 영 국

⑥ 우리나라에 무사증입국(30일)이 가능한 국가는 〈표 8-7〉과 같다.

〈표 8-7〉 51개 국가 또는 지역

구 분	가능한 나라
아주(6)	홍콩(90일), 일본(90일), 마카오(90일), 브루나이(30일), 대만(30일), 인도네시아(외교 · 관용, 30일)
미주(8)	미국(90일), 캐나다(6개월), 아르헨티나(30일), 온두라스(30일), 우루과이(30일), 파라과이(30일), 가이아나(30일), 에콰도르(30일)
구주(11)	모나코(30일), 교황청(30일), 슬로베니아(90일), 크로아티아(30일), 알바니아(30일), 사이프러스(30일), 산마리노(30일), 안도라(30일), 보스니아 · 헤르체고비나(30일), 세르비아(30일), 몬테네그로(30일)
대양주(13)	괌(30일), 나우루(30일), 뉴칼레도니아(30일), 미크로네시아(30일), 솔로몬군도(30일), 키리바시(30일), 피지(30일), 마샬군도(30일), 팔라우(30일), 사모아(30일), 호주(90일), 투발루(30일), 통가(30일)
아프리카중동(13)	남아프리카공화국(30일), 스와질란드(30일), 이집트(30일), 모리셔스(30일), 세이셸(30일), 사우디아라비아(30일), 아랍에미리트(30일), 예멘(30일), 오만(30일), 카타르(30일), 쿠웨이트(30일), 레바논(외교 · 관용, 30일), 바레인(30일)

⑦ 외교 · 관용여권 소지자에 대해서만 무사증입국 허용된다.

우리나라의 기타 사증 관련 협정체결 현황이다. 적용대상으로는 복수사증(12개국)(협정 및 상호주의에 의거), 관광취업사증(11개국), 항공기승무원 양해각서로 나뉘는데 〈표 8-8〉과 같다.

〈표 8-8〉 기타 사증 관련 협정체결 현황

적용 대상	대상 국가
복수사증(12개국) (협정 및 상호주의에 의거)	인도(상용), 호주(상용), 아르헨티나(상용), 미국(단기 종합), 일본, 캐나다(상용), 브라질(상용, 투자, 취재), 러시아(단기 복수), 중국, 우즈베키스탄(상용 등), 우크라이나(상용 · 주재 등), 독일(주재, 투자 등)
관광취업사증(11개국)	호주, 캐나다, 일본, 뉴질랜드, 프랑스, 독일, 아일랜드, 스웨덴, 덴마크, 대만, 홍콩
항공기승무원 양해각서	중국

[별지 제17호서식] 〈개정 2010.11.16〉

(앞쪽)

사증발급신청서 Application For Visa

※ 사증발급인정번호(CONFIRMATION OF VISA ISSUANCE No :)

사 진 PHOTO 3.5㎝×4.5㎝	1. 성 Surname	3. 漢字姓名	4. 성별 Gender [ ]M [ ]F
	2. 명 Given Names	5. 생년월일 Date of Birth	
	6. 국적 Nationality	7. 출생국가 Country of Birth	
	8. 현주소 Home Address		
	9. 전화번호 Phone No.	10. 휴대전화 Mobile Phone No.	
	11. 이메일 E-mail	12. 신분증번호 National Identity No.	

여권	13. 여권번호 Passport No.	14. 여권종류 Classification	外交, 公務, 公務普通, 因私, 其他 DP(外交), OF(官用), OR(一般), OTHERS(其他)
	15. 발급지 Place of Issue	16. 발급일자 Date of Issue	17. 기간만료일 Date Of Expiry

직업	18. 직업 Occupation	19. 직장전화번호 Business Phone No.
	20. 직장명 및 주소 Name and Address of Present Employer	

결혼여부 Marital status	21. [ ]기혼 married [ ]배우자사망 widowed [ ]미혼 Single [ ]이혼 divorced	
	22. 배우자 성명 Spouse's Name	23. 배우자 생년월일 Spouse's Date of Birth
	24. 배우자 국적 Spouse's Nationality	25. 배우자 연락처 Spouse's Phone No.

26. 입국 목적 Purpose of Entry	27. 체류예정기간 Potential Length of Stay
28. 입국예정일 Potential Date of Entry	29. 방한사실 Previous Visit (If Any)
30. 국내체류지 Address in Korea	31. 국내전화번호 Phone No. in Korea
32. 국내 체류비용 지불자 Who Will Pay For The Expense For Your Stay?	
33. 과거 5년간 여행국가 Countries You Have Travelled During The Past 5 Years	

※ Please note that C-series visa holders are not able to change their residential status after entry into Republic of Korea pursuant to the first clause of article 9 of Immigration Regulation

34. 동반가족 Accompanying Family	관계 Relationship	국적 Nationality	성명 Name	생년월일 Date of bitrh	성별 Gender
35. 국내 보증인 Guarantor or Reference in Korea	관계Relationship	국적 Nationality	성명 Name	생년월일 Date of bitrh	성별 Gender

I declare that the statements made in this application are true and correct to the best of my knowledge and belief, that I will observe the provisions of the Immigration Law of the Republic of Korea and that I will not engage in any activities irrelevant to the purpose of entry stated herein. Besides, I am fully aware that any false or misleading statement may result in the refusal of a visa, and that possession of a visa does not entitle the bearer to enter the Republic of Korea upon arrival at the port of entry if he/she is found inadmissible.

신청일자 DATE OF APPLICATION 신청인 서명 SIGNATURE OF APPLICANT

공용란 FOR OFFICIAL USE ONLY

기본사항	체류자격		체류기간		사증종류	단수 · 복수(2회, 3회 이상)
접수사항	접수일자		접수번호		처리과	
허가사항	허가일자		허가번호		고지사항	
결 재	담당자		가 · 부	〈심사의견〉		

수입인지 부착란

210mm×297mm(인쇄용지(2급) 60g/m²)

출입국관리법 시행규칙[별지 제21호서식] (앞쪽)

사증발급인정신청서
Application for Confirmation Of Visa Issuance

신청번호 (APPLICATION No.) : 제 호

☐ 피초청자(INVITEE)

성 명 Name In Full				한자성명 漢子姓名		여권용사진 PHOTO (35㎜×45㎜)
성 별 Gender	[ ] M [ ] F	생년월일 Date Of Birth		국 적 Nationality		
직장 및 직위 Place & Position Of Employment						
주 소 Address				전화번호 Telephone		

☐ 초청자(INVITER)

성 명 Name In Full				생년월일 Date Of Birth	
성 별 Gender	[ ]M [ ]F	국적 Nationality		주민등록(외국인등록)번호 Registration No.	
직장 및 직위 Place & Position Of Employment					
주 소 Address				전화번호 Telephone	
휴대전화 Cell Phone				이 메 일 E-Mail	
초청사유 Reason For Invitation					
초청기간 Desired Period Of Invitation					
예정근무처 Work At					

「출입국관리법 시행규칙」 제17조제2항에 따라 사증발급인정을 신청합니다.

I hereby apply for Confirmation of Visa Issuance, pursuant to Article 17(2) of the provisions for enforcement of the Immigration Law.

신청일 Date Of Application	20 . . .	신청인 Applicant Name	서명 또는 인 Signature/Seal

신청인 제출서류	「출입국관리법시행규칙」 별표 5(사증발급신청 등 첨부서류)의 체류자격별 첨부서류 참고
담당 공무원 확인사항	「출입국관리법시행규칙」 별표 5(사증발급신청 등 첨부서류)에 따라 사업자등록증 사본, 법인등기사항전부증명서, 건설업 등록증 사본, 주민등록표 등·초본이 첨부서류로 되어 있는 경우

행정정보 공동이용 동의서 (Consent for sharing of administrative information)

본인은 이 건 업무처리와 관련하여 담당 공무원이 「전자정부법」 제36조에 따른 행정정보의 공동이용을 통하여 위의 담당 공무원 확인 사항을 확인하는 것에 동의합니다. *동의하지 아니하는 경우에는 신청인이 직접 관련 서류를 제출하여야 합니다.

I, the undersigned, hereby consent to allow all documents and information required for the processing of this application to be viewed by the public servant in charge. As specified under E-government Law, article 36. *If you disagree. you will present all related documents yourself.

신청인 Applicant Name 서명 또는 인 Signature/Seal

공용란 (For Official Use Only)

인정 사항	
인정 번호	
사증 종류	단수, 복수, 더블
체류 자격	
체류 기간	
접 수 일	
접수 번호	
담 당 자	

결 재		의 견	
		가 / 부	

범법 사실

입국 규제

출입국사실

파 일

210mm×297mm[백상지 80g/m²(재활용품)]

(뒤쪽)

처 리 절 차 (Procedure)	
이 신청서는 아래와 같이 처리됩니다.	
신청인(초청자)	처리기관 출입국관리사무소(출장소)
신청서 작성 →	접 수
	↓
	심사 및 결정 (필요 시 실태조사)
	↓
허가 여부는 ARS (02-2650-6363) 조회 가능	← 결정내용 통보 (허가 및 불허)

입국허가신청서
(Application For Entry Permit)

<table>
<tr><td colspan="4">성 Surname</td><td>한자성명</td></tr>
<tr><td colspan="5">명 Given Names</td></tr>
<tr><td colspan="2">생년월일 Date of Birth</td><td>성별 Sex</td><td>국적 Nationality</td><td>출생지 Place of Birth</td></tr>
<tr><td>여권사항
Passport</td><td>번호 No.</td><td>발급일 Issued date</td><td>만료일 Expiration date</td><td>발급지 Place of issue</td></tr>
<tr><td colspan="3">주소 Address</td><td colspan="2">전화 Tel.</td></tr>
<tr><td colspan="3">국내체류지 Address in Korea</td><td colspan="2">전화 Tel.</td></tr>
<tr><td colspan="3">직장 직위 Occupation & Title</td><td colspan="2">전화 Tel.</td></tr>
<tr><td colspan="3">입국목적 Purpose of Entry</td><td colspan="2">체류예정기간 Desired lengh of stay</td></tr>
<tr><td colspan="5">사증없이 도착한 이유 Reason for arriving without a visa</td></tr>
<tr><td colspan="2">신청일 Date of application</td><td>신청인 Applicant</td><td colspan="2">서명 Signature</td></tr>
</table>

붙임 : 입증서류

허가사항(For Official Use Only)

<table>
<tr><td colspan="2" rowspan="2">허가번호</td><td colspan="2">결 재</td><td rowspan="5">수입인지 붙이는 곳</td></tr>
<tr><td>소 장</td><td></td></tr>
<tr><td>허가일자</td><td></td><td>과 장</td><td>전 결</td></tr>
<tr><td>체류자격</td><td></td><td>계 장</td><td></td></tr>
<tr><td>체류기간</td><td></td><td>담당자</td><td></td></tr>
</table>

출입국관리법 시행규칙 [별지 제61호서식]

재입국허가기간 연장허가 신청서
Application For Permission For Extending Of Reentry Permit

[ ]에 해당되는 곳에 √표를 합니다.

접수번호 Receipt No	접수일자 Receipt Date	처리기간 Processing Period

종 류 Type	[ ] 단 수 Single [ ] 복 수 Mutiple

신 청 인 Applicant						
	성 명 Name In Full				한자성명 漢子姓名	
	성 별 Gender	[ ] M [ ] F	생년월일 Date Of Birth		국 적 Nationality	
	직장 및 직위 Place & Position Of Employment					
	한국 내 주소 Address In Korea				전화번호 Telephone	
	본국 주소 Address In Home Country					
	여권 번호 Passport No.		여권 유효기간 Passport Validity			
	재입국 허가번호 Reentry Permit No.		허가일 Date Of Permit		유효 기간 Date Of Expiration	
	연장신청 기간 Intended Period Of Extension		연장신청 사유 Reason For Application			

동 반 자 Dependent	연 번 No.	성 명 Name In Full	생년월일 Date Of Birth	성 별 Gender	관 계 Relation	비 고 Remarks
				[ ] M [ ] F		
				[ ] M [ ] F		

「출입국관리법 시행규칙」 제39조의7에 따라 위와 같이 신청합니다.

I hereby apply for Postponement Of The Termination Of Departure, pursuant to Article 39-7 of the provisions for enforcement of the Immigration Law.

신청 일자 : / / / 신청인 서명 또는 인 :
Date Of Application : (Year) (Month) (Day) Signature/Seal :

공 용 란 (For Official Use Only)					
체류사항		허가사항		결 재	
체류 자격		번 호			
체류 기간		일 자			
외국인등록번호		구 분			
참고사항		기 간		담 당 자	

210mm×297mm[백상지 80g/㎡(재활용품)]

부록

1. 관광 관련 약어와 해설
2. 관광 · 여행 관련 용어와 해설
3. 호텔 · 숙박 관련 용어와 해설
4. 호텔 · 카지노 관련 용어와 해설
5. 항공 · 운송 관련 용어와 해설
6. 식음료 관련 용어와 해설

1. 관광 관련 약어와 해설

	약어(용어)	해 설
A	ABC(World Airways Guide)	정기 항공시간표를 알려주는 정기 간행물이다.
	ABC(Asiana Bonus Card)	아시아나항공 상용고객 우대제도이다.
	AFT(Actual Flying Time)	실제 비행시간이다.
	AD(Agent Discounted Fare)	대리점 할인 운임 : 여행대리점의 사원이 연수를 목적으로 항공여행을 할 때 각 항공사가 IATA인가 대리점의 한 점포에 대하여 연간 2회에 걸쳐서 통상운임의 75[%]를 할인한 항공권을 발행해 주고 있으며, 발행된 항공권의 유효기간은 3개월이다.
	Add-on	다른 상품의 구매로 여행이나 크루즈, 항공요금 등에 부과되는 비용이다.
	ADT Fare(Adult Fare)	성인, 만 12세 이상일 경우 전 부문에 걸쳐 성인 요금적용(만 12세 이상 관광자에게 적용되는 항공요금)한다.
	Agency Commision	대리점이 판매한 관광자의 항공권이나 화물의 판매에 대하여 지불되는 IATA 소정의 수수료이다.
	AUTH(Authorization)	티켓 발행시 항공사에서 조건을 승인한 것이다.
	Agent	여행업계에서는 일반적으로 여행업자(Travel Agent) 또는 IATA 공인대리점(Approval Agent) 의미로 사용되고 있으며, 한편 이러한 대리점들이 항공권을 판매한 대가로 항공사로부터 지불받은 수수료가 Agent Commission이다.
	Airline Code	IATA에서 지정된 각 항공사별 Two Letter Alphabet Code 항공회사를 나타내는 문자이다.
	Airline Sticker	항공예약을 변경할 경우에 항공권에 변경내용의 새로운 사항을 기재하여 첨부하는 딱지표이다.
	Airport Code	전세계 공항명을 알파벳 세글자로 약호화한 것이다.
	Air Tax(Airport Tax)	국가에 따라서는 Airport Embarkation Tax, Airport Service Charge라고도 한다.
	American Breakfast	미국식 아침식사(유럽식 식사+계란 추가)이다.
	AP(American Plan)	호텔숙박요금 형식의 일종인데, 숙박료에 매일 2식이 포함되는 경우이다. 식사는 통상적으로 Tableof Hotel 또는 Full Pension이다.
	APEX Fare (Advanced Purchased Fare)	사전구입 회유운임 : 이 운임은 해외에서 체제일수가 보통 25일에서 45일까지(항공사 차이가 있음) 사이에 이르는 비교적 장기간 해외여행을 하는 개인여객에게 판매되는 할인운임으로서 보통운임보다 약 35[%] 정도 저렴한 수준의 항공운임이다.
	ATM(Automated Ticket Machine)	자동발권기이다.

약어(용어)		해 설
A	ATR(Air Ticket Request)	대리점 : 여객 대리점 중 담보능력의 부족으로 항공권을 자체적으로 보유하지 못하고, 승객으로부터 요청받은 항공권을 해당 항공사 발권 Counter에서 구입하는 대리점이다.
	Attendant	동반자이다.
	Auth	여행사 카운터나 영업부 직원이 항공사 직원에게 항공요금 승인을 받는 경우이다.
B	B&B(Bed and Breakfast)	객실료와 영국식 또는 콘티넨탈 아침식사(English or Continental Breakfast)를 제공하여 호텔숙박료를 계산하는 제도로, 이는 영국과 유럽 전역에서 통용되고 있다.
	Baggage Check	항공권의 일부로서 여객이 예탁수하물의 운송을 약속하고, 그 여객의 수하물에 대하여 항공회사가 발행하는 수하물증이다.
	Bsiness Class	퍼스트 바로 뒤에 위치한 우등석이다.
	Belt	짐을 찾는 곳을 표시한다.
	Baggage Claim Tag	짐에 부치는 항공경로가 표시된 표, 짐분실 시 신고하는 표, 짐을 부친 영수증 수탁수하물의 식별은 용이하게 하기 위해 항공회사가 발행하는 증표로 수하물에 붙어 있는 물표와 교환하도록 만든 꼬리표이다.
	Block	여행사가 자리를 미리 항공사로부터 받아놓은 것, 호텔의 객실과 항공기의 좌석 등을 한꺼번에 예약하여 확보해 두는 것이다.
	Boarding Pass	탑승권, 비행기 좌석이 표시된다. 공항에서 탑승수속 시 항공권과 교환하여 관광자에게 주는 탑승표로써 비행기편명, 관광자성명, 좌석번호, 목적지, 탑승시간, 탑승게이트 등이 적혀 있다.
	Boarding Time	비행기 탑승하는 시간, 출발시간이 아니다. 항공기 출발시간 전 승객이 기내에 탑승할 수 있는 시간으로 항공편 예약승객은 이 시간 이전까지 각 항공사 카운터에서 항공권을 탑승권과 교체 후 CIQ를 통과하여야 한다.
	Brochure	인쇄홍보물이다.
	BSP(Bank Settlement Plan)	항공사와 여객 대리점 간의 업무 간편화를 위해 도입된 제도로 다수의 항공사와 다수의 대리점 사이에 은행이 개입하여 중립적인 항공권 양식 배포, 판매대금 및 판매수수료의 결제 등의 업무를 담당하는 제도이다.
C	Cabotage	한 국가영토(연안) 내의 상업적인 운송규제이며, 원칙적으로 타국 항공사는 타국가 내에서의 국내구간에서만의 운송이 금지되고 있다.
	Cancellation Charge	취소료는 항공사에 예약된 좌석을 이용하지 않거나 또는 호텔의 예약된 객실을 예정대로 고객이 사용하지 않는 것에 대하여 부과는 요금이다.
	Carrier	항공회사이다.
	Charter Tour	전세여행이다.
	CHD Fare(Child Fare)	소아운임 : 만 2세 이상 12세 미만의 여행자에게 적용되는 항공요금으로서 성인요금(Adult Fare)의 50[%] 수준이다.

약어(용어)		해 설
C	Child	만 2세~만 12세 미만이다.
	City Code	전세계 각국 도시를 알파벳 3자로 약호화한 것이다.
	C.I.Q(Customs Immigration Quarantine)	세관, 출입국 심사, 이민국, 검역 : 출국 또는 입국시에 공항에서 관할 관서가 행하는 제반 수속절차이다.
	CNCL(Cancel)	이미 예약된 항공좌석과 호텔객실 등을 취소할 때 사용된다.
	Coach	항공기의 여행자 클래스(할인된 요금)를 의미하고 전세버스를 지칭한다.
	Cabin Crew	승무원이다.
	Code-Sharing Agreement	특별한 항공기에 동일한 이름과 Carrier Code를 사용하도록 한 두 항공사 사이의 협약이다.
	Combination Fare	합성운임 : 항공운임이 항상 단일구간에 대한 운임으로 표시되어 있지 않으므로 해서 복수이상의 운임을 결합하여 작성하는 운임이다.
	COMM(Commission)	여행상품을 타 여행사가 판매한 판매액에 대해 일정률의 금액을 지불하는 것이며, 이 금액은 판매대상에 따라 상이할 뿐만 아니라 적용률도 변동적이다.
	COMP(Complimentary)	무료로 제공되는 호텔객실 등이다.
	Complaint	판매한 여행상품에 대해 불편하거나 일정상에 차질이 생겨 손님이 회사에 항의하는 행위이다.
	Conducted Tour (Escorted Tour)	단체여행으로 출발부터 도착까지 Tour Leader가 함께 숙박하며 안내하는 여행이다.
	Confirmation Slip	호텔이나 지상수배에 대한 예약확인서이다.
	Connection Traffic	한 항공기편으로부터 여정이나 노선상의 중간지점에서 내려 동일 항공사나 타 항공사의 다른 항공기편으로 갈아타고 계속 여행하는 여객이나 운송되는 화물이다.
	Connection Time	어떠한 지점에 도착한 항공기에서 연결 항공편으로 갈아타는 데 필요한 시간이다.
	Continental Breakfast	유럽식 아침식사(커피, 빵, 우유 등 간단한 식사)이다.
	Convetion Tour	국제회의 시작 전이나 회의가 끝난 후에 실시하는 각종 회의참석자들에 의한 여행이다.
	CPN(Coupon)	① Agent Coupon : 여행사 보관용 ② Flight Coupon : Boarding Pass와 바꾸는 TKT ③ Passenger Coupon : 승객의 영수증명
	CCCF(Credit Card Charge Form)	지불수단이 발권 항공회사가 인정하는 Credit Sales에 의하여 발권하는 경우에 사용된다.
	CRT(Cathode Ray Tube)	컴퓨터에 연결되어 있는 전산장비의 일종으로 TV와 같은 화면과 타자판으로 구성되어 있으며, Main Computer에 저장되어 있는 정보를 즉시 디스플레이해 보거나 필요시 In-put도 할 수 있다.

약어(용어)		해 설
C	Cruise	정기노선을 가지고 있지 않은 선박회사나 여행업자가 포괄요금으로 여행자들을 모집하여 운항하는 호화스러운 여객선인데, 카리브해를 중심으로 매우 번창하고 있다.
	Charter	여객인원이 늘어남에 따라서 비행기를 추가로 늘리는 비정규 노선이다.
	Check In	탑승수속 일부 중에 하나로서 짐을 부치고, 탑승권을 받는 것이다.
	Check In Counter	Check In하는 장소이다.
D	DATO(Do All Possible)	항공좌석의 확보가 어려울 때 여행사가 항공사에 최선의 노력을 다해서 좌석을 확보해 달라고 요청할 때 사용된다.
	DEBIT	항공권 발권을 잘못하였을 경우 해당 항공사에서 여행사로 ADM(Agent Debit Memo)을 발송한다.
	Declare Custom	세관신고서이다.
	Delation Of Indemnity (Letter Of Indemnity)	동반자 없는 소아 관광자, 환자, 기타 면책사항에 관한 항공회사에 만일의 경우에도 책임을 묻지 않는다는 요지를 기입한 보증서이다.
	Deposit	공탁금, 예치금 : 항공사가 여행사에 항공권을 배포하는 경우에는 매상금지연납입과 같은 문제에 미리 대비하기 위하여 일정금액을 보증금으로서 예치하도록 요청하고 있다.
	Destination	목적지 : 관광여행의 최종목적지가 되거나 또는 관광여행의 완료지점으로서 왕복 또는 순회 여행인 경우에는 목적지와 출발지는 동일한 지점이다.
	Deposit Reservation	호텔예약시 객실사용일 수에 구분없이 적어도 하루 객실요금을 미리 받아두는 예약제도로서 이때는 고객이 늦게 도착하더라도 1일 사용분의 객실은 남겨 놓아야 한다.
	Domestic Travel	모두 국내 · 외 2개 지점간에 걸쳐서 여행을 하는 것으로 출발지, 도착지 그리고 경유지가 모두 동일한 국내에 한하는 여행이며, 이는 여행의 국내구간은 국내여행의 부문이다(=Domestic Tour : 내국인에 의한 국내여행이다).
	Dom	Domestic의 약자이다.
	Duty Free	해당 나라에서 생산되지 않는 물건에 세금을 부과하지 않는 것이다.
	Double Booking	이중예약 : 동일한 여객이 동일노선 1회의 여행에 대하여 두 번 이상 중복하여 예약을 하거나 또는 동일한 투숙객이 객실을 2회 이상 동일한 호텔에 대하여 예약을 하는 경우에 해당되는 용어이다.
	DSR(Daily Sales Report)	항공권 판매에 관한 일일 판매보고서이다.
	DUPE(Duplicated Booking)	동일한 여객이 특정한 항공편에 2중으로 예약되어 있거나 또는 상이한 항공편에 각각 동일한 여객의 이름이 예약되어 있을 때 사용된다.
E	E/D Card(Embarkation Disembarkation)	출입국 신고서, 해외여행자가 출입국시에 자신의 신분에 대하여 자세히 기입한 후 이를 공항이나 항구에 소재한 출입국 관리사무소에 제출하는 출입국 신고서이다.
	Endorsement	항공회사 간에 항공권의 권리를 양도하기 위한 것으로서 항공권의 지정된 탑승구간을 다른 항공사로 옮기는 것이다.

	약어(용어)	해 설
E	Entry Visa	입국사증 · 보통 비자라고 하는 이것은 나라에 따라서는 출국사증(Exit Visa)의 취득을 요청하는 경우도 있으므로 이를 구분하기 위하여 입국사증이라는 용어가 사용된다.
	Escort	Tour Guide 또는 Tour Conductor라고 한다. 관광그룹에게 여행과 이용시설을 지원하기 위해 동행하는 사람이다.
	ETA(Estimated Time of Arrival)	도착 예정시간이다.
	ETD(Estimated Time of Departure)	출발 예정시간 : 운송기관이 발행하는 시간표(time table)에 표시되어 있는 출발시각은 모두 ETD로 표시되어 있으며, 도착시각도 ETA(Estimated Time of Arrival)에 의거하여 기록되어 있다. 실제 항공기의 출발시각을 ATD(Actual Time of Departure)라고 하며, 실제의 도착시각은 ATA(Actual Time of Arrival)라고 한다.
	Eurail Pass	지정된 기간 동안 Eurail Trains으로 무제한의 철도여행을 할 수 있는 표이다.
	Economy Class	일반석 좌석이다.
	EP(European Plan)	숙박요금제도의 하나로서 식사가 따르지 않는 객실료만 계산하는 제도이다.
	Excess Baggage	초과 수하물 : 이는 무료 수하물 허용량(Free Baggage Allowance)을 초과하는 수하물을 지칭할 때 사용되며, 초과된 수에 대해 여객이 운송기관에 지불하는 요금을 초과 수하물운임이다.
	Excursion Fare	보통의 항공운임보다 저렴한 조건에서 항공여행을 할 수 있는 방법으로 개발된 항공운임인데, 여기에는 항공권의 유효기간과 행선지 등이 한정되는 조건이 많이 따른다. 이 항공권은 항공권의 유효기간을 단기간으로 제한하고, 또 일정한 구간의 여정으로 한정하는 대신에 아주 저렴한 운임으로 고객에게 제시하는 판매촉진용 운임의 일종이다.
	Extra Section / Flight	정기적으로 운항되지 않고 필요 시마다 설정, 운항되는 부정기 항로편이다.
F	Fam Tour (Familiarization Tour)	여행전문가들이나 대리점의 관계자들에게 판매인의 상품과 서비스를 친숙하게 하고, 판매를 증진시키기 위해 제공하는 패키지 여행이다.
	Family Plan	어린이를 동반한 부부손님에 대하여 추가요금을 적용하지 않는 특별객실요금이다.
	Flight Ticket	비행기표이다.
	First Class	비행기 좌석에서 가장 앞쪽에 위치한 특등석(퍼스트가 없는 비행기도 많이 있다)이다.
	Ferry Flight	항공기를 운용하기 위해서 또는 기체를 정비기지로부터 이동하기 위해 기지로 항공기를 회항시키기 위한 비행편이다.
	FIT(Foreign Independent Travel)	항공요금과 숙박시설과 같이 두 개 또는 그 이상의 요소들이 포함된 패키지 여행이다. 본래는 외국을 혼자 여행하는 것이다(9인 이하의 개별여행이다).
	FOC(Free Of Charge)	무료이다.
	FTBS(Frequent Traveller Bonus System)	대한항공 상용고객 우대제도이다.

약어(용어)		해 설
G	Gastronomia	식 여행 : 각지의 포도주를 마셔가며 식사를 즐기는 식도락 여행이다.
	GIT(Group Inclusive Tour)	단체 포괄여행(10인 이상의 단체여행)이다.
	Go Show	예약을 하지 않았거나 또는 예약이 확인되지 않은 여행자가 여행출발 당일에 직접 공항에 나가서 대기 중 예약이 확약된 고객이 여행예정을 변경해서 출발시까지 예약을 취소하거나 또는 출발시간이 되어도 탑승수속을 하지 않는 노쇼우 여행자가 발생하여 이때 남는 좌석을 배정받아 항공여행을 하는 것이며, 이때 공항에서 대기하는 여행자를 Go Show Passenger 또는 Standby Passenger라고 한다.
	Grand Tour	16세기 중기부터 1670년경 사이에 영국의 귀족계급이나 왕족의 자녀들이 교육목적을 위해 유럽대륙으로 여행한 것이다. 후에 문인도 대거 참여하였고 유럽의 해외여행의 출발지이며, 유럽의 귀족 - 시인 - 문호들이 지식과 견문을 넓히기 위하여 유럽의 여러 나라를 순방하는 것이다.
	GSA(General Sales Agent)	총판매대리점 : 항공사가 해외의 항공시장에서 지점이나 영업소를 개설하여 판매활동을 적극적으로 전개하기 힘들다고 판단될 때, 다른 항공회사나 여행사 등과 같은 기업들을 총판매대리점으로 지정하여 해당 국가 또는 해당 지역 내에서 대리점을 감독하고 홍보 및 선전활동을 전개하는 한편, 당해국 정부와의 교섭창구로 활용하는 경우이다.
	GTO(Government Tourist Office)	정부관광기구이다.
	GATE	항공기가 대기하고 있는 장소이다.
	GMT	영국 그리니치 표준시간, 영국이 세계표준시간이다.
	GTR(Government Transportation Request)	정부 및 산하단체가 항공사와 특별계약을 맺어 특별요금을 적용시키는 것으로 이때 여행사는 끼어들 수 없다.
	GV-GIT(Group Inclusive Tour)	운임을 적용하는 경우에 항공권면에 표시하는 코드인데, 만약 GV25라고 한다면 이는 25명을 최대 필요인원으로 하는 GIT 운임이다.
H	Hand Carry Baggage	출국수속시 부치지 않고 기내에 여행객이 가지고 탑승할 수 있는 수하물 제한이 있으므로 반드시 탑승수속시 카운터 직원에게 문의한다.
	Hat rack	선반이다.
	Holding(HLDG)	현 상태를 진전없이 그대로 유지할 때이다.
I	I.C.T(Inclusive Conducted Tour)	안내원이 인솔하는 포괄여행 또는 Escort가 여행의 전 여정에 따라 다니며 여객의 안내, 기타 필요한 서비스를 공유하는 포괄여행 형태이다.
	I.I.T(Inclusive Independent Tour)	개인 포괄여행이라 하며, 관광지에서 안내원이 서비스만을 행하고 그 외에는 관광객 단독으로 즐기는 관광이다. 일명 Local Guide System이라고도 한다.
	Immigration	법무부 : 여행자의 출입국 관리를 총괄적으로 담당하는 정부기관이다.
	Iata	국제항공운송연합회이다.
	Inbound	외국인의 국내여행을 알선하는 것을 의미한다. 반대로 한국인의 해외여행을 맡아보는 일을 Outbound라고 한다.

약어(용어)		해 설
I	Incentive Group Charter	챠터 계약자가 보상여행과 판매촉진을 위하여 챠터의 케이스로 이때에는 One Use Charter의 형태를 갖는다.
	Incentive Travel	회사가 성과에 대한 격려의 의미로 직원에게 제공하는 패키지 여행이다.
	Inclusive Tour	청부여행 : 여행 알선업자에게 필요한 총경비를 전액 지불하고 여행안내를 청부하는 것이다.
	Infant	유아 만 2세 이하, 자리배정을 받지 못한다.
	Int	International의 약자이다.
	Infant Fare	유아운임 : IATA 규정에는 2세 미만의 유아에게 적용되는 운임으로 성인요금의 10[%] 수준에서 결정한다.
	Inteline Tour	항공회사가 가맹 Agent를 초대하여 실시하는 여행이다.
	IT(Inclusive Tour)	포괄여행 : 여행자가 항공여행수배, 지상 수배를 일괄해서 행하고, 일반대중에게 팜플렛 등에 의해 선전 · 모집 · 판매하는 여행형태이다.
	ITN(Internet Travel Network)	인터넷 여행망이다.
L	Land Arrangement	관광여행자들이 외국의 여행목적지에 도착하여 그 나라를 떠날 때까지 Tour operator에 의해서 제공되는 모든 서비스를 의미한다.
	Land Operator	일반적으로 현지 제반수배사항을 대행하는 여행사이며, Out-Bound 입장에서 현지 여행사를 바라본 입장이며, 일부는 국내인이 현지 법인여행사 설립 후 국내 연락사무실을 개설 국내시장을 공략하는 경우가 많다.
	Late Cancellation	호텔이나 항공회사가 규정해 놓은 시간보다 늦게 이루어진 예약취소이다.
	Local Time	표준시(GMT)에 대한 현지지방의 시간으로 모든 운송기관, 즉 관광여행자의 운송에 참여한 교통기관이 발간하는 시간표에 게재되어 있는 출발시각과 도착시각은 모두 현지시간으로 기록되어 있다.
M	MCO(Miscellaneous Charges Order)	특별한 사람에게 교통편이나 여행서비스를 제공할 수 있도록 여행사 또는 유통업자에게 발행이 허용된 문서이다.
	MCT(Minimum Connecting Time)	연결 항공편 사이의 최소 허용시간이다.
	Meal Plan	하루에 한 번 또는 그 이상의 식사를 제공할 것인가에 대한 계획이다.
	Minimum Group Size	단체를 구성하는 최소한의 인원수이다.
	Monitor Tour	개발기관 또는 개발 주최회사가 특정의 관광지를 소비자에게 관람토록 하여 관광지개발에 도움이 되는 의견을 구하기 위한 목적으로 만들어지는 여행계획이다.
N	NTBA(Name To Be Axised)	예약시 명단을 주지 않았으나 추후에 명단을 통보하겠다는 의미이다.
	Non Endorsable	변경불가 : 항공사가 항공권을 발행할 때 항공권편이나 타 항공회사 항공편으로 변경불가, 즉 타 항공사 항공기로 탑승할 수 없도록 조치한 것이다. 이러한 제한이 가해지는 항공권을 할인이 된 경우이며, 만약 이를 허용하는 경우에는 발행항공사가 운송항공사에 해당 운항구간에 해당하는 정상요금분을 전액 지급하므로 큰 손실이 일어난다.

약어(용어)		해 설
N	NON REF (Non Refundable)	발권용어로는 환불을 금지하거나 제약하는 취지의 표시로서 항공권면의 Form of Payment 란에 이를 기입한다. 이는 주로 할부방식 등과 같이 환불을 하는 데, 제약이 있는 지불수단에 의해서 항공권이 발행되거나 운임 자체가 대폭 할인되어 있어 환불을 금지하고 있는 경우에 사용된다.
	Non Stop	무착륙 또는 도중 기항하지 않는 항공운항이다. 즉 목적지까지 중간 기항지 없이 비행하는 것이다. 이와 같은 운항 스케줄을 가진 특정한 항공편은 특히 비즈니스 여행자가 즐겨 이용하는 경향이 있는데, 이는 시간절약적인 면에서 장점이 있다.
	NOREC(No Record)	항공권상에는 예약 필이라고 기입되어 있으나 탑승지 운송지점에서는 그 여객에 관한 예약기록이 없는 상태이다.
	Normal Fare	보통운임 : 1년간 유효한 운임으로서 특별운임(Special Fare)에 부수되는 제반 제한적인 조건이 일체 적용되지 않는 운임이다.
	No-Show	손님이 공항에 나오지 않은 상태, 항공좌석을 사전에 예약했다가 예약취소 통보 없이 탑승하지 않은 상황이다.
	NSST(No-Smoking Seat)	금연석에 앉아 항공여행을 하려할 때 사용한다(반대는 Smoking Seat : SMST).
	NTO(National Tourist Office)	국가관광기관이다.
O	OAG(Official Airline Guide)	모든 항공사의 리스트를 포함하고 있는 비행스케줄의 메인 가이드이다.
	Off Season Fare	비수기 운임 : 여행비수기에 관광사업체들이 여행자를 확보하기 위해 제공하는 할인운임이다.
	OP(Operator)	수배담당자이다.
	Open	항공권 발권상의 용어로 탑승구간만 정해져 있을 뿐 탑승편과 일시에 관한 예약이 행하여져 있지 않은 상태이다.
	Open Ticket	예약이 되어 있지 않은 항공권이다.
	Operation	수배는 크게 항공수배와 지상수배로 나눌 수 있고, 일반적으로 지상수배를 의미하고, 지상수배에서 다루는 부분은 5가지가 있다. ① 현지 협력사 선정 ② 지상조건 확정(호텔, 식사, 가이드, 관광일정, 차량 등) ③ 행사요금 조정 ④ 행사진행시 안내원을 통한 현지의 행사준비 사항점검 및 원활한 행사진행 유도 ⑤ 행사종료 후 고객의 고충사항 처리 등
	Option Tour	선택관광 : 임의관광으로서 미리 정하지 않고 필요에 따라 정하는 관광이다.
	ORG(Official Railway Exchange)	세계의 철도시각표이다.

약어(용어)		해 설
O	Organizer	숙박과 지상교통기관을 수배하고, 이들 여행부품에 대한 구입비를 사전에 지불함과 동시에 팜플렛 등을 통해서 여행을 선전해서 이를 보고 여행에 참가하려고 하는 고객을 모집하여 이 단체를 왕복 또는 주회 여행으로 기획하고 조직하는 개인(IATA 가맹회사 및 IATA 대리점을 포함)이다.
	Over Booking	호텔이나 항공회사가 예약상태가 이미 만원임에도 불구하고 다소 취소가 있을 것으로 예상하여 그 수용가능한 객실과 좌석수의 예약을 접수하거나 판매하는 것이다.
	Over Land Tour	통과 상륙여행 : 동일 국가 내의 어느 기항지로부터 타 기항지에 항해할 동안 통과 상륙의 허가를 얻어 행하는 15일 내에서의 여행이며, 동일 선박에 재승선할 때이다.
P	Package Tour	주체여행 : 교통편, 숙박시설 그리고 관광활동 등과 같은 요소들의 조합이 미리 결정된 여행이다.
	Passenger Coupon	국제선 항공권은 최종 백지페이지로서 여행종료 후 또는 교환발행의 경우에도 이것만은 항상 여객에게 남게 된다. 따라서 이것은 여행의 기록으로서도 사용될 수가 있으며, 또 여객의 운송계약의 증거서류로서도 이용될 수가 있다.
	Passport Control	여권검사대이다.
	Pocket a Tour	모험여행이다.
	Pata	아시아항공 운송연합회이다.
	PNR(Passenger Name Record)	항공예약상태를 나타내는 것으로 승객들의 예약 데이터가 저장된 기록이다.
	PTA(Prepaid Ticket Advice)	항공운임을 지불하는 사람과 실제로 탑승하는 여객이 지리적으로 떨어져 있는 경우에 지불인으로부터 항공요금을 영수한 항공회사가 탑승여객이 있는 지역의 항공회사에 다 항공권을 여객에게 넘겨주도록 의뢰하는 통지이다.
R	Reconfirmation	재확인 : 여행자가 항공여행 도중 어느 지점에서 72시간 이상 체류할 경우에는 늦어도 항공기 출발 72시간 전까지는 복편 또는 연속편에 대한 좌석예약을 재확인하여야 한다.
	Refund	환불 : 항공권 구입자에게 사용하지 않은 운송 또는 서비스에 대하여 전체나 부분의 운임, 요율 및 요금을 되돌려 주는 것이다.
	Reissue	재발행 : 적용운임상에 변경이 있을 경우 또는 여정변경, 항공사 변경, 좌석등급 변경 등의 사유로 차액을 징수하거나 차액을 지불하여 항공권을 재발행하여 주는 행위이다.
	REN(Refund Exchange Notice)	승객이 티켓을 반납하고 돈의 재지불 요구를 대비해서 준비해둔 문서이다.
	Retailer	여행 소매업자 : 여행 도매업자의 브랜드를 판매하기 위한 단순한 대리인 역할을 하는 업자이다.
	Reconfirm	다시 예약상황을 확인하는 것으로 각 항공사 규정에 따라서 반드시 해야 하는 항공사가 있다.

약어(용어)		해 설
R	Retailer	여행소매업자 : 여행도매업자의 브랜드를 판매하기 위한 단순한 대리인 역할을 하는 업자이다.
	RQST(Request)	항공좌석이나 호텔객실 그리고 투어예약을 신청할 때 이렇게 표현한다.
	Rooming List	누가 누구와 객실을 공유할 것이라는 것을 나타내는 호텔 고객리스트이다.
	Round Trip	한 곳의 단기 체류지를 가지는 왕복여행이다.
	Routing	노선의 두 지점간 항공사에 의해 인가된 노선상의 비행로이다.
S	Safety Box	호텔 내에 비치된 귀중품 보관금고이다.
	Sending Service	출입국 절차를 대행해주는 서비스이다.
	Series Tour	동일한 형, 목적, 기간, 코스로서 정기적으로 실시되는 Tour이다.
	Shore Excursion	기항지 상륙여행 : 선박 또는 항공기가 그 항구나 도시에 도착한 후 출발할 때까지의 기간을 이용하여 일시상륙의 허가를 얻은 여행객이 그 부근 도시와 명승지 등을 관광하는 여행으로 일명 일시 상륙여행이다.
	Str	지상교통기관이다.
	Stop Over	중간 경유지에 잠시 쉬었다 가는 것이다.
	Stand By	항공자리가 없어서 기다리고 있는 상태이다.
	Shuttle Service	예약을 접수하지 않고 근거리 지점간을 빈번하게 왕복하는 열차나 버스 서비스이다.
	S.I.T(Special Interest Tour)	특별 기획여행으로 단순한 관광여행이 아니라 손님의 관심을 끌기 위하여 특별한 테마를 갖고 기획, 운영되는 여행이다.
	Special Fare	항공운임 가운데 보통운임 이외의 것을 일반적으로 특별운임이라 하지만, 엄격한 의미에서 보면 보통운임과 할인운임 이외의 운임을 특별운임이라고 한다.
	Stopover	도중체류 : 여객이 항공사의 사전승인을 얻어 출발지와 도착지간의 한 지점에 상당기간(국내선 4시간, 국제선 24시간 이상)동안 의도적으로 여행을 중지하는 행위이다.
	STPC	당일 항공편 연결이 안될 때 주 노선 항공사가 승객의 숙식을 제공하는 것이다.
	Surface	항공일정 중에서 중간에 항공을 이용하지 않고 다른 교통수단을 이용하는 경우이다.
T	Tariff	공포된 항공요금 또는 항공요금이 포함된 책자이다.
	Transit Card	통과여객을 구분을 위한 카드이다.
	Through Check In	여행자가 항공기 운항 스케줄상으로 인해 한 항공편으로는 여정을 종료할 수 없이 여러 항공편을 이용하여야만 목적지에 도착할 수 있는 항공 스케줄에서는 공항에서 수하물 수속시에 여객이 자신의 수하물을 최종 목적지에서 찾을 수 있도록 요청할 수 있다. 이때 여객이 수하물을 최종 여행목적지까지 부치는 것을 쓰루 체크인이라고 한다.

	약어(용어)	해 설
T	Through Boarding	중간 경유지 탑승권을 처음 출발지에서 미리 받는 것으로 중간 경유지 체크인을 미리 마치는 것이다.
	TKTL(Ticketing Time Limit)	항공예약은 마쳤으나 항공권을 구입해야 할 시한을 설정할 때 사용한다.
	Transit Room	통과여객 대합실이다.
	Transfer	이동 : 주로 공항이나 역에서 호텔까지 가는 이동이며, PATA의 정의는 이를 여행업자가 어느 도시에 도착 또는 출발하는 경우에 제공되는 서비스, 즉 여행자를 공항터미널, 부두 또는 철도의 역으로부터 호텔까지의 교통편을 제공하는 등의 서비스를 규정하고 있다.
	Tax Free	그 나라에서 생산된 물건에 세금부과를 하지 않은 것이다.
	Transit	항공편에 있어 어느 출발지에서 특정 목적지로 이동 시 중간의 어느 지점을 경유하여 계속 여행 시 경유지에서 잠시 머물렀다 이동하는 상태이다.
	Transfer	비행기를 타고 가다 중간 경유지에서 다른 비행기로 바꿔서 타고 가는 것이다.
	Traveller's Check	여행자수표 : 해외여행 시에 많은 외화를 현금으로 소지하고 다니면 분실하거나 도난을 당할 우려가 많기 때문에 이러한 사고를 막기 위해 사용되는 일종의 수표이다.
	Transit	같은 비행기를 중간에 잠시 경유해서 가는데 그 곳에서의 업무절차이다.
	Turn Away	빈 객실이 없어 예약하지 않고 찾아온 손님을 거절하는 일로 Over Booking을 한 호텔에서 다른 호텔로 예약을 해주는 것이다.
	TWOV(Transit Without Visa)	여행객이 경유지국의 비자를 소지하지 않고 경유하려 할 때 적용된다.
U	Up Gracling	낮은 등급의 좌석에서 높은 등급의 좌석이용으로 옮겨져 좋은 서비스를 받도록 조치하는 것을 의미하는데, 이의 반대 경우가 Down Grade이다.
V	VAT(Value Added Tax)	몇몇 나라에서 상품과 서비스 구매에 적용하는 외국인 세금이다.
	Void	항공권이나 여권을 무효화시키는 경우이다.
	Voucher	여행사나 투어오퍼레이터가 숙박시설, 식사, 관광 또는 다른 여행상품에 대해 미리 지불하기 위해 발행하는 문서이다.
W	Waiting	항공자리나 예약상태를 나타내고 자리가 없어서 대기하거나, 예약확정을 받지 못한 상태에서 대기하는 것이다.
	Waiting Close	항공권 예약시 좌석상태가 이미 초과되어 더 이상의 예약이 불가한 상황이다.
	Whole-saler	여행도매업자 : 항공기, 버스, 선박, 호텔, 레스토랑, 가이드 등의 여행 구성요소를 효과적이고 생산적으로 수배 · 기획을 행하여 완제품으로서 대량으로 Tour를 설정하여 타 여행업자 또는 소매업자에 판매하는 업자이다.

2. 관광 · 여행 관련 용어와 해설

용 어	영문용어	해 설
가이드 할인요금	Discount of Guide Rate	고객과 동행하는 안내자 및 직원에 대해 숙박요금을 할인하는 제도이다. 일반적으로 여행사가 모집한 관광여행자들을 여행사 직원이 동반하여 여행할 때 그 여행사 직원에게 적용하는 할인 숙박료이다.
가족 할인요금	Family Plan	가족동반 할인요금이다.
가족호텔	Family Hotel	자녀들과 함께 여행하려는 사람들의 요구에 응하여 공간과 서비스 그리고 가족적인 분위기를 갖춘 상업 숙박시설이다.
간이식당	Diner	자동차나 기차여행을 하는 사람들을 위해서 고속도로변이나 기차 내 또는 역주위에 설치한 간단하고 값싼 음식을 파는 식당이다.
게이트	Gate	관문도시 : 일정지역을 방문하는 방문객에게 중요 입국경로의 역할을 하는 도시이다.
겨울철 휴양지	Winter Resort	겨울철의 휴양지이다.
결론의 비약	Jumping to Conclusion	소비자의 관광행동에 있어 개인이 지각을 왜곡시키도록 하는 요인 중 하나이며, 소비자들은 관련 자료를 모두 알아보지도 않은 채 나름대로의 결론을 내리는 경우를 지칭한다.
경유	Transit	통과, 경유, 여행의 목적지까지 가는 동안에 교통기관이 도중 들어가는 지점이다.
경치	Scene	풍경이다.
공동관광 선전기관	EATA(East Asia Travel Association)	일본국제관광진흥회의 제창에 의해서 1966년 동경에 설립되었다. 지역 내의 회원 각국간에 상호 협력함으로써 선전활동의 촉진과 시설의 충실을 기하여 관광사업을 진흥시키자는 데 그 목적이 있다. 홍콩, 일본, 한국, 마카오, 필리핀, 대만, 태국 등 7개국의 공적 관광기관을 회원으로 하는 공동관광 선전기관이며 사무국은 동경에 있다.
공장시찰 여행	Pant Tour	미국에서 사용하고 있는 Industrial Tourism으로 산업관광 또는 공장견학이다.
관광	Sightseeing	일정지역 내의 가벼운 형태의 여행이다.
관광	Tourism	관광, 관광사업, 관광산업, 관광왕래, 관광객이다.
관광루트	Off Beaten Track	관광객이 잘 이용하는 관광 루트(우리나라에서는 서울 / 경주와 같은 루트)에 대해 그다지 관광객이 잘 이용하지 않는 관광루트이다. Unbeaten Track이라고 한다.
관광객 등급	Tourist Class	1st Class에 대해서 통상 아래 클래스의 싼 운임등급이다. Tourist Class의 호텔이라고 하며, 격이 낮은 싸구려집(숙박소)과 같은 느낌이 있어 사용상 주의를 요한다.
관광객 안내소	Tourist Bureau	여행업자를 알려주고 관광지를 설명한다.

용 어	영문용어	해 설
관광객 종합	Tourist Complex	갖가지의 관광객용 시설을 종합적으로 묶어서 만들어 놓은 건물 또는 지역이다.
관광객 서비스	Tourist Service(s)	관광객의 대우 : 관광기업이 관광객에 대해서 제공되는 각종 서비스(숙박시설, 레스토랑, 토산품점, 환전소, 가이드, 여행업자, 투어, 각종의 할인 혹은 면세제도, 특별한 기획(잔치프로그램), 극장, 유형 · 무형의 모든 서비스)이다.
관광객수	Tourist Arrival	관광지에 있어서의 방문자수이다.
관광객용 시설	Visitor Plant	PATA의 정의에 의하면 모든 숙박시설, 열차, 버스, 공원 등 여행목적지에 있는 시설이다.
관광객용 전화 서비스	Tele-Tourist Service	관광객용 전화안내 서비스이다.
관광메뉴	Tourist Menu	어느 관광지를 찾아오는 고객을 위하여 그 지역의 독특한 요리를 맛볼 수 있게 하기 위한 메뉴 또는 관광객용으로 비교적 싼 요금으로 서비스용으로 만들어진 메뉴이다.
관광배경 요소	Background Tourism Elements	관광자원 분류에 있어 Basket 컨셉을 적용하여 바구니는 관광배경 요소를 바구니에 담긴 제품은 관광시설과 교통에 해당된다고 분류하고 있다.
관광버스	Motor Coach	관광버스이다.
관광산업	Tourist Industry	관광사업, 관광업계이다.
관광수입	Tourist Income	어느 나라가 타국의 관광객으로부터 얻는 외화수입으로 Tourist Receipts쪽이 더 잘 사용된다.
관광수입	Tourist Receipts	관광수입이다.
관광숙박소	Tourist Home	관광객에게 숙박시설을 제공하는 소형 개인소유 숙박소로서 호텔이나 모텔보다 요금이 저렴하며, 시설면에서 미비한 점이 많다. 가족적인 분위기를 즐길 수 있다. Guest House로서도 알려져 있다.
관광시장	Tourist Market	보통은 관광객을 송출하나 때로는 관광객 수입시장을 의미하는 수도 있다.
관광안내	Tourist Information	여행안내이다. Travel Information이라고도 한다.
관광안내원	Guide	관광안내원이다.
관광왕래	Tourist Flow	관광객의 유동이다.
관광용 선박	Cruise	① 관광용 선박 ② 비정기 노선의 선박을 이용한 유람형 여행이다.
관광지 선전업자	Destination Promoter	소비자가 해당 관광지를 선호하고 관광토록 유도하는 관련 업자를 지칭한다. 관광대리점, 여행사무소, 컨벤션 기관 등이 이것에 포함된다.
관광지출	Tourist Expenditures	관광지출, 관광객소비액 : 국민이 해외여행에 소비하는 금액 또는 어느 나라를 방문하는 관광객이 그 나라에서 숙박, 식사, 선물(토산품)구입, 구경(관광), 국내교통비 등에 소비하는 금액을 그 나라에서 보면 관광수입이 된다.

용 어	영문용어	해 설
관광호텔	Tourist Hotel	관광객의 숙박에 적합한 구조 및 설비를 갖추어 이를 이용하게 하고 음식을 제공하는 자동차, 여행자호텔, 청소년호텔, 해상관광호텔, 휴양 콘도미니엄 등의 숙박시설 등이 있다.
관광호텔 등급	Tourist Hotel Classification	유럽 여러 나라에서는 별로 호텔의 등급을 표시하는데, 별 5개의 호텔은 특급, 별개의 호텔은 일반용을 나타낸다. 우리나라에서는 관광사업법 제24조 및 령 제4조에 의거 관광호텔업의 등급을 특1급, 특2급 및 1급, 2급, 3급 등으로 나누고 문화체육관광부장관이 결정한다.
관광회사	Sightseeing Company	지방의 관광 또는 시내관광을 운영하고 있는 여행사이다.
광고모집여행	Advertised Tour	광고선전을 통한 모집여행 : 기획여행 상품판매에 있어 특히 광고에 의한 마케팅을 활용하는데 이를 Advertised Tour이라 한다.
국가관광기관	NTO(National Tourism Organization)	각국의 국가관광기관, 한 국가의 관광정책을 수행하는 국가기관으로서 국가들간에 폭넓게 관광정책들을 결정하고 실행하는 권한을 갖고 있다. 보통 대외관광 선전이라든가 외국인 관광객의 유치사업을 하고 있는 국가관광기관이다.
국내로의	Inbound	외국인의 국내여행이다.
국내 여행업자	Domestic Agent	국내 여행업자이다.
국내외 여행	Business Tourism	사업을 목적으로 한 관광을 포함하는 국내외 여행이다.
국립공원	National Park	국립공원이다.
국적	Nationality	국적이다.
국제관광기구	WTO(World Tourism Organization)	제2차 세계대전 후 국제관광사업의 급진적인 발전에 따라 1947년 영국여행휴가협회의 제창에 의해 파리회의에서 정식으로 발족된 국제관광기구이며, 이것은 세계 최초의 국제관광기구이다.
국제관광연맹	ITA(International Touring Alliance)	1898년에 International League of Touristic Associations의 명칭으로 설립된 세계에서 가장 오래된 관광관계 단체의 하나로 1919년에 ITA(International Touring Alliance)로 개칭하였다. 국제관광의 진흥을 목적으로 하고, 각국의 Touring Club, Automobile Club, Cycling Club, 수상 Club, 도보 Club, 여행대 Association을 회원으로 하고 있다.
국제관광연맹센터	IFTC(International Federation of Tourist Centers)	1948년 모나코에 설립한 유럽의 관광기관, 관광안내소장의 연결기관 주 목적은 정보교환, 연결협조를 도모하는 데 있다. 회원수는 9개국, 본부는 프랑스의 리옹에 두고 있다(Federation Internationale de Centres Touristiques : FICT).
국제 여행업자	International Agent	해외관광과 관련한 제반업무를 처리할 수 있는 여행업자이다.
국제여행 제한규정	Exit Restrictions	국외여행 억제를 위한 제한규정이다.
스테킹	Stacking	카지노게임 Roulette의 기본동작으로 흐트러진 Chips를 세우는 동작이다.
스페인국철	RENFE	스페인국철 : Reseau National des Chemins de Fer Espagols이다.

용 어	영문용어	해 설
슬롯머신	Slot Machine	슬롯머신은 투입구에 동전을 넣고 투기의 수단으로 관광호텔에서 오락을 하는 것이다. 세계 최초의 슬롯머신의 이름은 '리버티 벨'로 1805년 미국의 Chals Pay가 만들었다. 이것은 모방이 아니라 구술을 사용하는 구술치기의 일종이다.
승객	Passenger	여행 · 승객 · 운송기관의 승객이며, 여행업계에서는 고객(여행자)을 가지고도 Passenger라고 한다.
시내관광	City Excursion	시내관광이다.
시차	Time Difference	시차이다.
시찰여행	Fam Tour	여행 관련자를 초청하여 관광지, 관광시설, 관광코스 등을 시찰하게 하는 여행이다.
식당차	Dining Car	열차의 식당차이다.
신분증	ID Card	Identification Card의 약자이다.
싱글챠타	Single Charter	ITC라든가 TGC와 같이 백 투 백(Back to Back)으로 일정기간 계속적으로 운항하는 챠타에 대해서 단발적으로 운항하는 챠타이다.
세계일주	RTW	Round The World의 약자이다.
공인여행상담원	CTC	Certified Travel Counselor의 약자이다.
안내브로셔	Confidential Tariff	일반적으로 매년 1회 발행되는 여행중개업자용 판매 안내브로셔이다.
안내소	Information	관광안내소이다.
알씨아이	RCI(Resort Condominium International)	미국 인디아나 폴리스에 본사를 둔 세계적인 휴양지 시설교환업무를 대행해 주는 전문적인 콘도미니엄 조직회사이다.
왕복여행	RT	Round Trip의 약자이다.
어랜징	Arranging	카지노게임 Roulette의 기본동작으로 금액 및 Setting Stack의 Color별 정리 Pay Off이다.
에소닉관광	Ethnic Tourism	색다른 문화와 인종 · 생활방식 등을 관광하는 이국적 관광이다.
여행인솔자	Escort	관광안내를 하는 Guide와 구분된다.
에약수행부서	Reservation Department	고객의 예약상황을 신속하고 정확한 응답기능을 수행하는 부서로서 새로운 예약을 위한 정확한 데이터를 수집하고 보존하여 원활한 예약을 수행한다.
에어텔	Airtel	항공편과 호텔숙박만을 결합한 여행상품이다.
여행대리점 할인	AD	Agent Discount의 약자이다.
에이프런	Apron	카지노게임 Roulette의 기본동작으로 딜러가 Chips를 Sweeping한 다음 Chpping하는 장소 또는 Helper가 있는 곳이다.
에프씨티	FCT	해외여행 인솔자가 포함된 해외여행으로 Foreign Conducted Tour의 약자이다.
개인여행자	FIT	Foreign Independent Tour의 약자이다.

용 어	영문용어	해 설
엘르센트릭	Allocentric	모험적이고 진취적인 관광자의 성격유형이다.
엠아이피	MIP	Most Important Person의 약자로 VIP(Very Important Person)보다 한 단계 중요한 고객이다.
여정 플레이트	Routing Plate	여정을 미리 각인하여 발권할 때에 임프린터(Imprinter)의 좌측에 설치시키고 인자하기 위해서의 플라스틱 플레이트로 단체여객의 경우와 같이 동일여정의 대량 발권에 편리하다.
여정안	Suggested Itinerary	여정안이다.
여정의 변경	Rerouting	여정의 변경이다.
여행그룹 챠타	TGC(Travel Group Charter)	1972년 미국에서 탄생한 챠타로 불특정 다수 시장을 대상으로 한다.
여행기간	Duration	여행기간이다.
여행담	Travelogue	최근에는 슬라이드나 영화 등을 사용하여 여행지의 소개나 경험담을 하여 집객을 도모하는 일이 잘 행해지고 있다.
여행도매업자	Educational Tour	항공사, 여행도매업자, 각국 관광청 등이 여행업자를 위해 실시하는 연수여행이다.
여행보험	Travel Insurance	여행중에 일어날 수 있는 사고를 위해 안전장치이다.
여행비용	Travel(ing) Cost	여행중에 필요에 의해서 쓰는 경비이다.
여행사 경영자	Agent Manager	여행업자이며 여행의 운영자이다.
여행사 외상매출 계정	Agent Account	여행사가 지불을 보증하는 외상매출계정이다.
여행사 원장	Agency Ledger Adjustment	여행사와의 거래를 별도로 취급하는 미수금 원장 중의 하나이다.
여행산업	Travel Trade	여행업계이다.
여행성향	Travel Attitude	일반사람들의 여행에 대한 생각 및 일반적으로 여행을 하는 습관이 있는 사람들의 경향이다.
여행수입	Travel Expenditure	여행자가 여행에 지출한 금액으로 일반적으로는 수지표상의 용어이다.
여행수지차	Travel Gap	여행수지의 언밸런스 : 미국의 여행수지가 대폭적인 적자가 되고 있어 그것이 미국의 국제수지의 악화와 더불어 커다란 문제로서 취급되게 되었다.
여행시설	Travel Plant	Tourist Plant를 사용하는 수도 있는 관광시설이다.
여행시장	Travel Market	통상은 여행자를 대량으로 송출하는 시장이다. 북미와 유럽이 세계의 2대 여행시장이며, 우리나라로서는 일본도 가장 비중이 무거운 큰 시장으로서 주목되어 왔었다.
여행 신분증명서	Travel Documents	여행상의 필요서류로 일반적으로는 여권 또는 신분증명서이다. Yellow Book(예방접종증명) 기타 물품 등의 수입증명서(또는 허가서) 등도 포함된다.

용 어	영문용어	해 설
여행안내책자	Guide Book	여행안내책자이다.
여행업자	Travel Agency	여행업자이다.
여행일정표	Itinerary	여행일정표이다.
여행자금대부	Traveloan	할부여행이다.
여행자보호 시스템	Default Protection Plan	공급자의 채무불이행 시 여행객과 여행업자를 보호하기 위한 시스템이다.
여행자 송출국	Travel Plant Country	여행자를 해외로 내보내는 것이다.
여행자 수입국	Travel-Receiving Country	여행자가 관광지에 들어가는 나라이다.
여행자수표	Traveler's Check(T/C)	여행자가 가지고 다니면서 쓰는 자기앞수표와 같은 것이다. 여행자가 직접 현금을 지참하여 심적 위협을 느끼지 않도록 현금과 같이 사용할 수 있도록 했으며, 이것은 하나의 수표로서 현금을 주고 매입할 때 서명을 해서 쓰기 때문에 제3자는 사용이나 위조를 할 수가 없게 되어 있다. 따라서 두 번 서명하지 않는 것은 분실이나 도난 시에 타인이 사용할 수가 없다. 즉 여행자수표는 회사 및 은행에 의하여 발행되며, 보험에 가입한 특수수표이다.
여행장애	Travel Barriers	일반적으로 전염병이라든가 음료수, 근대적이고도 쾌적한 교통수단의 결여, 자연적 · 신체적인 위험보다도 정치분쟁에 의한 여행제한이나 비싼 운임, 공항세, 출국세, 언어장벽, 사회적 · 경제적 불안 등의 인위적인 장애이다.
여행 프로그램	Vacation Program	여행업자 등이 휴가여행자를 표적으로 삼고 조직하는 Tour Program이다.
염가여행	Budget Tour	일반적인 요금보다 저렴한 여행이다.
영국관광청	BTA(British Travel Authority)	1969년 정부명령에 의해 영국 여행휴가협회가 해산되고, 대신하여 BTA 및 English Tourist Board, Scottish Tourist Board, Wales Tourist Board 잉글랜드, 스코틀랜드, 웨일즈 관광위원회가 설립되었다. 같은 청의 주된 업무는 전 협회가 수행해 온 외객유치와 국내관광의 장려 및 국내의 숙박시설, 관광시설의 개선촉진에 있다.
영국여행업자협회	ABTA	Association of British Travel Agent의 약자이다.
예약업무	Arrangement	숙박 · 항공 · 교통 · 식사 · 관광 등에 관한 예약업무이다.
예정표	Schedule	표, 시간표 : 여행업계에서는 특히 일정표이다.
오그나이즈	Organizer	특별히 작성된 여정에 참가하는 단체여행자를 조직하는 자 : 사전에 금액지불이 끝나고 팜플렛 등으로 선전되고 숙박 · 지상교통기관이 수배되어 IATA 가맹 항공회사의 편을 사용하며, 단체의 왕복 또는 Circle Tour를 기획 · 조직하는 게임(IATA 가맹회사 및 IATA 대리점을 포함)이다.
오더 포 크레딧	Order for Credit	Gaming, Chips, Coin, Plague 등을 Gaming Table로부터 Banker로 옮기기 위해 카지노 계장이 작성하는 Manual Credit System의 서식이다.

용 어	영문용어	해 설
오리엔테이션	Orientation	여행출발 전이라든가 최초의 목적지에 있어서 여행업자가 여행자를 위해하는 설명출발도시와 목적도시 : 항공권면상의 Origin, Destination 난에 출발도시와 최종 목적도시명을 기입한다.
오버라이딩 커미션	Overriding Commission	특수한 판매노력을 필요로 하는 투어에 대해서 통상의 대리점수수료에 덧붙여서 지불되는 추가수수료이다.
오버랜드 패스	Overland Pass	그 나라의 출입국관리법에 기본을 두고서 배로 그 나라를 방문하는 외국인에 대해 그 배가 그 나라의 다른 항에서부터 출발할 때까지의 사이에 관광을 위하여 육로를 여행할 것을 희망하는 경우에, 신청에 의하여 발부되는 통과상륙허가증으로 사증을 취득하고 있지 않더라도 일정기간의 체재가 허가된다. 단, 그 배는 입국관리당국으로부터 사전에 관광선의 지정을 받는 것이 통례이다. 기항지상륙 허가서하고는 다르다.
오버랜드 패신저	Overland Passenger	Overland Pass의 발부를 받고 입국한 외국인관광객이며 '통과관광객'이라 역하고 있다. 사증을 필요로 하는 '통과객'과 혼동하지 않도록 할 필요가 있다.
오토캠프	Autocamp	야외에서 숙박하는 일이나 또는 그 장소이다.
오픈죠 트립	Open-Jaw Trip	여객형태의 하나로 그냥 '오픈죠'라고 한다. 주유(周遊) 또는 왕복여행으로 출발지가 같고, 목적지에 있어서 항공기를 쓰지 않고서 2지점간을 이동하는 여행, 또는 출발지와 도착지가 다른 여행으로 각기 왕복운임을 쓸 수 있는 여행이다.
선택관광	Optional Tour	현지의 소여행 : 미리(애당초부터) 여정에 짜여 넣어져 있지 않고, 여행자가 현지에서 자유로 선택할 수 있는 투어이다. 유료이고 최근에는 자유여동형의 투어가 증가, IT 챠타(ITC) 등의 운항에 따라 옵셔날 투어의 중요성이 재인식되고 있다. 임의관광이다.
국외여행	Outbound	외국으로 나가는 경우의 해외여행 및 그에 관계하는 업무이다.
외국인 관광객	Incoming Tourist	특히 해외에서 입국한 외국인관광객이다.
외국인등록증	Alien Registration Card	외국인등록증이다.
워터 클로젯	Water Closet	화장실이다.
유료 화장실	Pay Toilet	유료 화장실이다.
인센티브 여행	Incentive Tour	보상여행 또는 포상여행이다.
인포메이션 클럭	Information Clerk	호텔 방문객 및 투숙객에게 여행정보를 제공하는 직원이다.
일반여행업 대리점	Sub Agent	일반여행업자의 대리점이다.
일본관광협회	JNTO	Japan National Tourist Association의 약자이다.
일본여행자협회	JATA	Japan Association of Travel Agents의 약자이다.
일시방문객	Temporary Visitor	관광객에 대해서는 각국이 모두 사 중의 면세 혹은 각종 세금의 면세등 우대조치를 청구하고 있는 것이 보통이나, 정의를 정하는 혹은 국제적으로 통일하는 일이 몹시 곤란하므로 여행자를 그 체재일수로 장기

용 어	영문용어	해 설
		체재자와 단기 체재자(90일 정도로 하자는 안이 있다)로 나누어 단기 체재자에 대해서는 갖가지의 편의를 주려고 하는 생각에서 Temporary Visitor 사용되게 되었다.
일시방문자	Excursionist	한 국가나 지방에 1일을 숙박하지 않고 24시간 미만의 여행을 하는 일시방문객이다.
일용품	Personal Effects	신 일용품 : 여행자가 여행 중에 개인적으로 사용하는 옷(의류) · 화장품 등의 물건(물품)으로 각국이 모두 면세수입을 이전하는 것이 보통이나 국제적 통일기준을 만들 필요성에 따라 1954년에 Convention Concerning Customs Facilities for Touring이 작성되어 많은 나라가 이 조약에 가맹하고 있다.
입장료	Admission Fee	입장료이다.
	Entrance Fee	공연, 경기를 구경하기 위하여 장내에 들어가기 위해 내는 돈이다.
자연자원	Natural Resource	관광자원의 하나로서, 그 보호에 대해서 각국의 관광기관 · 관계단체는 갖가지의 노력을 기울이고 있다.
장거리전화	Long Distance Call	장거리전화이다.
재환전	Reconvert	재환전이다.
재환전	Re-Exchange(Reconversion)	비거주자가 입국하여 외국환을 원화로 환전한 후 사용하고 남은 원화 잔액을 출국 시 다시 외화로 환전하는 것이다.
저관여 전략	Low-Involvement Strategy	소비자의 제품에 대한 관광수준이 낮을 때 이를 높은 관여전략으로 전환시키는 전략이다.
전망대	Observation Platform(Tower)	전망대이다.
전망차	Observation Car	전망차이다.
전망차	Vista Car	2층식 전차, 버스 등의 전망차이다.
접근성	Accessibility	관광의 세분화된 시장에 접근하여 활동할 수 있는 정도이다.
정기관광	City Tour	한 도시의 시내관광을 위한 정기관광 프로그램이다.
정킷	Junket	여행경비를 여행자 본인이 부담치 않는 시찰 · 답사 등의 여행이다.
정회원	Active Member	단체의 정회원이다. 준회원은 Allied Member라 한다.
제3차 산업	Territory	관광사업을 포함하는 제3차 산업이다.
제비용포함 여행	All Expense Tour	포괄여행의 일종으로 식사, 관광, 세금, 기타 비용 등이 모두 포함된 여행이다.
조운트	Jaunt	하이킹 등 비교적 기간이 짧고 가벼운 형태의 여행이다.
조직여행	Organized Tour	여행사가 아닌 제3자가 기획하여 조직한 여행으로 통상은 단체여행이다.
좀비	Zombie	칵테일 이름으로 남태평양제도에서 Don이라는 백인에 의해 만들어졌으며, 그 뜻은 마법으로 죽은 사람을 되살아나게 한다는 초자연의 힘이나 그렇게 되살아난 사람을 의미한다.

용 어	영문용어	해 설
종일관광	Wholeday Tour	전일(終日)관광 : 여행일정상 사용한다.
종일여행	Full Day Excursion	종일여행이다.
주회여행	Circle Trip	1개 이상의 여행목적지를 포함한 출발지로 다시 돌아오는 여행형태이다.
준비품	Outfit	준비품, 여행용품, 여행단체, (여행)준비(비)이다.
지브이	GV	단체여행객에게 적용되는 요금산정 시 최소인원을 표기하는 코드이다.
지아이티	GIT	단체여행자이다.
지상수배부분	Land	지상수배부분이다.
지상수배업자	Ground Operator	여행지에서의 운송 · 관광 · 숙박 등의 수배를 담당하는 현지여행업자이다.
직책수당	Position Allowance	Post Convention Tour 회의 후 여행 : 회의의 종료 후 회의 참가자를 위해서 계획되고 만들어진 Organized Tour로 회의의 주최자 등 미리 계획을 세워 놓고 실시하는 관광이다.
짧은 여행	Trip	짧은 기간의 회유형 여행이다.
최종 일정표	Final Itinerary	출발 전에 확정된 최종적인 여행일정표이다.
최혜약관	Best Available	관광고객에게 제공가능한 최선의 숙박시설과 서비스를 제공한다는 업자의 사전약속이다.
카운팅	Counting	카지노게임 Roulette의 기본동작으로 각 Zone Bet의 배수, 수치읽기이다.
컬러 칩스	Color Chips	카지노게임 Roulette의 기본동작으로 Play할 수 있는 Chips이다.
타이디 벳	Tidy Bet	카지노게임 Roulette의 기본동작으로 어수선하다고 느껴져 딜러가 인위적으로 단정하게 만든 것이다.
타이사이	Tai-Sai	Tai-Sai는 주사위 3개를 이용하여 고대부터 유명한 중국의 게임으로서 유리용기에 있는 3개의 주사위를 딜러는 3회 또는 4회를 진동시킨 후 뚜껑을 벗겨 3개의 주사위가 표시한 각각의 숫자 또는 구성되어 있는 거는 장소에 여러 종류의 Chips를 올려놓고 맞히는 게임이다.
탐사여행	Expedition	탐사 · 조사 등 특정한 목적을 가지고 하는 여행이다.
태국정부관광청	TAT	Tourism Authority of Thailand의 약자이다.
태평양 관광협회	PATA-Pacific Area Travel Association	태평양 지역 각국이 세계 최대의 여행시장인 미국에서의 관광객 유치 및 지역 내 각국의 관광왕래의 촉진을 목적으로 하는 공동선전실시를 위하여 1951년 태평양 잠정여행협회로서 호놀룰루(Honolulu)에 설립하였고, 1953년 현재의 명칭으로 바꾸어 오늘에 이르고 있다. 출판물로서 Pacific Travel News(월간), 태평양 호텔 · 여행가이드(연간) 등을 발간하고 있다. 본부는 샌프란시스코에 있으며 회원은 57개국의 정부관광기관, 교통기관, 여행업자, 호텔 등이 가맹하고 있다.
태평양 지구관광협회	Pacific ASIA Travel Association	1951년에 설립된 태평양지역의 정부 관광기관, 항공회사, 여행업자, 호텔 등이 가맹하고 있는 공동관광선전기관이다. 회원은 1,000을 넘는다. 보통 PATA라고 한다.

용 어	영문용어	해 설
태평양 항공운임	Trans Pacific Fare	태평양 항공운임이다.
테이블 게임 윈, 로스	Table Game Win or Loss	게임에서 고객에게 이겨서 얻은 Cash Plague, Gaming Chips 등의 총액에서 고객에게 Loss한 Cash, Gaming Chips Plague 등의 총액을 제한 것이다.
테이블 게임드롭	Table Game Drop	Drop Box에서 Collect한 통화의 총액이다.
테이블 고객양식	Table Inventory Slip	Gaming Table에서 Game Chip Coin, Plague 등의 재고를 기록하는 데 사용하는 양식이다.
테크니컬 방문	TV(Technical Visit)	① 관광 이외의 목적, 즉 시찰을 목적으로 하여 상대방을 방문하는 것이다. ② 시찰을 목적으로 한 투어이다.
테크니투어	Technitour	Technical Visit와 같다.
텔레투어리스트 서비스	Tele-Tourist Service	관광객용 전화안내 서비스로 Automatic Service라고도 한다.
토마스 쿡	Thomas Cook	세계에서 가장 오랜 여행업자이며, American Express와 함께 세계 최대의 여행업자의 하나이다.
토마스 쿡 철도시간표	Thomas Cook Continental Timetable	토마스 쿡사에서 발행하고 있는 유럽을 중심으로 한 철도시간표이다.
통역	Interpreter	통역이다.
동행안내	TC(Tour Conductor)	동행안내 T/C라고도 한다. 여행에 동행해서 현지에 있어서의 투어운영에 필요한 일절의 업무를 행하는 자이다.
동행안내요금	Tour Conductor's Fare	Tour Guide Fare라고도 한다. 항공운임의 경우는 보통 10명 이상의 단체의 인솔자에 대해서 적용되는 할인운임으로 10명 이상 14명 미만의 단체의 경우는 11명째의 사람의 운임이 50[%] 할인이 되며, 재차 15명 이상인 단체의 경우는 16명째의 운임이 100[%] 할인이 된다. 단, 단체가 특수운임으로 여행하는 경우, 그 적용이 없는 경우 혹은 필요구성인원 수가 다른 경우가 있다.
투어 가이드	Tour Guide	일반적으로는 소위 가이드이며, Tour Conductor, Tour Escort를 의미하는 경우 또는 가이드가 일을 겸해서 동행하는 경우가 있다. 우리나라에서는 가이드를 전업 적으로 일하고 있는 사람의 특징은 여행업자의 전속으로 되어 있는 경우가 많아 Tour Conductor 혹은 Tour Escort의 일을 하기도 한다.
투어 리더	Tour Leader	Tour Conductor이다.
투어 매니저	Tour Manager	Tour Conductor와 같으며, 여행업자나 항공업자에게 Tour의 기획·판매·운영을 관리자로서의 주의를 기울이고 또한 수익상의 견지에서 컨트롤하고 지시하는 책임자를 두는 일도 있다.

용 어	영문용어	해 설
투어 오그나이즈	Tour Organizer	PATA에서는 "특별하게 작성된 여정에 참가할 단체여행자를 조직하는 자"이다. 투어 오퍼레이터하고의 구별은 Tour Organizer가 반드시 운임동맹의 지정을 받을 필요는 없으며, 또한 "여행업자에게 커미션은 지불할 필요도 없는 점이다"라고 정의를 내리고 있다.
투어 오퍼레이트	Tour Operator	우리나라에서 제각기의 목적지에 대해서 관광 버스, 레스토랑, 방문기업 등을 전문적으로 수배하는 업자이다. 현지의 일정과 정확하고 새로운 여행정보를 가지고 있다.
투어 호스트	Tour Host	Tour Conductor이다.
트렁크 룸	Trunk Room	큰 가방이나 짐을 넣는 장기체류자의 수하물을 보관하는 방이다.
국외여행인솔자	TC	① Tour Conductor ② Traffic Conference ③ Traveler's Check 등의 약자이다.
티아이엠	TIM	Travel Information Manual의 약자 각국의 출입국수속(CIQ)에 최신의 규칙을 모아 놓은 것이다.
티지	TG	Tour Guide이다.
티피아이	TPI	Travel Press International의 약자로 국제여행업계전문지협회이다. 미국 · 영국 · 프랑스 · 일본(Travel Journal) 등의 대표지가 가맹이다.
판매원조물품	Sales Aid	Tour나 Destination을 판매함에 있어서 소용되는 물건으로 팜플렛은 물론 슬라이드, 영화, 포스터, 기타 Give-away(경품, 무료제공품)까지도 포함한다.
패이아웃	Payout	게임 테이블이나 Slot Machine에서 고객이 Win한 금액을 지급하는 것이다.
패키지	Package	여행에 필요한 교통 · 숙박 · 식사 · 팁 · 관광 등 일체의 경비를 포함하는 요금으로 여행구매자의 숫자에 의거 할인요금으로 판매된다.
패키지 투어	Package Tour	항공운임에 호텔요금 · 관광요금 · 식사요금(일부만의 경우도 있다) 등의 비용을 포함한 투어이다.
패티션	Petition	청원서 : 사증(visa)의 신청에 필요한 서류로서 요구받는 수가 있다.
포괄단독여행	Inclusive Independent Tour	포괄단독여행이다.
포괄여행	All Inclusive Tour	숙박, 식사, 관광, 교통 등 여행의 제반 경비가 모두 포함된 여행이다.
포괄여행	Inclusive Tour	항공 · 관광 · 숙박 · 식사 등을 일괄 포함한 여행이다.
포괄전세여행	Inclusive Tour Charter	전세항공편에 의한 수송이 포함된 관광이다.
푸싱	Pushing	카지노게임 Roulette의 기본동작으로 40, 50, 60, 70, 80, 100, 120, 141개 등의 숫자로 Chips를 Rack에서 꺼내서 Set하여 Player에게 밀어주는 동작이다.

용 어	영문용어	해 설
풀 서비스 트레블 에이전시	Full Service Travel Agency	해외 · 국내 등 여행과 관련한 종합적인 서비스를 제공하는 여행사이다.
풍경의	Scenic	풍경의, 경치가 좋은의 뜻이다.
프레쥬어 트레벌러	Pleasure Traveler	Business Traveler와 대비시키는 경우의 관광객이다.
프린시펄	Principal	여행업계에서 대리자로서의 여행업자에 대한 본인의 의미로 항공회사, 선박회사, 철도회사, 버스회사, 호텔 등이다.
플라이 드라이브 패키지	Fly Drive Package	항공과 렌트카를 포함한 패키지 유형이다.
플랜트	Plant	시설의 의미로 잘 사용된다. Tourist Plant 등이다.
피크	Peak	산꼭대기를 두고 하는 말이나 여행업계에서는 Peak Season을 줄여 Peak라고 말하는 일이 많다.
핀쿠션	Pin Cushion	바늘겨레 : 여행자의 편의를 위해서 바늘 · 실 · 단추 등을 준비하고 있다.
필리핀관광협회	PTTA	Philippine Travel and Tourism Association의 약자이다.
학생할인	SD(Student Discount)	학생할인 : 적용조건은 특례를 제외한다. ① 연간 수업을 행하는 학교의 12세 이상 26세 미만의 학생일 것이다. ② TC 3내, 또 TC 2의 여행에 한할 것이다. ③ 도중 항기(降機)는 인정하지 않는 등 보통운임의 25[%]할인, 신청은 항공회사 소정의 신청서에 학교장의 직인을 요한다.
한국관광공사	KNTO-Korea National Tourism Organization	한국의 관광산업발전 및 외화획득, 관광 서비스 개선 등을 목적으로 1962년 4월 24일 국제 관광공사법이 제정되고, 그 해 6월 26일에 국제관광공사가 창립하여 운영되어 오다가 1982년에 12월 27일 한국관광공사로 그 명칭을 바꾸어 오늘에 이르고 있다. 1960년대에는 산하에 호텔, 여행사, 운수업체 등을 가진 영업체제였으나, 1974년 진흥체제로 전환하여 업체를 불하하고 현재까지 진흥 · 개발 · 교육훈련 업무에 주력하고 있다.
해피코트	Happi-Coat	외국인에 대한 Reception 등에 선물로서 제공되는 부인의 사교용 웃옷이다.
헬스관광	Health Tourism	온천 및 휴양지와 연계한 건강증진 목적의 관광이다.
현지시간	Local Time	현지시간이다.
현지여행업자	Local Agent	현지여행업자이다.
현지지상수배	Land Arrangement	해외여행에 따른 현지 지상수배로 Land Operator에 의해 제공된다.
현지지상수배업자	Land Operator	현지관광의 지상수배를 전문으로 하는 여행업자이다.
홈 스테이	Home Stay	여행시 현지의 가정을 방문하여 체재하는 것으로 체류지역에 대한 생활문화를 습득할 수 있어서 새로운 여행영역으로 자리잡고 있다. 최근 국내에서도 이러한 홈스테이 상품이 개발 · 판매되고 있다.

용 어	영문용어	해 설
환경관광	Environmental Tourism	자연적 경관이나 자원을 관광하는 환경적 관광이다.
회의 전 여행	Pre Convention Tour	회의 전 여행 : 회의의 개최 이전에 가까이에 있는 관광지 또는 제법 먼 곳에 있는 관광지를 몇 곳 구경하고 회의개최지에 도착하도록 계획되어 만들어진 Organized Tour이다.
후광효과	Halo Effect	소비자 관광행동에 있어 일반적인 인상이 다른 자극의 해석에까지 영향을 미치는 경우이다.
휠	Wheel	카지노게임 Roulette의 기본동작으로 Layout과 똑같은 번호가 있는 Ball이 돌아갈 수 있게 한 기계이다.
휴가별장	Vacation Home	특별한 계절 동안에 비교적 단기간 사용되는 2차적인 거주지이다.
휴가여행객	Holiday Maker	휴가여행객이다.
휴가의 조정	Staggering of Holiday	휴가의 조정 : 유럽에서는 여름철에 사람들이 휴가를 모두가 한꺼번(일시)에 받아서 여행을 떠나기 때문에 그 혼잡완화가 커다란 문제로 되고 있다. 이와 같이 휴가여행자가 일시기에 집중하는 것을 조금이라도 방지하기 위해서 학교 · 공장 · 회사 등의 휴가를 계획적으로 변경 · 조정해서 받아 가도록 하자는 것으로서 유럽의 각국 정부에 있어서는 중요한 선책(旋策)중 하나로 되어 있다.
휴양/레크리에이션	R/R(Rest and Recreation)	주로 미국 군인들의 휴가여행이다.
휴양지	Resort	주로 바닷가(해변)나 산 등 경치가 좋은 곳이다.

3. 호텔 · 숙박 관련 용어와 해설

용 어	영문용어	해 설
3교대 근무	Graveyard Shift	3교대 근무이다.
4인용 객실	Quad(Quadruple, Twin Double)	호텔의 객실형태로 4인이 이용할 수 있는 객실이다.
가니	Garni	식당이 없는 호텔이다.
가든파티	Garden Party	호텔의 레스토랑에서 개최하는 각종 축하연회를 호텔 또는 가정의 정원에서 개최하는 연회형식이다. 입식형식의 파티로서 돌아다니면서 음식을 먹는 것으로 연회장 중앙이나 한 쪽에 테이블을 놓고 그 위에 요리를 준비해 자기식성대로 선택하여 먹도록 한다.
가스트하우스	Gast Haus	독일이나 프랑스의 여관이다.
국가용 객실상황	Room Inventory	객실조사라고 하는 것은 현재의 상황 점검하여 재실, 숙박연장, 객실변동, 고장난 객실, 가용객실 등을 하우스키핑, 예약, 영선실과 상호 연결시켜서

용 어	영문용어	해 설
		프론트 오피스(Front Office)에서 객실을 판매하는 데 있어서 아무 지장이 없도록 도와주는 것이다.
개런티	Guarantee	서비스를 받게 될 사람의 수를 나타내는 것으로, 적어도 연회의 24시간 전에 연회기획 담당자가 계산해 산출한 고객의 숫자이다.
개인욕실	Private Bath	개개의 객실에 달려 있는 욕실이다.
룸 메이드	Room Maid	객실에서 여러 가지 서비스를 담당하는 자로 객실의 청소 · 정비 · 정돈 등이 주된 업무이다. Room Attendant라고도 한다.
룸 서비스	Room Service	호텔의 객실에 손님의 요망으로 음료나 식사 등을 갖다 주는 것은 담당하는 계원 또는 그렇게 해서 호텔의 방에서 하는 식사이다. 통상 메뉴의 요금보다 10[%] 내지 15[%] 정도 비싼 요금으로 되어 있다.
객실 지배인	Room Manager	객실부분 담당의 지배인이다.
객실관리	Housekeeping	고객이 사용할 호텔, 모텔 등 숙박업소의 객실을 관리하는 작업으로서 객실의 정리정돈 및 비품을 관리하여 객실을 상품의 가치가 있도록 만드는 작업 또는 관리한다.
객실료	Room Rate	객실료이다.
객실배정	Blocking Room	당일 도착할 고객의 객실을 사전에 배정하는 것이다.
객실배정	Room Assignment	객실배정은 개개의 예약에 대해 객실을 할당하는 것이며, 당일 예약된 고객이 도착하기 사전에 객실을 준비하여 도착 시 객실배정에 따른 시간을 단축시킴으로써 효율적인 업무를 수행함에 있다. 또 일정한 방법과 순서에 의하여 실시해야 하며, 주의사항을 숙지하여 차질이 없도록 하여야 한다.
객실번호	Room Number	호텔의 객실번호
객실변경	Change Room	고객이나 호텔의 사정에 의하여 객실을 변경하는 것이다.
객실예약원	Reservation Clerk	호텔 투숙객의 객실사용에 관한 예약업무를 담당하는 객실담당직원으로 대형 호텔의 경우는 룸클럭에서 독립되어 있으나, 작은 호텔은 룸클럭이 예약업무를 맡고 있다.
객실의 칸 수	Number of Rooms Unit	① 객실의 칸 수, 즉 객실의 단위수에 의해 계산되는 객실 수이다. 물론 여기에는 호텔의 임원, 숙소나 창고 등으로 사용되는 House Use Room까지도 포함되는 객실 수인 것이다. ② 호텔기업이 보유하고 있는 객실 수를 대외적으로 공표하는 경우, 즉 호텔을 정부기관에 등록하거나 호텔의 판매촉진을 위한 선전과 광고 등에 있어서 유니트 객실 수를 공표하게 된다. 호텔의 객실 수가 호텔의 규모를 평가하는 기준이 되기 때문이다.
객실이용	Occupancy	객실이용률 : 숙박시설의 경영에 있어서 시설의 가동상태를 가르키는 객실이용률의 지표이다. 산출방법은 실제로 사용된 객실 수를 그 호텔의 총객실수로 나눈 값을 퍼센트로 나타낸다. 이것은 Room Occupancy이고, 베드를 단위로 나타내는 경우는 Bed Occupancy라고 한다.
객실이용인원	Number of Guests	객실이용인원 및 정원가동률을 계상한다.

용 어	영문용어	해 설
객실점검자	Room Inspection Report	객실점검자(Room Inspector)에 의해 준비되는 객실상태의 점검기록장이다.
객실정비원	Room Inspection	객실정비원(Room Attendance, Room Rnaid)의 객실청소, 정리 · 정돈 후 고객에게 객실을 판매하기 전에 최후로 객실을 점검하는 것이다. 객실을 점검하는 직원을 Room Inspector이라 한다.
객실종류	Room Type	호텔 객실의 종류는 침대의 수와 크기에 따라 기본적인 4가지로 분류된다. ① Single Bed Room : 1인용 객실 또는 싱글 침대가 있는 1인실이다. 침대의 표준규격은 길이 195[cm]×너비 90[cm] 이상이고, 담요규격은 길이 230[cm]×너비 170[cm] 이상이어야 한다. 또한 기준면적이 13[cm^2] 이상이다. ② Double Bed Room : 더블 침대가 있는 객실로 두 사람이 사용할 수 있는 넓은 형태의 객실이다. 이 침대의 폭은 보통 싱글 침대의 1.5배이다.
객실청소담당	Maid	객실 청소 및 정리담당자이다.
갤러리	Gallery	화랑이다.
게스트 레저	Guest Ledger	숙박고객에 대한 인적사항을 기록한 숙박부이다.
경비	Security	절도와 파괴행위로부터 종사원이 고객을 안전하게 보호하는 업무이다.
고객수	Guest Count	투숙고객수, 즉 등록된 고객의 수이다.
고객숙력 카드	Guest History Card	고객이 과거에 여러 번 방문한 숙력기록을 보존하는 카드로 고객의 방문회수, 사용객실, 사용기간, 특별한 선호 등을 기록하여 기존 고객을 보다 효과적으로 관리하기 위해 사용된다.
고객일일숙박	Guest Night	고객이 한 호텔이나 모텔 기타 숙박업소에 당일 숙박을 한 후 익일당 숙박업소에서 정한 일일숙박 기준에 의하여 체크아웃된 고객이다.
고우 쇼우	Go Show	빈 객실을 기다리는 손님이다.
공표요금	Tariff	① 공표요금을 일반적으로 호텔이나 여관에서 공표한 정규요금을 지정하고 있으며, 호텔 브로셔에 있는 요금표를 태리프(Tariff)라 한다. ② 각종 운임 · 요금표, 관세표, 세율표 등을 두고 말한다. 통상 태리프라고 하면 항공회사의 그것을 말할 때가 가장 많다. 여행비용을 계산하기 위하여 가장 중요한 자료이다.
공항호텔	Airport Hotel	공항 근처에 건설되는 호텔이며, 이 종류의 호텔은 현재 세계 각국의 유행처럼 되어 항공사업의 발전과 함께 세계적인 경쟁사업의 하나로 확대 일로에 있다.
관광객 숙박소	Tourist Cabin	초기의 자동차 여행자를 위한 숙박소이다.
균일요금	Flat Rate	단체가 호텔에 숙박하는 경우 실료가 다른 객실을 사용하는 일도 있지만 그것을 균일화하게 한 요금이다.
그랜드 마스터 키	Grand Master Key	호텔의 전 객실을 다 열 수 있는 공통의 열쇠로 보통 당직 지배인이 보관하고 있으며, 안에서 잠그어 두는 것(Double Lock)은 예외이다.

용 어	영문용어	해 설
금연지역	Non-Smoking Area	호텔의 로비, 레스토랑, 기타 부대시설에서 담배를 피우지 말 것을 위해 지정해 놓은 장소이다.
금일예약	Today's Reservation	(Daily Pick-Up Reservation) 당일에 예약을 통하여 호텔에 투숙을 원하는 고객은 일반적으로 예약부서에 통제하는 것이 아니라 프론트에서 가능한 한 객실에 한하여 예약을 받는 것이다.
기본요금	Rack Rate	호텔경영진에 의해 책정된 호텔객실당 기본요금이다.
나이트 까운	Night Clothes	잠옷(Night Dress, Night Wear, Night Gown), 즉 잠을 잘 때 입는 옷이다.
나이트 스프레드	Night Spread	담요를 보호하고 각 고객에게 청결한 커버를 제공하기 위해 밤에 침대에 사용하는 가벼운 덮개이다.
나이트 캡	Nihgt Cap	여자들이 머리에 쓰고 잘 수 있도록 제공되는 위생적인 모자이다.
나이트 테이블	Night Table	객실의 침대 머리쪽에 있는 작은 테이블로 전화나 전기스탠드, 재떨이 등이 놓여 있고, 취침 시에 침대에 누워서 손이 닿는 범위에 라디오, 전기스위치, 보이(Boy)나 메이드(Maid)를 부르는 버튼 등이 설치되어 있다.
난방시스템	Heating System	호텔의 난방은 에너지를 사용하며, 이것은 건물 전체를 통하여 각 객실에 더운 열을 공급하는 하나의 난방시스템이 된다. 이러한 시스템은 공기를 덥게 하는 데 사용되며, 찬 공기를 더운 공기로 바꿀 수 있는 온도조절장치로 되어 있다.
노 쇼우	No-Show	고객이 예약을 해놓고도 예약날짜에 아무 연락도 없이 나타나지 않는 무단 취소 고객이다.
노벨티	Novelty	노벨티는 호텔 이용객에게 제공하는 호텔측의 선물인 동시에 호텔 광고를 목적으로 한 판촉물이다. 호텔 이용객에게 제공하는 노벨티의 종류로는 볼펜 · 메모지 · 재떨이 · 달력 · 수첩 · 전화번호부 · 우편엽서 · 편지 봉투를 이용한 것이 있다.
뉴메틱 튜브	Pneumatic Tube	① 호텔 내의 각 영업장에서 발행하는 모든 전표 또는 청구서를 Front Cashier에다 신속히 보내주는 기계로서 운송기이다. ② 영업현장 부문과 Front Cashier 사이의 업무연락 수단으로 고객이 서명한 계산서를 원통에 넣으면 공기압축에 의해 신속히 전달되는 장치이다.
뉴스레터	News Letter	호텔에서 주별 · 월별 · 계절별 등으로 발간하는 호텔의 사업홍보와 광고, 사내 뉴스를 내용으로 하는 책자이다. 호텔사업에 있어서 뉴스레터는 전문성을 지니고 있으며, 그 내용이 정보제공의 역할을 하여야 하며, 기존고객과 잠재고객을 끌여들일 수 있는 마케팅 도구로서 널리 이용되고 있다. 특히 호텔의 부대시설과 새로운 모델상품 소개에 널리 이용된다.
다이렉트 빌	Direct Bill	영업장에서 손님이 계산할 때 후불로 처리한 계산서이다.

4. 호텔 · 카지노 관련 용어와 해설

용 어	영문용어	해 설
메이킹	Marking	카지노게임 Roulette의 기본동작으로 플라스틱 또는 금속으로 된 Marker로 표시하는 동작이다.
모빌 홈	Mobile Home	일반 가정의 모든 시설, 장비가 갖추어져 있어 여행에 편리하며 또한 일상 거주형태로 비교적 쉽게 이동할 수 있는 이동식 주거형태이다.
모빌리지	Movillage	자동차(Mobile)와 마을(Village)을 하나로 묶은 신조어로 자동차 이용 여행자를 위해 계획된 캠프장이며, 그의 목적을 위해 특별히 설치된 시설을 오토캠핑장(Autocamping)이라고 한다.
목적지	Destination	목적지이다.
몬틸라	Montilla	Montilla는 Jerez에서 내륙으로 약 100마일쯤 들어가 Cordoba 근처에 위치한다. Sherry Wine에 눌려 빛을 못 보던 지역이지만 좋은 와인이 나오는 알코올 도수 16도까지 천연적으로 되며 강화 시키지 않고 출고시킨다.
무사증통과	TWOV(Transit Without Visa)	나라에 따라서 다르나, 일정한 기간 내로 관광 등의 목적이면 사증 불요(不要)로 하고 있다.
무사증통과	TRWOV	Transit Without Visa의 약자이다.
무형 관광자원	Invisible Tourism Resource	무형 관광자원이다.
미국 상무성 관광국	USTS	United States Travel Service의 약자이다.
미국 소매여행업자협회	ARTA	Association of Retail Travel Agents의 약자이다.
미국 여행기관협회	NATO	National Association of Travel Organizations의 약자이다. 국내관광 사업의 진흥, 외국에서 미국으로의 관광 왕래 증대를 위하여 1941년 워싱턴에 설립, 본 협회는 미국 내의 각종 운수업자, 호텔 · 모텔업자, 레스토랑, 출판사 등 여행에 관계있는 업자를 회원으로 하고 있다.
미국 여행작가협회	SATW	Society of American Travel Writers의 약자이다.
미국의 택시	Yellow Car	Yellow Cap이라고도 하며, 전체를 노랗게(황색으로) 칠하고 있다.
미드 센트릭	Medcentric	관광자의 성격 중 Allocentric과 Psychocentric의 중간 형태의 성격으로 모험적이지도 보수적이지도 않은 중간형태의 성격이다.
미상의원 관광협의회	STC	관광에 관한 법률을 제정하는 과정에서 자문역할을 하기 위한 미국 상원의 연합체이다. Senate Tourism Caucus의 약자이다.
미주여행업협회	ASTA	American Society of Travel Agents의 약자이다.
미팅	Meeting	입국여행자를 마중하는 것이다.

용 어	영문용어	해 설
버스 보이	Bus Boy	손님에게 직접 서비스를 하지 않는 종업원이다.
번호통화	Station(-to-Station) Call	번호통화이다.
보이지	Voyage	장기간 형태의 여행이다.
보통열차	Way Train	각 역 정차의 열차이다.
보통전보	OT(Ordinary Telegram)	보통전보이다.
보험증서	Policy	여행업자에 있어서는 정책이다.
복수비자	Multiple Visa	해당 국가에 일정기간 내 자유롭게 입출국할 수 있는 비자이다.
볼거리	Point of Interest	관광의 볼만한 것(곳)이다.
봄베	Botanical Garden	식물원으로 주요 관광자원으로 활용되고 있다.
부두	Pier	방파제이다.
부적절한 자극	Irrelevant Cues	소비자 관광행동에 있어 지각적 판단이 어려울 경우 부적절한 자극을 따르는 경우를 칭한다. 기능보다 색 · 외형 등을 따르는 경우이다.
비수기요금	Off Season Fare	비수기에 적용되는 할인운임이다.
빌라	Villa	부호나 유한계급의 별장에서 유래된 피서, 피한, 휴양, 야외 레크리에이션 활동 등을 위한 휴양지의 숙박시설이다.
사적	Landmark	유적이다.
사증	Visa	여행자를 받아들이는 나라가 여행자에게 주는 입국 인정서로 영사에 의해 발행된다.
사증신청	Visa Application	재한국 외국대사관, 영사관에 신청을 하는 것이다.
사증신청서	Visa Application Form	각국이나 도항목적에 따라서 신청서의 양식이 다르다.
사파리	Safari	수렵, 사냥 : 근간 동아프리카를 중심으로 하여 수렵여행(카메라 사파리를 포함)이 성행하고 있다.
산업관광	Industrial Tourism	산업현장 및 관련 대상물 관광을 주요 목적으로 하는 관광이다.
산업관광	Technical Tourism	산업관광이다.
상용 여행업자	Commercial Agent	기업체의 상용거래를 취급하는 여행업자이다.
상해보험	Accident Insurance	최근에는 보험사의 고객서비스 강화에 따라 Insurance를 Assistance로 사용하기도 한다. 즉 보험금의 보상에 한정한 서비스가 아닌 각종의 부가서비스를 강화하여 종합적인 고객서비스를 제공하는 보험들이 많이 만들어지고 있다.

용 어	영문용어	해 설
설명변수	Explanatory Variables	관광수요예측과 관련한 설명변수이다.
성수기	High Season	수요가 급증하는 시기로 각종의 원가가 높게 책정되며, 여행을 위해서는 사전 예약이 필요한 시기이기도 하다.
세계 레저 레크리에이션 협회	WLRA(World Leisure and Recreation Association)	관광레저 레크리에이션의 연구, 교육, 홍보를 통해 국민생활의 질적 향상을 기하고 관광부문에 대한 자문 및 국가간의 협력 증진을 도모하며 관광전문지를 발간하고 있다. 1956년 필라델피아에서 국제 레크리에이션 협회(International Recreation Association)로서 설립되어 1973년에 현재의 명칭으로 변경됐다. 회원은 미국 · 영국 · 일본 등 80개국의 개인과 120개국의 관계단체로 구성되며, 본부는 뉴욕에 있고, 주네브에 지부가 있다.
세계관광 자동차협회	WTAO(World Touring and Automobile Organization)	1947년에 국제관광연맹(ITA : International Touring Alliance, AIT : Alliance International de Tourism)과 국제자동차연맹(IAF : International Automobile Federation, FIA : Federationale de i'Automobile)에 의해 1950년 설립되었다. 이 협회의 목적은 양기관의 조정적 역할을 수행하는 데 있으며, 양 기관의 공동이익을 수호하고 자동차 교통, 국제적 단체이다.
세계관광기구	WTO(World Tourism Organization)	관광분야에 있어서 중심적인 역할의 수행을 목적으로 한 국제기관이다. 전신은 관설 관광기관 국제동맹(IUOTO)이지만 1970년의 IUOTO 멕시코 총회에서 구성 및 조직의 개정안이 채택되어 1975년 1월에 설립됐다. 경제적 발전, 국제간의 이해, 평화와 번영에 기여하기 위하여 관광을 진흥 · 발전시키는 일에 목적을 두고 있다. 조직은 가맹국, 준가맹국 및 찬조가맹원으로 구성되어 세계 102개국의 정부가 가맹, 2보호령이 준 가맹하고 있다.
세계관광수입	Global Tourist Earnings	세계관광수입이다.
세계여행업자 협회	WATA(World Association of Travel Agencies)	여행업자로 구성된 민간관광기구이다. 회원업자의 권익 보호, 여행거래질서의 확립, 여행요금 산출방법의 개선, 여행자 보호에 관한 공동대책의 수립 및 협의를 주된 업무로 하고, 세계의 관광왕래촉진을 목적으로 하여 1949년 설립되었다. 제네바에 본부가 있으며, 1도시 1여행업자가 가맹하고 있고, 회원은 100여개국 이상에 걸쳐 있다. 세계 각국의 여행사 · 호텔에 관한 현황, 요금, 자료를 수집한《Moster Key》(연보)를 매년 발간하고 있다.
소더스트 조인트	Sawdust Joint	규모가 작고, 품위없는 Gambling 시설로 이용자 형태를 적은 금액으로 Play하는 고객을 유치, 그들이 단골로 애호하는 Gaming Style로 시설투자 및 여러 경비부담을 경감하는 효과가 있으나 삼류라는 이미지를 벗어나기 힘들다.
소매여행업자	Retail Travel Agent	호올셀러가 만든 여행상품(패키지 투어)을 일반객에게 판매하는 것을 주된 영업내용으로 하고 있는 여행업자이다.
손님접대	Hospitality	손님을 친절하게 접대하는 것이다.
수상보트	Hovercraft	수상보트이다.

5. 항공 · 운송 관련 용어와 해설

용 어	영문용어	해 설
2등 항실	Second Cabin	2등 항실이다.
간선	Trunk Line	교통량이 많은 주요 노선이다.
간소화	Simplification	출입국 수속의 간소화이다.
경유하여	Via	'~경유' 한다는 의미이다.
계기	Instrument	항공기의 계기이다.
공시운임	Public Fare	운임표에 공시되어 있는 운임이다.
공시운임의 우선	Precedence of Published Fare	발권상의 용어로 여행출발지와 목적지의 두 지점 간에 여객운임이 직행운임(Through Fare)으로서 공시되어 있는 경우에는 비록 도중의 구간운임의 합산액이 이 공시운임을 밑도는 경우라도 이 싼 합산요금(운임)을 적용할 수 없으며, 공시 직행운임을 사용하지 않으면 안 된다. 즉 A→B→C라고 여행할 때 AB+BC의 운임은 적용할 수 없다.
공유지역	Public Area(Public Space)	공유지역, 공공장소이다.
공항세	Airport Tax	공항출국시 징수되는 세금으로 공항의 유지 · 보수 또는 세수 확보, 해외여행억제 등 여러 목적을 가지고 징수되는 목적세의 성격을 가지고 있다.
공항코드	Airport Code	세계 각 도시의 공항을 구분하기 위하여 사용되는 3자리 문자이다. 1개 도시에 2개의 공항이 있는 경우도 있어 항공예약시에 주의한다.
구간거리	Sector Mileage	국제선의 항공운임을 계산 함에 있어서 마일리지 계산상 이 구간거리를 합계하여 Maximum Permitted Mileage와 비교한다.
구두신고	Oral Declaration	세관검사시에 서면으로 휴대품 등에 대해서 신고하는 일이 없이 세관직원의 물음(질문)에 구두로 답하는 것만으로 끝내는 검사제도이다. 세관의 간단화 · 신속화를 의해 각국에서 채택하고 있다.
구명보트	Life Boat	구명보트이다.
구명조끼	Life Jacket	구명조끼이다.
국내 운송항공사	Domestic Airline	국내 운송항공사이다.
국내의	Inland	'국내의~' 의미이다.
국영항공사	Flag Carrier	국가를 대표하는 항공사, 국영항공사이다.
국영항공회사	National(flag) Carrier	각국의 국제항공회사 : 국영항공 회사라고 택하는 경우도 있으나, 반드시 완전한 국영(만)은 아니고, 민간자본이 들어가 있는 경우도 있다. 한 국가를 대표하는 항공회사 이다.
국제민간항공 운송기구	ICAO	International Civil Aviation Organization의 약자이다.
국제민간항공 운송기구 알파벳	ICAO Phonetic Alphabet	국제 민간항공운송기구에서 유선통신시 정확한 알파벳 문자를 전달하기 위해 발음상 확실히 구분되는 단어를 지정 · 사용하도록 한 유선 통화용 알파벳이다. 항공 예약 시 승객의 이름, 예약 관련 단어 등 다양한 분야에 쓰이고 있다.

용 어	영문용어	해 설
국제철도연맹	UIC	Union of International des Chemins de Fer의 약자이다.
국제특급열차	TEE(Trans-Europe-Express)	구주제국이 공동운항하고 있는 국제 특급열차이다.
국제항공운송협회	IATA	International Air Transport Association의 약자이다.
금연석	Non-Smoking Seat	항공기의 좌석 중 금연석이다.
금연차	Non-Smoking Car	구미에서는 끽(흡) 연차와 구별되고 있다.
기내 방송	Cabin Announcement	기내 방송이다.
기내 서비스	Inflight Service	항공기 탑승객에게 제공되는 유 · 무형의 기내 서비스이다.
기내 서비스 프로그램	Inflight Entertainment	영화 · 음악 등의 오락용 기내 서비스 프로그램이다.
기내식	Inflight Meal	기내식이다.
기내의	Inflight	비행 중의의 뜻이다.
기내 잡지	Inflight Magazine	기내 잡지이다.
기장	Pilot in Command	항공기의 기장으로 Captain이라고 표기한다.
기항지	Shore Pass	상륙허가서이다.
기항지 상륙	Shore Excursion	선박의 승객 : 승무원이 그들이 타고 있는 배가 항구에 정박(碇泊)하고 있는 동안에 상륙해서 구경(관광)을 하는 것이며, 일반적으로는 사증없이도 선박 등의 장이 일괄해서 교부 · 신청하는 Shore Pass로 상륙할 수 있다. 일정기간 이내의 상륙이 인정되고 있으나 행동범위에 대해서는 제한이 있다.
나사	NASA	National Aeronautics and Space Administration의 약자이다. 1958년 10월 1일에 발족한 미국의 각종 우주개발 계획의 주요 기관이다.
난기류	Turbulence	대기의 난기류이다.
평양 경유운임	South Pacific Fare	IATA 제1지구와 남서 태평양에서 태평양 경유의 모든 운임이다.
네덜란드 국철	NS	네덜란드 국철이다.
노르웨이 국철	NSB	노르웨이 국철이다.
노선 간의	Interline	'~노선 간의' 의미이다.
니어 미스	Near Miss	항공기끼리 공중 충돌할 뻔하는 등 위험한 상태이다.
단일주체 특허장	Single Entity Charter	단일의 단체, 회사 또는 개인이 일 절의 비용을 부담 하고 행하는 특허장이다. 우수 세일즈맨의 보상 초대 여행이라든가 스포츠 선수 수송, 선원의 일괄수송 등에 이용되고 있다. Own Use Charter와 같다.
대기여객	Stand By Passenger	공항에서 취소되는 빈 자리를 기다리고 있는 대기여객이다.
대합실	Transit Room	통과객의 대합실이다.
더블부킹	Double Booking	이중예약 : 동일 고객이 동일 노선에 대하여 중복예약을 한 경우이다.

용 어	영문용어	해 설
델리버리	Delivery	배달이다.
도로표식	Road Sigh	도로표식이다.
도움 카	Dome Car	천장이 유리로 되어 있는 전망용 차량이다.
동양항공회사 협회	OAA	Orient Airlines Association의 약자로 이 협회의 전신은 1967년에 설립된 OARB로서 1970년 10월에 OAA로 개칭되었다. 동양에서 본거지를 갖는 지역 항공회사가 가맹하고 있는 역내 항공 운송사의 제문제의 협의를 위한 기구이다.
동체착륙	Belly Landing	항공기의 동체착륙이다.

6. 식음료 관련 용어와 해설

용 어	영문용어	해 설
가루얼음	Shaved Ice	가루얼음, 깍아낸 얼음, 간 얼음, 즉 빙수용으로 쓰는 얼음과 같이 눈처럼 곱게 빻은 가루얼음이다.
가르반죠	Garbanzo	병아리콩 : 건조시켰거나 통조림으로 가공한 것을 구입 할 수 있다.
가리비	Scallop	조개의 일종으로 껍질은 넓으며, 뚜껑이 되는 부분은 붉고 평평하나 반대쪽은 움푹하다.
가부르	Garbure	스프의 일종으로 스튜를 오븐에 넣어 조리하든가 걸쭉한 양배추나 잔 돼지고기를 넣은 것이다.
가블리트	Goblet	글라스의 일종으로 Stem이 달린 Tumbler라고 한다. 물, 맥주, Soft Drinks나 Curshed Ice를 듬뿍 사용하는 Cocktail 등에 사용된다.
가우다 치즈	Gouda Cheese	네덜란드 남부에 위치한 가우다 근교에서 200여년 전부터 만들어진 것으로 Edam Cheese와 유사하나 지방함량이 높으며, 외피는 적색으로 염색한다. 치즈는 살균시키지 않은 우유를 가지고 만든 Sweet Curd Cheese로서 Semi-Soft에서 Hard Cheese까지 있다.
가토	G teau	케이크 과자이다.
가프롱	Gaperon	프랑스산 연질치즈로 압착 하여 만든다. 지방함량은 30[%]이고, 소형의 돔형이며 원료는 버터밀크나 탈지유, 마늘향이 있다.
간식	Callation	간식이다.
갈릭 브레드	Garlic Bread	프렌치 브레드를 두께 1[cm] 정도로 얇게 자른 다음, 버터에다 마늘을 찧어 넣고, 실파 등을 썰어 만든 것을 발라서 오븐에 파삭파삭하게 구운 빵이다.
갈비등심 스테이크	Prime Rib of Beef	갈비등심 스테이크이다.
거르킨	Gherkin	달콤하거나 시큼한 작은 오이피클이다.
건강식 아침식사	Healthy Breakfast	비만증과 각종 성인병을 염려하는 고객을 위해 각종 미네랄과 비타민이 풍부하고 고단백, 저지방인 식품으로 구성한 것으로 생과일쥬스, 플레인요구르트와 과일, 빵, 커피로 구성된다.

용 어	영문용어	해 설
검 페이스트	Gum Paste	슈거 파우다와 코스타치에 물을 붓고 반죽한 후 아라빅 검, 즉 건조 고무를 녹여 반죽한 것으로 검이 없을 때는 젤라틴을 녹여 넣는다.
검보	Gumbo	닭고기 국물, 양파, 샐러리, 녹색고추, 오크라, 토마토, 쌀로 이루어진 쿠레올 형태의 걸쭉한 수프이다.
게이트웨이 시티	Gateway City	조식용 과자로 Waffle이다.
게임	Game	사냥하여 잡은 짐승이나 야생조류 혹은 그 고기이다.
게토스트	Gjetost	노르웨이산 경질치즈, 웨이를 부드러운 덩어리가 될 때까지 바짝 졸여서 만든다. 그동안에 유당이 카라멜화하므로 색깔은 갈색이 되고 맛이 달라진다. 원료유는 우유에 크림과 우유의 10[%] 이상의 염소젖을 섞은 것이다. 지방함량은 38[%] 정도이다.
게펄러 피시	Gefullter Fisch	인기있는 유태인의 앙트레로 생선 필렛살에 같은 생선혼합물을 채우고 데친 것이다.
경식	Collation	간단한 식사나 간식이다.
계피	Cinnamon	중국, 인도네시아, 인도차이나가 원산지로 상록수 잡목과 비슷하며 높이는 9[m] 정도이다. 가장 얇은 외피를 가진 것이 우수품종이며, 두께가 굵어질수록 상품가치가 떨어진다. 이 껍질의 향은 아카시아나무 보다 순하며 붉은 색을 띠고 있다.
고르곤졸라 치즈	Gorgonzola Cheese	Roquefort Type의 Blue Cheese에 대한 이탈리아 명칭이다. 세계에서 가장 오랜 이름으로 알려진 치즈는 이탈리아의 알프스 산맥 기슭에 위치한 Gorgonzola 마을 이름에서 유래되었다. 푸른곰팡이 치즈로 중이형의 원주형이다. 지방함량은 50[%] 정도이고 속은 부드럽고 크림 모양이다.
고프레	Gaufr	조식용 얇은 과자로 Waffle이라고도 한다.
과일 케익	Fruit Cake	과일을 사용하여 만든 케익이나 파이 종류이다.
굴	Huitre	굴이다.
굴라시	Gourlash	Hungarian Goulash라고도 하는 파프리카 고추로 진하게 양념하여 매콤한 맛이 특징인 헝가리식 쇠고기와 야채의 스튜(Stew)이다.
그레이프 후루츠	Grape Fruit	자몽이라 하며, 아열대 지방에서 자라는 밀감과의 과일이다.
그린 빈스	Green Beans	일명 줄 콩으로, Hot Vegetables에 사용된다.
그린 치즈	Green Cheese	가염 처리한 생치즈이다.
그린 캐비지	Green Cabbage	양배추의 한 종류로, 잎들은 초록색이고 매우 꼬불꼬불하고 엉켜있다.
그린 피스	Green Peas	둥글고 작은 초록색의 완두콩의 일종으로 Soup, Hot vegetables에 사용된다.
그릿츠	Grits	거칠게 갈아서 구운 옥수수이다.
극피동물	Sea Cucumber	해삼류에 속하는 극피동물 : 몸길이는 40[cm] 가량, 몸은 보통 밤색과 갈색이 서로 엇갈리어 얼룩얼룩한 무늬를 이룬다. 입둘레에는 많은 촉수가 있고, 무르고 연한 외피 속에는 자디잔 골편이 있다. 살은 식용하는 데 맛이 좋고 영양가도 좋다.

용 어	영문용어	해 설
글라세	Glac	아주 진한 스톡(Stock)이다.
글라세 드 비아완드	Glac De Viande	고기스톡을 졸인 진한 고기육즙이다.
글라스	Glace	설탕을 졸여 글라스 형태로 투명하게 보일 수 있도록 하는 것이다.
글라스러 치즈	Glassler Cheese	치즈공 대신에 치즈 덩어리에 틈새가 생긴 경우와 조직이 유연하지 못하여 틈새가 생긴 치즈이다.
글라시 치즈	Glassy Cheese	Glassler Cheese이다.
글루타메이트	Glutamate	단백질에서 추출한 글루탄산의 나트륨염으로 음식의 맛을 향상 시키는 조미료이다.
까망베르 치즈	Camembert Cheese	Soft Cheese의 일종으로 프랑스의 Normandy 지방의 Vimoutiers 근교의 Camembert 마을에서 처음 만들어졌다. 먹을 때 외피를 벗겨 먹는 것이 보통인데 자극적인 냄새가 너무 강하고, 과숙한 경우에는 Ammonia 냄새도 나기 때문이다.
깻잎	Sesame Leaf	참깨과에 속하는 1년생 식물로 밭에 심어 가꾸는 농작물이다. 인도 또는 아프리카가 원산이라 하는데 우리나라, 중국, 북미, 미얀마, 터키, 일본 등지에서 자란다. 씨는 참깨라 하여 볶아서 깨소금을 만들어 양념에 쓰이며, 기름으로도 짜서 요리에 쓰고, 어린잎은 식용으로 쓴다.
꼬냑	Cognac	프랑스의 꼬냑 지방의 포도주가 맛이 빨리 변하기 때문에 오래 저장할 수가 없어서 증류했던 것이 오늘의 우수한 브랜디로 평가받는 꼬냑이 된 것이다. 프랑스에서는 국법으로 꼬냑지방에서 만든 브랜디만을 꼬냑이라고 하고 다른 지방 것은 그냥 브랜디라고 한다.
꼬뜨 뒤 론느	C tes du Rhone	Vinne에서 Avignon까지 Rhne 강을 따라 이어지는 포도밭으로 약 200km의 길이로 길게 북에서 남으로 포도밭이 있어 기후와 토질이 남부와 북부가 조금 달라 재배되는 포도 품종도 12~13가지 종류나 된다. Red, Rose, White Wine을 다 생산하는데 주로 Red Wine을 생산한다.
꽃상추	Endive Witloof	꽃상추로서 샐러드 등에 쓰인다.
나바린	Navarin	당근과 순무를 곁들인 갈색 양고기스튜이다.
나폴레옹	Napoleons	퍼프페이스트의 층을 크림 퐁당으로 분리하고, 퐁당 아이싱을 씌운 프랑스의 패스트리이다.
나폴레옹 꼬냑	Napoleon Cognac	꼬냑 브랜디는 나폴레옹 1세가 가장 즐겨 마신 술로서 100년 이상 저장 · 숙성시킨 코냑 제품에 대한 별칭으로서 나폴레옹이란 이름이 붙여지고 있다. 그러나 나폴레옹이란 명칭이 붙은 것은 전부 100년 이상 된 것인지는 확실하지 않다. Napoleon이라고 표시 되어 있는 것은 그 제조회사에서 생산되는 제품 중 최상품이다.
날계란	Plain Eggs	생계란(Raw Eggs), 날계란이다.
냉각음료수	Chilled Water	냉각된 음료수이다.
너트메그	Nutmeg	인도네시아 몰루카스섬이 원산지이고, 서인도제도 반다섬과 파푸아에서 재배된다. 평균 높이가 9~10[cm], 열매는 복숭아와 비슷하며 속살이 많고 껍질과 핵 사이에 불그스레한 황색으로 덮여 있다. 육두구는 그 열매의 핵이나 씨이다. 또한 Aspic 파이, 스프, 야채, Chicken Fricassee, 송아지이다.

▪ 참고 및 인용문헌 ▪

01. 관광학 개론, 김정만 외, 형설출판사, 1997년
02. 관광학 개론, 미학사, 2003년
03. 관광학 내부강의록, 변상록, 2012년
04. 관광법규론, 임주환 · 조찬호, 현학사, 2008년
05. 관광학원론, 김병용, 한올출판사, 2010년
06. 관광학원론, 김홍일 외, 새로미, 2011년
07. 관광학원론, 이정학, 대왕사, 2010년
08. 관광서비스, 최동열, 기문사, 2001년
09. 관광산업의 서비스, 안성연 · 이희천 공저, 남두도서, 2008년
10. 관광서비스 지원관리, 나승권, 도서출판 상학당, 2009년
11. 광광상품론, 신도길 · 박성규 · 노윤구, 도서출판 남두도서, 2012년
12. 관광상품개발실무, 변상록, 교육인적자원부지원교재, 2003년
13. 관광자원론, 박종찬 · 김성동, 도서출판 남두도서, 2009년
14. 관광정보, 홍보론, 최승이 · 한광종, 대왕사, 1993년
15. 관광정보론, 김천중, 대왕사, 2000년
16. 관광학개론의 이해, 최복수 · 김성동, 도서출판 남두도서, 2009년
17. 글로벌헬스케어 코디네이터 실무과정, (재)한국전자의료산업재단, 2010년
18. 국제진료서비스 커뮤니케이션 실무과정, (재)한국전자의료산업재단, 2010년
19. 국제 의료관광 코디네이터, 박문각, 2013년
20. 국제 의료관광 코디네이터, 보건의료관광 마케팅, (주)시대고시기획, 2012년
21. 국제 의료관광 코디네이터, 의학용어 및 질환의이해, 나승권, 도서출판 상학당, 2013년
22. 국외여행 인솔자 가이드북, 이현동, 도서출판 남두도서, 2009년
23. 국회 보건복지위원회, 수석전문위원 의료분쟁조정 관련심사자료, 2007년
24. 고객만족, 요럴 때 요렇게, 강희선, 영진미디어, 2007년
25. 고품격 관광서비스 실무론, 김영호, 도서출판 남두도서, 2009년
26. 금융환경 변화에 따른 우체국의 리스크관리 방안, 이홍재 · 이범진, 2001년
27. 마케팅관리론, 김원수, 경문사, 1989년
28. 보건의료 관광마케팅, 나승권, 상학당, 2017년
29. 보건의료 관광행정, 나승권, 상학당, 2016년
30. 보건의료 관광실무, 나승권, 상학당, 2020년
31. 보건의료 서비스 지원관리, 나승권, 상학당, 2017년
32. 병원국제마케팅 실무과정, (재)한국전자의료산업재단, 2010년
33. 병원마케팅 이해, 박창식, 대학서림, 2010년
34. 병원의료설비 · 의료용품 · 안과 · 치과 · 한방 의료기기 의료기기, 나승권, 상학당, 2018년
35. 병원진료과 임상분류 및 의료기기, 나승권, 상학당, 2021년
36. 소비자상담의 이해, 김영신, 시그마프레스, 2005년

37. 소비자행동의 이해와 마케팅 응용, 김소영, 형설출판사, 2008년
38. 수술 · 임상 · 검사 의료기기, 나승권, 도서출판 상학당, 2014년
39. 생리해부학 및 생체물성학, 나승권, 도서출판 상학당, 2013년
40. 의료관광 구조와 실제, 범문에듀케이션, 2013년
41. 의료기기 기술분석 및 의료정보, 나승권, 도서출판 상학당, 2018년
42. 의료마케팅, 박주희, 현문사, 1987년
43. 영상 · 응급의료기기, 나승권, 도서출판 상학당, 2015년
44. 여행사 경영실무, 서철현 · 이현동, 도서출판 남두도서, 2009년
45. 여행사 경영과 실무, 윤병국 외, 새로미, 2012년
46. 의료경영학회, 병원경영개론, 서원미디어, 2010년
47. 의료기관 평가지침서, 보건복자가족부, 한국보건산업진흥원, 2008
48. 의료기기 개론, 나승권, 상학당, 2021년
49. 의료경영학회, 병원경영개론, 서원미디어, 2010년
50. 의료관광구조와실제, 진기남, 범문에듀케이션, 2013년
51. 의료보장론, 유승흠, 박은철, 신광출판사, 2009년
52. 의료서비스마켓팅, 조우현, 퇴설당, 1999년
53. 의사와 변호사가 함께 풀이한 최신의료판례, 김선중 · 이경환 · 김원호, 동림사, 2003년
54. 의학용어 및 질환의이해, 나승권, 도서출판 상학당, 2013년
55. 인터넷 관광정보론, 김영호, 남두도서, 2008년
56. 외식경영학, 한경수 외, 교문사, 2005년
57. 외식산업 경영의 창업, 전영직 외, 백산출판사, 2008년
58. 신관광학원론, 변상록, 교육인적자원부 지원교재, 2002년
59. 재활 · 피부의료기기, 나승권, 도서출판 상학당, 2014년
60. 진찰 · 진단의료기기, 나승권, 도서출판 상학당, 2014년
61. 치료의료기기, 나승권, 도서출판 상학당, 2014년
62. 커뮤니케이션, 커뮤니케이션북스, 2012년
63. 항공사 예약 실무, 이용구, 학문사, 1999년
64. 한국문화관광연구원, 글로벌 리더로서 관광을 말하라, 대왕사, 2008년
65. 한국관광학회, 관광학총론, 백산출판사, 2009년
66. 한국보건산업진흥원, 국제진료서비스 교재, 2009년
67. 한국의료관광총람, 한국관광공사, 2013년
68. 환자중심의 의료 커뮤니케이션, 박용익, 백산서당, 2010년
69. 헬스 커뮤니케이션 연구의 접근방법, 이병관, 2009년
70. 헬스 커뮤니케이션의 역사 · 정의 · 과제, 박동진, 정의철, 2009년
71. 호텔인적자원관리, 원융회 외, 대왕사, 2009년
72. 호텔서비스실무론, 김춘호 외, 새로미, 2007년
73. 호텔실무경영론, 이호길 · 김미경 · 김형섭, 도서출판 남두도서, 2011년
74. 호텔프로젝트 실무, 이희천, 도서출판 남두도서, 2010년

75. 호텔관광서비스 마케팅실무, 신형섭, 도서출판 남두도서, 2013년
76. 현대관광의 이해, 이선희 외, 대왕사, 2002년
77. 현대 기초의학 및 의공학, 나승권, 도서출판 상학당, 2009년
78. 현대 의용전자공학, 나승권, 도서출판 상학당, 2009년
79. 현대 의료기기, 나승권, 도서출판 상학당, 2009년
80. 현대 의용기계공학, 나승권, 도서출판 상학당, 2009년
81. 현대 의료안전 · 법규및정보, 나승권, 도서출판 상학당, 2014년
82. 청심국제병원, 의료사고 Risk 관리메뉴얼, 2008년
83. Cre-Biz 시대의 관광학, 한승엽 외, 현학사, 2004년

〈기관자료 및 논문〉

01. 국가재정운용계획 문화관광 분야 작업반 의료관광을 신관광산업으로 육성하기 위한 정책지원 방안
02. 관광안내정보시스템 구축방안, 김향자 · 손정한, 한국관광연구소, 1999년
03. 공연예술활성화를 위한 CRM의 전략적 활용방안, 김충언, 한국콘텐츠학회논문지 제12권 제4호, 2008년
04. 관광지내의 관광정보서비스 체계에 관한 연구, 이명진, 관광레저연구 제6호
05. 국내병원 외국인환자 진료계약서, 출입국관리소
06. 국회 보건복지위원회, 수석전문위원, 의료분쟁조정관련 심사자료, 2007년
07. 국회 보건복지위원회, 보건의료분쟁의 조정 등에 관한 법률안 검토보고서, 2006년
08. 국회 보건복지위원회. 의료사고예방 및 피해구제에 관한 법률안 검토보고서, 2006년
09. 모든 고객을 VIP로 … 홍원상, 문화예술 마케팅, 조선닷컴, 2012.3.25
10. 보건산업진흥원, '외국인환자유치를 위한 마케팅전략 및 의료분쟁 해결 방안', 2009년
11. 보건복지가족부, 한국보건산업진흥원, 외국인환자 유치를 위한 마케팅 전략 및 의료분쟁 해결 방안, 2009년
12. 부산지역 보건의료관광산업 육성방안 연구, 유정우 · 우석봉, 부산발전연구원, 2008년
13. 의료관광의 이해와 인재 육성 방안, 이재선, 2009년 대한의료정보학회 추계학술대회
14. 의료관광, 정진수, 신년 전문가 진단, 의협신문(www.doctorsnews.co.kr)
15. 의료관광특구 도입에 관한 연구, 유지윤, 한국문화관광연구원(2008년)
16. 의료분쟁조정사례집, 한국소비자원, 2008년
17. 의료분쟁의 예방과 대처방안, 정효성, 대한병원협회지 36권 7호, 2007년
18. 연세대학교 의료법윤리학연구원, '외국인환자 의료사고 예방대책 연구', 2009년
19. 융합시대의 예술경영 연구 방향에 대한 탐색적 시론, 박양우 · 김유리, 예술경영연구 제20집, 2007년
20. 한국의료관광총람, 한국관광공사, 2013년
21. 한국 의료관광시장 확대를 위한 마케팅 전략에 관한연구, 정기택, 2005년
22. 한국의료관광전문가교육원(www.meditour.or.kr)
23. 한의 · 약 의료분쟁 분석 소고 : 한국소비자원 피해사례 중심으로, 정미영, 의료정책포럼 4권 3호. 2006년
24. 치과임상영역에서 발생된 의료분쟁의 판례분석, 권병기, 대한구강내과학회지 31권 4호, 2006년
25. 관광동기가 정보매체이용 및 정보만족 재이용의도에 미치는 영향, 박휘대, 동아대 대학원 석사학위논문, 2003년

26. 관광객들의 위험지각과 신기성 욕구 및 친숙도가 관광활동과 선호도에 미치는 영향에 관한 연구, 곡효용, 세종대 대학원 석사학위 논문, 2009년
27. 관광활동 참여도가 여가만족과 여가정체성, Wellness 활동에 미치는 영향관계, 이채도, 경주대학교 대학원 석사학위논문, 2009년
28. 관광활동민족이 장애인의 삶의 질과 행위의도에 미치는 영향, 박상훈, 세종대학원 석사학위논문, 2011년
29. 방한 일본인 관광객의 정보원천이 관광목적지 선택에 미치는 영향, 김대환, 동아대학원, 석사학위논문, 2000년
30. 병원입원 진료관리에 대한 고객의 만족도 조사연구, 박원필, 경희대 행정대학원 석사 학위논문
31. 부산지역 의료기관 종사자의 의료관광산업에 대한 인식과 활성화 방안, 박찬열, 고신대학교 석사학위논문, 2005년
32. 이용자관점에서 본 인터넷 관광정보 시스템의 평가, 진지우, 계명대학교 대학원, 석사학위논문, 2001년
33. 의료관광산업의 경쟁력에 대한 부산지역 의료종사자의 인식조사에 관한 연구, 김동영, 인제대학교 석사학위논문, 2009년
34. 인터넷 관광정보가 관광지 이미지에 미치는 영향, 김종남, 경기대 대학원, 석사학위논문, 2000년
35. 한 종합검진센타 이용자의 만족도와서비스 요구분석, 강상권, 연세대보건대학원, 석사 학위논문
36. Alan Jubenville, Outdoor Recreation Management, W.B.Saunders co., 1978년
37. The Rise of Medical Tourism, 2009 Grail Research

〈인터넷 사이트〉

01. http://care.gwangju.ac.kr/download.php?flag=1&db=board&idx=1783[인터넷 홈페이지]
02. http://www.mcst.go.kr(문화체육관광부) http://www.knto.or.kr(한국관광공사)
03. http://www.kata.or.kr(한국여행업협회) http://www.ktri.re.kr(한국관광연구원)
04. http://www.hotelkorea.or.kr(한국관광호텔업협회)
05. http://www.happycampus.co.kr(해피캠퍼스자료실) http://www.naver.com(네이버 자료실)
06. http://www.mest.kr(메스타임즈 : 관광경영론. 2007.10.1)
07. http://www.metro.seoul.kr(서울특별시)
08. http://www.metro.pusan.kr(부산직할시)
09. http://www.metro.incheon.kr(인천광역시)
10. http://www.metro.daegu.kr(대구관역시)
11. http://www.metro.daejon,kr(대전광역시)
12. http://www.metro.ulsan.kr(울산광역시)
13. http://www.metro.kwangju.kr(광주광역시)
14. http://www.provin.kyonggi.kr(경기도)
15. http://www.provin.kwangwon.kr(강원도)
16. http://www.provin.chunngnam.kr(충천남도)
17. http://www.provin.chungbuk.kr(충청북도)
18. http://www.provin.cheonbuk.kr(전라북도)
19. http://www.provin.cheonnam.kr(전라남도)
20. http://www.provin.kyungbuk.kr(경상북도)

21. http://www.provin.kyungnam.kr(경상남도)
22. http://www.provin.cheju.kr(제주)
23. Assurance Company Limited Releases a New Medical Malpractice Insurance Product for the Medical Tourism Industry, www.eworldwire.com/pressreleases/17505
24. http://www.jointcommissioninternational.org/
25. http://www.kca.go.kr/
26. http://www.kcab.or.kr
27. Philip Mirrer-singer, Medical Malpractice Overseas : The Legal Uncertainty Surrounding Medical Tourism, Who Pays? Who Benefits? Distributional Issues in Health Care, 69 Law&Contemp. Probs.(Autumn 2006), http://law.duke.edu/journals/lcp.
28. http://www.thailawforum.com/Medical-Malpractice-Thailand.html
29. http://www.uncitral.org/
30. http://www.koreahealthtour.co.kr/eng/index.jsp

저자약력

나 승 권

- 한국폴리텍대학교 원주캠퍼스 의료공학과 교수(현)
- 세명대학교 대학원 전기전자학과 졸업(의공학 및 전력전자응용전공, 공학박사)
- 삼육부산병원 전기 및 의공기사 7년 근무, 한국수자원공사 전기기사 7년 근무
- 의공기사, 의공산업기사, 병원코디네이터(Hospital Coordinator)사, 의료정보관리사
- 의료기기상품기획사, 전기·전자기술지도사, 전기기기기능장, 전기공사기능장, 산업안전기사
- 전기공사특급기술자, 한국전력기술인특급기술자, 한국전력기술인특급감리사
- 한국전력기술인설계사면허, 전자산업기사 외 20여 개의 자격증과 면허취득
- 한국산업인력공단 의공(산업)기사, 의료전자기능사 이론, 실기(출제, 검토, 채점)위원(현)
- 강원도교육청 인정도서심의회 심의위원(현)
- 강원도인적자원개발위원회 자문위원 및 평가위원(현)
- 식품의약품안전처 의료기기자문위원 및 평가위원(현)
- (재)원주의료기기테크노밸리, (사)강원의료기기산업협회 의료기기 자문위원 및 평가위원(현)
- 한국산업단지공단 원주단지혁신클러스터추진단 기술과제 평가위원(현)
- 국가직무능력표준(NCS) 기반의 훈련과정편성 주강사, 직업능력심사평가원 개발훈련사업 심사, 평가의원(현)
- 강원도경제진흥원 강원지식재산 전문위원 및 평가위원(현)
- 강원테크노파크 기술개발사업선정(의료기기) 평가위원(현)
- 한국방송통신전파진흥원 강원본부 ICT산학동반성장협의회 자문위원(현)
- 강원일보, 원주투데이, 메디저널, 매월 의료기기기술 및 포럼 기고(현)
- ㈜메디아나, ㈜씨유메디칼시스템, ㈜리스템, ㈜태연메디칼, ㈜대화기기, ㈜ED, ㈜메디칼써프라이, ㈜바이오프로테크, ㈜조양디엠, ㈜메디코넷 의료기술 자문위원(현)
- ISO9001:2008 국제심사원, 대한의용생체공학회 교육이사, 한국모바일학회 총무부회장, 한국컴퓨터정보학회 이사, 한국통신학회 학술이사, 대한의공협회 · 한국의료정보교육협회 · 한국항행학회 회원

의료 리스크 관리 및 의료 · 관광법규

2023년 5월 15일 1판 1쇄 발행

저 자 나 승 권

발행인 남 승 우

발행처 도서출판 상尙 학學 당堂

서울특별시 동작구 사당로9가길 6

TEL : 02) 595-1692~4

FAX : 02) 595-1394

E-mail : shdbooks@naver.com

신고 : 2-155호 (1968. 11. 29)

정가 35,000원

ISBN 978-89-6587-236-8 93510

〈디자인〉 편집 엄해숙 / 표지 토틀컴